JN440102

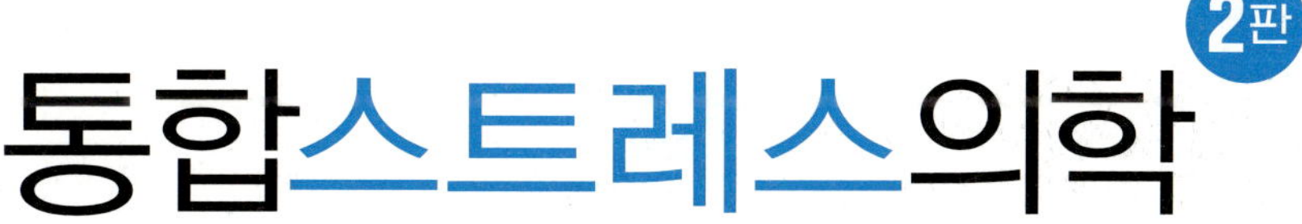


## 스트레스에 관한 생리학, 심리학의 최신 이론과 통합적 진단 및 치유 기법

| **신경희** 저 |

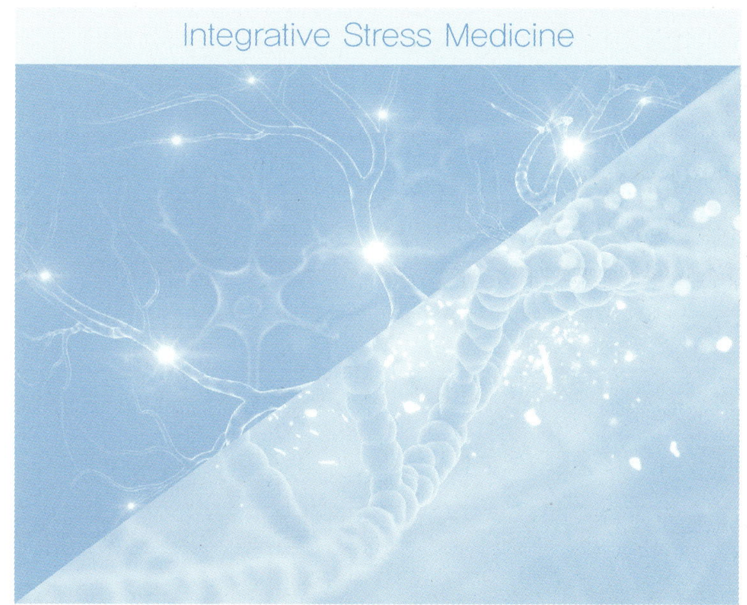


학지사

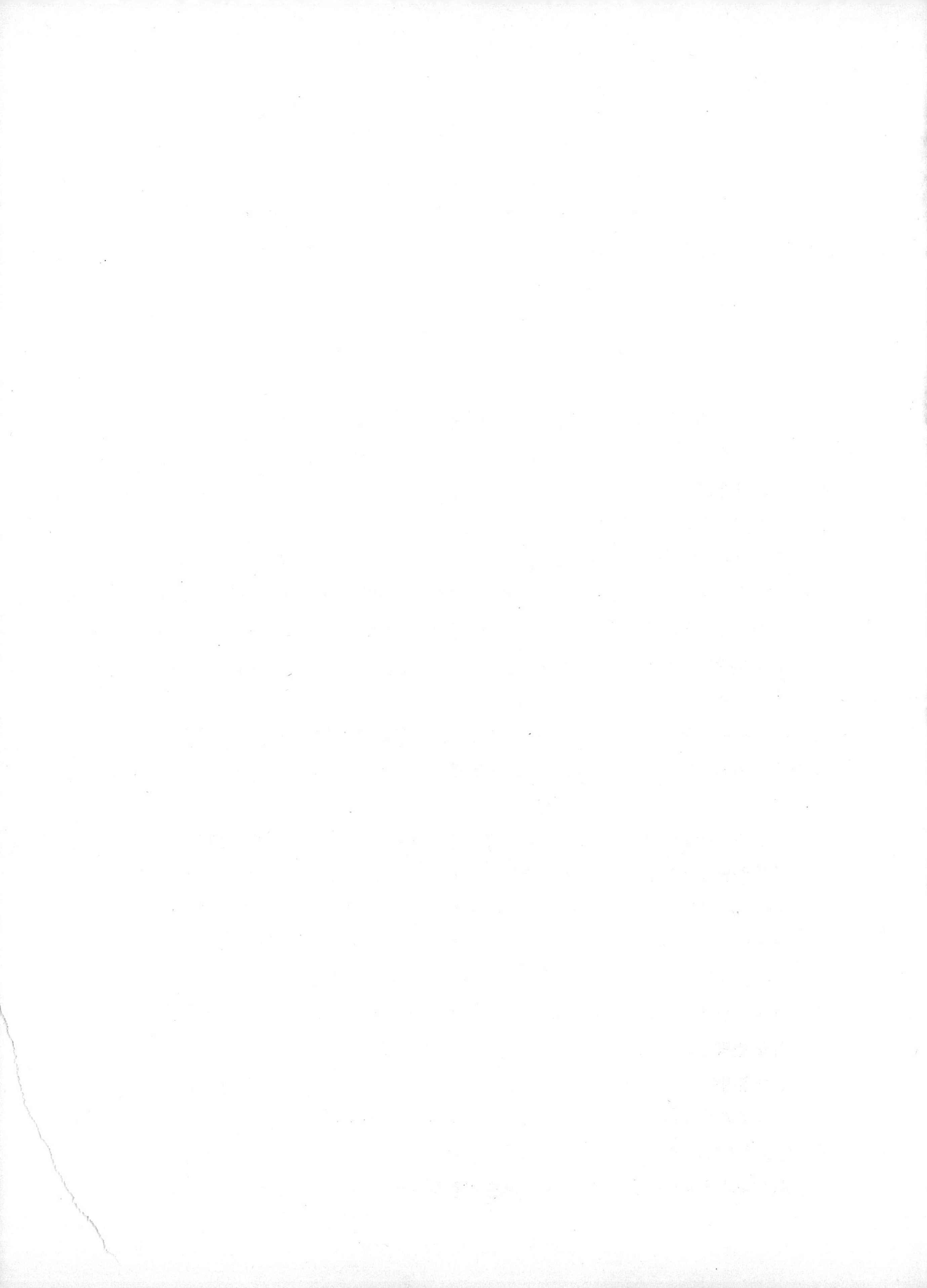

## 2판 저자의 말

스트레스는 인간, 사회, 생태의 모든 불편과 불만족 상태를 표현하는 범용 개념이며, 고통, 질병, 무질서 같은 이름으로 심리학, 의학, 철학, 물리학, 생태학 등 인간에 관한, 인간을 둘러싼 모든 학문이 궁극적으로 다루고 있는 주제다. 인류가 겪어 온 온갖 종류의 고통과 괴로움도 스트레스라는 용어로 대체될 수 있다.

스트레스의학은 인간의 몸과 마음이 경험하는 질병, 그리고 인간과 사회·문화·생태 환경과의 관계에서 빚어지는 갈등과 부조화를 다루는 전일적(holistic) 의학이다. 이 책은 의료, 보건, 상담, 교육 등의 분야에서 일하는 분들에게 스트레스에 관한 체계적 이론과 함께 진단 및 치유 기법을 제공하기 위해 쓰였다. 아리스토텔레스(Aristotle)가 말했듯이 삶의 궁극적 목적은 행복이며, 모든 학문과 종교가 존재하는 근본적 이유 또한 인간의 행복한 삶이다. 스트레스의학은 건강하고 행복한 삶에 관하여 인류가 축적해 온 지혜 위에 현대 과학의 성과가 결집된 것으로, 총체적 건강을 위한 통합치유의 학문이라 할 수 있다.

스트레스가 사람에 따라, 상황에 따라 다르게 발생하고, 다르게 경험되고, 다르게 치유되는 이유는 그것이 생명체와 환경이 함께 빚어내는 삶의 역동 속에서 진행되기 때문이다. 따라서 스트레스의학에서는 질병에 대한 객관적 이해보다 환자(내담자) 개개인과 그를 둘러싼 환경에 대한 통찰이 더욱 중요하다. 현대 서양의학(생의학)에서는 동일한 질병으로 진단된 환자들은 동일하게 취급한다. 질병 과정의 공통 요소들에 주목하여 수립된 병리학 이론에 근거하여 같은 질병에 대해서는 동일한 원인을 상정하고, 표준화되어 있는 치료 전략을 채택한다. 생의학이 가장 중요하게 여겼던 것은 환자 각 사람의 독특함이나 차별성이 아닌 생물학적 공통성이었다. 그러나 지난 세기부터 생의학의 패러다임은 재검토되기 시작했고, 환자의 삶의 경험과 라이프스타일, 성격, 사회적 환경 같은 요소들을 중시하는 과거의 전일론적 관점이 재부상하고 있다. 그것은 객관화, 표준화를 추구하는 과학적 치료를 넘어, 주관성과 개별성을 바탕으로 하는 예술적 치유를 필요로 하는 것이다. 과연 의학이 예술이 될 수 있는가?

"인생은 짧고 예술은 길다(life is short, art is long)"라는 말은 서양의학의 아버지로 일컬어지는 히포크라테스(Hippocrates)가 남긴 잠언으로, 원래 뜻은 "생명은 짧지만 의술은 길다"이다. '예술(art)'이라는 단어는 '의술' 또는 '과학'의 오역인 것이다. 그러나 의화학의 창시자인 파라셀수스(Paracelsus)의 말처럼, 의술은 과학이기보다 예술에 가까운 경험적 기술이므로 예술이라는 번역을 반드시 오역이라고 단정할 수는 없다. 비록 스트레스의 생리적 기제(mechanism)에 대해서는 모든 개체에게 공통적 이론이 적용되더라도 스트레스의 발생, 심신에 미치는 영향, 치유 과정은 결코 일반화할 수 없다. 이러한 이유로 스트레스의학은 질병보다는 질병을 앓는 사람에 대한 관심, 그리고 인간의 삶에 대한 심층적 이해를 요구한다. 따라서 이 책은 생리학, 의학, 신경과학 외에도 심리학, 철학, 사회학 등 수많은 학문을 넘나드는 광범위한 지식을 다루고 있다.

스트레스라는 용어가 우리의 삶에 들어온 역사는 그리 길지 않지만, 스트레스라는 경험은 인류의 역사 속에 늘 존재했다. 그리고 이제 현대 의학은 스트레스라는 개념을 통해, 환자의 몸에 치중했던 기존의 태도에서 벗어나 심리적 과정의 중요성을 수용하고 있다. 심리치료 영역에서도 신경과학의 발달에 힘입어 몸과 마음에 대한 통합적 접근의 기반이 확립되고 있으며, 내담자의 신체적 증상을 보다 과학적으로 이해하고 치료하기 위해 심신의 통합적 원리들을 수용해 가고 있다.

인간이 경험하는 모든 유형의 고통과 괴로움은 스트레스라는 단어로 수렴된다. 따라서 인간의 건강을 증진하고 성장을 돕는 의료인, 상담가, 교육자 모두 스트레스에 대해 깊이 있는 학문적 소양을 갖추어야 할 것이다. 사람들이 겪고 있는 심신의 증상과 질병의 기저에 스트레스가 있다는 것을 과학적으로 이해하고, 그것을 합리적으로 평가할 수 있어야 하며, 그들이 자신의 스트레스를 이해하고 관리할 수 있는 지식과 기술도 교육할 수 있어야 한다. 무엇보다 먼저 그러한 일을 하는 전문가들 스스로가 자신의 스트레스를 관리해야 한다. 스트레스도 전염되고 행복도 전염된다는 명백한 과학적 사실은, 외과의사가 수술실에 들어가기 전에 손을 깨끗이 씻듯이, 스트레스 치유자들은 건강한 마음으로 치유에 임해야 한다는 것을 일깨워 준다.

이 책의 초판 출간 이후 10년 남짓의 시간이 흘렀다. 그 사이 스트레스 연구와 스트레스에 대한 사회적 관심에는 상당한 변화가 있었다. 사람들이 스트레스성 사건을 받아들이는 태도에 따라 생리적 스트레스 반응이 전혀 다른 양상으로 전개될 수 있다는 사실이 확인되면서, 스트레스 치유에서 내적 태도 변화와 회복탄력성(resilience)의 중요성이 더욱 부각되었고, 아동, 여성, 사회적 약자 등 특정 집단의 스트레스와 그것이 개인과 사회에 미치는 영향에 대한 연구도 심도 있게 진행되었다. 특히 뇌과학의 비약적 발달에 힘입어, 스트레스 경험이나 스트레스 중재법들이 뇌에 미치는 영향을 규명하는 연구에 괄목할 만한 진전이 있었다. 개정판에서는 이상의 연구 성과와 사회적 관심의 변화를 폭넓게 반영하여 과학성과 실용성을 한층 강화했다.

초판 출간 이후 독자들이 보내 주신 지속적 관심과 다양한 의견은 개정판 집필의 가장 큰 동력이자 지침이 되었다. 그러므로 개정판 작업의 공은 절반이 독자들의 몫이다. 나머지 절반은, 초판 작업에 버금가는 전면적 개정을 완벽에 가깝게 수행해 주신 학지사 편집부에 돌린다.

2026년 1월

# 차례

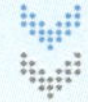

## 제1부 심리 · 생리학



## 제2부 질병과 진단



## 제3부 치유와 관리

## 세부 차례



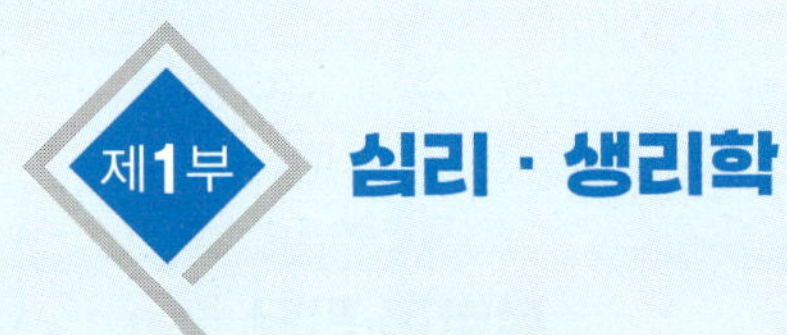


심리 · 생리학

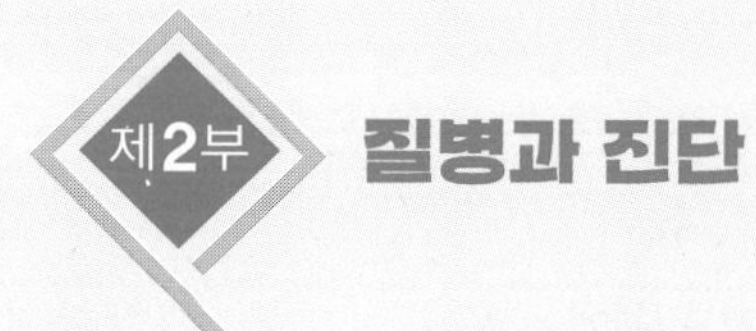
제2부
질병과 진단

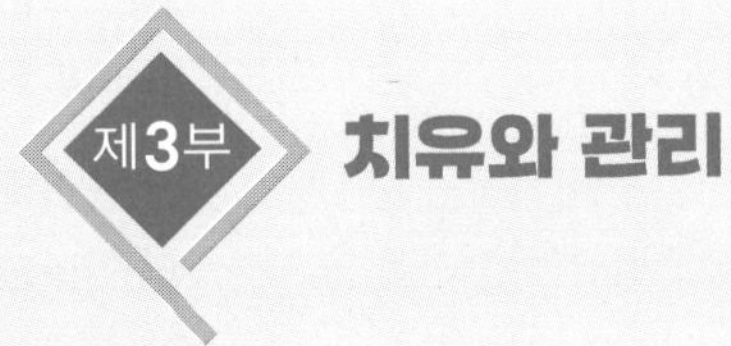

# 제3부 치유와 관리

## 그림 차례

## 표 차례

## 글상자 차례

# 들어가며

Intro

자신의 남은 삶을 자신보다 더 건강하고 즐겁게 대신 살아 줄 사람이 있다고 해도, 그 사람에게 남은 삶을 양도할 사람은 없을 것이다. 비록 불건강하고 괴롭게 살아야 할지라도 삶을 포기하지 않는 이유는 건강이나 즐거움보다 더 큰 목적이 그 안에 있기 때문이다. 그것은 모든 인간이 추구하는 궁극의 목적이며, 의학을 비롯한 모든 학문이 존재하는 이유이기도 하다.

아리스토텔레스(Aristotle)는 인간의 힘으로 성취할 수 있는 최고의 선을 유데모니아(eudaimonia)라고 했다. 이 말은 현대에 행복이나 웰빙(well-being)으로 번역된다. 부귀, 영화, 건강을 비롯한 삶의 수많은 목표가 궁극적으로 추구하는 것은 바로 행복과 웰빙이다. 웰빙은 말 그대로 잘(well) 존재한다(being)는 뜻이다. 잘 존재하고 있는 상태를 교란하고 압박(stress)하는 것이 스트레스다. 생리학적으로도 스트레스는 항상성(homeostasis)을 교란하는 자극으로 정의된다. 정신적 스트레스는 부정적 정서를 일으켜 심리적 불편감을 초래할 뿐 아니라 신경계, 내분비계, 면역계의 안정과 균형을 파괴하여 몸과 마음에 질병을 일으키고 노화를 촉진하며 삶의 질을 저하시킨다. 따라서 스트레스를 관리하지 않고서는 심신의 건강은 물론 행복과 웰빙, 삶의 질 향상을 기대할 수 없다.

그런데 역설적으로 스트레스라는 것은 우리가 행복하기 위해서 꼭 필요한 것이기도 하다. 행복하려면 자신의 욕구들이 충족되어야 하는데, 욕구가 충족되지 않고 있음은 스트레스라는 경험으로 알게 되기 때문이다. 충족되지 않은 욕구는 우리에게 변화와 행동의 동기를 유발하여 불만족스러운 상황에서 벗어나게 하고, 이러한 과정에서 우리는 보람과 성취감도 느끼게 된다. 아무런 자극 없이 매일 반복되는 일상 속에서 행복과 성취감을 느끼는 사람은 없다. 사실 그런 상황이야말로 인간에게 가장 큰 스트레스가 되기도 한다. 그렇다면 우리가 지금까지 가지고 있던 스트레스에 대한 지식에는 어떤 오류나 미흡함이 있었던 것이 분명하다. 무엇이 오류이고 무엇이 부족했는지 알기 위해 스트레스에 대한 질문을 처음부터 새롭게 시작할 필요가 있다.

인간은 언제부터 스트레스라는 것을 경험하게 되었는가? 왜 우리는 스트레스를 경험하는가? 순전히 정신적인 스트레스가 어떻게 신체에 질병을 일으키고 노화를 촉진하는가? 스트레스로부터 완전히 벗어나는 것이 가능한가? 이상의 모든 질문에 앞서, 과연 스트레스란 무엇인가?

## 1. 스트레스, 현대의 신화

어떤 연구자들은 스트레스를 현대의 신화(modern myth)라고 말한다(Briner, 1994). 스트레스라는 용어는 불분명한 정의를 둘러싼 혼돈과 지나친 남용으로 인해 결과적으로 아무것도 정확히 설명하지 못하기 때문이다. 스트레스는 한국인이 가장 많이 사용하는 외래어 중 하나다. 실제로 우리는 고통, 괴로움, 불안, 짜증, 긴장, 초조, 불만 등 온갖 부정적 경험을 스트레스라는 하나의 단어로 표현한다.

스트레스라는 용어의 정의가 불분명하다는 것은, 스트레스가 부정적 상황을 만든 원인을 뜻할 때도 있고, 그 때문에 나타난 결과를 뜻할 때도 있다는 점에서 뚜렷하게 확인된다. "시험이 스트레스다"라고 할 때는 스트레스가 우리를 괴롭히는 자극, 즉 원인이지만 "시험 때문에 스트레스 받는다"라고 할 때는 시험이라는 원인이 초래한 결과가 스트레스다. 게다가 특정한 사물, 예컨대 책은 누구에게나 어느 상황에서나 책이지만, 스트레스성 사건은 언제나 누구에게나 동일한 스트레스로 인식되지 않는다. 어떤 사람에게는 청소가 스트레스지만, 청소를 하며 스트레스를 해소하는 사람도 있다. 매일 레스토랑에서 음식을 만드는 일이 스트레스인 요리사는 같은 음식을 자녀를 위해 준비하면서 더없는 행복을 느끼기도 한다. 이처럼 어떤 이에게는 스트레스가 되는 일이 어떤 이에게는 즐거움이 될 수도 있고, 평소에는 즐겁게 여겨지던 일도 상황에 따라서는 스트레스가 될 수 있다. 그래서 스트레스학을 현상학적 생물학(phenomenal biology)이라고도 한다. 결국 스트레스는 정확히 무엇을 말하는지도 모호하고, 설령 객관적 요소로 정의된다 하더라도 사람에 따라 그 양상과 결과가 다르므로, 스트레스란 우리 스스로가 만들어 내는 환상에 불과할 수도 있는 것이다.

스트레스가 되는 요소와 그에 대한 반응 양식, 반응 정도가 사람마다, 상황마다 다르다는 것은 스트레스 연구의 과학화에 큰 걸림돌이 되어 왔다. 어떤 현상을 과학적으로 탐구하려면 그것이 원인인지 결과인지가 우선 결정되어야 하고, 동일한 조건에서는 동일한 결과가 재현된다는 전제하에 이론을 수립할 수 있다. 그러나 스트레스라는 현상은 이 두 가지 조건을 모두 만족시키지 못한다.

원인으로서의 스트레스든 결과로서의 스트레스든 어떤 특정 사건이나 상황을 스트레스라고 정의할 수는 없다. 본래 스트레스라는 것은 생명체가 환경에 적응하기 위해 스스로 구성하는 경험이기 때문이다. 환경은 끊임없이 변화하므로 생명체에게 요구되는 반응의 필요성과 방향성도 매 순간 변화한다. 환경의 변화를 지속적으로 파악하고 그에 따라 끊임없이 자신을 변화시키는 것, 곧 적응은 생존의 기본 조건이며, 스트레스는 그러한 적응의 필요성을 느끼고 반응할 때 나타나는 생명 현상이다. 스트레스에 대한 생리적 반응을 일반적응증후군(general adaptation syndrome: GAS)이라 하고, 스트레스로 인해 사회적, 직업적 기능에 문제가 발생하는 것을 적응장애(adjustment disorder)라 하는데, 이 용어들은 스트레스가 적응을 위한 반응이고, 질병은 적응의 실패라는 것을 보여 준다.

설령 스트레스를 신화라 하더라도 스트레스가 심신에 질병을 야기하거나 악화시키고, 노화를 촉진하며 삶의 질을 저하한다는 것은 명백한 사실이다. 생물학적 나이가 같고 삶의 제반 조건이 비슷한 사람들도 나이가 들면서 건강 상태와 노화 정도에 차이가 벌어진다. 여기에는 유전적 요인보다 생활환경, 라이프스타일 같은 후천적 요인이 더 큰 영향을 미치는데, 그중에서도 결정적 요인은 바로 스트레스다.

만병의 근원이라 할 만큼 스트레스와 연관되지 않은 신체적, 심리적 질병을 찾기는 어렵다. 의료기관을 찾는 환자의 60~90%가 스트레스와 관련된 장애를 갖고 있으며(McKee, 1993), 국내에서는 내과계 입원환자 중 71%가 스트레스로 인해 발병하거나 악화되는 질환인 정신신체장애(psychosomatic disorder)라고 조사된 바 있다(고경봉, 1988). 스트레스는 혈압과 혈당을 상승시키고 염증을 촉진하며 면역기능을 저하하는 등의 생리적 변화를 일으켜 무수한 질병의 병리적 과정을 촉진한다. 이뿐만이 아니다. 현대인의 사망 원인 중 80% 이상이 흡연, 음주, 폭식, 수면 부족 등 불건강한 라이프스타일에서 비롯되는 만성질환인데, 불건강한 라이프스타일을 유발하는 가장 큰 원인은 다름 아닌 스트레스다.

스트레스는 기업과 국가 경제에도 막대한 영향을 미친다. 1993년 국제노동기구(International Labor Organization: ILO)는 스트레스가 신체적, 정신적 건강을 위협하고 기업과 국제 경제에 커다란 비용을 발생시킨다는 내용의 연례보고를 통해 스트레스의 심각성을 지적한 바 있다. 세계보건기구(World Health Organization: WHO)에 따르면 스트레스와 정신 건강 문제로 인한 세계 경제 손실은 연간 1조 달러 이상으로 추정되며, 미국 기업들이 직원들의 스트레스와 관련하여 지출하는 비용은 연간 3,000억 달러에 이른다(Rosch, 2001). 우리나라에서도 직무상 스

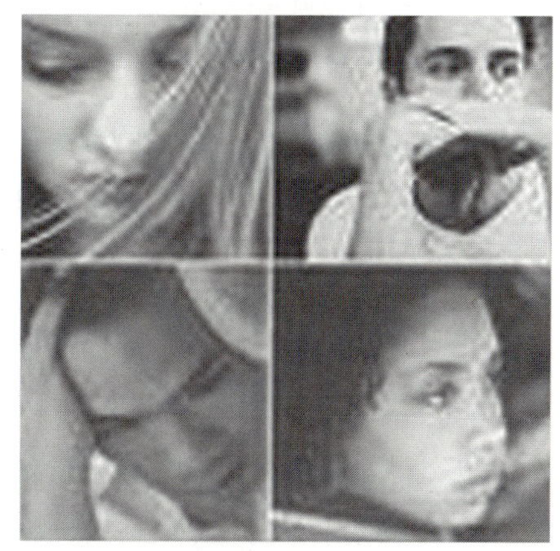

트레스로 인한 손실이 11조 3,650억 원에 육박한다는 추산 결과가 2003년에 발표된 바 있다. [주: 이것은 정신 관련 질환 고위험군(전 인구의 4.6%)의 생산성 저하 비용만 계산한 것이다. 우리나라 직장인의 스트레스 보유율은 90% 이상이며, 스트레스 관련 비용 중에는 의료비 등 다른 비용도 큰 부분을 차지하므로 실제 스트레스 비용과는 상당한 괴리가 있을 것이다. 영국에서는 국민총생산(gross national product: GNP)의 10%에 이를 것으로 추산하기도 했다.]

## 2. '몸마음'의 과학

데카르트(Rene Descartes)의 심신이원론(mind-body dualism) 위에 수립된 현대의 학문들은 몸을 연구하는 학문과 마음을 연구하는 학문이 명확히 구분된다. 스트레스학은 몸을 연구하는 학문인가, 마음을 연구하는 학문인가? 스트레스학은 몸과 마음을 모두 다루는 학문이다. 스트레스는 몸과 마음의 상호작용 속에서 경험되는 현상이기 때문이다. 그런데 스트레스학은 단순히 몸의 과학과 마음의 과학을 더해 놓은 학문이 아니므로 기존에 생리학이나 심리학에서 인간을 연구하던 것과는 다른 관점, 즉 몸과 마음을 통합된 하나로 인식하는 새로운 관점을 요구한다. 달리 말하자면, 몸과 마음을 더한 '몸-마음'이 아니라 몸과 마음을 하나로 보는 '몸마음(bodymind)'이라는 개념을 이해할 수 있어야 한다. [주: 연자부호(hyphen) 없이 몸과 마음을 결합한 이 단어는 다이앤 코넬리(Dianne Connelly)에 의해 처음 사용된 것으로, 몸과 마음을 이음매 없는 하나로 포착하고 있다.]

다음의 사례들을 보면서 몸과 마음의 관계에 대해 생각해 보자.

- 일주일 중 월요일 오전 시간에 심장사 빈도가 증가한다.
- 지휘자 카라얀(Herbert von Karajan)의 심장은 그가 음악을 듣고 있을 때도 작곡을 할 때만큼이나 빨리 뛰었다.
- 1994년 로스앤젤레스에서 지진이 일어났을 때 발생한 사망 중 절반은 지진으로 인한 직접적 부상에 의한 것이 아니라 심장사에 의한 것이었다. 당시 심장사는 평소의 다섯 배나 되었다.
- 한 유대인 강제수용소에 수용되었던 가임기 여성 가운데 절반 이상이 수용소에 온 지 한 달 이내에 월경이 중지되었다.
- 영국이 1998년 월드컵 축구경기에서 아르헨티나에게 예상치 않게 패배한 후 4일간

심근경색으로 인한 입원이 증가했다.

- 덴마크에서 자녀를 잃은 엄마들을 3년간 추적 조사했는데, 이들의 사망률이 일반 예상치에 비해 네 배나 높았다.
- 의대생들을 대상으로 했던 연구에서는, 시험 기간 동안 감기가 훨씬 많이 발생하고 단순포진 같은 바이러스 질환의 재발도 많은 것으로 나타났다.
- 전투 스트레스를 겪는 군인들은 예방접종에 대한 항체 생성률이 낮다.
- 스트레스는 암 발생률을 높이는데, 스트레스의 강도와 암 발생률 사이에도 용량의존적(dose-dependent) 상관관계가 있다.
- 염증을 억제하는 소염제가 우울증을 완화할 수 있고, 항우울제가 염증을 감소시킬 수 있다.
- 백혈병 치료에 적용되는 골수이식이 강박장애와 같은 정신과적 장애에도 치료 효과를 나타낸다.

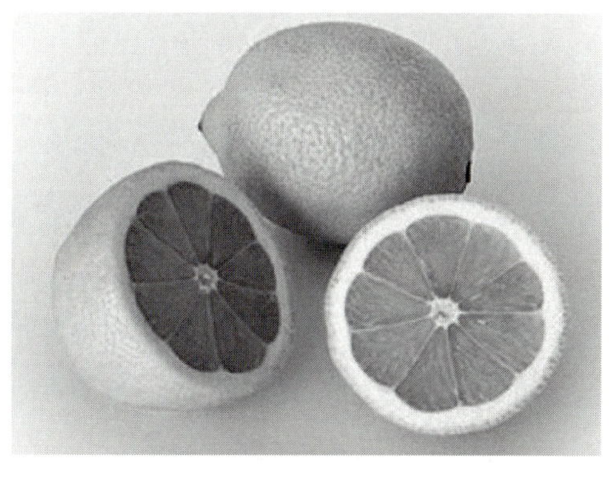

눈을 감고 샛노란 레몬을 한 입 베어 무는 것을 상상하면 금방 입 안에 침이 고이고, 다른 사람에게 모욕당했던 기억을 떠올리면 어느새 심장박동이 빨라지고 호흡이 거칠어지며 근육이 경직된다. 이처럼 순전히 심리적인 자극이 신체 상태를 변화시키는 것은 우리가 삶 속에서 늘 경험하는 현상임에도 불구하고, 질병의 예방과 치료에서 마음의 작용에 관한 고려는 오랫동안 배제되어 왔다. 그러나 17세기에 데카르트가 심신이원론을 수립하여 몸과 마음을 분리하고 물질인 몸만을 과학의 대상으로 삼기 전까지는 동양에서나 서양에서나 몸과 마음이 따로 여겨지지 않았다. 그때 쓰던 '몸'이라는 단어는 신체와 정신이 함께 담겨 있는 것이었다. 현대의 언어에도 그 흔적이 남아 있다. '의사의 몸' '상담가의 신분(身分)'과 같은 표현에서의 몸(身)은 그 사람의 신체와 정신, 나아가 인격과 삶까지 담고 있는 것이다. 스트레스학은 이러한 포괄적 관점에서 건강과 질병을 이해하고, 생의학, 심리학, 신경과학, 철학을 포함한 여러 학문, 그리고 인류의 오랜 지혜와 전통으로부터 지식과 치유 기술을 확보한다.

## 3. 무엇이 더 스트레스인가

다음 목록의 좌우 항목들은 일견 유사해 보이지만 서로 대비되는 스트레스의 개념들을 반영하고 있다. 롤러코스터를 타는 것은 신체적 스트레스지만 롤러코스터를 타려고 줄을 서는 것은 심리적 스트레스다. 하염없이 기다리는 것과 하는 일을 재촉 받는 것은 각각 스트레스의 핵심 변인인 예측가능성(predictability)과 통제가능성(controllability)의 문제다. 매일 교통 정체에 시달리는 것과 앞차가 급정지해 추돌한 것은 만성 스트레스와 급성 스트레스 상황의 예다. 자신이 말한 대로 안 하는 사람과 내가 말하는 대로 안 하는 사람을 비교한 것은 이 둘을 합쳐 놓은 것이 바로 우리 자신이라는 것을 알려 주기 위한 것이다. 또한 받을 것을 받지 못하는 것보다 줄 것을 주지 못하는 것, 즉 자신이 피해를 입는 것보다 남에게 피해를 주는 행동이 더 스트레스가 된다는 것도 깨닫게 될 것이다.

| | | |
|---:|:---:|:---|
| 롤러코스터를 타는 것 | ↔ | 롤러코스터를 타려고 줄 서는 것 |
| 하염없이 기다리는 것 | ↔ | 하는 일을 재촉 받는 것 |
| 매일 교통 정체에 시달리는 것 | ↔ | 앞차가 급정지해 추돌한 것 |
| 자신이 말한 대로 안 하는 사람 | ↔ | 내가 말하는 대로 안 하는 사람 |
| 받을 것을 받지 못하는 것 | ↔ | 줄 것을 주지 못하는 것 |
| 시작하지 못하는 것 | ↔ | 끝내지 못하는 것 |
| 지난 일을 후회하는 것 | ↔ | 앞일을 걱정하는 것 |
| 사는 것 | ↔ | 죽는 것 |

시작하지 못하는 것과 끝내지 못하는 것, 후회하는 것과 걱정하는 것, 사는 것과 죽는 것을 비교하는 항목들은 우리가 살아 있는 한 스트레스는 끝나지 않는다는 것을 함의한다. 작가인 버나드 맬러머드(Bernard Melamud)는 "인생은 기쁨으로 충만한 비극이다"라고 했다. 모든 삶은 결국 주인공의 죽음으로 끝나므로 비극이 아닐 수 없지만, 삶을 진정한 비극으로 만드는 것은 기쁨이 아닌 스트레스가 충만한 삶을 사는 데 있을 것이다.

주위를 보면 스트레스라는 단어의 사용이 나날이 증가하고 있는 것을 알 수 있다. 그런데 우리가 부정적 의미로 스트레스라는 말을 반복 사용하면 스트레스 반응을 구성하는 것과 관련된 두뇌의 신경회로망이 점점 강화되어 실제로 스트레스 지각이 예민해지고 스트레스 반응도 강해진다. 그 결과 우리의 삶은 온통 스트레스라는 경험으로 채워지게 된다. 스트레스의 악영향으로부터 궁극적으로 벗어나는 것은 새로운 신경회로망이 형성되는 과정을 동반하며, 이러한 변화는 타인에 의한 치료가 아니라 스스로가 변화되는 치유임을 설명할 것이다.

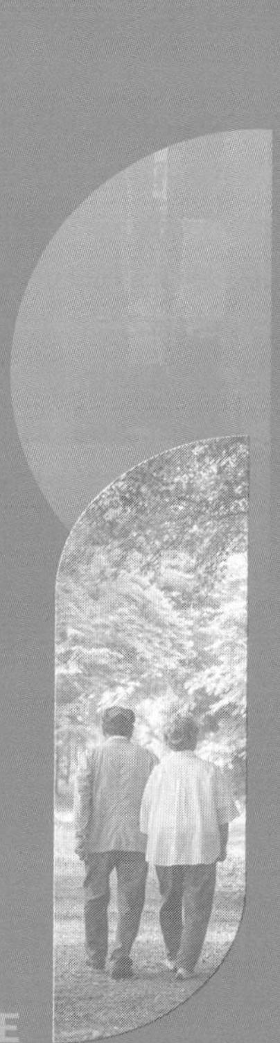

INTEGRATIVE STRESS MEDICINE

# 제01부 심리 · 생리학

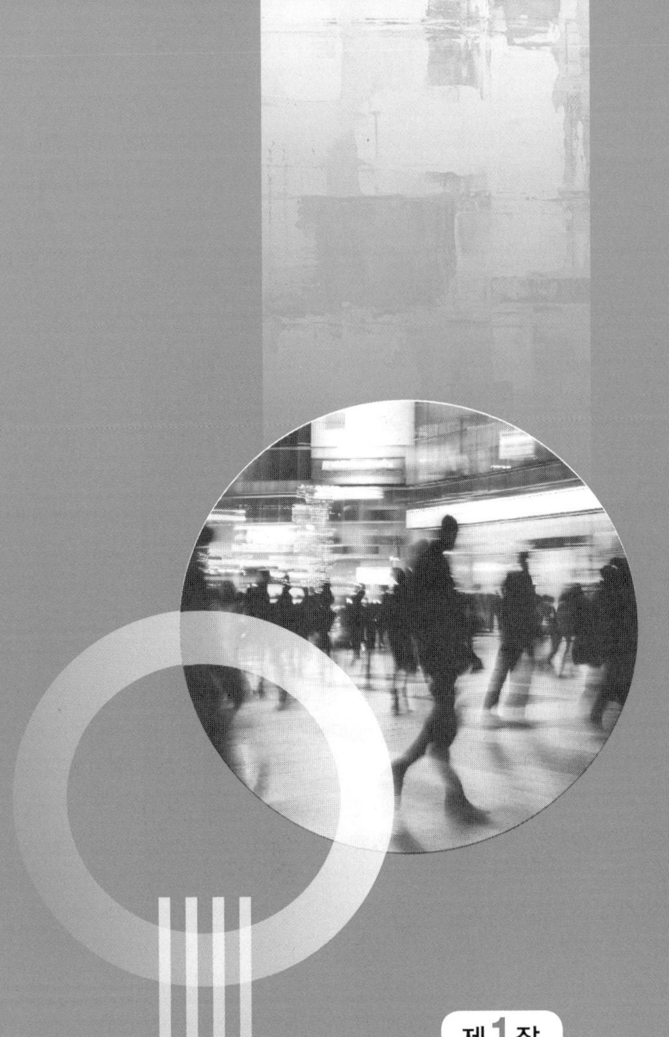

제 1 장

# 스트레스 개념의 역사와 정의

History and Definition of Stress

사람이 질병이나 장애 없이 건강하게 생활할 수 있는 기간을 건강수명(healthy life expectancy)이라 한다. 현대인의 기대수명(life expectancy)은 괄목할 수준으로 증가하고 있지만, 건강수명은 오히려 감소하는 추세다. 기대수명이 85세라도 건강수명이 70세에 불과하다면, 인생의 약 20%에 달하는 시간을 질병이나 장애를 갖고 살게 되는 것이고, 거의 병상에서만 지내거나 타인의 돌봄에 의지하여 겨우 연명만 하는 경우도 많다.

건강수명을 단축시키는 첫 번째 원인은 고혈압, 당뇨병, 심장병, 관절염, 우울증, 치매 같은 만성질환으로, 최근까지 생활습관병(lifestyle-related disease)이라 불리던 질병들이다. 사망원인 1위인 암도 4대 만성질환 중 하나로 꼽히는 질병이다. 만성질환의 원인과 발병 시점의 개인차는 오랫동안 의학의 연구 주제였다. 그리고 스트레스가 바로 만성질환 발병과 진행을 촉진하는 중대한 요인이라는 것이 밝혀지면서, 스트레스는 의학적으로 집중 조명을 받게 된다. 이제 우리는 어떤 문제로 의료기관을 방문하든지, 의사로부터 "금연하라" "운동하라"와 더불어 "스트레스를 줄이라"는 당부를 받는다.

스트레스가 질병과 노화, 아동의 성장과 발달, 기업의 생산성과 산업재해, 사회적 갈등과 범죄에 미치는 영향이 규명되면서, 스트레스라는 단어는 현대인이 경험하는 온갖 문제를 가리키는 만능어가 되었고, 일상에서 가장 빈번하고 광범위하게 사용되는 용어로 자리 잡았다. 스트레스 연구는 학계에도 커다란 지각 변동을 일으켰다. 20세기 초에 생리학에서 출발한 스트레스 연구는 신경과학, 심리학, 면역학을 비롯한 여러 학문과 협력하고, 마침내 정신신경면역학(psychoneuroimmunology: PNI), 행동의학(behavioral medicine), 심신의학(mind-body medicine), 건강심리학(health psychology) 같은 심신통합적 신생 학문들을 탄생시켰다. 한편 웰빙, 웰니스(wellness), 삶의 질을 추구하는 문화가 확산되면서, 스트레스 관리와 관련된 산업도 폭발적으로 성장했다.

데카르트의 심신이원론과 뉴턴(Isaac Newton)의 기계론적 물리학 위에 수립된 근대 과학에는 처음부터 마음의 자리가 없었다. 정신(情身) 분열이 과학자의 기본 소양이었던 셈이다. 현대 서양의학도 몸에 관한 이론을 중심으로 발달하였으므로 생의학(biomedicine)이라 한다. 문제는 스트레스가 생의학의 토대인 심신이원론과 기계론적 물리학의 프레임을 근본적으로 벗어나는 주제라는 점이다. 그로 인해 초기 스트레스 연구자들은 학계의 냉대와 반발에 직면해야 했고 과학의 이단으로 취급되기도 했다. 과학은 옳고 그름의 준거를 가지고 있지만 스트레스는 좋고 싫음에 의해 결정된다. 경험에 부여하는 주관적 의미와 그에 따른 감정적 호오(好惡)에 의해 스트레스가 시작되는 것이다. 따라서 과학적 객관성만을 추구한다면 스트레스를 온전히 파악할 수 없다. 스트레스 연구는 과학이 마음을 회복하고, 의학이 질병에서 인간으로 돌아올 수 있는 길을 열었다. 이미 심신이원론은 과학과 철학에서 비주류로 축소되고 있고, 신경과학과 같은 분야에서는 실질적으로 폐기되었다.

## 1. 스트레스 개념의 역사

영어 단어 'stress'는 '압박' '긴장' 같은 물리학적 의미를 담고 있지만 일상에서는 심리적 불편감과 관련된 용어로 더 많이 쓰인다. 스트레스라는 말은 언제부터 사용되었는가? 논란의 여지는 있지만, 이 용어는 적어도 600년 전에 등장했고, 스트레스라는 현상의 개념적 기원도 최소 2,500년 이전으로 거슬러 올라간다. 한의학의 최고(最高) 고전인 『황제내경(黃帝內經)』에는 스트레스와 질병을 관련시켜 언급한 대목이 있으며, 우주와 신체를 이루는 원소들의 불균형과 부조화를 질병의 원인으로 설명하는 인도의 아유르베다(Ayurveda)나 그리스의 히포크라테스(Hippocrates) 의학 역시 항상성이 교란된 스트레스 상태를 질병의 원인으로 보는 현대 스트레스의학과 유사한 병인론을 가지고 있다.

19세기를 지나면서 서양에는 생의학이 주류 의학으로 등장하게 된다. 마음은 생의학에서 다루는 주제가 아니었지만, 부정적인 마음 상태와 신체적 질병의 관련성을 경험적으로 파악하고 임상에 적용하려는 시도들은 있었다. 존스홉킨스 의과대학의 설립자이자 현대 의학의 아버지로 불리는 윌리엄 오슬러(William Osler)도, 과도한 업무에 시달리고 불안과 걱정이 많은 유대인들에게 협심증이 많이 발생하는 것을 발견하고, 협심증의 심리적 유발 요인에 대해 설명했다. 그러나 이때까지도 스트레스라는 용어는 사용되지 않았다. 20세기 초에 생리학자 월터 캐넌(Walter Cannon)이 위협에 대한 신체의 반응을 설명하면서 스트레스라는 말을 처음 사용했지만, 당시에는 그 의미를 별도로 정의하지 않았다. 이후 스트레스학의 대부로 일컬어지는 한스 셀리에(Hans Selye)가 1936년 『네이처(Nature)』에 스트레스의 생리적 과정에 관한 이론을 발표하고 스트레스라는 개념을 확립했다(Selye, 1936). 그는 스트레스를 "외부에서 가해지는 상해나 자극 등에 대해 생체 내에서 일어나는 비특이적인 생물학적 반응"으로 정의하고 스트레스에 관한 이론 체계를 수립함으로써, 생리학과 의학에서 스트레스 연구가 본격화되는 데 기여했다. 셀리에는 스트레스라는 개념을 대중화한 인물로도 평가된다.

### 1) 스트레스라는 용어의 기원

스트레스라는 말이 오늘날과 같은 의미를 가지고 과학의 영역으로 들어온 것은 100여 년 전에 불과하지만, 이 용어가 사용된 역사는 수백 년에 이른다. 영어 단어 'stress'는 '조이다' '압박하다' 등의 의미를 가진 라틴어 동사 'stringere'에서 기원한다. 문헌에 의하면, 스트레스라는 단어는 17세기 물리학자 로버트 후크(Robert Hooke)의 연구에서 기술 분야 용어로 처음 사용되었다(Hinkle, 1973). 당시 이 용어는 건물의 대들보나 다리의 아치 같은 구조물의 일부가 전체 하중을 지탱할 때 발생하는 물리적 응력을 가리키는 것이었다. 대들보나 아치가 무너지지 않고 전체 하중을 견딜 수 있는지 여부는 하중 자체의 크기에만 달려 있는 것이 아니라 대들보나 아치가 얼마나 강한 자재로 만들어져 있는가에 의해서도 결정된다. 이러한 역학적 특성이, 물리학 용어인 스트레스를 생리학에서 생명 현상을 설명하기 위해 도입된 이유다. 거의 모든 사람들에게 스트레스가 되는 사건이라도 충분한 저항력을 가진 사람은 별 어려움 없이 대응할 수 있고, 평소에는 감당할 수 있었던 스트레스라도 과로나 심리적 소진으로 저항력이 감소되었을 때는 파괴적 사건으로 경험될 수 있다. 대들보나 아치가 받는 하중과 자재의 내성과의 관계는 스트레스성 자극과 저항력의 역동적 관계 속에서 결정되는 스트레스의 크기를 설명하는 데 적절한 비유가 된다.

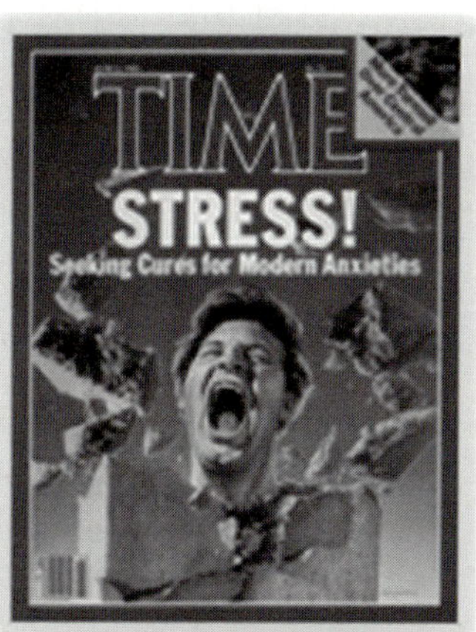


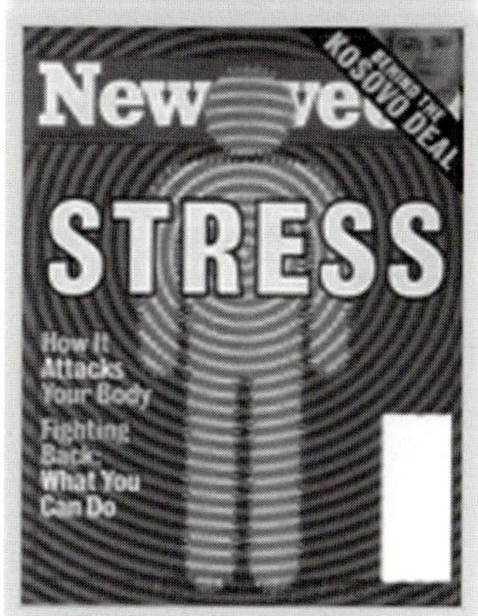


앞서 설명한 바와 같이, 스트레스라는 말이 현재와 같은 의미로 사용된 역사는 100여 년에 불과하다. 그런데 일부 연구에 의하면, 이미 14세기에도 스트레스라는 용어가 사용되었고, 당시 이 용어는 지금과 유사하게 고난, 역경, 시련, 불행 따위를 의미하는 것이었다(Lumsden, 1981). 그렇다면 우리가 말하는 스트레스는 20세기에 등장한 신조어가 아니라, 적어도 600년 전부터 사용된 것이다. 하지만 비록 의미상 유사성이 있더라도 14세기의 스트레스와 오늘날의 스트레스는 분명 다르다. 현대의 스트레스는 과도한 사회적 경쟁, 라이프스타일의 급속한 변화로 인한 부적응, 물질문명의 발전을 견인하지 못하는 정신문화의 혼란과 부재에서 기인한다. 앤 해링턴(Anne Harrington)은 이러한 맥락에서, 우리가 말하는 스트레스는 제2차 세계대전 후에 생긴 개념이라고 설명한다(Harrington, 2008). 제2차 세계대전을 기점으로 현대인은 과거와 완전히 다른 양상으로 펼쳐지는 삶 속에서 전에 없던 새로운 형태의 긴장, 불편, 불안, 불만족을 경험하게 된 것이다.

## 2) 스트레스, 스트레스원, 스트레스 반응의 정의

스트레스는 건축물의 일부 구조에 부과된 하중처럼, 생물 · 심리 · 사회적 환경으로부터 생명체에 가해지는 요구를 뜻하기도 하고, 하중을 견디는 건축 자재의 강도나 복원력처럼 생명체의 적응력이나 반응력을 뜻하기도 한다. 예컨대, 우리는 "소음이 스트레스다"라는 표현에서처럼 어떤 자극(원인)을 스트레스라 할 때도 있고, "소음 때문에 스트레스다"라는 표현에서처럼 자극에 대한 반응(결과)을 스트레스라 할 때도 있다. 이러한 불일치는 사전의 정의들에서도 발견된다. "스트레스는 우리가 적절하게 적응하지 못하여 생리적으로 긴장을 초래하고, 나아가 질병을 일으킬 수도 있는 정도의 불편함 또는 물리적, 화학적, 감정적 요소들"이라는 정의는 스트레스를 자극으로 설명하고 있는 반면, "스트레스는 육체적 또는 정신적 자극에 대한 생체의 반응"이라는 정의는 스트레스를 결과로 설명한다. 스트레스를 "현재의 안정된 상태를 변경시키려는 요인들로부터 야기되는 신체적 또는 정신적 긴장"이라든가 "심리적, 사회적 요인으로 인해 긴장, 불안, 갈등 등이 초래된 상태"라고 정의할 때는 원인도 결과도 아닌 또 다른 무언가가 스트레스다. 생리학 안에서도, 연구자에 따라 항상성을 파괴하는 원인을 스트레스라 하기도 하고, 스트레스성 자극에 의해 유발되는 부정적 감정이나 생리적 변화를 스트레스라 하기도 한다.

스트레스를 때로는 자극을 의미하는 용어로, 때로는 반응을 의미하는 용어로, 때로는 자극도 반응도 아닌 또 다른 무언가를 의미하는 용어로 혼용하는 것은 연구자들에게 상당한 혼란을 초래하고 여러 학문의 협력이 필수적인 스트레스 연구에 작지 않은 장애가 된다. 따라서 스트레스라는 경험의 구성 요소들을 다음과 같이 명확히 구분할 필요가 있다.

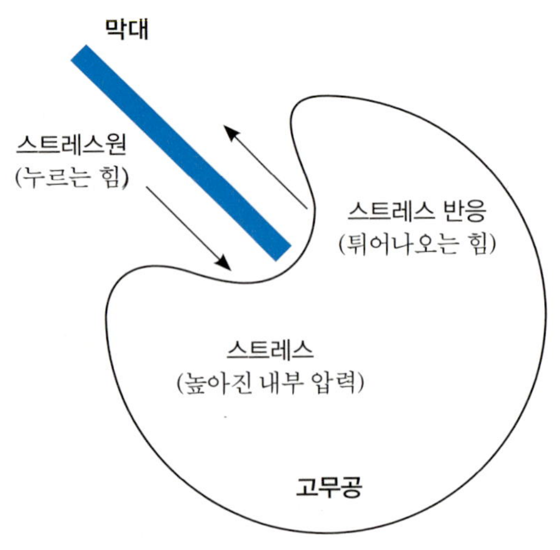


[그림 1-1] 스트레스, 스트레스원, 스트레스 반응

심신의 안정된 상태에 도전하는 자극적인 사건은 스트레스원(stressor)이라 한다. 그 도전에 대한 심신의 보상적인 반응은 스트레스 반응(stress response)이라 한다. 스트레스(stress)는 이 과정에서 개체가 느끼는 보상적 반응의 필요성을 가리킨다. [그림 1-1]과 같이 고무공을 막대로 힘껏 누르는 경우에 비유하면, 공을 누르는 막대는 스트레스원, 누르는 힘에 반발하여 원래 형태로 튀어나오는 공의 반작용은 스트레스 반응, 막대가 누르면 높아지는 공 내부의 압력은 스트레스다.

## 2. 스트레스에 대한 현대적 접근

### 1) 생물학적 연구

현대 스트레스 연구는 생리학에서 시작되어 심리학으로 이어졌고, 그 후 사회학, 신경과학, 후성유전학(epigenetics)을 비롯한 학문들이 속속 참여하면서 연구 범위도 점차 확대되어 왔다. 이러한 학제간(interdisciplinary) 연구의 성과는 정신신경면역학, 행동의학, 건강심리학, 심신의학과 같은 신생 학문 수립의 토대가 되었다.

생리학 분야에서의 출발은 19세기 말 끌로드 베르나르(Claude Bernard)의 연구로 거슬러 올라간다. 20세기 초부터 의학에서는 임상적 관찰에 의한 연구를 대신하여 실험적 방법에 의한 연구가 본격화되었다. 베르나르는 그 기초를 닦은 인물로, 이미 질병이 발생한 신체를 취급하는 경험의학에서 벗어나 현대식 실험의학의 기초를 마련했다. 그는 '내부환경(milieu interieur)'이라는 개념을 통하여 생체 내의 생리적 균형을 설명하는 이론을 제시했는데, 이후 월터 캐넌이 그 균형을 설명하기 위해 항상성이라는 용어를 창안한다(Cannon, 1932).

생체는 내 · 외부 환경으로부터 끊임없이 자극을 받고 있지만, 항상 일정한 생리적 상태를 유지하는데 이를 항상성이라 한다. 아침과 저녁 기온이 다르고 계절에 따른 기온 변동폭도 수십 도에 이르지만 인간의 체온은 36.5도를 거의 벗어나지 않는데, 이는 체온 항상성을 유지하는 기제(mechanism)들이 항상 작동하고 있기 때문이다. 생명체의 생존은 감각기관을 통해 들어오는 신체 안팎의 변화와 자극을 분석하고 적절히 대응하여 항상성을 유지하는 것에 달려 있다. 캐넌에 따르면 스트레스는 항상성에 위협하는 자극이며, 체온 항상성을 위협하는 스트레스는 추위나 더위다.

한편, 캐넌은 감정 변화가 신체에 변화를 일으킨다는 사실을 증명한 최초의 학자다. 그는 질병 발생에서 감정 반응의 역할을 인식하고, 중추신경계(central nervous system: CNS)가 신체 기능을 조절한다는 것을 발견했다. 또한 공포나 불안 같은 상황에서 교감신경계(sympathetic nervous system: SNS)의 항진에 의해 나타나는 일군의 심리적, 생리적, 행동적 변화들을 뜻하는 '투쟁-도피 반응(fight-or-flight response)'이라는 용어도 창안했다(Cannon, 1915). 투쟁-도피 반응은 사람을 포함한 척추동물에서 나타나는 원형적인 스트레스 반응이다. 포식자의 공격을 받는 것 같은 스트레스 상황에 놓였을 때, 교감신경계가 항진되면서 정신적 각성, 심박수 상승, 근육 긴장 등의 변화가 일어나 투쟁이나 도피를 지원한다.

1940년대까지도 생리학자들은 뇌하수체(pituitary gland)를 내분비계의 최고위 기관으로 여기고 지배자 선(master gland)이라 불렀다. 그러나 뇌하수체는 시상하부(hypothalamus)의 통제를 받고 있다는 것이 밝혀진다. 또한 시상하부의 내분비 세포들이 스트레스 자극에 예민하게 반응한다는 사실과 함께, 스트레스 때 활성화되는 생리적 반응 시스템 중 하나인 시상하부-뇌하수체-부신피질 축(hypothalamic-pituitary-adrenocortical axis: HPA축)이 확인된다.

세균성 피부 감염증에 동반되는 염증처럼, 어떤 자극이 있을 때 그 자극에 노출된 특정 부위에만 국한되어 나타나는 국소적 증상도 있지만, 자극의 종류나 자극 받은 부위와 관계없이 나타나는 공통적, 전신적 반응도 있다. 내분비학자인 한스 셀리에는 이러한 반응에 주목하고, 공통적인 증상으로서 부신의 비대, 흉선과 림프절의 위축, 위장관의 소화성 궤양이라는 3대 증상(triad of symptoms)을 제시했다. 그는 이처럼 비특이적(일반적)인 증상들을 외부로부터의 자극에 적응하기 위한 전신적 방어 반응으로 설명하고, 이를 일반적응증후군이라 명명했으며, 자극의 종류와 관계없이 일정하게 나타나는 생리적 변화를 스트레스로 정의했다(Selye, 1978). 그가 정립한 스트레스 이론은 현대 의학에 강력한 영향을 미쳤으며, 1950년대 이후 생리학, 심리학, 사회학, 산업보건 등 다양한 분야에서 이루어진 스트레스 연구의 토대가 되었다.

스트레스를 항상성의 교란과 관련하여 설명하는 방식은 여전히 널리 이용되고 있으나, 항상성 이론은 스트레스가 만성질환의 발병에 미치는 영향을 설명하는 데 불충분한 부분이 있으므로, 이를 보완하기 위해 '이상성(allostasis)'이라는 새로운 개념이 등장하게 된다. 이상성은 1988년에 피터 스털링(Peter Sterling)과 조셉 아이어(Joseph Eyer)에 의해 제안되었다(Sterling et al., 1988). 이상성이란 변화를 통해 안정성을 유지한다는 의미다. 항상성에 기초한 병인론에서는 체온, 혈압 같은 생리적 지표들이 소위 '정상'이라는 특정 수준을 유지하는 상태를 건강으로 간주하고 이를 벗어난 지표는 치료 대상으로 보지만, 이상성 모델에서는 생리적 지표들의 역동적인 변화를 건강한 상태로 본다. 즉, 건강한 생체는 항상 고정된 균형 상태를 유지하는 것이 아니라 매 상황마다 최적의 균형 상태를 다시 획득한다는 것이 이상성 이론의 핵심이다. 그러나 변화의 요구가 지나치고 너무 오래 지속되면 이상성을 유지하기 위한 생리적 부하가 가중되어 질병이 유발될 수 있다. [주: 항상성과 이상성에 대해서는 4장 1의 '1) 항상성과 이상성'에서 상세히 설명된다.]

생리학의 스트레스 연구는 캐넌에 의해 시작되고 셀리에의 연구를 통해 커다란 도약을 이루었다. 이로써 스트레스로 인해 신체적 손상이나 질병이 발생하고, 심지어 사망에도 이를 수 있다는 인식이 확립된다. 셀리에 이후 1950년대와 1960년대에는 스트레스와 질병의 관계가 본격적으로 연구되었다. 이 시기에도 신경・내분비계의 스트레스 반응이 주요 연구 주제였으나, 한편에서는 심리적 요인, 사회적 요인, 환경적 요인의 영향에 대한 연구도 확대되었다. 1970년대에는 생리학, 심리학, 사회학 등 여러 학문이 협력하는 학제간 연구가 본격화되면서 정신신경면역학, 행동의학, 심신의학 등의 신생 학문이 등장했다. 이들은 스트레스 이론을 더욱 정밀하게 발전시켰으며, 스트레스 진단 도구와 치료 기술 개발에도 주도적인 역할을 해왔다.

### 2) 심리・사회학적 연구

심리학에서의 본격적인 스트레스 연구는 1930~1940년대에 행동주의심리학에서 시작되었다. 행동주의심리학은 스트레스라는 내적인 경험을 직접 다루기보다는 외부에서 부과되는 스트레스성 자극의 특성과 그로 인해 나타나는 행동 변화를 관찰하는 데 초점을 맞추었다. 1960년대에 행동주의심리학의 한계와 문제점을 지적하면서 시작된 인지심리학은 스트레스의 내적이고 주관적 측면에 관한 연구에 나섰다. 이에 따라, 행동주의심리학의 동물 연구에서 시작된 심리학의 스트레스 연구는 인간을 대상으로 하는 생활스트레스 연구로 점차 전환되었다.

스트레스에 관한 심리・사회학적 관심은 제2차 세계대전을 계기로 중대한 전기를 맞게 된다. 전쟁은 인간이 겪는 스트레스가 사회적 환경과 긴밀히 연결되어 있으며, 건강하고 평범한 사람도 전쟁과 같은 극심한 스트레스를 겪으면 심각한 정신질환을 앓게 될 수 있다는 사실을 분명히 드러내 주었다.

1950~1960년대에는 일상적인 생활사건과 질병의 관계를 탐구하는 연구가 본격화된다. 이와 관련된 연구는 20세기 초에도 진행된 바 있다. 존스홉킨스 의과대학의 정신과 의사 아돌프 메이어(Addolf Meyer)는 환자들의 생활 기록을 분석하여 주요 생활사건(major life event)이 정신질환의 발병과 연관되어 있음을 확인하고, 정신질환을 개인의 생활과 환경 요인들이 복합적으로 작용하여 나타난 결과로 설명했다. 1940~1950년대에

신경학자 해럴드 울프(Harold Wolff)도 감정 상태와 질병의 관계, 생활사건에 대해 연구했다. 울프는 스트레스를 "다양한 유해 요인이나 위협에 대한 인간의 반응에 의하여 일어나는 상태"로 정의했다. 인간이 생활 속에서 경험하는 사건들이 스트레스를 일으키는 위협이 되고, 신체적 질병의 발생에도 영향을 줄 수 있다는 울프의 견해는 토머스 홈즈(Thomas Holmes)와 리처드 라헤(Richard Rahe)의 연구를 통해 더욱 발전한다. 홈즈와 라헤는 생활사건과 질병의 관계를 연구하고, 스트레스를 "새로운 적응을 위한 노력을 요구하는 일상의 변화 사건"으로 정의했다. 그리고 사람이 새로운 적응(재적응)을 위해 동원할 수 있는 에너지는 한정되어 있으므로, 너무 많은 생활사건을 한꺼번에 경험하면 재적응에 실패하여 질병이 유발될 수 있다고 설명했다. 이들은 지금까지도 스트레스 평가에서 가장 널리 사용되는 척도 중 하나인 사회 재적응 평정 척도(Social Readjustment Rating Scale: SRRS)를 개발했다(Holmes et al., 1967).

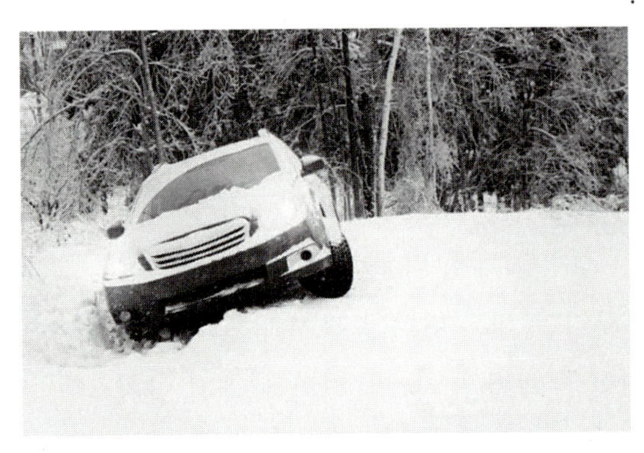

인지심리학의 발전과 더불어, 1960년대부터는 스트레스 반응의 개인차에 관한 연구가 활발히 진행되었다. 인지심리학은 인지적 평가라는 개인 내적 과정의 상이성으로 인하여, 동일한 스트레스성 자극에 대해서도 사람마다 다른 반응이 나타날 수 있음을 설명하는 이론적 토대를 제공하고, 개인의 인지적 양식, 스트레스 대처 전략과 같은 심리적 기제를 탐구하는 연구를 촉진했다. 이러한 인지현상학적 관점에서는 스트레스 상황에 대한 인지적 평가와 함께, 자신의 대처 능력에 대한 지각이 강조된다. 폭설 속에서 외딴 도로에 고립된 자동차 운전자의 경우를 예로 들면, 운전자가 느끼는 스트레스는 자동차의 연료, 구조를 청할 연락 수단, 음식물, 추위와 허기에 견딜 수 있는 체력 같은 대처자원(coping resource)이 충분하다고 느끼는가, 그렇지 않은가에 따라 크게 달라진다. 이처럼 스트레스성 자극과 개인 내적 과정의 상호작용을 강조하는 연구들은, 단순한 자극-반응 모델로는 설명할 수 없는 스트레스 경험의 개인차를 이해하는 틀을 마련했다. 리처드 라자러스(Richard Lazarus), 수잔 포크먼(Susan Folkman) 등의 선구적 연구를 기점으로, 스트레스성 자극과 개인 간의 상호작용은 스트레스 연구 분야의 주요 주제로 부상했다.

1970년대에는 한스 셀리에가 제안한 일반적응증후군 이론의 비특이성에 반론을 제기하며, 생리적 반응 양상을 결정하는 데 있어서 심리적 변인의 역할을 더욱 강조하는 견해들이 등장하고, 개인의 성격이나 선천적 취약성에 주목하여 스트레스 반응의 개인차를 설명하려는 연구들도 확대되었다. 한편에서는 인간의 생애 주기에 따라 나타나는 스트레스에 대한 관심도 증가했다. 스트레스 관리를 위한 다양한 인지행동치료(cognitive behavioral therapy: CBT) 프로그램들이 개발되고 그 효과를 평가하는 연구들도 활발히 진행되었다.

스트레스 연구는 심리학의 발전에 커다란 기여를 했다. 특히 심리학이 이론적 연구를 넘어서 실용적이고 치료적인 방향으로 확장되는 데 지대한 영향을 미쳤다. 현재 스트레스 관리법과 스트레스 대처 훈련은 심리학적 치료의 중요한 부분으로 자리 잡았다. 스트레스 연구는 새로운 심리학 분야의 성립과 발전에도 기여했다. 1970년대에 의학과 생리학에서 행동의학, 심신의학, 정신신경면역학과 같은 심신통합적 학문이 출범할 무렵, 심리학에서도 이와 관련된 새 분야가 건강심리학이라는 이름으로 시작되었다. 건강심리학은 어떤 사람들이 질병에 걸리며 왜 그런가, 어떤 사람들이 회복하며 왜 그런가, 어떻게 하면 질병을 예방하고 회복을 증진할 수 있는가를 연구하는 분야다. 그런데 이러한 질문들에 대한 답변은 상당 부분 스트레스 연구에서 제공되고 있다. 이러한 이유로 건강심리학자 프리드먼(Friedman)은 건강심리학의 중심 개념이 스트레스라고 말한다(Friedman, 1992).

건강심리학이라는 분과의 성립은 심리학이 의학과 협력하여 학문적 지평을 넓히는 데 있어서 스트레스 연구가 중요한 역할을 했음을 보여주는 대표적 사례다. 조지 엥겔(George Engel) 또한 스트레스 연구의 영향을 받아 생물심리사회모델(biopsychosocial model)이라는 새로운 의학 모델을 제안했다(Engel, 1977). [주: 생물심리사회모델은 신체에만 집중했던 생의학 모델에 대한 대안으로 제시되었다. 이 모델은 의학과 심리학의 협력을 촉진하고, 환자에 대한 전일적(holistic) 이해를 바탕으로 한 질병 치료를 모색하는 데 중대한 기여를 했다.]

### 3) 통합적 연구와 전일적 스트레스의학

20세기 중반부터 건강의 정의는 신체적인 영역뿐 아니라 심리적, 사회적, 영적 영역까지 포함하는 것으로 확대되어 왔다. 심리학자 에이브러햄 매슬로(Abraham Maslow)는 인간이 의식주와 같은 생리적 욕구, 안전의 욕구 외에도 애정과 소속의 욕구, 자존감에 관한 욕구와 같은 심리 · 사회적 욕구, 자아실현의 욕구와 같은 영적인 욕구를 가지고 있음을 설명했다. 생리적 욕구가 충족되지 않은 상태가 배고픔, 추위 등의 생리적 스트레스로 경험되듯이, 심리 · 사회적 욕구나 영적 욕구가 충족되지 않은 상태도 외로움, 우울, 불안, 절망 같은 스트레스로 경험된다. 그리고 이 스트레스들은 모두 연결되어 있다. 추위나 배고픔은 기쁨이나 행복감 같은 긍정적 심리 상태를 수반할 수 없고, 우울, 불안, 절망, 외로움은 반드시 생리적 스트레스 반응을 동반한다.

인간에 대한 전일적 이해를 바탕으로 다차원적 건강을 추구해야 한다는 인식, 그리고 스트레스는 신체적, 심리적, 사회적, 영적 차원에서 각기 다른 원인으로 발생하지만, 원인이 무엇이든 결국 인간의 모든 차원에 영향을 미치게 된다는 통찰을 기초로, 전일적 진단과 통합적 치유법을 제시하는 학제간 분야인 통합스트레스의학이 등장했다. 이미 스트레스 연구는 생리학, 심리학을 넘어 사회학, 철학을 비롯한 다양한 학문 분야로 확대되었고, 최근에는 후성유전학 같은 분자 수준의 미시적 연구, 생태학 같은 거시적 수준의 연구까지 참여하여 보다 정밀하고도 거대한 이론과 실천 체계를 구축하고 있다.

스트레스에 관한 학제간 연구는 각 학문 분야에서 사용해 온 언어 및 이론 체계의 상이성과 연구방법론의 이질성을 극복해야 하는 과제를 안고 있다. 이는 인간의 신체적, 심리적, 사회적, 영적 경험을 하나의 정합적 원리로 설명하는 통합적 생명이론, 곧 통합생리학(integral physiology)을 수립함으로써 해소된다. 스트레스 연구가 이룬 결실 중 하나가 바로 통합생리학 또는 통합의 패러다임이라 불리는 정신신경면역학이다. 정신신경면역학자인 제니스 키콜트-글레이저(Janice Kiecolt-Glaser)와 로널드 글레이저(Ronald Glaser)는 정신신경면역학이 스트레스 생리학 연구가 반세기 이상 성장해 온 결과라고 평가한 바 있다. 1970년대 후반에 등장한 정신신경면역학은 신경계, 내분비계, 면역계의 상호작용과 스트레스를 비롯한 심리 · 사회적 변인들이 신체에 미치는 영향을 연구한다. [주: 정신신경면역학은 2장의 '3. 정신신경면역학'에서 설명한다.]

1980년대부터 비약적으로 발전한 뇌과학, 신경과학, 분자생물학을 기반으로, 그동안 심리학 연구에 거의 일임되었던 스트레스의 개인차라는 문제를 생리학적으로 규명하려는 연구도 커다란 도약을 이룬다. 예컨대, 신경계가 평생에 걸쳐 지속적으로 리모델링(remodeling)된다는 신경가소성(neuroplasticity)의 발견과, 출생 후 생활환경이나 라이프스타일에 의해 유전자 발현 양식이 변화되는 현상을 연구하는 후성유전학의 등장을 통해서 스트레스가 어떻게 개체의 생리적 반응성과 취약성을 변화시키는지 설명할 수 있게 되었다. 이러한 성과에 힘입어, 몸과 마음은 하나일 뿐 아니라 생명과 환경 또한 분리될 수 없는 하나라는 전일주의 철학이 회복되고 있다. 이제 건강과 질병에 대한 이론들은 예외 없이 인간, 사회, 자연의 연결성과 상호의존성을 이야기한다. 스트레스는 본질적으로 몸과 마음, 생명체와 환경의 관계 속에서 발생하는 생명 현상이다. 지금 우리는 새로운 과학혁명의 시대에 들어섰다. 지난 수백 년 동안 인간의 의식을 지배해 온 심신이원론과 기계론적 물질주의 세계관을 극복하고 통합적 패러다임을 회복하는 과학적 여정에서 스트레스 연구는 그 중심에 있었다.

스트레스에 관한 이론적 탐구가 심화되는 한편에서는, 임상에서의 응용을 위한 연구도 폭발적으로 증가했다. 환자들의 스트레스 완화를 위해 개발된 마음챙김-기반 스트레스 감소(Mindfulness-Based Stress Reduction: MBSR) 프로그램이 심리학뿐 아니라 의과학 연구의 판도까지 변화시켰음은 이를 잘 보여 주는 사례다. 과학적으로 검증된 스트레스 평가법과 관리 기술들이 의료 현장에 도입되면서 의학적 진단술과 치료술의 레퍼토리도 확대되었다.

## 3. 스트레스를 보는 관점들

월터 캐넌은 환경의 변화에 대응하여 생체가 내적 안정성을 유지하는 것을 항상성이라 하고, 항상성을 위협하는 것이 스트레스라 했다. 이 경우 스트레스는 어떤 자극을 의미하는 것이다. 토머스 홈즈와 리처드 라헤 또한 스트레스를 재적응 노력을 요구하는 일상의 변화 사건, 즉 자극으로 보았다. 반면, 스트레스 상황에서의 신체 반응을 설명하는 생리학 이론을 개발한 한스 셀리에는 스트레스를 일으키는 자극을 스트레스원이라 하고, 이에 대한 유기체의 소모적이며 비특이적인 반응을 스트레스로 정의했다.

리처드 라자러스와 수잔 포크먼은 스트레스를 자극이나 반응으로 보던 관점들을 아우르는 스트레스 평가-대처 이론(stress appraisal and coping theory)을 제시했다. 이들은 스트레스성 사건 자체보다 그 사건에 대한 개인의 지각과 평가라는 심리적 측면에 주목하고, 인간과 환경 간의 교류(transaction)에서 평가와 대처의 중요성을 강조했다. 심리학자 마틴 셀리그먼(Martin Seligman)도 스트레스를 유발하는 자극 자체보다는 유기체가 그것을 어떻게 인식하고 다루는가가 중요하다고 설명했다. 이들은 주어진 상황을 조망하고 처리하는 인지적 방식, 자신이 가진 내적 · 외적 대처자원에 대한 지각의 중요성을 강조한다.

이상과 같이 스트레스를 바라보는 상이한 관점들로부터 다양한 스트레스 이론이 개발된다. 크게 스트레스를 자극으로 설명하는 자극모델(stimulus model), 반응으로 설명하는 반응모델(response model), 개체와 환경의 상호작용으로 설명하는 상호작용모델(transactional model)로 구분할 수 있다.

### 1) 자극으로서의 스트레스

스트레스를 자극으로 보는 모델에서는 스트레스를 스트레스원, 즉 외부로부터 부과된 적응의 요구로 본다. 홈즈와 라헤, 브라운(George W. Brown)과 해리스(Tirril Harris)의 관점이 이에 해당한다. 홈즈와 라헤는 5,000명 이상의 검사 자료를 이용하여 삶에서 겪는 스트레스성 사건들과 질병의 상관관계를 연구하고, 경험한 사건이 많을수록 질병 가능성도 크다는 것을 확인했다.

이처럼 스트레스를 외부 환경에서 기인하는 자극(사건)으로 보는 관점에서는 스트레스를 유발하는 외상적 사건(traumatic event), 주요 생활사건, 일상의 골칫거리(daily hassle) 같은 외적 원인을 밝히고, 그 원인을 차단 또는 제거하는 중재법(intervention)을 개발하는 데 주력한다.

### 2) 반응으로서의 스트레스

스트레스를 반응으로 볼 때는 스트레스로 인해 초래된 개체의 생리적, 행동적 결과에 주목한다. 따라서 스트레스를 경험하는 개체에게 일어나는 생리적 증상과 행동 변화를 관찰하여 스트레스라는 추상적 경험의 과정을 추론한다. 20세기 중반까지 동물실험 위주로 진행된 생리학과 행동주의심리학의 스트레스 연구처럼, 스트레스를 개체가 만들어내는 반응으로 보는 관점이 이에 속한다.

한스 셀리에는 연구 초기에 스트레스를 자극으로 간주하였으나 이후에는 반응으로 보는 관점에서 연구를 진행했다. 그의 일반적응증후군 이론은 스트레스를 스트레스원의 종류에 무관하게 발생하는 비특이적인 신체 반응으로 정의한다. 존 메이슨(John Mason)도 스트레스 반응의 내분비 변화에 주목하고 셀리에의 이론을 확장했다.

### 3) 상호작용으로서의 스트레스

1960년대부터 스트레스를 스트레스성 자극이 가진 의미에 대한 개체의 지각에 좌우되는 교류적 현상으로 보는 관점의 연구가 시작된다. 동일한 자극에 대해서도 각 개체의 스트레스 경험은 상이하므로 스트레스를 자극이나 반응으로만 보는 이론은 한계가 있었다. 따라서 개체와 그 개체를 둘러싼 환경 사이의 역동에 주목하고 이들 사이의 상호작용으로 스트레스를 보는 관점이 등장하게 된다. 과정모델(process model)이라고도 불리는 상호작용모델은 환경이 제공하는 기회와 요구, 개체의 능력과 기대 사이의 상호작용이 부적합할 때 스트레스 반응이 유발된다고 본다. 상호작용모델은 현재의 스트레스 연구에서 널리 수용되는 모델이다.

리처드 라자러스는 상호작용적 또는 교류적 관점을 취한 대표적 학자다. 그에 따르면 스트레스는 개인과 환경 간의 관계로, 자신이 가진 자원(대처능력)을 혹사시키거나 자원을 초과하여, 안녕(well-being)을 위협한다고 평가되는 것이다(Lazarus et al., 1984b). 따라서 스트레스는 개인과 환경 간의 상호작용이며, 그 상호작용의 양상은 스트레스성 사건에 대한, 그리고 그 사건을 극복하기 위해 자신이 동원할 수 있는 자원에 대한 인지적 평가에 의해 좌우된다(Cohen 1984; Lazarus et al., 1977). 예를 들면, 휘발유 가격이 갑자기 폭등할 때 자가용 운전자가 경험하는 스트레스는 자가용 운행이 불가피하다고 생각하는지, 상승한 연료비를 충분히 감당할 수 있는 경제적 능력이 있다고 생각하는지에 따라 달라진다.

상호작용모델의 핵심은 개체와 환경 사이의 균형 또는 불균형 관점에서 스트레스를 보는 것이다. 레비(Levi)는 이것을 각각 적합성(fit)과 부적합성(misfit)으로 표현했는데, 그에 따르면 환경으로부터의 요구에 대해 개체의 능력이 과소하거나 과도하게 사용될 때, 즉 부적합할 때 개체는 병리적으로 반응하게 되며, 때로는 상호작용과 관련된 어떤 변인이 존재하거나 존재하지 않는 것 자체가 질병을 유도할 수도 있다(Levi, 1987). 예를 들어, 사회적 지지와 같은 보호 요인이 없거나 스트레스를 증폭시키는 위험 요인이 존재하면, 그 자체로도 건강에 부정적인 영향을 줄 수 있다.

## 4. 웰빙, 건강, 스트레스

라자러스의 정의에 의하면, 스트레스는 자신의 웰빙을 위협한다고 평가되는 것이다. 영어 단어 'well-being'의 뜻을 그대로 풀면, 잘(well) 존재(being)하는 것이 된다. 스트레스가 항상성이 교란된 상태라는 정의와 비교해 보면, 항상성이 유지되는 상태는 웰빙이다. 그렇다면 스트레스를 느끼는 상태는 일빙(ill-being. 불편함, 나쁜 상태, 불행)인가? 유감스럽게도 이것은 우리에게 가장 널리, 깊게 퍼져 있는 스트레스에 관한 고정관념이다. 그런데 "스트레스는 유기체의 균형을 교란하여 신체적, 심리적 웰빙에 영향을 미치고, 균형의 회복을 위한 작용을 요구하는 내적 · 외적 환경으로부터의 요구"(Lazarus et al., 1977)라는 또 다른 정의는 스트레스가 웰빙에 필수적인 것임을 암시하고 있다. 잠시도 고정되지 않고 계속 변화하는 환경 때문에 유기체 내의 균형은 끊임없이 교란되는데, 균형 회복 기능이 작동하지 않는다면 생명 현상은 지속될 수 없다. 신진대사를 뜻하는 영어 단어 'metabolism'의 어근 'meta'가 변화(change)를 뜻한다는 사실에서 알 수 있듯이 생명의 본질은 변화다. 스트레스는 그 변화를 추동하여, 위협받는 웰빙 상태를 회복하고 유지시키는 동기다.

김정호는 동기를 중심으로 스트레스와 웰빙이라는 두 가지 상태를 정의하고 동기상태이론(motivational states theory: MST)을 제시했다(김정호, 2006). 이 이론에 따르면, 스트레스는 동기의 좌절 상태나 동기의 좌절이 예상되는 상태이고, 웰빙은 동기가 충족되거나 동기의 충족이 예상되는 상태다. 따라서 동기가 없다면 스트레스는 물론, 웰빙도 없다.

통증(pain)은 혈압, 체온, 호흡, 심박수에 이어 제5의 생체 활력징후(vital sign)로 일컬어지기도 한다. 우리는 통증을 느끼기 때문에 몸에 이상이 있음을 깨닫고 의료기관을 찾는다. 스트레스도 그러하다. 생명체가 심신의 고통이나 스트레스를 느끼지 못한다면 웰빙에서 이탈된 상태는 보상될 기회를 가질 수 없다. 신체적으로든 심리적으로든 비정상을 인식하는 능력, 스트레스를 느끼는 능력은 생존에 필수적이다.

생명체는 외부 환경에 대해 열려 있는 시스템이며 환경과의 상호작용 과정에서 스트레스라는 항상성의 교란은 지속된다. 따라서 웰빙은 정적인 균형 상태가 아니라 동적인 변화 상태이며, 생명체는 단순한 존재(being)가 아니라 살아 있는 존재(live being)다. 버크민스터 풀러(Buckminster Fuller)가 말했듯이 생명체는 명사가 아닌 동사로 존재한다.

건강 또한 어떤 상태가 아니라 방향이며 매 순간 변하는 동적 현상이다. 따라서 특정 상태를 건강이나 불건강으로 규정하는 것은 불합리하다. 지금 측정된 공복혈당 120mg/dL는 그 사람의 건강 상태를 정확히 설명하지 못한다. 1년 전 공복혈당 200mg/dL에서 꾸준히 감소 중인 것인지, 70mg/dL에서 증가 중인 것인지에 따라 120이라는 숫자의 의미는 달라진다.

사회학자이자 스트레스 연구자인 아론 안토노브스키(Aaron Antonovsky)가 제안한 건강생성모델(salutogenic model)에서도 건강의 핵심을 동적인 과정의 적절성에 둔다

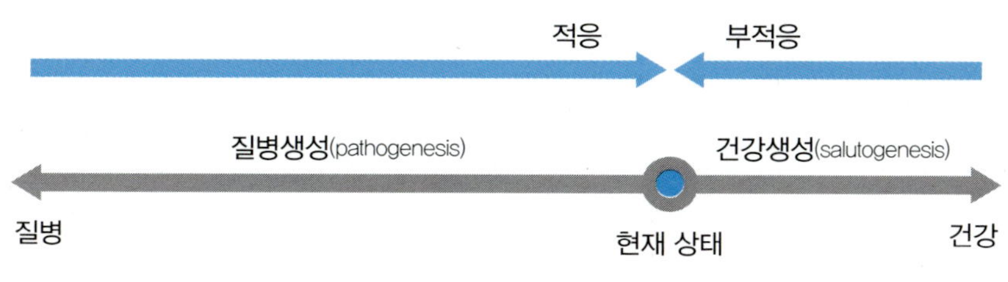


[그림 1-2] 질병-건강 연속선

(Antonovsky, 1987; Antonovsky, 1996). 이 모델 역시, 이상적이고 안정적인 특정 상태를 건강으로 보지 않는다. 완벽한 건강이라는 것은 존재하지 않고, 질병과 건강도 이분법적으로 구분되지 않는다. [그림 1-2]와 같이, 사람은 질병-건강(disease-ease)이라는 하나의 연속선(스펙트럼) 위에서, 매 순간 질병 방향으로 또는 건강 방향으로 움직이고 있다. 즉, 건강은 이상적 상태가 아닌 변화의 과정이며, 질병과 싸워 얻는 것이 아니라 질병을 포함한 삶에의 전반적 적응, 즉 삶의 질적인 전환 과정이다.

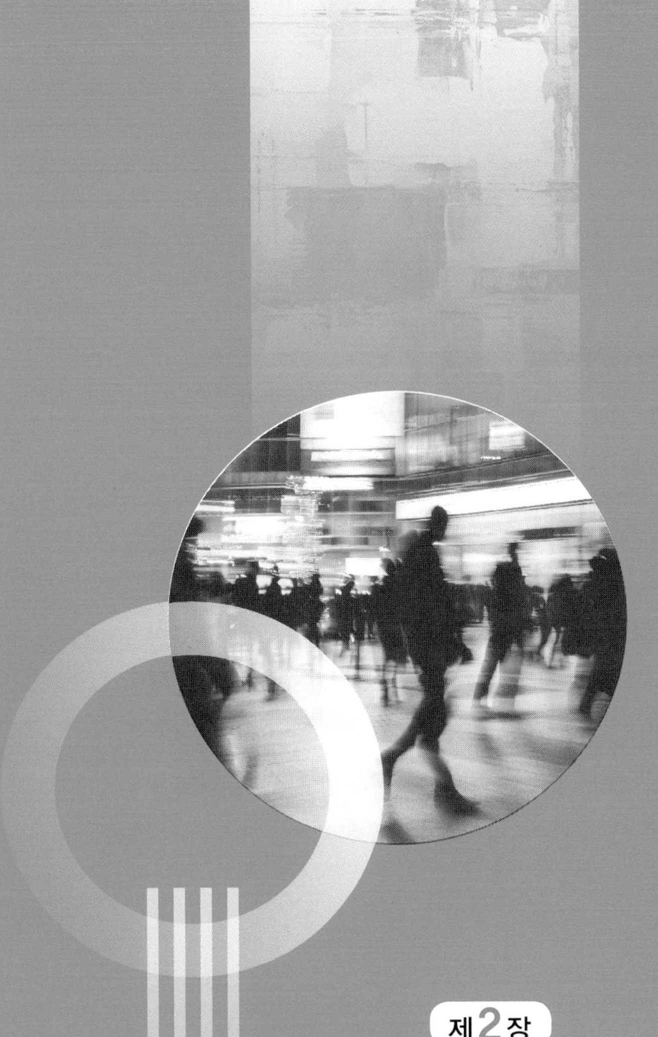

제2장

# 건강과 스트레스에 관한 통합적 접근

Integrated Approaches to Health and Stress

현대 의학의 패러다임은 기계론적, 환원론적 모델과 특정병인론에 기초한다. 특정병인론은 세균학자 로베르트 코흐(Robert Koch)에 의해 시작된 것으로, 결핵이라는 질병이 결핵균에 의해 발병하는 것처럼, 각 질병에는 그 질병 특유의 원인이 있다는 것이다. 이 이론은 전염성 질병의 병인론으로만 머물지 않고, 신체에 나타나는 질병은 신체에서 그 원인을 찾아 제거함으로써 치료한다는 생의학의 기본 태도가 된다. 이러한 관점에서 보면 건강이나 질병은 개인 차원에 국한된 문제이며, 건강은 물리적 개입을 통해 질병에서 벗어남으로써 얻어진다. 이와 같은 전통적 의료모델의 대안으로 제시된 생물심리사회모델이나 생태모델(ecology model)에서는 질병이나 건강의 문제를 생물학적 요인뿐 아니라 사회적, 경제적, 문화적, 환경적 요인들이 상호작용한 결과로 본다.

건강을 결정하는 요인 중 나이, 성별, 유전 같은 생물학적 요인이 차지하는 부분은 생각보다 작다. 연구자에 따라 차이는 있지만, 생물학적 요인이 기여하는 부분은 30%에 불과하고 나머지 70%의 인과관계는 사회 · 문화적 환경, 생태 · 물리적 환경과 연결되어 있다. 코로나-19 바이러스라는 생물학적 요인이 수많은 호흡기질환 환자를 만들기도 했지만, 팬데믹(pandemic)으로 인한 사회적 접촉의 감소와 실내에서만 지내는 생활이 우울증 환자와 비만 환자를 엄청나게 증가시키기도 했다.

사회 · 경제적 불평등은 사람의 질병 위험, 질병 예방 능력, 효과적인 치료에 대한 접근성의 차이를 만든다. 현대인의 수명을 50%까지 단축시키는 단일 요인이 있다는 사실을 믿을 수 있는가? 2014년 『캐내디언 프레스(The Canadian Press)』는 노숙이 수명을 50%나 감소시킨다고 보고했다. 2010년 4월 캐나다의 한 신문에도 해밀턴(Hamilton)의 가장 좋은 지역과 가장 나쁜 지역의 주민들은 수명이 21년이나 차이가 나고 응급실 방문율도 13배 차이가 있다는 기사가 실렸다. 사회 · 경제적 요인은 건강을 결정하는 여러 요인과 깊고 복잡하게 얽혀 있다. 어떤 음식을 먹고 어떤 물을 마실지, 주거 조건과 의료 시스템 접근성이 어떨지는 사회 · 경제적 요인과 직접적으로 연결되어 있다. 이뿐만이 아니다. 사회경제적 지위(socioeconomic status: SES)가 낮을수록 스트레스를 더 많이 경험한다는 사실도 사회경제적 지위가 낮은 사람들이 질병에 더 취약한 이유를 설명한다. 그래서 어떤 사람들을 사회적 요인들을 다루는 것이 진정한 의학이라고 말하기도 한다. 사회의학(social medicine)의 창시자 루돌프 비르호(Rudolf Virchow)도 "의학은 사회과학이고 정치는 크게 보면 의학이다"라고 했다.

현대 의학은 건강과 질병을 단지 몸의 문제로 바라보던 전통적 생의학 모델을 극복하고 마음의 중요성을 수용하고 있다. 그러나 몸과 마음만으로는 인간의 본질이나 건강과 질병의 원리가 온전히 설명되지 않는다. 사람이 속한 사회 · 문화적 환경과 생태 · 물리적 환경을 포함하는 더 큰 인간관, 그리고 그 환경과의 상호작용을 고려하는 더욱 포괄적인 관점이 요구된다.

## 1. 전일주의 의학과 스트레스의학

전일주의(holism)는 동양철학과 고대 서양철학의 기초가 되는 세계관으로서, 생명체가 통일적 전체와 하나로 연결되어 있는 것으로 가정한다. [주: 전인주의(全人主義)와 전일주의(全一主義)는 흔히 혼용되는 단어다. 그러나 전인주의라는 용어에서는 각 사람 내에서 심·신·영의 연결과 통합이라는 의미가 강조되는 것에 비해, 전일주의에서는 개체 수준의 통합을 넘어 개체와 세계(환경)의 연결과 통합이라는 면이 좀 더 강조된다.] 전일주의는 세상 만물은 눈에 보이지 않는 통일성 또는 전체성에 의해 결합되어 있으며, 생명체도 존재의 기저에서 다른 모든 것과 관계를 맺고 있다고 본다.

전일주의 철학에 기초하는 전일주의 의학(holistic medicine)은 인류가 수립해 온 의학의 일반적 형태다. 동양의 의학들은 모두 전일적 세계관을 바탕으로 한 전일주의 의학이었고, 2,000년 이상 서양의학을 지배했던 히포크라테스 의학도 전일주의 의학이었다. 전일주의 의학은 건강이나 질병을 사람의 생리·심리적 특성, 라이프스타일, 사회·문화적 환경, 생태·물리적 환경의 수많은 요인이 상호작용하여 나타나는 다차원적 현상으로 이해한다.

20세기 중반에 접어들면서 질병의 양상은 크게 달라졌다. 주요 사망원인이던 감염성 질환이 급격히 감소한 대신, 고혈압, 당뇨병, 비만, 만성호흡기질환, 암 등 만성질환이 폭증한 것이다. 만성질환은 대개 불건강한 라이프스타일의 영향이 축적되어 발생하므로 수명이 길어질수록 환자는 증가한다. 이러한 변화는 생의학의 심신이원론적, 환원론적, 기계론적 패러다임에 근본적인 전환을 요청하는 것이었다. 한편에서는 건강의 정의가 신체적인 것을 넘어 정신적, 사회적, 영적인 영역까지 고려하는 것으로 확대되었다. 1948년에 마련된 WHO의 건강헌장도 “건강이란 단순히 질병이 없고 허약하지 않은 상태만을 의미하는 것이 아니라 육체적·정신적·사회적으로 완전한 웰빙 상태이다”라고 정의했고, 1998년에는 이 정의에 영적인 웰빙까지 추가하는 개정안이 제안되기도 했다. 이는 몸 중심 생의학만으로는 건강을 온전히 논할 수 없고, 수술이나 약물요법만으로는 질병을 치료할 수 없음을 의미한다.

20세기 후반에 들어서면서 양자물리학을 기반으로 한 신과학의 혁명과 대항문화(counterculture)의 움직임 속에서 전일론적 동양 사고관이 재조명되고, 동양의 전통 의학 기술과 양생술들이 서구에 전파되면서 보완대체의학(complementary and alternative medicine)으로서의 가치와 가능성이 주목되었다. [주: 최근 들어 보완대체의학은 보완통합의학(complementary and integrative medicine)으로도 불리고 있다.] 보완대체의학에 대한 의료소비자들의 폭발적인 관심은 의료계에도 변화를 불러왔고, 마침내 정규 의학(생의학)과 보완대체의학을 함께 제공하는 통합의학(integrative medicine)이 시작되기에 이른다.

생의학이 노정한 한계는 신체만을 다루는 기계론적이고 물질주의적인 관점에서 비롯되므로, 그 한계의 극복은 인간의 모든 차원을 수용하는 포괄적 인간관을 마련하는 데서 시작된다. 이는 단지 환자의 몸과 마음만을 고려하는 것이 아니다. 모든 생명체는 통일적 전체(대우주)와 연결된 하나인 동시에 각자의 독립된 정체성을 갖는 개체(소우주)이므로, 건강이나 질병은 개체 내적인 심신의 조화와 균형뿐 아니라, 환경과의 상호작용으로 이루어지는 개체 외적 균형과 조화에 의해서도 결정된다. 내적 또는 외적 불균형과 부조화, 즉 스트레스가 질병의 근원이라는 것이 전일주의 의학의 관점이다. 건강은 적응된 상태이고, 적응은 환경과의 조화와 균형이 이루어진 상태다. 스트레스로 인해 발생하는 질병을 '적응의 질병' '적응장애' 등으로 명명한 것은 개체와 환경을 연결된 전체로 보는 전일주의 의학과 스트레스의학의 철학적, 원리적 상통성을 반영한다.

영어 단어 'healthy(건강한)' 'holistic(전일적인)' 'whole(완전한)' 'holy(성스러운)'는 모두 'hal'이라는 앵글로색슨어를 어원으로 하며, 'healing(치유)'은 '전체를 이루다'라는 뜻의 'healan'에서 유래했다. 따라서 건강과 치유 모두, 소외되거나 방치되었던 존재의 모든 차원을 회복하고 하나로 통합한다는 의미를 공유한다.

## 2. 심신의학, 통합의학, 스트레스의학

2,500년 전 히포크라테스는 생각이 신체 전체에 영향을 끼칠 수 있는 방법을 가지고 있다고 말했다. 1,000년 전 페르시아 의사 아비센나(Avicenna)는 그보다 더 나아가서, 생각이 자신의 신체뿐 아니라 멀리 떨어져 있는 다른 사람의 신체에까지 영향을 미친다고 했다. 하지만 최근까지도 현대 의학에서는 이런 이야기들이 아무런 의미가 없었다. 신체적 증상을 호소하는 환자가 가진 마음의 문제를 발견하지 못하는 일은 여전히 벌어지고 있다. 한 보고에 따르면, 심리적 문제를 지닌 환자들 중 3/5은 신체 증상에 관한 진료만 받고 정신과 진료는 받지 못하며, 일차진료 현장에서는 우울증 환자의 일부에서만 우울증을 발견할 뿐, 다른 유형의 정신장애는 1/4도 인식하지 못한다(Strain, 1993).

몸과 마음의 관계를 어떻게 이해할 것인가라는 문제는 인간 지식의 역사 전체에서 가장 중요한 논점 중 하나였다. 동양의 의학들은 전통적으로 몸과 마음, 사람과 우주를 하나의 역동하는 전체로 인식해 왔지만, 서양의학에서 몸과 마음의 관계를 이해하는 방식은 종교와 과학의 대립과 타협 속에서 수차례 변화를 겪었다.

16세기 중반에 시작된 과학혁명과 계몽주의 시대를 지나 19세기에 이르자 의사들은 모든 질병이 어떤 특정한 원인 때문에 생긴 해부 · 생리학적 비정상의 결과라고 믿게 되었다. 건강이란 생리적 기능 이상이나 해부학적 손상이 없는, 소위 '정상' 상태로 여겨졌다. 마음에 대한 인식 기반이 없는 생의학의 진료 현장에서는 정신적 요인이 생리적 변화를 일으키고 질병의 발생과 치료 과정에 실질적인 영향을 미친다는 사실을 여전히 외면한다. 그러나 경험이 많은 의사들은 마음이 신체적 질병을 일으키는 경로도 되고 치유하는 경로도 된다는 것을 어렴풋이나마 깨닫고 있었다. 그리고 마음을 통해 신체적 질병의 원인을 찾고 치료하려는 시도들도 조용히 진행되었다. 이제 이 분야는 심신의학이라는 이름으로 불린다.

심신의학은 마음을 질병의 원인 또는 기여 인자로 주목하고 심리적 과정과 신체 간의 연관성을 과학적으로 밝혀 질병의 치료와 예방에 이용한다. [주: 프로이트(Sigmund Freud) 심리학의 영향을 받은 학자들에 의해 20세기 초에 수립된 정신신체의학(psychosomatic medicine)도 종종 심신의학으로 번역된다. 정신신체의학은 신체적 질병에 대해 정신적 원인과 신체적 증상을 관련지어 연구하고 치료에 적용하는 의학의 한 분야다. 철학과 원리 면에서는 정신신체의학이나 한의학, 아유르베다 같은 전통의학을 모두 심신의학이라 할 수 있지만, 현재 심신의학이라는 용어는 1970년대에 미국에서 시작된 의학 분야를 가리킨다.]

1970년대에 북미와 유럽에서는 보완대체의학에 대한 의료 소비자들의 관심이 급격히 고조되고 있었다. 대개의 보완대체의학은 인간을 몸뿐 아니라 마음과 영혼을 가진 존재이자, 더 큰 우주와 연결된 소우주로 인식하는 전일주의 철학에 바탕을 두고 있다. 이는 '영혼 없는' 생의학의 차가움에 실망한 의료 소비자들의 감성과 호기심을 크게 자극했다. 보완대체의학 시장이 급성장하자, 1993년 미국 국립보건원(National Institutes of Health: NIH)은 보완대체의학에

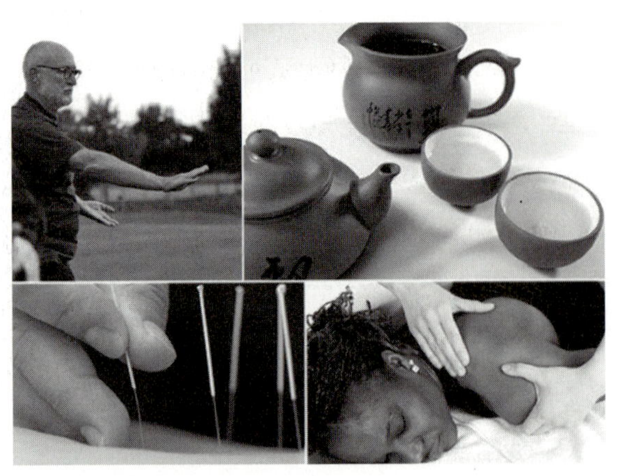

대한 체계적 연구를 지원하기 위해 보완대체의학센터(National Center for Complementary and Alternative Medicine: NCCAM)를 설립하기에 이른다. [주: NCCAM은 2014년에 보완통합건강센터(National Center for Complementary and Integrative Health: NCCIH)로 이름을 바꾸었다.] 심신의학은 보완대체의학에서 가장 넓은 분야다. 심신의학의 치료 기법을 심신요법(mind-body therapy)이라 하는데, 대표적인 심신요법으로는 이완요법, 요가, 명상요법, 태극권, 기공, 심상요법, 최면요법, 바이오피드백, 인지행동치료, 예술치료 등을 들 수 있다.

현대 심신의학은 1970년대에 수립되었지만, 그 학문적 기원은 20세기 초 월터 캐넌, 한스 셀리에의 스트레스 연구에 두고 있다. 따라서 현대 심신의학과 스트레스의학은 매우 긴밀한 관계다. 몸 중심 생의학에서 배제되었던 심리 · 사회적 요소들에 대한 학문적 관심은 20세기 초부터 나타나기 시작했지만 주류 의학의 흐름을 바꾸기에는 역부족이었으며, 근거중심의학(evidence-based medicine)이 요구하는 과학적 증거가 축적되기까지 오랜 동안 비주류 과학(fringe science), 의사과학(pseudoscience)으로 취급되곤 했다. 스트레스 연구에서 제공되는 심신의 관계에 관한 지식은 주류 의학 안에 변화의 압력을 점차 가중시켰다. 특히 정신신경면역학이 심신의학의 생리학적 기반으로 등장하면서, 심신의학은 주류 의학에 영향을 미칠 수 있을 만큼 강력한 과학적 근거를 확보하게 되었고, 이는 주류 의학과 보완대체의학을 통합적으로 제공하는 통합의학의 성립으로 이어졌다. 따라서 심신의학과 통합의학은 실질적으로 스트레스 연구의 성과라 할 수 있다.

이상과 같이 스트레스 연구는 동양의학과 서양의학, 전통 의학과 현대 의학, 인문과학과 자연과학을 연결하는 허브(hub)와도 같은 역할을 하며 20세기에 새로운 형태의 전일주의 의학을 탄생시켰다. 수잔 리틀(Suzanne Little)은 심신의학이 전인적 돌봄(whole-person care)이라는 철학적 방침으로 특징지어지며, 그 기원은 고대의 전일론적 치유 전통(holistic healing tradition)에서 발견된다고 했다(Little, 2004).

## 3. 정신신경면역학

정신신경면역학은 신경계, 내분비계, 면역계의 상호작용을 중심으로, 스트레스와 같은 심리적 변인이나 행동 및 환경이 신체에 미치는 영향을 규명하고, 그것이 건강과 질병에 대해 가지는 함의를 연구하는 분야다. [주: 심리신경면역학, 정신신경내분비면역학, 심리신경내분비면역학으로도 불린다.] 위스네스키(Leonard Wisneski)는 사람의 정신세계가 외부 세계와 상호작용하여 신체적 변화를 유도하는 원리를 전통적 생리학 이론으로 통합한다는 점에서, 정신신경면역학을 통합생리학이라 했다(Wisneski, 2017). 정신신경면역학은 몸의 이론과 마음의 이론을 통합하는 통합생리학이자 통합 연구의 플랫폼으로서, 서로 다른 학문과 치유 전통들이 소통, 협력하는 학문적 장을 구축하고 있다(신경희, 2018).

질병의 발생은 특정 요인이 좌우하는 것이 아니다. 당뇨병의 경우, 높은 혈당은 식사만으로 설명되지 않는다. 혈당은 수많은 신체적, 심리 · 행동적, 사회적 변수들이 상호작용한 결과다. 호르몬 장애와 관련된 문제로만 국한해서 보더라도 마찬가지다. 혈당 조절에는 인슐린(insulin), 글루카곤(glucagon)처럼 직접적으로 혈당을 증감시키는 호르몬 외에도, 섭식 행동을 조절하는 호르몬, 대사율을 조절하는 호르몬, 스트레스호르몬을 포함한 수많은 호르몬들이 복잡하게 관여하고 있다. 정신신경면역학 연구는 수많은 변수들을 동시에 측정함으로써 알 수 있는, 건강과 질병의 시공간적 패턴을 보여 준다(Daruna, 2012). 나아가 정신신경면역학의 이론적 근간이 되는 신경계, 면역계, 내분비계 요소들의 통합은 몸과 마음은 물론, 사람과 환경, 개체와 집단 사이의 분리를 해제한다(Rotan et al., 2007).

1970년대 중반, 심리학자인 로버트 애더(Robert Ader)와 면역학자인 니콜라스 코헨(Nicholas Cohen)은 러시아의 생리학자 이반 파블로브(Ivan Pavlov)의 고전적 조건화(classical conditioning) 방식으로 쥐의 면역계를 학습시켜 신경계와 면역계가 연결되어 있음을 확인한 연구를 발표한다(Ader et al., 1975). 이는 정신신경면역학이라는 학문을 출범시킨 기념비적 연구가 되었다. [주: '〈글상자 2-1〉 정신신경면역학의 역사'를 참고하라.] 이후 애더와 코헨은 자가면역질환(autoimmune disease)인 루푸스(lupus)에 걸린 쥐에게 이전과 같은 방식으로 면역계를 학습시켜 질병을 극적으로 개선시켰다(Ader et al., 1982). 사실 이와 유사한 고전적 조건화는 사람에게도 흔히 일어나는 일이다. 예를 들어, 항암치료 중 경험한 메스꺼움이나 구토가 병원이라는 중립적 자극과 짝지어져 치료에 대한 예기적 불안(anticipatory anxiety)이 메스꺼움을 유발하거나, 소독약 냄새를 맡는 것만으로도 구토가 유발되는 경우가 있다. 애더 등의 루푸스 쥐 연구는 사람 환자에 대한 임상연구로 이어졌다. 애더와 올네스(Olness)는 루푸스에 걸린 아동에게 면역억제제와 냄새를 연합시켜, 냄새를 제시하는 것만으로도 면역 반응이 억제되도록 함으로써 부작용이 심한 면역억제제의 사용량을 감소시키는 데 성공했다(Olness et al., 1992).

그렇다면 면역기능의 상승도 조건화할 수 있는가? 그렇다. 예를 들면, 쥐에서 장뇌

(camphor) 냄새를 자극으로 이용하여 면역세포인 자연살해세포(natural killer cell, NK세포)의 활성이 증가하도록 조건화할 수 있다(Ghanta et al., 1985). 이제 우리는 순전히 심리적인 스트레스가 면역기능을 억제하여 무수한 질병을 초래할 수 있다는 것과 스트레스 관리 기술들이 면역기능을 향상시킨다는 것을 명백한 사실로 받아들이고 있다. 마음으로 몸의 질병을 다스린다는 심신의학의 기본 원리는 정신신경면역학 연구로부터 과학적 근거를 확고히 하고 있다.

인체에서 각자 다른 역할을 수행하는 세포, 조직(tissue), 장기들이 완전히 통합된 기능을 하는 것은, 약 40조 개의 세포들 사이를 오가는 전령물질을 통해 이루어지는 긴밀한 의사소통에 의해 가능하다. 인체의 정보전달 시스템 중 가장 중요한 세 가지는 신경계, 내분비계, 면역계다. 인체의 항상성 역시 이 시스템들이 주도하는 통합 작용에 의해 유지된다.

말초의 신경계와 내분비계 장기들이 중추신경계와 연결되어 있듯이 면역계 역시 중추신경계와 해부학적, 기능적으로 연결되어 있다. 면역계 장기에는 자율신경계(autonomic nervous system)가 분포해 있고, 면역세포와 신경세포(neuron)가 직접 접촉하여 신호를 주고받기도 한다. 과거에는 서로 무관하다고 여겨졌던 이 시스템들이 해부학적으로 연결되어 있었다는 것보다 더 놀라운 발견은, 이들이 동일한 화학적 언어(전령물질)를 사용하는 기능적 통합체라는 점이다.

과거의 생리학에서는 신경계는 신경전달물질, 내분비계는 호르몬, 면역계는 사이토카인(cytokine)이라는 독자적 전령물질을 가진 독립된 시스템으로 인식했다. 수십 년 전만 해도 생리학자들은 면역세포가 호르몬과 신경전달물질을 만들고, 호르몬과 신경전달물

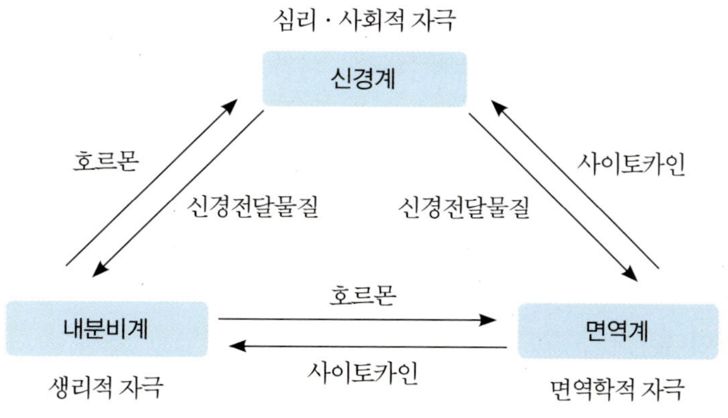


[그림 2-1] 신경계, 내분비계, 면역계의 상호작용

질 신호를 받아들이는 수용체도 가지고 있다는 것을 상상조차 할 수 없었다. 하지만 신경전달물질, 호르몬, 사이토카인 세 가지 전령물질 집단은 모든 시스템에서 공유되고 있다([그림 2-1] 참고). 비유하자면 한국, 중국, 일본이 각자의 언어를 가지고 있고 각 언어는 해당 국가에서만 사용된다고 생각했지만, 실제로는 세 언어가 세 나라에서 모두 통용되는 상황인 것이다.

신경계의 신경세포들 사이에서 신호를 전달하는 신경전달물질들은 면역계와 내분비계에서 호르몬과 사이토카인으로도 작용한다. 내분비 호르몬들도 면역계와 신경계에 신호를 전달하고 심지어 면역계나 신경계 세포에서 직접 분비되기도 한다. 면역계의 사이토카인 역시 신경전달물질이나 내분비 호르몬처럼 작용할 수 있고, 면역세포가 직접 이들을 생산하기도 한다. 예를 들면, 신경전달물질인 베타-엔도르핀(beta-endorphin)은 면역계와 내분비계에서 전령물질로 작용하고, 호르몬인 멜라토닌(melatonin)도 면역계와 신경계에서 전령물질로 작용한다. 면역세포는 베타-엔도르핀, 에피네프린(epinephrine), 도파민(dopamine)을 비롯한 신경전달물질들의 수용체와 멜라토닌, 코르티솔(cortisol), 성호르몬을 포함한 호르몬들의 수용체가 있다. 사실상 면역계는 지금까지 알려진 거의 모든 신경·내분비 펩타이드(peptide) 호르몬을 생산한다. 그래서 면역계를 '순환하는 뇌' '떠다니는 내분비계'라 부르기도 한다.

신경계-내분비계-면역계 통합 시스템을 통해서, 순전히 심리적인 사건이 면역기능에 영향을 미칠 수 있고, 순전히 면역학적인 사건도 심리·행동적 변화를 야기할 수 있다. 신경계에서 인지된 심리·사회적 스트레스 자극은 이 상호작용망을 거쳐 내분비계나 면역계로 전해지고, 반대로 세균이나 바이러스의 침입 같은 면역학적 자극은 신경계로 전해져 생각, 감정, 행동을 변화시킬 수 있는 것이다.

동물의 몸에 면역계를 자극하는 물질(항원)을 투여하면 뇌의 전기적 활성이 변화하는데, 이것은 오감의 자극처럼 면역학적 자극도 뇌가 인지한다는 것을 의미한다. 블래록(Blalock)은 면역계 역시 내적 감각기관으로 간주해야 한다고 하고, 이를 제6의 감각(sixth sense)이라 했다(Blalock, 2005). 청각정보가 청신경계를 거쳐 중추신경계로 전달되듯이 면역계는 외부 이물질의 침입이라는 면역학적 정보를 중추신경계로 전달한다. 이것은 면역계의 전령물질인 사이토카인이 신경계나 내분비계로도 전해져 그곳의 전령물질로 작용하기 때문이다.

감기에 걸렸을 때 나타나는 우울감, 침체감, 짜증, 식욕과 수면의 변화, 일이나 놀이에 대한 흥미 상실 같은 감정과 행동의 변화들을 집합적으로 질병행동(illness behavior, sickness behavior)이라 하는데, 질병행동은 면역세포가 감기 바이러스에 대응하기 위해 분비하는 인터류킨-1(interleukin-1: IL-1), 인터류킨-6(interleukin-6: IL-6) 같은 염증성 사이토카인 중 일부가 중추신경계로 전달되어 나타나는 현상이다. 이 때문에, 감기약은 마음의 감기인 우울증에도 효과를 발휘할 수 있다. 염증은 가장 기본적인 면역 반응인데, 감기약에 포함된 소염제가 염증을 억제하여 이들 사이토카인의 작용도 감소시키기 때문이다.

사이토카인은 중추신경계에서 구성되는 스트레스 반응에도 영향을 미친다. 예컨대, 인터류킨-1은 뇌의 시상하부에 작용하여 HPA축의 개시 호르몬인 부신피질자극호르몬 분비호르몬(corticotropin releasing hormone: CRH)을 분비시킨다. [주: CRH는 과거에 CRF(corticotropin releasing factor)라 했으며 일부에서는 여전히 이 용어를 사용한다.]

뇌와 면역계가 상호작용하므로 뇌 기능의 이상은 면역 이상을 초래할 수 있다. 시상하부나 뇌하수체가 파괴된 동물은 면역기능이 손상되며, 뇌가 면역을 조절하는 기능이 제대로 작동하지 않으면 과잉면역을 야기할 수도 있다.

그렇다면 역으로 면역기능 이상이 정신적 장애를 유발할 수도 있는가? 면역학적 자아가 분열되어 면역계가 자기(self)를 비자기(non-self)처럼 공격하는 자가면역질환이 정신적인 분열, 즉 조현병(정신분열증)과 흔히 동반되는 이유를 이러한 방식으로 설명할 수도 있는가?

지난 수십 년간 조현병과 면역의 관계에 관한 많은 연구가 이루어졌다. 염증은 조현병에서도 중요한 발병 기제로 확인된다. 조현병 환자들은 염증성 사이토카인이 증가되어 있고, 그 농도는 정신병 증상의 정도와 비례하여 변동한다(Dimitrov et al., 2013). 조현병 환자는 타인의 감정을 파악하는 것 같은 사회적 인식이 결여되어 있는데, 건강한 사람에서도 인위적으로 염증을 일으키면 다른 사람의 감정을 이해하는 능력이 감소한다(Moieni et al., 2015). 염증과 조현병의 관계에 관한 연구 중에는 조현병 치료제의 면역 조절 효과에 관한 것도 포함된다. 또한 소염제인 고리형산화효소-2 억제제(cyclo-oxygenase-2 inhibitor: COX-2 inhibitor)가 초기 조현병에 효과를 보이기도 한다(Muller et al., 2015).

자가면역질환이 조현병 위험을 높인다는 것도 더 이상 새로운 소식이 아니다. 존스홉킨스 의대 연구자들은 1981~1998년까지 조현병으로 진단된 환자 8,000여 명과 그 가족들을 조사하여 조현병이 광범위한 자가면역질환과 관련이 있음을 확인했다(Benros et al., 2011). 여기에는 뇌-반응성 자가항체(autoantibody, 자신의 몸을 공격하는 항체)와 관련된 기제가 관여하고 있는 것으로 나타났으며, 감염증이나 염증이 있을 때는 혈뇌장벽(blood-brain barrier, 혈관과 뇌 사이의 물질 이동을 막는 생리적 장벽)의 투과성이 항진된다는 것도 확인되었다. 이는 말초에서 생성된 면역계의 전령물질들이 뇌로 더 많이 이동할 수 있다는 것을 의미한다.

만성 감염증이나 자가면역질환처럼 면역계가 만성적으로 또는 과도하게 활성화되는 질환에서 우울증이 동반되는 경우가 많다. 앞서 설명한 바와 같이, 감기 등 다른 질병을 치료하기 위한 목적으로 복용한 소염제가 면역 반응을 억제하여 우울증을 완화시키기도 하며, 면역기능을 상승시키기 위해 사이토카인을 투여하는 경우에 우울증이 나타나기도 한다. 심리적 스트레스가 면역기능에 영향을 미치는 것과 같은 경로로 염증과 같은 면역 반응이 신경계에 영향을 줄 수 있는 것이다. 우울증 환자에서 높은 빈도로 나타나는 유전자형(single nucleotide polymorphism: SNP, 단일염기다형성) 중 상당수가 면역세포의 기능과 관련된 것들이라는 사실도 정신과적 장애와 면역학적 질환의 관계를 지지하는 증거다.

염증성 사이토카인인 종양괴사인자-알파(tumor necrosis factor-alpha: TNF-α)는 스트레스 관련 우울증의 주요 매개자이며(Demirtas et al., 2014), 인터류킨-6의 증가는 불안증, 우울증, 외상후스트레스장애(post-traumatic stress disorder: PTSD) 등의 질병과 관련이 있다(Carpenter et al., 2010; Haroon et al., 2012). 심한 염증을 동반하는 자가면역질환인 류마티스관절염에 처방되는 표적치료제들은 우울증을 비롯한 정동장애에 효과를 보인다(Irwin et al., 2007). 염증성 사이토카인 같은 염증물질이 증가하면 건강한 사람에서도 우울증, 불안증, 브레인포그(brain fog) 현상이 생길 수 있다. [주: 브레인포그는 머리에 안개가 낀 것처럼 멍한 느낌이 드는 것이다. 집중력과 기억력 저하, 우울과 피로감 등 증상이 동반되며 지속되면 치매 발병 위험이 증가한다.]

심지어 정신장애 치료에 면역학적 방법이 유효할 수 있다는 것을 보여 주는 연구도 진행되었다. 마리오 카페키(Mario Capecchi) 등은 백혈병 치료에 적용되는 골수이식이 강박장애 치료에 효과가 있음을 확인했다(Chen et al., 2010). 이 연구자들은 중추신경계의 면역세포인 미세아교세포(microglia)가 정신과적 장애와 관련이 있는 것으로 설명하고, 우울증, 조현병, 자폐증 같은 다른 정신과적 장애도 면역계와 관련되어 있어 면역학적 치료가 효과를 보일 수 있다는 결론을 내렸다.

TNF-α의 작용을 억제하면 알츠하이머병 환자의 인지기능이 개선되며, 암이나 바이러스 감염증 치료를 위해 사이토카인을 대량 투여하면 정신과적 장애와 유사한 정신적 기능의 교란이 일어난다. 인터페론-α(Interferon-α)나 인터류킨-2 같은 사이토카인을 투여 받은 환자 중 2/3에서 섬망, 지남력 상실, 짜증, 환각, 동요, 피로, 식욕부진, 우울 등 증상이 투여한 용량에 비례하여 나타나는데, 이러한 변화는 대부분 감염증에서도 나타나는 것이다. 따라서 면역계가 정신과적 장애나 행동학적 장애와 관련이 있다는 것은 경험적 사실로도 지지된다. 이를 확인할 수 있는 또 다른 증거는 정신과 약물도 면역계에 영향을 준다는 것이다. 예를 들어, 양극성장애(조울증) 치료제인 리튬(lithium)은 면역세포의 일종인 과립구의 생성을 자극하는 효과가 있다. 조현병 치료제로 사용되는 신경이완성 약물이 자가항체의 생산을 유도하고, 항세균 효과를 가진다는 것도 발견되었다. 항우울제에 항염증 작용이 있다는 것 역시 반복적으로 확인되어 온 사실이다. 신경계에 영향을 주는 알코올, 니코틴, 대마초 · 코카인 · 헤로인 등 마약도 면역기능에 영향을 미치는데, 대체로 면역기능을 억제한다.

PTSD는 자율신경계의 과도한 활성화에 의해 발생하므로 외상성 사건이 발생한 직후에 노르에피네프린(norepinephrine)의 작용을 차단하는 베타-차단제(beta-blocker)를 투여하여 발병 가능성을 낮출 수 있다. 그런데 면역기능을 증강시키는 방법으로도 PTSD를 감소시킬 수 있다(Lewitus et al., 2008).

대뇌의 활성화 패턴과 면역기능의 관계를 조사한 연구에서는, 좌뇌가 더 활성화되는 사람은 NK세포 활성 수준이 높고 우뇌가 더 활성화되는 사람은 NK세포 활성 수준이 더 낮을 뿐 아니라, 스트레스를 받았을 때 NK세포 기능이 더 크게 감소했다(Davidson et al., 1999). [주: 좌뇌의 활성화는 긍정적 감정, 우뇌의 활성화는 부정적 감정과 관련이 있다.]

장 면역계의 기능 변화도 정서, 인지, 행동에 영향을 미친다. 특히 장 면역계의 주요 구성요소인 장내 미생물은 전신의 면역계와도 상호작용하며 면역 발달 및 기능 유지에 핵심적 역할을 담당한다. 이들이 생산하는 대사산물의 종류는 수십만 가지에 이를 것으로 추정되는데, 이 중 많은 것들이 신경전달물질, 호르몬, 사이토카인으로 작용할 수 있다. 가바(gamma-aminobutyric acid: GABA), 세로토닌(serotonin), 도파민, 노르에피네프린을 비롯한 신경전달물질들도 장내 미생물에서 생산된다. 따라서 장내 미생물 변화는 심리 · 행동적 변화를 일으킬 수도 있다. [주: 실제로 장내 미생물은 자폐증, 우울증, 조현병 같은 정신질환과 관계가 있다. 유산균 제제가 기분 향상, 불안 감소, 인지기능 개선에 기여하는 것으로 확인되면서, 정신건강에 유익한 프로바이오틱스(probiotics)인 사이코바이오틱스(psychobiotics)에 관한 관심도 급증하고 있다.] 2020년에는 엔도카나비노이드(endocannabinoid)를 분비하는 미생물이 발견되어, 장내 미생물이 우울증에 영향을 미치는 기제 중 하나가 밝혀졌다(Chevalier et al., 2020). [주: 엔도카나비노이드는 몸 안에서 만들어지는 카나비노이드를 가리킨다. 사람을 포함한 모든 포유류에서 생산되는 신경전달물질로 신경계, 면역계, 내분비계의 항상성 유지에도 참여한다. 카나비노이드는 대마초(marihuana)의 성분 중 하나이기도 하다. 현재 의료용 대마가 각종 질병에 대한 치료제로 개발되고 있고, 일부 의약품은 시판 중이다.]

인체를 심장, 폐, 위, 또는 심혈관계, 호흡기계, 소화기계 등으로 분리해서 다루지 않고 전체를 하나의 시스템으로 보는 관점으로 질병에 접근하는 것은 정확한 원인을 규명하고 최적의 치료법을 선택하는 데 있어서 더 많은 기회와 가능성을 제공한다. 예컨대, 기침은 기관지나 폐의 문제 때문에만 발생하는 것이 아니라, 심장질환이나 역류성식도염 같은 원인, 나아가 정신적 원인 때문에 발생하기도 한다.

신체를 장기별로 분류하거나 심혈관계, 호흡기계, 소화기계처럼 계통별로 나누는 것은 해부학적 관찰에 기초한 편의적 구분일 뿐, 실제로 신체에는 독립적 계통이 존재하지 않는다. 특히 정보의 흐름이라는 관점에서 보면, 장기 사이, 계통 사이의 경계는 분명치 않고 서로 침투하며 뒤섞여 있다. 예를 들면, 소화기계에 속하는 소화관(장)은 인체에서 가장 큰 내분비 기관이자, 고도로 발달된 면역 기관이다. 게다가 장은 '복부두뇌(gut brain)' 또는 '제2의 뇌'라 불리는 독자적 신경계인 장신경계(enteric nervous system)를 가지고 있다. '확산 뇌(diffuse brain)' '제3의 뇌'라 불리는 피부에는 피부 고유의 면역세포들이 최일선의 방어를 담당하고 있고, 각질세포는 세로토닌, 도파민 같은 신경전달물질, 코르티솔과 멜라토닌을 비롯한 호르몬, 염증성 사이토카인을 만들어 낸다. 심장은 근육 덩어리이기 전에, 신경세포가 60%를 차지하는 신경세포 덩어리이며, 역시 호르몬을 분비하는 내분비 기관이다. 이러한 관점에서 보면, 신체에서 신경계, 내분비계, 면역계가 아닌 곳이 없다. 이를 통해 알 수 있는 것은 개별 시스템 안에서도 이미 시스템의 통합이 이루어지고 있고, 이 시스템들이 연결된 전체가 다시 하나의 시스템으로 기능한다는 것이다.

생리적 시스템들을 통합하는 것보다 더 중요한 것은 심신 시스템의 통합이다. 신경계가 내분비계나 면역계와 연결되어 있다는 사실의 궁극적 함의는 마음이 신체의 생리적 기능과 연결되어 있다는 것이다. 지난 수십 년의 정신신경면역학 연구를 통해 면역 반응을 직접적으로 중개할 수 있는 신경전달물질과 호르몬의 존재가 알려지고, 인지, 정서, 행동에 영향을 미치는 호르몬과 사이토카인의 존재도 확인되었다. 앞서 소개한 바와 같이, 면역 활성을 고전적 조건화 절차로 변화시킬 수 있음을 보여 주는 연구들이 진행되고 스트레스, 불안, 우울, 만성통증과 면역계의 상호작용에 관한 연구가 폭넓게 수행되었다. 류마티스관절염, 통증, 우울증은 서로 간에 예측자가 될 수 있으며, 면역계의 염증성 사이토카인들은 심혈관질환, 관절염, 당뇨병, 골다공증, 알츠하이머병, 치주질환, 일부 암에서 핵심적 역할을 한다. 우울, 불안 같은 부정적 정서가 염증성 사이토카인의 증가, 백혈구증가증, NK세포의 기능 변화를 일으킨다는 것도 밝혀졌다. 이제 면역계의 전령물질들은 면역과 무관하게 여겨졌던 만성질환들, 심지어 정신과적 장애를 진단・평가하는 지표로 활용되기 시작했다.

우리의 정신적, 신경학적, 면역학적 시스템들은 공통의 목적을 가지고 있다. 이들은 자기-정체성(self-identity)을 확립하고 유지한다는 목적론적 일관성이 있다. 조지 솔로몬(George Solomon)은 면역계와 신경계를 하나의 통합된 '적응-방어 기제'로 개념화할 수 있다고 제안했다. 면역계와 신경계 모두 자기와 비자기를 구분하며, 기억을 가지고 있고, 자기를 지키기 위해 비자기와 대립하거나 공생・협력한다. 두 시스템 모두 환경의 스트레스성 자극에 적응하기 위해 디자인되었으며 방어 기능을 한다. 때로는 부적절하거나 과도한 방어에 의해 스스로 해를 입기도 하며, 특정 자극에 대해 관용(tolerance)이나 감수성(sensitivity)을 발달시킨다. 궁극적으로 이들 모두 적응과 방어를 통해 생명체가 환경 속에서 살아남을 수 있게 한다.

신경계-내분비계-면역계라는 하나의 통합된 시스템은 우리의 몸-마음-행동을 하나로 엮는다. 지금까지의 생리학은 각각의 전령물질이 특정 장기나 조직에서 한정된 고유의 기능만 수행하는 것으로 설명했지만, 신경계-내분비계-면역계라는 통합된 시스템을 오가는 전령물질들은 전신의 생리적 조성자인 동시에 마음과 행동의 조성자로 작용한다. 예를 들면, 출산 시 자궁 수축과 수유기 유즙 분비를 촉진하여 모성의 호르몬이라 불리는 옥시토신(oxytocin)은 모성의 몸과 더불어 모성의 마음과 모성의 행동을 함께 만드는 신경전달물질이다. 동물에게 옥시토신을 차단하면 새끼와의 애착 형성이나 새끼를 돌보는 양육행동이 손상된다. 옥시토신을 처녀인 암컷 쥐에게 투여하면 주변의 어린 쥐에게 완전한 모성행동을 하지만, 어미 쥐의 옥시토신 분비를 인위적으로 억제하면 자신이 낳은 쥐도 방치한다. 뇌의 중심부에 있는 중뇌수도주변회백질(periaqueductal gray matter: PAG)은 옥시토신의 주요 작용 부위인데, 아기를 바라

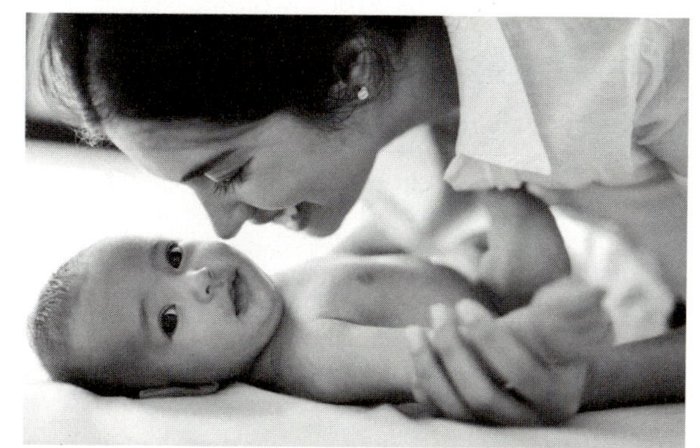

보고 있는 엄마의 PAG에서는 옥시토신 활동이 증가한다. 이는 모성행동의 생물학적 매개자가 옥시토신이라는 사실을 뒷받침한다. 출산과 유즙 분비라는 생리적 변화는 자녀에 대한 애착과 모성행동이라는 심리 · 행동적 변화와 동반되지 않으면 아무런 의미가 없다. 옥시토신이라는 하나의 전령물질이 서로 무관해 보이는 여러 생리적 시스템에서, 나아가 심리 · 행동과 관련된 다른 차원의 시스템에서 수행하는 다양한 기능들은 결국 모성이라는 하나의 목표로 질서 있게 통합된다. 이것이 궁극적으로 의미하는 것은 몸과 마음이 하나의 통합된 시스템이라는 점이다.

우리에게 정서적 변화를 유발할 수 있는 모든 사건과 관념들은, 설령 그것이 사실과 다르거나 추상적 개념에 불과할지라도, 인체 생리에 영향을 주고 질병을 유발할 수 있다. 따라서 정신신경면역학은 우리의 몸에 영향을 미치는 요인들의 목록에 심리적 요소들과 함께 사회 · 문화적인 요소들까지 추가하고, 건강한 마음, 건강한 환경, 건강한 라이프스타일을 중시하는 전일적 의학의 과학적 근거와 이론을 제공한다.

### 글상자 2-1 정신신경면역학의 역사

20세기 초부터 스트레스에 대한 생리학적 연구가 본격화되면서 면역계가 중추신경계 및 내분비계와 상호작용하며, 이 상호작용이 심리 · 사회적 요인들로부터 영향을 받을 수 있다는 증거들이 축적되기 시작했다. 순전히 심리적인 스트레스가 면역기능을 손상하여 신체적 질병을 일으킬 수 있다는 것보다 더 놀라운 발견은, 역으로 바이러스 같은 면역학적 자극도 생각, 감정, 행동을 변화시킬 수 있다는 것이다. 이와 관련하여 각 분야에서 쏟아지는 연구들은 정신신경면역학이라는 새로운 학문 분야를 출범시키기에 이른다.

'정신신경면역학(psychoneuroimmunology)'이라는 용어는 로버트 애더와 니콜라스 코헨에 의해 만들어졌다. 로체스터대학교의 심리학자였던 애더는 쥐를 대상으로 파블로프식 고전적 조건화에 관한 연구를 진행하고 있었다. 그는 쥐에게 독특한 단맛을 내는 물질인 사카린(중립자극)과 메스꺼움 같은 부작용을 일으키는 약물인 사이클로포스파마이드(cyclophosphamide, 무조건자극)가 함께 들어 있는 물을 마시게 하여 두 가지 자극을 연합시키려 했다. 쥐들이 이 물을 마실 때마다 부작용을 경험하면 조건화가 이루어져서, 나중에는 사카린(조건자극)만 들어 있는 물을 마셔도 혐오반응(조건반응)을 하게 될 것이다. 그런데 실험 도중에 예상치 않게 쥐들이 죽는 일이 발생한다. 원인을 찾던 애더는 쥐에게 부작용을 일으키기 위해 사용했던 사이클로포스파마이드가 본래 면역억제제였음에 주목하고, 자신의 의도와 달리 단맛이 면역억제(조건반응)를 일으켰을 가능성을 추론해 냈다. 단맛과 면역억제가 조건화된 쥐들은 사카린만 든 물을 마셔도 면역이 억제되고, 그 결과 병원성이 낮은 미생물에도 쉽게 감염되어 죽게 되었을 것이다. 그는 면역학자인 코헨을 찾아가 자신의 가설에 대한 자문을 구했고, 이들은 가설을 확인하기 위한 연구에 착수했다. 1975년에 발표된 이 연구는 정신신경면역학의 공식 출범을 이끈 기념비적 연구가 되었다.

**고전적 조건화에 의한 사카린의 면역억제**

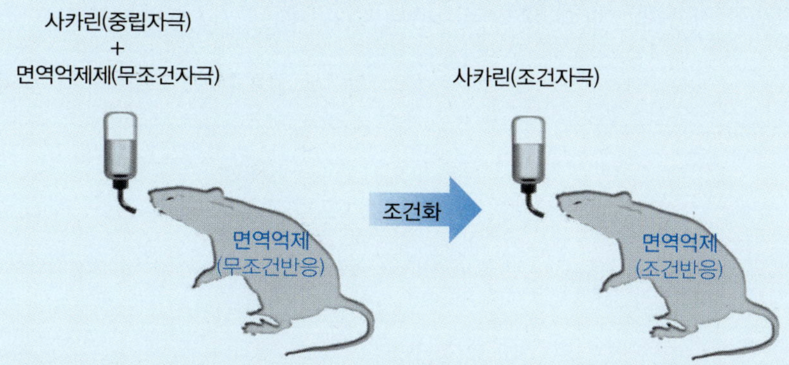


애더와 코헨의 연구가 발표되기 10여 년 전에, 조지 솔로몬과 루돌프 무스(Rudolph Moos)가 심리적 요인이 면역 반응에 영향을 미친다는 것에 관한 연구를 진행하고, 1964년 한 논문에서 '정신면역학(psychoimmunology)'이라는 용어를 사용한 바 있는데(Solomon et al., 1964), 이를 정신신경면역학의 시작으로 보는 견해도 있다.

하지만 정신신경면역학은 스트레스에 관한 생리학 연구의 산물이라 할 수 있으며, 실제로 정신신경면역학의 역사에서 언급되는 최초의 학문적 성과는 20세기 초반 스트레스 연구로 거슬러 올라간다. 20세기 초에 월터 캐넌은 감정의 변화가 신경계를 통하여 신체에 변화를 일으킨다는 것을 증명했고, 한스 셀리에는 스트레스 상태에서 신경계, 내분비계, 면역계가 상호작용하는 것을 설명하는 생리적 이론을 제시했다. 몸과 마음의 상호작용, 신경계-내분비계-면역계 통합 시스템의 작용에 관한 기본 개념은 스트레스 연구를 통해 이미 제시되어 있었던 것이다. 신경계, 내분비계, 면역계가 서로 연결되어 상호작용한다는 사실의 궁극적 함의는 몸과 마음, 사람과 환경이 하나로 연결되어 있다는 것이다. 이러한 발견은 인체의 모든 시스템, 나아가 몸과 마음을 포함한 인간의 모든 차원을 통합적으로 인식하는 비환원론적, 비이원론적 패러다임의 과학적 기반이 되었고, 수십 년 뒤 정신신경면역학이라는 학문을 성립시키는 초석을 마련했다.

현재 생명과학의 최전선에서는 생명과 물질의 경계를 넘나드는 미시적 규모의 연구와 생명체와 환경의 경계를 넘나드는 거시적 규모의 연구가 동시에 확대되고 있다. 후성유전학처럼 유전자라는 분자적 단위와 환경을 통합하는 연구, 양자생물학이나 에너지의학처럼 생물학과 물리학을 통합하는 연구들이 그러하며, 행동의학, 건강심리학, 스트레스의학처럼 의학과 심리학을 통합하는 학문들도 임상 현장에서 적용 범위가 확대되고 있다. 정신신경면역학은 이 모든 연구가 교류하는 학문적 플랫폼이며, 현대 과학의 기계론과 환원론을 대체하는 유기적이고 통합적인 관점이다. 따라서 정신신경면역학을 일개 학문이기 이전에 패러다임이라고 한다. 맥케인(McCain) 등은 "정신신경면역학은 건강의 역동에 기여하는 생리학적 양상들에 관한 이론적인 지식과 경험적인 지식 모두의 진보를 위한 통합적 패러다임"이라 정의했다(McCain et al., 2005).

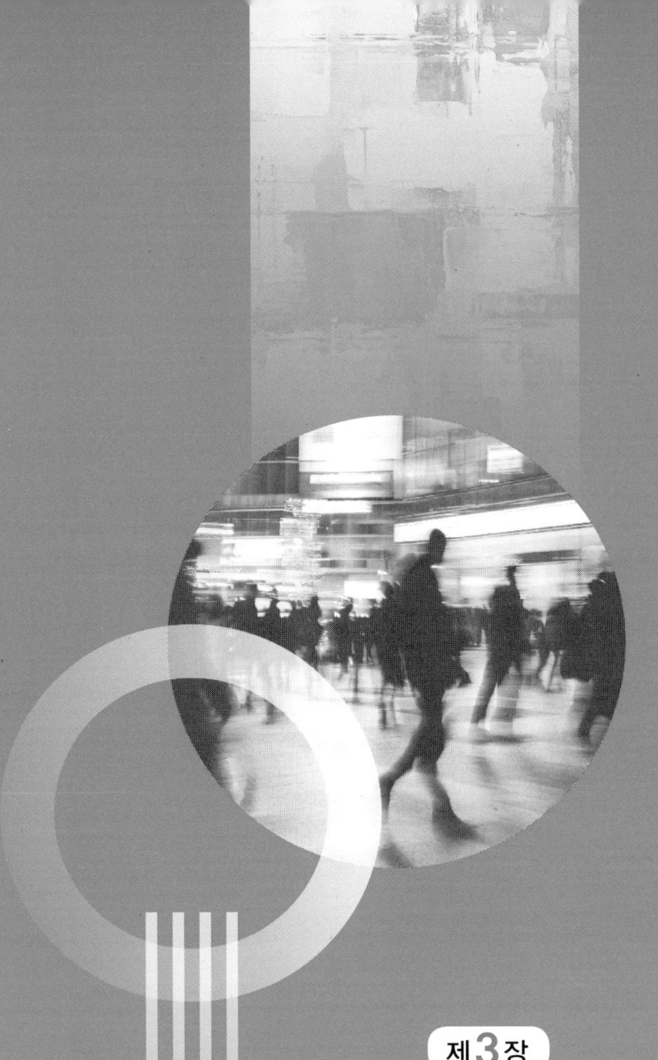

제3장

# 현대인과 스트레스

Stress of Modern Society

● ● ● 생명체는 일정한 경계를 가지고 주변 환경과 분리되어 있으나, 지속적으로 물질 및 에너지를 환경과 교환해야만 생존할 수 있는 열린 시스템이다. 대사란 생물이 성장, 번식하며 구조를 유지하고 환경에 반응할 수 있도록 하는 생명 활동으로서, 생명체 안에서 일어나는 모든 화학적 변화, 즉 물질의 분해와 합성을 포함하는 일련의 화학 반응을 가리킨다. 대사를 뜻하는 영어 단어 'metabolism'의 'meta'가 '변화'라는 의미의 그리스어에서 유래되었다는 사실을 통해서도 알 수 있듯이, 생명체는 항상 변화하고 있으며 그 변화는 육안적 수준, 현미경적 수준, 원자 수준에서 끊임없이 지속되고 있다. 따라서 생명이란 변화하는 것이며, 잘 사는 것은 잘 변화하는 것이다. 그러한 변화를 추동하는 것은 환경이고, 그 추동은 생명체에게 항상성을 위협하는 스트레스로 인지된다.

스트레스는 외부로부터 고립된 시스템이나 안팎의 환경이 균질한 시스템에서는 발생하지 않는다. 생명체는 외부를 향해 열려 있는 시스템이지만, 외부 환경과 분명히 구분되는 고유의 내부 환경을 유지한다. 외부 환경과 끊임없이 상호작용을 하면서도, 내부 환경을 자신만의 고유한 상태로 유지하려는 과정에서 스트레스가 발생한다. 이것이 의미하는 바는 살아있는 동안 스트레스는 피할 수 없다는 것만이 아니다. 스트레스의 원인 자체를 제거하거나 스트레스 반응을 억제하는 것만을 목표로 하는 것은 올바른 스트레스 관리 또는 스트레스 치유라고 할 수 없다는 사실도 알려준다.

진화라는 관점에서 보면, 현재까지 살아있는 종(species)에게 갖추어져 있는 모든 신체적, 심리적 기제는 생존과 번식에 유리하여 자연선택된 것이고 환경에 적응한 결과다. 스트레스 반응 또한 자연선택을 통해 진화한 생물학적 기제로서, 생명체로 하여금 환경의 변화를 감지하고 조화와 균형을 회복하기 위한 동기를 제공하는 필수적인 생존 반응이다. 그러나 현대를 사는 우리에게는 스트레스가 가진 본래의 긍정적이고 적응적인 측면보다 건강, 삶의 질, 생산성에 악영향을 미친다는 부정적이고 불리한 측면만이 부각되어 있다. 무엇이 어디서부터 어긋난 것인가?

## 1. 현대 스트레스의 원인과 양상

우리에게 갖추어져 있는 몸과 마음의 기능들은 생존과 번식에 도움이 되기 때문에 인류의 오랜 진화 과정에서 자연에 의해 선택된 것이다. 생존을 위협하는 상황에 대응하여 살아남기 위해 마련된 스트레스 반응은 두말할 나위도 없다.

스트레스라는 기제가 생존에 필요한, 아니 필수적인 것이라면 스트레스로 인해 심신의 질병이 야기되고 노화가 촉진되며, 심지어 생식 능력까지도 저하된다는 사실은 명백히 이율배반적이다. 이러한 모순을 이해하기 위해서는 진화 과정에서 스트레스 반응이 갖추어지던 시기를 살았던 인류와 현대인의 삶 사이에 존재하는 괴리를 이해해야 한다. 또한 인간 본래의 몸과 마음의 모습, 그리고 본연의 삶의 양식으로부터 이탈한 현대인의 삶에 대한 통찰이 요구된다.

### 1) 스트레스 반응의 기원

모든 생명체는 스트레스 반응을 한다. 스트레스는 자신의 생존과 안녕이 위협받는 상황에 대응하고 극복하기 위해 마련된 기제로서, 생명 유지에 필수적인 것이다. 이것은 단지 한 개체의 생물학적 생존만을 의미하는 것이 아니다. 한스 셀리에는 "적당한 스트레스가 없으면 인간은 멸망하며, 어떤 사람으로부터 스트레스를 완전히 제거하면 그 사람은 무능해진다"고 했다. 사람에게 스트레스가 없으면 성장과 발전의 욕구도 일어나지 않고 나태해지며, 결국 무료함과 무망감(hopelessness)을 견디지 못해 우울증에 빠지고 심지어 삶을 포기하기까지 한다. 스트레스 없는 것이 생존에 가장 큰 스트레스가 될 수도 있는 것이다. 생물의 종 차원에서도 스트레스가 있었기에 생명체는 더 적응적인 방향으로 진화했다.

다른 심리 · 생리적 기제들처럼 인간의 스트레스 반응도 생존과 번식에 도움이 되는 방향으로 형성되었다. 문제는 그것이 현대의 환경에 적합하도록 만들어진 것이 아니라는 점이다. 우리에게 현재와 같은 스트레스 반응이 갖추어진 배경을 이해하려면 인류가 가장 오랜 시간을 살았던 환경을 살펴보아야 한다. 약 500만 년 전에 인류의 조상인 유인원이 생겨나고, 10~25만 년 전에 현생인류가 속하는 호모 사피엔스(Homo sapiens)가 출현한다. 인류의 조상이 탄생한 시점부터 현재까지를 1년으로 압축해서 보면, 농경생활이 시작된 것은 12월 31일 정오 무렵이고, 산업화가 시작된 것은 늦은 밤에 일어난 일이다. 신석기 시대가 시작된 것도 겨우 8,000여 년 전에 불과한데, 진화라는 관점에서 보면 몇만 년조차 큰 의미가 없는 시간이다.

인간의 심신이 현재와 같은 모습과 기능을 갖추게 된 것은 농경생활 이전 시기로, 인류의 조상이 아프리카 사바나 같은 환경에서 수렵과 채취로 살아가던 때였다. 그러한 환경에서는 생리적 강인함, 심리적 기민함, 심신의 신속한 반응력이 생존과 번식을 위해 무엇보다 중요하다. 포식자의 출현이나 재해의 발생을 신속히 지각하여 빠르고 강력하게 반응할수록 생존 확률은 높아진다. 심리적으로는, 앞으로 벌어지게 될 상황을 긍정적으로 예측하기보다 부정적으로 예측하고, 위험 요소가 명백히 드러나지 않고 불확실한 상황에서도 일단 불안과 공포를 느끼고 대비하는 것이 생존 가능성을 높인다. 다윈(Charles Darwin)도 진화에서 두려움의 긍정적 역할을 강조했는데, 두려움을 많이 느끼는 것이 위험에 대처하여 생존을 가능케 하는 수단이라 파악한 것이다. 현대인의 몸과 마음도 과거의 인류와 그다지 다르지 않다. 스트레스를 일으킬 수 있을 만한 모든 잠재적 자극에 대해, 우리는 임박한 위험과 부정적 결과를 예측하고 신속하고 강력한 반응성을 나타낸다.

2장에서 인간 존재와 건강의 문제를 신체적, 심리적, 사회적 · 영적 차원으로 나누어 검토했다. 진화는 인간의 신체적, 심리적 본성만이 아니라, 사회적, 영적 본성에 대해서도 설명해 준다. 수렵채취 생활을 하던 인류의 생존에 도움이 되는 사회적, 영적 태도는 어떤 것이었는가? 이기적이고 기만적이며 비협조적인 사람은 집단에서 소외되고 자손을 남길 기회도 적어지는 것은 예나 지금이나 마찬가지다. 영성(spirituality)이란 '나'라고 인식되는 심리적, 신체적 경계를 넘어 보이지 않는 가치, 의미, 관계를 추구하는 품성이다. 현재와 현실에 안주하던 사람들이 아니라, 새로운 세계, 미지의 세상, 아직 존재하지 않는 무언가를 꿈꾸고 그 가능성을 실현해 낸 사람들이 인간의 의식과 삶의 지평을 확장하고 문화와 문명을 오늘날과 같은 모습으로 진보시켰다.

이상에서 우리는 오랜 진화 과정에서 형성된 인간의 신체적, 심리적, 사회적, 영적 본성을 모두 추론할 수 있다. 또한 스트레스라는 적응적 기제가 왜 현대에 와서 인간에게 질병을 일으키고 삶을 피폐하게 하는 원인이 되었는지, 그리고 스트레스를 줄이기 위해서는 신체적, 심리적, 사회적, 영적으로 어떤 삶을 살아야 하는지에 대한 실마리를 찾을 수 있다.

### 2) 적응력의 한계

스트레스라는 현상은 분명 생존에 필요한 것인데, 현대 사회에서는 왜 이토록 문제가 되는가? 에드워드 윌슨(Edward Wilson)은 바이오필리아 가설(biophilia hypothesis)을 통해, 인간은 자연과 공존하도록 유전자에 프로그래밍되어 있다고 하고, 우리가 스트레스를 받는 근본적 이유는 인간의 원초적 삶과 역사로부터 벗어난 데 있다고 했다(Wilson, 1984). 고든 오리언스(Gordon Orians)도 사바나 가설(savanna hypothesis)에서, 우리는 인류가 진화해 온 환경인 사바나의 경관을 가장 좋아한다고 했다(Orians et al., 1992). 인류는 두 발로 이동하고 팔을 자유롭게 움직일 수 있어서 평활한 지역에 적응했고, 그곳에서 풍부한 열매와 사냥감을 획득할 수 있었다. 그 결과 인간의 몸과 마음은 사바나에서 자연과 교류하던 생활에 알맞게 형성되었다. 그 반대 환경인 도시에서의 생활은 육체적 억압과 심리적 압박감을 야기한다.

수렵채취 생활을 하던 시대의 스트레스는 대개 맹수의 습격, 기근, 자연재해처럼, 생리적 대응을 요구하는 신체적 스트레스였다. 본래 스트레스 반응은 이처럼 생존이 위협받는 상황에서, 상대와 맞서 투쟁하거나 신속히 도피하는 것을 지원하기 위해 마련된 것이므로, 월터 캐넌은 스트레스 반응을 투쟁-도피 반응이라 명명했다. 반면 현대인의 스트레스는 주로 경쟁적인 사회적 관계와 인공 환경에 대한 부적응에서 비롯되는 심리·사회적 스트레스다. 그럼에도 불구하고, 이러한 스트레스에서 벗어나는 데 거의 도움이 되지 않는 투쟁-도피 반응은 여전히 동반되고 있다. 현대인의 생활환경과 스트레스의 종류는 과거의 생리적 스트레스 반응을 불필요한 것으로 만들 만큼 달라졌지만 인간은 아직 그 변화에 어울리는 새로운 반응 기제를 갖추지 못하고 있는 것이다. 스트레스 반응을 구성, 조절하는 곳은 중추신경계이고, 투쟁-도피 반응을 주도하는 것은 자율신경계의 교감신경계인데, 인간의 신경계는 적어도 지난 5만 년 동안 그다지 변한 것이 없다. 전쟁이나 재난 같은 특별한 상황을 제외하면, 현대의 투쟁-도피 반응은 시대착오적인 것으로, 심신의 에너지를 낭비할 뿐 아니라 오히려 더 큰 문제를 야기하기도 한다. 이를 스트레스 반응의 '불일치 이론(mismatch theory)'이라 한다.

급속한 환경 변화와 사람의 적응력 사이에는 또 다른 형태의 긴장이 스트레스로 나타난다. 진화는 변화된 환경에 적응하는 과정이지만, 그 속도는 결코 인간의 생활환경 변화 속도를 따라잡을 수 없다. 앨빈 토플러(Alvin Toffler)는 『미래의 충격(Future Shock)』에서, 짧은 시간에 너무 많은 변화가 일어나 개인이나 사회가 그것을 감당하지 못해 심리 · 사회적 혼란을 겪는 상태를 미래의 충격이라 하고, 이는 인간을 산산이 부수는 스트레스이자 방향 감각의 상실이라고 했다.

인간은 미래에 대한 기대가 없으면 살 수 없다. 그러나 현대인은 미래를 꿈꾸고 추구하기보다는 현실에 떠밀려 가고 있다 해도 과언이 아닐 정도로 변화의 속도를 통제하지 못하고 있다. 이것은 인간이 욕구를 충족시킬 기회를 박탈하기도 한다. 무엇인가를 기대하고 꾸준히 노력하며 조금씩 획득해 가는 과정이 모두 생략되고, 비자발적 욕구가 광고와 선전에 의해 주입되며, 그 욕구는 발생과 동시에 주문, 배달되어 즉시 채워진다. 그렇게 획득한 것들은 본래 불필요하거나 효용이 낮을 수밖에 없으므로 곧 폐기되고 만다. 이 과정에서 사람들은 무언가를 원하는 상태를 기대나 희망으로 경험하지 못하고, 부족한 상태를 잠시도 견디지 못하면서 점점 초조하고 신경증적이 된다.

버트란드 러셀(Bertrand Russell)의 지적처럼, 우리는 원하는 것 중 일부의 부족 상태가 행복의 필수조건이라는 점을 간과하고 있다. 이것은 앞 장에서 설명한 바와 같이, 스트레스가 우리에게 동기를 제공하고 그 동기의 충족에 의해 웰빙이 이루어지는 스트레스-웰빙의 선순환 관계를 또 다른 방식으로 설명하는 것이다. 새로운 욕구 발생 빈도가 충족 빈도를 압도하고, 스트레스-웰빙의 선순환 고리가 단절되면서, 현대인은 항상 불만족한 상태, 스트레스 상태에 머물고 있다.

### 3) 현대인의 신체적 스트레스

현대인이 스트레스를 경험하는 주요 상황들을 '3D'로 요약하기도 한다. 3D란 마음에 불안과 불편함을 느끼는 상태(discomfort), 마음이 안정되지 않고 분산된 상태(distraction), 판단이나 결정을 해야 하는 상태(decision making)를 말한다. 여기서 알 수 있듯이, 현대의 스트레스는 주로 심리적인 원인에서 발생한다. 그렇다고 해서 신체적 스트레스가 전혀 없는 것은 아니다. 신체적 스트레스라면 기근, 과로, 외상, 질병 같은 것이 먼저 떠오르지만, 지금 우리에게는 이들과는 완전히 다른, 그리고 더 치명적인 결과를 초래하고 있는 신체적 스트레스가 있다.

인간의 신체가 지금과 같은 형태와 기능을 갖춘 것은 끊임없이 활동하며 음식을 구해야만 살 수 있는 수렵채취 시대였고, 이때는 장기간 음식을 섭취하지 못해도 견딜 수 있는 생리적 대응책, 예컨대 섭취한 에너지를 최대한 몸에 비축하는 능력이 있어야 했다. 신체활동이 거의 없는 도시 생활, 소비되지 않고 축적되는 과도한 열량 섭취는 근본적으로 인간의 생리에 맞지 않는 것이다.

현대인의 신체활동은 100년 전과만 비교해도 60~70%나 감소했는데, 이것은 하루 1,000kcal를 덜 소모하는 것이고, 걷는 거리로 환산하면 16km를 덜 걷는 것과 같다. 극단적으로 감소된 신체활동은 동물원에 갇혀 있는 동물들이 겪는 것과 같은 스트레스를 만든다. 동물을 대상으로 스트레스 연구를 할 때, 실험동물에게 스트레스를 가하는 방법 중에는 움직이지 못하도록 몸을 구속(restrain)하거나, 좁은 공간에 가두거나, 한정된 공간에서 많은 개체를 고밀집 사육하는 것이 있다. 유감스럽게도 인간은 스스로 그러한 스트레스에 내몰린다. 자동차, 엘리베이터, 세탁기, 청소기 등 일상의 신체활동을 대신해주는 도구들 덕분에 몸이 편해졌다는 생각은 엄청난 착각이다. 이것은 편하다고 느끼는 구부정한 자세가 실제로는 척추를 비롯한 근골격계에 훨씬 큰 부담을 주는 것과 같다. 비록 스트레스 중재법은 각 환자(내담자)의 특성과 여건에 따라 선택되어야 하나, 운동과 신체활동만큼은 모든 사람에게 필수적으로 선택되어야 하는 이유가 여기에 있다. 운동과 신체활동을 스트레스로 인해 쌓인 생리적 긴장을 방출하거나 기분을 전환하는 수단으로만 이해해서는 안 된다.

지난 세기부터 과거와 완전히 달라진 라이프스타일로 인해 경험하게 된 심신의 스트레스는 만성질환의 폭증이라는 결과를 가져왔다. 당뇨병이 그 대표적인 질병이다. 2022년 기준으로 우리나라 30세 이상 성인의 당뇨병 유병률은 14.8%인데(대한당뇨병학회, 2024), 1970년대 초에는 1~2%에 불과했다. 50년 만에 한국인의 유전자가 달라지기라도 했던 것인가?

당뇨병은 당분 대사에 필수적인 호르몬인 인슐린의 결핍이나 기능 감소로 인해 발생한다. 인슐린을 생산하는 췌장의 기능 이상으로 인슐린이 생산되지 않는 것을 1형 당뇨병이라 하고, 과도한 열량 섭취와 열량 소비의 감소로 인해 인슐린이 부족해지고, 췌장이 인슐린 생산을 과도하게 증가시키면서 신체에 인슐린에 대한 저항성이 나타나 인슐린이 제 기능을 할 수 없는 것이, 대부분의 당뇨병 환자가 해당되는 2형 당뇨병이다. 췌장이 인슐린을 생산하는 능력은 수렵채취 시대 사람들과 거의 다르지 않다. 과도한 음식물 섭취와 신체활동의 감소로 인한 당분 대사의 과부하가 당뇨병의 원인이다. [주: 이뿐만 이 아니다. 반복적이고 지속되는 정신적 스트레스도 당뇨병의 원인이다. 코르티솔, 에피네프린을 비롯한 스트레스호르몬들은 모두 혈당을 상승시킨다.] 배고픔은 인류의 역사 내내 가장 근원적인 스트레스였다. 그러나 현대의 만성질환 중 상당 부분이 음식에서 기원하는 식원병(食原病)이라는 사실에서도 알 수 있듯이, 지금 우리 몸이 겪는 가장 큰 스트레스는 음식물 섭취에서 비롯된다.

### 4) 생존위협과 생존경쟁

과학 기술의 발달과 초정보화 사회로의 이행은 사회 구조와 일상생활을 크게 바꾸어 놓으며, 사람들에게 끊임없이 새로운 적응을 요구하고 있다. 인구의 도시 집중과 디지털 기술을 통한 사회관계망의 확대 속에서 사회적 우위를 점하기 위한 생존경쟁은 유례없이 치열하다. 생존을 위협하는 맹수, 기근, 자연재해로 인한 스트레스는 거의 발생하지 않지만, 사회적 생존경쟁과 생활환경 변화로 인한 스트레스는 엄청나게 증가했다. 가정, 학교, 직장 어디서든 새로운 도구와 기술을 사용하기 위해 겪어야 하는 신기술 습득의 부담은 '기술스트레스(technostress)'라는 신조어까지 만들어 냈다.

더 큰 어려움은 사회적 정체성과 역할 변동에서 기인한다. 과거에는 가족이 대대로 같은 일에 종사하며 생계를 이었고 사회적 신분이나 지위도 거의 변동이 없었지만, 현대에는 직업이나 사회적 역할의 잦은 변화에 따르는 적응 요구가 스트레스의 큰 부분을 차지하고 있다. 잦아진 이사와 이직으로 인해 새로운 환경에 다시 적응해야 하는 부담도 과거에는 드물었던 스트레스다.

사회적 경쟁은 가장 큰 스트레스 유발 요인이다. [그림 3-1]과 같이, 인류가 지금까지 겪어 온 스트레스를 생존위협으로 인한 것과 생존경쟁으로 인한 것으로 구분하고 이들을 더한 것을 총스트레스로 본다면, 바누아투공화국이나 부탄처럼 산업화가 상대적으로 덜 진행된 국가에서 국민들의 행복과 삶의 만족도가 더 높게 나타나는 이유를 설명할 수 있다.

사람과 유사한 사회생활을 하는 원숭이들을 대상으로 한 연구에서, 서열이 안정된 무리와 서열 경쟁이 계속되는 불안정한 무리의 우두머리를 비교한 결과, 서열이 계속 변하는 무리의 우두머리 원숭이에게 동맥경화, 고지혈증, 심근경색 같은 심혈관계 질환이 더 많이 나타났다(Kaplan et al., 1982). 메이어 프리드먼(Meyer Friedman)과 레이 로젠먼(Ray

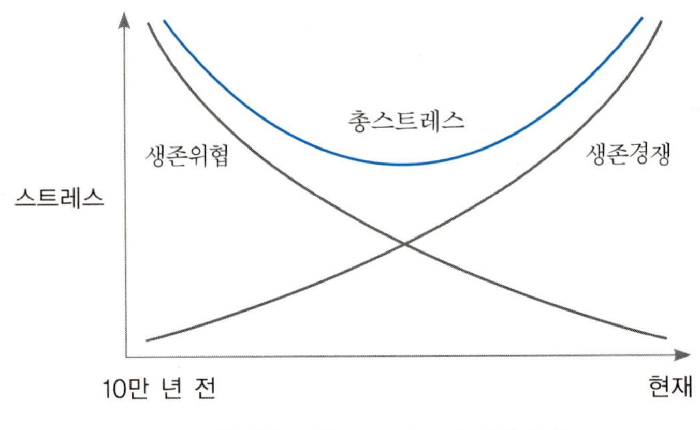


[그림 3-1] 스트레스의 변화 양상

Rosenman)은 스트레스에 취약하고 심장병 위험이 높은 사람들의 특성을 연구하여, 'A형 행동유형(type A behavior pattern)'이라 정의했는데(Friedman et al., 1974), A형 행동유형의 특성 가운데 핵심적인 요소는 경쟁심, 적개심, 분노 같은 태도다. [주: 5장 4의 '2) A형 행동유형'에서 자세히 설명한다.] 이러한 태도들은 사회적 우위를 차지하려는 경쟁적 태도와 관련된 것이다. 버트란드 러셀은 "미국에서 만난 모든 사람에게 혹은 영국에서 사업하는 모든 사람에게 즐겁게 생활하는 것을 가장 방해하는 것이 무엇이냐고 물어보라. 그들은 '생존경쟁'이라고 대답할 것이다"라고 했다. 현대의 자유평등 사상과 사회적 지위의 가변성은 경쟁과 질투의 대상을 확대시켰고, 기술 문명의 발달과 초정보화 사회로의 이행은 그 대상을 사이버 공간으로까지 무한정 넓히고 있다.

인간은 과거나 지금이나 사회를 떠나 홀로 살아갈 수 없다. 친절을 뜻하는 영어 단어 'kindness'는 친절이 인류(humankind)의 종성(種性, kind-ness)이라는 의미를 내포하고 있다. 관대함을 뜻하는 'generosity'도 인간의 보편적(general) 성품을 의미하는 것이라 할 수 있다. 이러한 품성들은 사회의 다른 구성원들로부터 환영받아 사회 안에서 생존할 수 있는 가능성을 높이므로 인간의 마음이 형성되는 과정에서 본래 성품으로 갖추어졌을 것이다. 죽기 전 몇 년 동안, 혼자서는 음식을 구해 먹을 수 없었을 것으로 추정되는 170만 년 전 호모 에렉투스의 유골은, 그 당시에도 사회적 보살핌이 있었음을 보여 준다. 선천적 불구로 태어나 스스로의 힘으로는 도저히 생존할 수 없었지만 성인이 된 후 사망한 네안데르탈인의 유골도, 그가 성장하고 죽을 때까지 보살핀 동료가 곁에 있었음을 증명한다.

맹자(孟子)는 사람의 본성에서 우러나오는 네 가지 마음씨, 곧 사단(四端)이 있다고 했다. 사단은 인(仁) · 의(義) · 예(禮) · 지(智)에 바탕을 둔 마음으로, 인에서 우러나오는 측

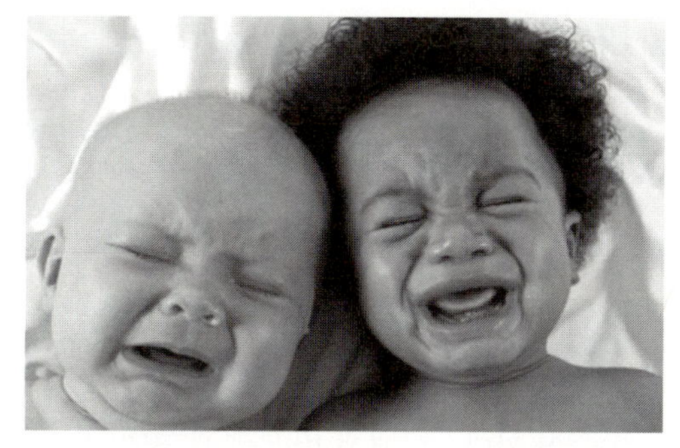

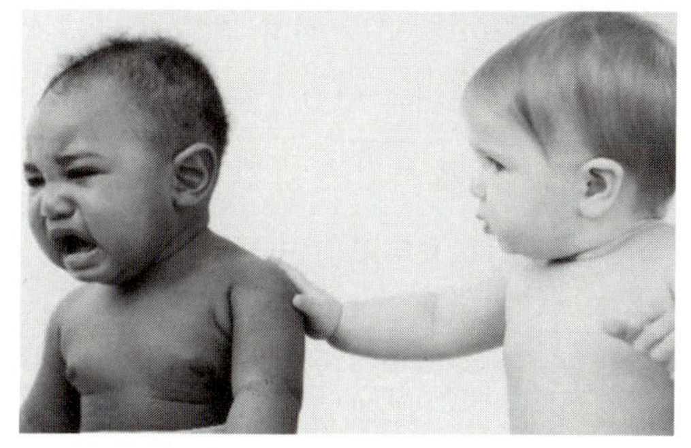

은지심(惻隱之心), 의에서 우러나오는 수오지심(羞惡之心), 예에서 우러나오는 사양지심(辭讓之心), 지에서 우러나오는 시비지심(是非之心)을 가리킨다. 이것들은 사람이 나면서부터 지니는 마음이라는 뜻에서 자유지정(自有之情)이라고도 불린다.

신경과학자 조슈아 그린(Joshua Greene)은 우리가 윤리와 도덕이라고 하는 것은 대부분 성경이나 인간의 법률에 의해 전해진 것이 아니라, 진화 과정에서 나타난 오래된 규칙들이라 할 수 있는 숨겨진 뇌의 알고리즘에 의해서 전해진 것이라 한다. 인간은 진화 과정에서 사회를 이루는 데 필요한 기능들을 갖추었고, 뇌는 사회적 삶을 가능하게 하는 생리적 장치를 추가하면서 발달했다. 따라서 사랑, 동정심과 같은 마음, 돕고 보살피는 행동은 우리의 심리적 항상성, 생리적 항상성을 유지시킨다. [주: 이러한 마음과 행동은 도파민, 옥시토신, 베타-엔도르핀처럼 행복감을 높이는 호르몬들을 분비시키고, 면역기능 향상, 혈압 및 혈중지질 감소와 같은 생리적 보상도 가져온다. 9장 4의 '6) 종교생활과 영적 활동'을 참고하라.]

사회가 복잡해지고 생존경쟁이 심화되면서 인간관계는 점차 도구적이고 적대적인 것으로 변화되었다. 아동은 가정과 학교에서부터 경쟁, 배타성, 이해타산적 태도를 생존에 필수적인 능력으로 학습한다. 그리하여 인간은 과거 어느 때보다도 심리적 항상성을 위협받고 스트레스를 느끼며 불안, 우울, 분노, 불만족 상태에 머물게 된다.

## 5) 통제가능성과 예측가능성

사람들에게 무엇이 스트레스인지 물으면 인간관계, 학업, 과중한 업무, 경제적 어려움, 건강 문제, 가사나 양육 부담, 노후 걱정 등 헤아릴 수 없이 많은 원인들을 제시하지만, 어떤 것이든 결국은 자신이 상황을 통제할 수 없거나 앞으로 어떻게 될지 예측할 수 없는 것과 관련된 문제다. 이러한 이유로 스트레스 연구자들은 현대인의 스트레스를 결정하는 핵심 변인은 통제가능성과 예측가능성이라는 데 동의한다. 심리학자 롤로 메이

(Rollo May)는 현실에 당면할 때 불안이 생기는 이유는 결단성과 책임성이 따르기 때문이라 했는데, 예측이나 통제 능력이 확보되지 않은 상태에서 결정을 내리고 책임져야 하는 상황은 불안을 야기하고 마음이 현재에 머물지 못하게 한다. 이것이 앞에서 설명한 3D, 즉 마음에 불안과 불편함을 느끼는 상태, 마음이 안정되지 않고 분산된 상태, 판단이나 결정을 해야 하는 상태다.

동일한 사건이라도 통제나 예측이 가능하다고 생각하면 스트레스를 느끼지 않거나 덜 느낀다. 쥐에게 반복해서 전기충격을 주면 스트레스로 인해 위궤양이 발생하며, 위궤양이 심한 정도는 쥐가 겪은 스트레스 정도를 반영한다. 바닥에 전기가 흐르는 우리 안에 쥐 두 마리를 넣고, 그중 한 마리에게만 전기충격을 멈출 수 있는 레버를 설치해 주면, 두 마리에게 똑같은 전기충격이 주어져도 쥐들이 경험하는 스트레스는 다르다. 한 마리가 레버를 누르면 우리 전체에 전기가 차단되므로 쥐들이 겪는 전기충격의 양은 동일하지만, 레버를 가진 쥐가 경험하는 스트레스가 더 적다.

사람도 마찬가지다. 마약성 진통제를 투여받는 환자에게 의료진이 직접 투약하지 않고 환자에게 약을 주면서 통증이 심할 때 스스로 투약하도록 하면 환자가 느끼는 통증이 감소하고 진통제 투여량도 줄어든다. 통증이 오면 자신이 바로 조절할 수 있다는 통제가능성에 대한 지각이 그러한 변화를 만드는 것이다. 매우 큰 기계 소음 속에서 일하는 근로자들에게 작업장 전체의 기계를 멈출 수 있는 버튼을 설치해 주고, 소음으로 인한 고통이 너무 심할 때 버튼을 사용하라고 하면, 소음이 여전한 환경에서 일하고 있음에도 불구하고 근로자들이 경험하는 스트레스는 감소한다. 또 하나의 중요한 사실은 기계를 멈추는 일도 거의 발생하지 않는다는 것이다. 실제로 상황을 통제했는가 하지 않았는가가 아니라, 자신이 그 상황을 통제할 수 있다는 믿음, 즉 통제가능성에 대한 지각이 변인인 것이다.

스트레스성 사건을 통제할 수는 없더라도 그 사건의 발생을 예측할 수 있으면 스트레스의 강도가 감소한다. 쥐의 경우, 전기충격을 멈추는 레버는 없더라도 충격이 시작되기 전에 미리 불빛이나 소리로 예고 신호를 주면 스트레스를 덜 경험한다. 사람도 동일한 강도의 예측할 수 없는 전기충격에 비해 예측가능한 충격을 덜 혐오스러운 것으로 느낀다. 월남전에서 남편을 잃은 아내들을 추적 조사했던 연구에서는, 전사하여 영원히 돌아올 수 없던 군인들의 아내들보다 남편이 실종되어 귀환 가부를 알 수 없는 상태로 지내야 했던 아내들의 건강과 삶의 기능이 더 불량한 것으로 나타났다.

사회가 복잡해질수록 각 사람이 가질 수 있는 통제가능성과 예측가능성은 점점 작아지고, 그만큼 스트레스는 커지게 된다. 그러나 통제가능성과 예측가능성을 더 높일 수 있는 방법들은 있다. 피할 수 없는 일이라면 다른 사람의 재촉을 받기 전에 스스로 계획을 수립하고 능동적으로 행동에 옮기는 것도 좋은 방법이다. 자신이 누군가에게 지시를 해야 할 때는, 그에게 최대한 자율성과 선택권을 부여함으로써 통제가능성과 예측가능성을 주고 스트레스를 덜 느끼도록 할 수 있다. 정확한 정보를 소통하는 것은 특히 중요하다. 다만, 부정확한 정보나 너무 많은 정보에 노출되는 것은 스트레스를 가중시키므로 주의해야 한다.

예측가능성을 높이는 것과 통제가능성을 높이는 것은 별개의 문제가 아니다. 예를 들면, 버스정류장이나 지하철 플랫폼에서의 차량 도착 예정 시간 안내, 운전자에게 제공되는 도로 상황 정보 등은 예측가능성과 함께 그 상황에서 선택할 수 있는 행동의 범위를 넓혀 통제가능성도 증가시킨다. 이처럼 앞을 예측하는 것은 상황을 통제하는 것에 영향을 미치므로 예측가능성과 통제가능성은 밀접한 관계가 있다.

사실 사람은 누구나 부지중에도 예측가능성과 통제가능성을 높이기 위한 행동들을 부단히 반복하고 있다. 아침에 기상하자마자 일기예보와 오늘의 운세를 확인하고, 집이나 자동차 운전석 앞에 행운의 마스코트나 부적 따위를 걸어두는 것도 예측가능성과 통제가능성을 확보하려는 노력의 일환이다. 시간 계획을 세우고 정해진 계획에 맞추어 생활하려고 하는 것, 경제력 · 지위(권력) · 인맥을 추구하는 것도 마찬가지다. 자본주의 사회에서는 특히 경제력에 집착하게 되는데, 이는 경제력이 통제가능성뿐 아니라 예측가능성도 높여주기 때문이다. 충분한 경제력은 학업이든 사업이든 이사든 퇴직이든 자신에게 일어날 일들을 스스로 선택하고 결정할 수 있는 기회를 넓혀준다. [주: 통제가능성, 예측가능성이라는 측면에서의 경제력은 부의 절대적 크기가 아니라 상대적 크기, 즉 남보다 더 많이 소유하는 것이 중요하다. 그래서 부를 통해 통제가능성과 예측가능성을 느끼는 사람들은 추가적인 부의 축적이 실제 삶을 변화시키지는 않더라도 더 많은 것을 가지려 하게 된다.]

정보, 시간 관리, 경제력, 인간관계 모두 스트레스 연구자들이 스트레스 대처자원이라 말하는 것들이다. 그런데 이 지점에서 중대한 모순이 발생한다. 우리가 경험하는 스트레스 중 상당 부분이 이상의 대처자원들을 추구하는 과정에서 발생하는 결과이기 때문이다. 사람들에게 생활비에 만족하는지 질문하면 거의 모두가 부족하다고 하고, 삶의 질을 향상시키는 것이 무엇인지 물으면 절대다수가 돈이라 응답한다. 하지만 물질에 집착할수록 웰빙 수준이 크게 손상된다는 것은 주지의 사실이다.

시간 계획과 규칙적인 생활은 스트레스를 감소시키지만, 한정된 시간 속에서 쏟아지

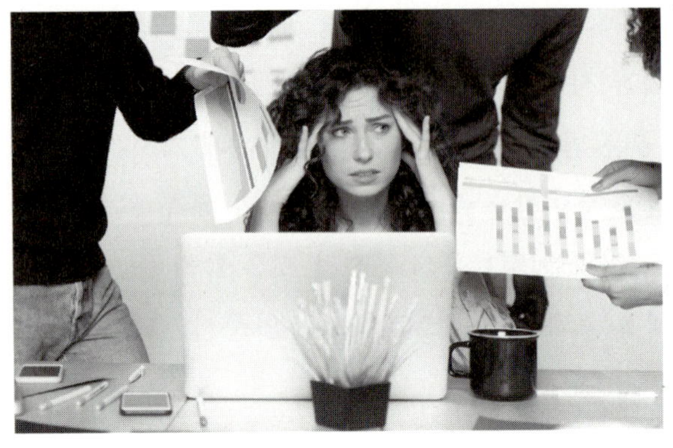

는 정보를 처리하여 즉각 의사 결정을 해야 하는 상황의 연속은 심리적 공황을 야기한다. 필립 짐바르도(Philip Zimbardo)는 이를 시간기근(time famine)이라 표현한 바 있다. 이것은 많은 사람들이 일터에서 심리적 소진(psychological burnout)을 경험하는 원인이다. 대인관계는 스트레스 학자들이 가장 중요한 스트레스 대처자원으로 꼽는 것이지만, 남녀노소를 막론하고 누구나 호소하는 스트레스이기도 하다. 그래서 어떤 이는 대인관계를 현대인의 중생고라 말한다.

정보, 시간 관리, 경제력, 인간관계 모두 스트레스 대처자원이지만, 이들을 추구하면 추구할수록 기대와 현실의 차이를 확인하게 되고, 그로 인한 불만족과 상대적 결핍감 때문에 스트레스는 더 커진다. 게다가 정보, 경제력, 권력을 향한 경쟁이 심화될수록, 가장 중요한 스트레스 대처자원인 사회적 관계는 훼손된다.

이상과 같은 역설적 상황이 의미하는 것은 무엇인가? 스트레스 관리란 어떤 것을 스트레스원이라 규정하고 무조건 피하는 것도, 대처자원이라 불리는 것을 무작정 추구하는 것도 아니라는 점이다. 스스로 스트레스라고 느끼는 문제에 대해 자신이 부여하고 있는 의미가 무엇인지 명확히 인식하는 것은 스트레스의 원인을 스트레스 대처자원으로 바꿀 수도 있다.

## 2. 스트레스에 관한 새로운 통찰

스트레스는 그것이 우리에게 의미가 있는 일이기 때문에 발생하는 것이다. 주식 투자를 하지 않는 사람은 주가가 연일 폭락하더라도 스트레스를 받지 않고, 입시 정책의 잦은 변경 때문에 스트레스를 받던 수험생도 일단 대학에 입학하고 나면, 또다시 입시 정책이 변경된다는 뉴스 기사를 보면서도 더 이상 스트레스를 느끼지 않는 것처럼, 우리는 자신이 의미를 부여하지 않는 일에 대해서는 스트레스를 느끼지 않는다.

인간은 누구나 의미 있는 삶을 살고자 한다. 그렇다면 의미 있는 삶을 살기 위해서는 스트레스라는 것을 반드시 경험해야만 하는 것인가? 만일 그래야만 한다면 스트레스 관리는 무엇을 위해서 하는 것인가?

### 1) 스트레스 치유의 목적

사람들에게 스트레스를 치유해야 하는 이유를 물었을 때, 가장 흔한 대답은 스트레스가 건강에 해롭기 때문이라는 것이다. 암 환자들에게 왜 암이 생겼다고 생각하는지 물으면, 많은 환자들이 스트레스를 원인으로 지목한다. 그만큼 스트레스가 질병을 유발한다는 믿음은 사람들의 인식 속에 깊이 자리 잡고 있다. 스트레스 치유의 목적이 건강하게 살기 위해서라고 답하는 사람들에게는 "왜 건강해야 하는가?"라는 질문을 다시 건네 볼 필요가 있다.

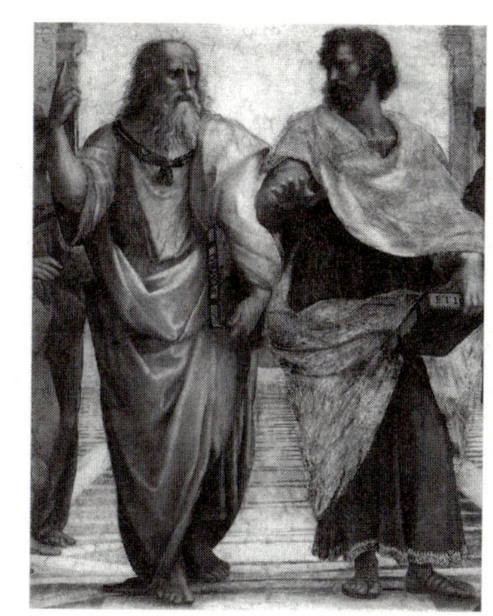

우리가 건강을 추구하는 목적은 건강 자체가 삶의 궁극적 목적이기 때문이 아니다. 아리스토텔레스는 인간 삶의 궁극적 목적을 인간이 성취할 수 있는 최고의 선, 즉 유데모니아라 했다. 앞서 설명한 바와 같이, 이 말은 현대에 와서 행복, 웰빙 등으로 번역된다. 달라이 라마(Dalai Lama)도 행복과 성취감을 얻는 것이 모든 인간의 궁극적 목표라고 했다. 당연한 말이지만, 건강이든 스트레스 치유든 그 목적이 행복이라면, 건강을 추구하는 방법이나 스트레스를 치유하는 방법이 행복을 훼방하거나 행복해질 기회를 제한해서는 안 된다. 어떤 이들은 스트레스 관리가 스트레스를 피하는 것이라고 생각한다. 그러나 입시라는 스트레스를 회피하면 입시를 거쳐야만 얻을 수 있는 행복과 성취를 포기해야 하는 것처럼, 스트레스를 피하기만 하는 것은 불행과 좌절을 초래할 수도 있다. 또 어떤 이들은 스트레스를 해소한다는 이유로 건강을 해치고 스스로를 불행에 빠뜨리는 행동을 하기도 한다.

모든 스트레스는 항상 나쁜 소식과 좋은 소식을 함께 가지고 나타난다. 나쁜 소식은 그것이 우리를 병들거나 불행하게 만들 수 있다는 것이고, 좋은 소식은 그것이 우리를 더 건강하고 행복하게 만들 수도 있다는 것이다. 나쁜 소식을 받을지 좋은 소식을 받을지는 우리 각자의 선택이다. 동일한 스트레스라도 어떤 사람에게는 해로운 스트레스 반응을 일으켜 질병과 노화를 촉진하지만, 어떤 사람에게는 유리한 스트레스 반응을 일으켜 건강과 성취를 가져다준다. 해로운 반응과 유리한 반응은 스트레스성 자극 자체에 의해 결정되는 것이 아니라, 그것에 의미를 부여하고 받아들이는 방식, 곧 우리의 태도가 결정하는 것이다.

스트레스는 분명히 우리를 병들게 하고, 심지어 사망에 이르게 할 수도 있다. 그러나 그것은 우리가 극복하지 못한 스트레스의 경우에만 해당한다. "나를 죽이지 못하는 것은 나를 더 강하게 만든다"는 니체(Friedrich W. Nietzsche)의 문장처럼, 우리가 극복하는 스트레스는 우리를 더 강해지게 한다.

스트레스 치유란 단지 스트레스를 피하는 것도, 스트레스로 인해 손상된 심신의 건강과 삶의 기능을 회복하는 것도 아니다. 스트레스 치유의 목적은 스트레스에 대한 건강한 인식과 대처 능력을 갖추도록 하여, 스트레스를 우리에게 건강과 행복, 성장과 성취를 가져오는 기회로 만드는 것이다.

### 2) 유스트레스와 디스트레스

모든 스트레스가 우리에게 부정적인 영향을 미치는 것은 아니다. 한스 셀리에는 스트레스 중에는 좋은 스트레스인 유스트레스(eustress)와 나쁜 스트레스인 디스트레스(distress)가 있다고 하고, 유스트레스는 우리에게 유익한 결과를 가져온다고 했다.

어떤 것이 유스트레스이고 어떤 것이 디스트레스인지는 미리 결정되어 있지 않다. 이것을 결정하는 것은 우리 자신이다. 동일한 사건도 위협이나 실패로 받아들이면 디스트레스가 되고, 도전이나 기회로 받아들이면 유스트레스가 된다. 즉, 누구에게나 어떤 상황에서나 반드시 좋거나 반드시 나쁜 스트레스는 없다. 물론 가까운 사람과의 사별, 경제적 어려움, 질병, 사회적 실패 등은 대체로 디스트레스이고, 이것은 슬픔, 우울, 불안, 짜증, 초조, 두려움, 걱정 같은 부정적 정서를 동반한다. 반면 스포츠 경기, 출산, 취업, 승진, 도전적 과제 수행 등은 대체로 유스트레스다. 그러나 이러한 구분도 절대적인 것은 아니다. 대개의 경우 결혼은 유스트레스지만 원치 않는 결혼은 디스트레스이며, 이혼은 대개 디스트레스지만 오랜 갈등 끝에 불행한 결혼 생활을 청산한 사람에게는 유스트레스가 될 수도 있다.

디스트레스는 심신에 불건강을 초래하고 삶에도 부정적 영향을 미친다. 유스트레스는 심신의 에너지 수준을 높이고 인지기능을 향상시키므로, 건강증진 및 성장 · 발전에 원동력이 된다. 유스트레스에서도 스트레스 반응이 일어나지만 건강을 해칠 정도로 과도하게 활성화되지는 않으며, 도파민, 베타-엔도르핀, 옥시토신 같은 호르몬들이 함께 분비되어 유해한 스트레스 반응을 상쇄한다. 한편 디스트레스들은 유스트레스보다 만성적으로 진행되는 경향이 있는데, 그로 인해 면역기능이 점차 저하되고 신체의 조절 능력도 감소하면서 각종 만성질환의 위험이 증가한다.

수행 능력은 적당한 스트레스가 있을 때 최고로 발휘된다. 피터 워(Peter Warr)는 비타민 모델(vitamin model)로 이를 설명한 바 있다(Warr, 1987). 비타민은 생명 유지에 반드시 필요하므로 부족하지 않게 섭취해야 하지만 일부 비타민은 과도하게 섭취하면 독성이 나타나는 것처럼, 알맞은 수준의 스트레스는 수행 능력을 증가시키지만 너무 낮거나 높은 스트레스는 수행 능력을 감소시킨다.

여키스(Yerkes)와 도슨(Dodson)도 각성 수준과 수행 효율성 간의 관계를 연구하여, 너무 낮거나 너무 높은 각성 상태 모두 수행에 부정적인 영향을 미친다는 것을 설명했다(Yerkes et al., 1908). 이를 여키스-도슨 법칙(Yerkes-Dodson Law)이라 하는데, 이 법칙에 따르면 각성 수준이 증가함에 따라 수행 능력도 향상되지만 각성 수준이 너무 높아지면 오히려 수행 능력이 저하된다. 적당한 수준의 각성을 일으키는 스트레스가 최고의 능률을 가져오므로, 스트레스와 능률의 관계는 [그림 3-2]와 같이 '∩'형 곡선으로 그려진다.

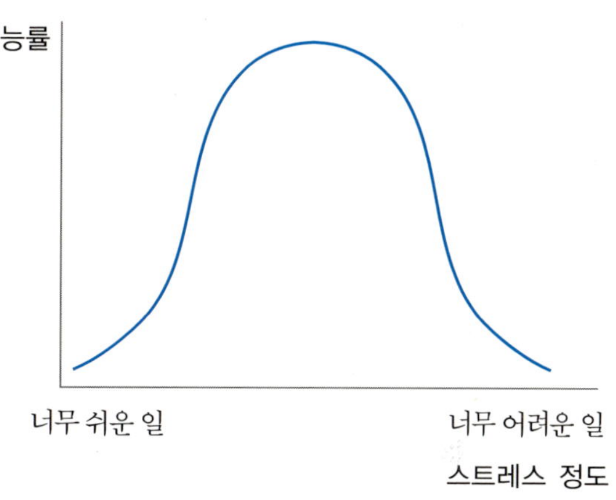


[그림 3-2] 스트레스-능률 곡선

스트레스가 없는 것이 가장 나쁜 스트레스가 될 수도 있다. 늘 직장 스트레스를 호소하던 사람이 실직이나 퇴직 후 건강이 갑자기 악화되고 노화가 급격히 진행되는 경우를 흔히 볼 수 있다. 퇴직 후 갑자기 무료해진 삶은 우울증 위험을 40%나 증가시킨다(Sahlgren, 2013). 자녀 문제로 항상 골머리를 앓던 사람이 자녀의 출가 후 겪는 빈둥지증후군(empty nest syndrome)도 스트레스가 없는 것이 오히려 스트레스가 된다는 것을 보여 준다. 스트레스는 생명체로 하여금 살아 있음을 느끼게 하는 신호이기도 하다. 더 이상 원하는 것이 없을 때 "죽어도 여한이 없다"는 표현을 하는데, 이것은 여한이 있으면, 즉 무언가 불만족스러운 것이 있으면 살 수 있다는 뜻으로 해석할 수도 있다. 그래서 인간은 끊임없이 새로운 걱정거리를 만들어 내거나 위험을 무릅쓰는 행위를 하면서 스스로를 자극하기도 한다.

스트레스는 좋지 않은 것이라 생각하고 무조건 피하기만 한다면 그 결과는 우리에게 더 치명적일 수 있다. 문제는 그 스트레스를 디스트레스로 만들 것인가 유스트레스로 만들 것인가이며, 이것은 우리 자신이 선택하는 것이다.

### 3) 스트레스 치유의 핵심 요소

어떤 사건에 대한 스트레스 반응의 개시 여부와 반응의 규모는 그 사건에 대한 인지적 평가와 그 평가에 의해 형성되는 정서에 의해 결정된다. 사건이 해롭거나 위협적인 것으로 평가되면 즉시 부정적 정서가 형성된다. 부정적 정서는 즉각적으로 신체적, 행동적 스트레스 반응을 일으킨다. 따라서 스트레스 치유 전략에는 부정적인 인지를 개선하는 전략(예: 인지치료), 긍정적 정서를 유지하는 전략(예: 명상), 과도하거나 해로운 신체 반응과 행동을 변화시키는 전략(예: 근육이완법, 행동치료) 등이 포함된다. 이 세 가지 전략이 모두 중요하지만, 가장 근원적인 해법이 가장 중요하다는 점은 질병 치료에서나 스트레스 관리에서나 마찬가지다. 스트레스 관리에 있어서 가장 근원적인 해법이란 스트레스를 디스트레스 또는 유스트레스로 만드는 우리의 생각과 태도를 개선하는 것이다.

어떤 사건이 우리에게 스트레스가 될지 무의미한 일이 될지를 결정하는 것은 그 사건에 대한 우리의 인지적 평가다. 그 사건이 유스트레스가 될지 디스트레스가 될지 결정하는 것도 우리의 평가다. 이뿐만이 아니다. 디스트레스로 평가가 되더라도, 그것의 피해를 입을지 입지 않을지, 피해를 입더라도 얼마나 입을지 또한 우리의 생각이 좌우하는 것이다.

스트레스가 건강에 해롭고 수명을 단축시킨다는 것은 분명한 사실이다. 그런데 이 문장은 불완전한 것이다. 스트레스로 하여금 건강을 해치고 수명을 단축시키도록 만드는 어떤 것이 빠져 있기 때문이다. 그것은 바로 스트레스가 해롭다는 믿음이다. 켈러(Keller) 등의 연구는 이를 명확히 보여준다(Keller et al., 2012). 이 연구에서, 스트레스를 많이 경험하는 사람들의 사망률은 그렇지 않은 사람들보다 43%나 높은 것으로 나타났다. 그런데 이러한 사망률의 증가는 단지 스트레스가 건강에 해롭다고 믿었던 사람들에게만 나타난 결과였다.

스트레스에 대한 마음가짐(mindset)이 스트레스 반응을 결정하는 데 중요한 변인이라는 점에 주목하여 실시된 또 다른 연구에서는, 스트레스를 도전과 성장의 기회로 인식한 사람들은 신체적 스트레스 반응이 낮고 수행 성과가 더 우수했으며 웰빙 수준도 더 높은 것으로 나타났다(Crum et al., 2013). 스트레스에 대한 마음가짐은 혈압, 호르몬 변화 같은 생리적 반응뿐 아니라, 인지적, 정서적 측면에서도 서로 다른 결과를 가져온다. 스트레스를 도전으로 받아들이는 것은 긍정적 정서의 증가, 긍정적 자극에 대한 주의 편향(bias) 증가, 인지적 유연성의 증가를 보이는 반면, 스트레스를 해로운 것으로 받아들이는 것은 인지적, 정서적 측면에서 부정적인 결과를 초래한다(Crum et al., 2017). 대학원 입학시험(Graduate Record Examination: GRE)을 앞두고, 스트레스 상황에서 교감신경계의 항진으로 인해 생리적 각성이 증가하는 것은 해로운 것이 아니라 오히려 수행 능력을 향상시킨다는 정보를 제공받은 학생들은, 정보를 제공받지 않은 학생들보다 우수한 성적을 획득했다(Jamieson et al., 2010).

많은 사람 앞에서 발표나 연설을 하는 일은 대부분의 사람들에게 상당한 긴장과 두려움을 느끼게 하여 스트레스 반응을 일으키기 때문에, 사람을 대상으로 하는 스트레스 연구에서 흔히 이용하는 스트레스원이다. 그런 상황에 놓이면 교감신경계의 항진으로 심박동이 상승하여 가슴이 심하게 두근거린다. 이런 일이 반복되면 심혈관질환 위험이 증가한다는 것이, 우리가 상식처럼 알고 있던 스트레스와 심혈관질환의 관계였다. 그리고 이것은 여전히 사실이다. 전형적인 투쟁-도피 반응에서는 심박수가 증가하고 말초의 혈관은 수축하므로 고혈압, 심장질환의 위험이 상승한다. 하지만 이것은 연설이라는 스트레스를 위협으로 느끼는 사람들에게만 해당한다. 그 상황을 도전이라고 느끼는 사람들도 심박수가 증가하지만 혈관은 오히려 확장된다. 스트레스를 위협이 아닌 도전으로 인식하는 경우에는 교감신경계를 길항하는 부교감신경계(parasympathetic nervous system: PNS)가 활성화되면서 혈관이 이완하는 것이다. 스트레스를 더 부정적으로 인지하는 사람일수록 노르에피네프린에 대한 혈관 수축 반응이 증가한다. 심박수가 증가하고 혈관이 확장되는 것은 두뇌를 비롯한 주요 장기에 혈액 공급을 증가시켜 스트레스 상황에 더 성공적으로 대처할 수 있도록 한다. 스트레스를 위협으로 생각하여 회피하려 하지 않고, 도전으로 생각하여 적극적으로 대처하는 사람들은 혈관의 기능뿐 아니라 심박변이도(heart rate variability: HRV) 검사에서도 더 나은 결과를 보인다(Machado et al., 2021). [주: 심박변이도 검사에 대해서는 7장 1의 '4) 심박변이도 검사'를 참고하라.]

이상의 내용은 스트레스 치유의 핵심 요소가 무엇인지 명백히 알려준다. 어떤 사건이 스트레스가 될지 되지 않을지, 유스트레스가 될지 디스트레스가 될지, 디스트레스라도 나쁜 결과를 가져올지 가지오지 않을지는 각자의 마음에서 결정하는 것이다.

물론 모든 사람에게 동일한 결과를 가져오는 스트레스, 모든 사람에게 해로운 결과를 가져오는 스트레스도 있다. 영하 20도의 기온은 어떤 사람이 측정하든 영하 20도이고, 그런 기온에 맨몸이 노출되면 누구나 예외 없이 추위라는 스트레스를 느끼며, 신속히 그 상황에서 벗어나지 않으면 생명을 잃게 된다. 그러나 현대인이 겪는 스트레스의 대부분은 그러한 물리적 사건이 아니라 심리 · 사회적인 것이며, 이것은 각자가 내면에서 구성하는 의미와 그에 따른 반응의 경험이다. 그 경험을 만드는 것도, 만들어진 경험을 제어하는 것도 열쇠는 마음이 가지고 있다.

스트레스를 관리하는 다수의 중재법들은 스트레스로 인해 이미 발생한 심신의 증상을 완화하거나, 스트레스를 유발하는 원인이나 상황을 피하도록 하는 데 초점을 맞추고 있다. 스트레스가 초래한 심신의 증상을 완화시키는 것이 급선무인 경우도 분명히 있다. 그러나 그 증상을 지속적으로 만들어 내는 것이 자신의 내적인 기제라면, 드러난 증상만 완화하는 것은 밑이 없는 독에 물을 계속 붓는 것처럼 소모적인 작업의 연속일 뿐이다. 스트레스를 유발하는 외부의 원인이나 상황을 피하는 것도 최선의 방법은 아닐 수 있다. 어떤 것을 계속 피해야 하는 상황이 끊임없이 반복되는 것이야말로 커다란 스트레스다. 게다가 이런 방식은 더 치명적인 문제를 내포하고 있다. 양육 스트레스를 피하기 위해 출산을 포기하거나 대인관계 스트레스를 피하기 위해 은둔형 외톨이가 되는 것처럼 삶에 더 큰 손실을 가져올 수도 있기 때문이다.

제 4 장

# 스트레스의 생리학

Stress Physiology

생명체는 스트레스성 자극에 대해 적절히 반응함으로써 변화하는 환경에 적응하고 항상성을 유지할 수 있다. 스트레스 반응은 일종의 비상 상황에 대한 생체의 반응으로, 저장된 에너지와 가용 자원을 긴급한 곳에 재분배하는 방향으로 전개된다. 이러한 상황이 반복적, 지속적으로 발생하면 그로 인한 생리적 부담이 증가하여 신체에 기질적 손상이 일어나고 병리적 변화가 진행된다. 장기적인 스트레스는 에너지와 자원을 점차 고갈시켜 더 이상 스트레스에 대응하지 못하는 상태를 만들기도 한다.

뇌의 편도체(amygdala)는 스트레스성 자극에 대해 분노, 불안, 공포 같은 부정적 정서를 발생시키는데, 부정적 정서가 형성되면 즉각적으로 생리적 스트레스 반응이 개시된다. 시상하부는 편도체에서 만들어진 정서 신호를 생리적 신호로 변환시켜 스트레스 반응을 일으킨다. 생리적 스트레스 반응은 자율신경계와 내분비계가 주도한다. 자율신경계는 시상하부–교감신경–부신수질 축(sympatho–adreno–medullary axis: SAM축)을 통해서, 내분비계는 시상하부–뇌하수체–부신피질 축, 즉 HPA축을 통해서 말초의 거의 모든 장기와 조직의 기능을 변화시킨다. 이 두 체계를 지휘하는 곳은 뇌의 시상하부다. 시상하부는 뇌의 다른 부위들이 신경전달물질을 생산하고 전달하는 과정에도 작용하여 감정, 각성 상태, 행동에도 광범위한 영향을 준다.

스트레스를 경험할 때 일어나는 일련의 생리적 반응에서 분비되는 호르몬들을 스트레스호르몬이라 한다. HPA축에서 분비되는 CRH, 부신피질자극호르몬(adrenocorticotropic hormone: ACTH), 코르티솔을 비롯한 부신피질스테로이드(corticosteroid), SAM축에서 분비되는 에피네프린, 노르에피네프린은 스트레스 반응을 구성하는 대표적인 호르몬이다. 이 밖에도 베타–엔도르핀, 옥시토신, 프로락틴(prolactin)을 비롯한 여러 호르몬들이 스트레스 과정에서 분비되어 보상적 반응을 일으킨다. 스트레스호르몬들의 분비량은 스트레스의 정도와 지속 시간에 따라서도 변동하고, 스트레스의 유형, 스트레스에 대한 지각, 스트레스에 대처하는 방식에 따라서도 달라진다.

## 1. 스트레스 반응

사람에 따라 정도와 양상은 다르지만, 스트레스 반응은 생리적, 심리적, 행동적 변화를 동반한다. 두려움을 느낄 때는 심박수가 증가하고 화가 나면 혈압이 상승하고 긴장하면 근육이 경직되는 것처럼, 심리적 동요가 생리적 변화를 일으키는 것은 일상에서 항상 경험하는 일이다. 심리적 요인이 두통, 복통, 근육통, 소화불량 같은 신체 증상을 야기하는 것을 신체화 반응(somatization reaction)이라 하는데, 스트레스는 신체화 반응의 흔한 원인이다. 스트레스 상태에서 나타나는 일반적인 생리적 증상으로는 혈압 상승, 심박수 상승, 호흡 증가 또는 호흡 곤란, 감각 이상, 근육 긴장, 통증 지각 증가, 소화불량, 알레르기 등을 들 수 있다.

스트레스는 심리적 변화와 행동적 변화도 일으킨다. 정서적으로는 분노, 불안, 공포, 우울, 짜증, 긴장 등을 경험하며, 인지적으로는 기억력, 주의력, 집중력 장애가 나타난다. 식욕의 변화, 수면의 변화, 음주, 약물복용, 우유부단함, 폭력적이거나 위험한 행동, 실수, 수행 능력 저하 등의 행동적 변화도 나타난다.

이상의 모든 변화에는 각종 신경전달물질, 호르몬, 사이토카인의 변화가 동반된다. 2장에서 설명한 바와 같이, 이 전령물질들을 분비하는 신경계, 내분비계, 면역계는 항상성 유지의 세 축이며, 스트레스는 항상성이 위협받는 상태다.

### 1) 항상성과 이상성

생리학 교과서에서 가장 먼저 설명되는 용어가 항상성이다. 생리학의 모든 내용은 궁극적으로 생체의 항상성이 어떻게 유지되는가를 설명하는 것이라 할 수 있다. 1장에서 언급했듯이, 생체는 주변 환경으로부터 끊임없이 자극을 받고 있지만 내부 환경은 항상 일정한 상태를 유지한다는 개념은 끌로드 베르나르에 의해서 처음 소개되었고, 이후 월터 캐넌에 의해 항상성이라는 용어로 표현되었다.

생명 유지는 신체 안팎의 환경 변화와 자극에 대한 정보를 입수하고, 각 상황에 맞게 적절히 반응함으로써 항상성을 유지하는 능력에 달려 있다. 스트레스는 항상성을 위협하는 자극이다. 더위나 추위는 체온 항상성을 위협하는 자극이고, 이에 대해 생체는 열을 발생시키거나 땀을 흘리는 방식으로 체온을 일정한 상태로 조절한다. 사람의 경우에는 온도조절장치를 작동시키거나 옷을 입고 벗는 행동으로도 체온을 유지할 수 있다.

전통적으로 항상성 조절에는 신경계와 내분비계 두 시스템이 중심적인 역할을 하는 것으로 설명되어 왔다. 신경계는 신경전달물질을, 내분비계는 호르몬을 통해서 정보를 수집, 처리하고 조절 명령을 내린다. 세포에는 특정 신경전달물질이나 호르몬만이 결합할 수 있는 고유의 수용체(receptor)가 있으며, 신경전달물질, 호르몬은 각자의 수용체에 결합함으로써 해당 세포에 정보를 전달한다. 예컨대, 신경세포가 분비한 도파민은 인접한 신경세포의 도파민 수용체에 결합하여 정보를 전달하고, 췌장 세포가 분비한 인슐린은 간이나 근육세포에 있는 인슐린 수용체에 결합하여 혈액 안의 당을 처리하라는 신호를 전달한다.

수십 년 전부터 면역계도 항상성 유지의 한 축으로 인정되고 있다. 신경계가 추위라는 정보를 수집한 후 근육계나 내분비계에 열을 발생시키라는 신호를 전달하듯이, 면역계는 세균, 바이러스 같은 면역학적 자극에 관한 정보를 신경계, 내분비계와 공유하고 이들과 협력하여 신체의 방어와 조절 기능을 수행한다. [주: 면역세포가 만드는 전령물질인 사이토카인은 중추신경계에 작용하여 세로토닌, 노르에피네프린 등 신경전달물질의 균형을 변화시키거나, HPA축의 호르몬 분비를 변화시킬 수 있다. 2장의 '3. 정신신경면역학'에서 설명한 질병행동도 사이토카인이 중추신경계에 작용하여 나타나는 결과다.] 면역계는 더 직접적인 방식으로도 항상성 유지에 참여한다. 예를 들면, 면역세포인 대식세포(macrophage)는 혈압조절에도 관여한다(Czopek et al., 2019). 이처럼 항상성은 신경계, 내분비계, 면역계의 협력에 의해 유지되며, 이 협력 시스템은 [그림 4-1]의 항상성 삼각형(homeostasis triangle)으로 도식화된다.

인체에는 신경계, 내분비계, 면역계 외에도, 심혈관계, 호흡기계, 소화기계 등 많은 시스템이 있고 이들 모두 항상성 유지에 참여하지만, 신경계, 내분비계, 면역계가 항상성 삼각형을 이루는 이유는 명확하다. 항상성은 세포들 사이의 긴밀한 의사소통에 의해 이루어지는데, 이 세 시스템이 의사소통, 곧 정보전달에 가장 특화된 시스템들이기 때문이다(신경희, 2018).

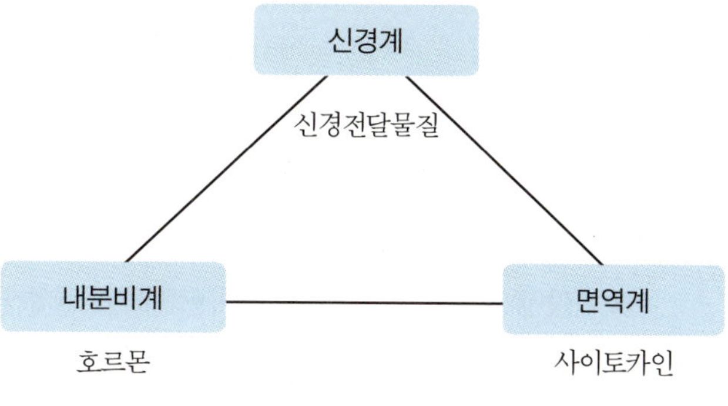

[그림 4-1] 항상성 삼각형

피터 스털링과 조셉 아이어가 제안한 개념인 이상성은 생체 안팎으로부터의 변화 요구에 대해, 생체가 새로운 균형 상태를 만들어 안정을 유지하는 것을 의미한다(Sterling et al., 1988). 항상 고정된 균형 상태가 유지되는 것이 아니라 변화된 상황에 맞는 새로운 균형 상태가 지속적으로 다시 만들어진다는 것이 이상성 이론의 핵심이다. '신항상성'이라고도 불리는 이상성은 '새롭게 수립된 항상성' '다른 형태의 항상성'이라는 의미를 담고 있다. 스털링과 아이어에 의해 소개된 이상성 개념은 브루스 맥퀸(Bruce McEwen)과 엘리엇 스텔라(Elliot Stellar)에 의해 더욱 확장, 발전되었다. 이들은 장기간 지속되는 스트레스 속에서 생체가 균형을 유지할 때 부담해야 하는 생리적 비용을 뜻하는 '이상성 부하(allostatic load)'라는 개념을 추가했다(McEwen, 2000; McEwen et al., 1993). 이상성 부하는 반복적인 생리적 반응의 기복과 생리적 시스템의 활성 증가로 인해 야기된 신체의 긴장을 뜻하는데, 이러한 부담은 결국 질병의 위험을 높이게 된다.

항상성 모델에서는 모든 생리적 지표가 소위 '정상'이라는 특정 상태가 유지되는 것이 건강이고, 그것을 벗어난 지표는 의학적 치료의 대상이 된다. 이에 비해, 이상성 모델에서의 건강은 변화하는 환경의 요구에 대한 반응력과 적응력을 의미하는 것이며, 정상 범위를 벗어난 생리적 지표 자체가 병리적 상태로 간주되지는 않는다. 예를 들면, 감기 바이러스에 감염이 되었을 때 체온이 상승하여 정상 범위를 벗어나고, 운동경기 중에 선수의 심박수가 정상 심박수의 3배로 치솟는 것은 인체의 방어 및 적응 기제가 효과적으로 작동하고 있음을 보여 주는 것이지 병적인 변화가 아니다. 생체의 생리적 지표들은 세포들 사이, 조직들 사이, 장기들 사이의 상호 소통과 피드백(feedback) 결과로 나타나는 것이며, 고위 중추의 통제에 의해 하위 기제들의 작용이 조율된 결과다. 이상성 모델은 유기체의 안녕을 위해서는 내적 환경이 고정되지 않고 유연하게 변화해야 하며, 변화를 통해 동적(動的)인 균형이 새롭게 수립된다는 점을 강조한다.

[그림 4-2]의 시소 위에 있는 두 사람의 모습은 항상성 모델과 이상성 모델의 차이를 보여 준다. 항상성 모델에서는 항상 '대(大)'자 형의 고정된 자세가 유지되어야 한다고 보지만, 이상성 모델에서는 시소에 작용하는 주변 힘들의 변화에 따라, 때로는 '방(方)'자 형의 새로운 균형 자세를 만드는 것이 건강한 생체의 반응이다. 다만 이 자세를 장기간 유지하면 근골격계의 부담, 즉 이상성 부담이 점차 증가하여 손상이 일어날 수 있다. 이처럼 변화의 요구가 지속되어 이상성을 유지하기 위한 생리적 부하가 가중되면 신체적 손상이나 질병이 유발될 수 있다는 것이, 이상성 모델에서 스트레스가 질병을 일으키는 기제를 설명하는 방식이다.

이상성 이론은 오장육부(五臟六腑)의 상생상극(相生相剋) 관계에 의해 인체 전체가 조

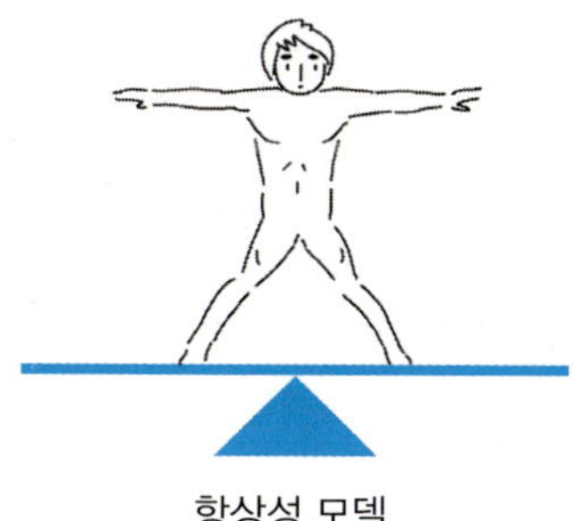

항상성 모델
항상 대(大)자 형의 고정된 자세가 유지된다.

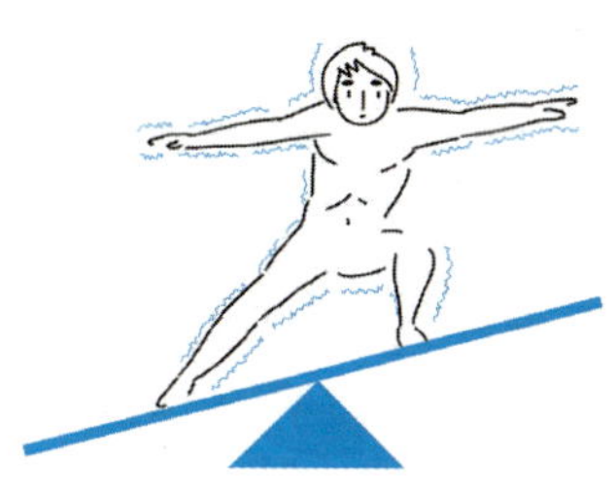

이상성 모델
필요에 따라 방(方)자 형의 균형 자세가 이루어지나 이 상태를 유지하려면 근골격계의 부담이 가중된다.

[그림 4-2] 항상성 모델과 이상성 모델

화로운 생리적 균형 상태를 유지한다는 한의학의 동태평형(動態平衡) 개념과 유사하다. 한의학에서도 정상을 벗어난 상태 자체를 질병으로 보지 않는다. 따라서 병명을 부여하기 전에 증상의 이면에 있는 원인에 주목한다. 예컨대, 고혈압은 그 자체가 병이 아니라, 여러 필요에 맞추어 몸이 만들어 낸 증상이다. 혈압은 자율신경계, 내분비계, 순환기계 등 여러 시스템의 복잡한 상호작용 속에서 정밀하게 조절된다. 높은 혈압은 노인성 동맥경화나 혈류의 감소 같은 상태에서 주요 장기에 혈액을 공급하기 위해 만든 내적 조절의 결과일 수 있으므로, 정상을 벗어난 혈압에만 주목하여 혈압강하제를 사용하면 오히려 기력 감소나 장기 허혈이 초래될 수 있다. 다만, 높은 혈압이 지속되면 심혈관계에 생리적 변화와 물리적 손상을 야기할 수 있으므로 증상에 대한 개입이 요구되기도 한다. 이것은 항상성 모델에서 설명하지 못했던, 스트레스에 의한 질병 발생의 기제를 이상성 모델이 설명하는 방식이다.

한스 셀리에도 신체가 극심하거나 장기적인 스트레스를 받으면 항상성이 아닌 다른 균형점을 설정하여 대응한다고 하고, 이를 설명하기 위해 이형항상성(heterostasis)이라는 용어를 제시했다(Selye, 1973). 이형항상성은 이상성과 유사한 면이 있지만 완전히 동일하지는 않으며, 셀리에의 다른 이론들에 비해서는 널리 알려지지 않았다. [주: 이상성이 항상성 유지의 연장선상에 있는 조절 과정이라면 이형항상성은 항상성의 범위를 넘어서는 것이라 할 수 있다. 이형항상성을 기울어진 시소 위에서 균형을 유지하는 또 다른 방식에 비유할 수 있다. 이상성이 지면에 대해 수직으로 신체를 세운 상태라면, 이형항상성은 피사의 사탑처럼, 기울어진 시소 면에 대해 수직으로 신체를 세운 상태로 설명할 수 있을 것이다.]

베벌리 루빅(Beverly Rubik)의 설명처럼, 우리 몸은 하나의 일정한 상태보다는 수많은 가능성을 가진 자기-조직화(self-organizing) 시스템이다(Rubik, 2002). 생물학적 시스템에는 하나의, 또는 궁극적인 항상성 균형점은 존재하지 않는다. 지속적인 수정을 통해 새로운 균형을 찾아가는 과정은 항동성(homeodynamics)이라는 용어로도 표현된다(Yates, 2008). 항동성 역시, 끝없이 변화하는 유기체의 생명 양식을 설명하는 개념이다. [주: 항동성이라는 용어는 심장박동, 호흡운동 등의 생명 현상을 비선형적 카오스(chaos) 이론 같은 물리적 원리로 설명할 때 유용하게 활용될 수 있다.]

## 2) 자율신경계와 투쟁-도피 반응

월터 캐넌은 유기체가 스트레스를 경험할 때 에피네프린, 노르에피네프린 같은 스트레스호르몬들이 분비되고, 이들의 작용으로 투쟁-도피 반응에서 나타나는 다양한 심리적, 생리적, 행동적 변화가 일어나, 위협에 맞서 싸우거나 도피할 수 있게 된다고 설명했다. 긴급한 상황에서 투쟁-도피 반응을 준비하는 것은 교감신경계다.

신경계는 해부학적 위치에 따라 중추신경계와 말초신경계(peripheral nervous system: PNS)로 구분된다. 중추신경계는 뇌(brain)와 척수(spinal cord)로 구성된다. 말초신경계는 두개골과 척추 밖에 있는 신경계로, 뇌에서 나오는 뇌신경(cranial nerve), 척수에서 나오

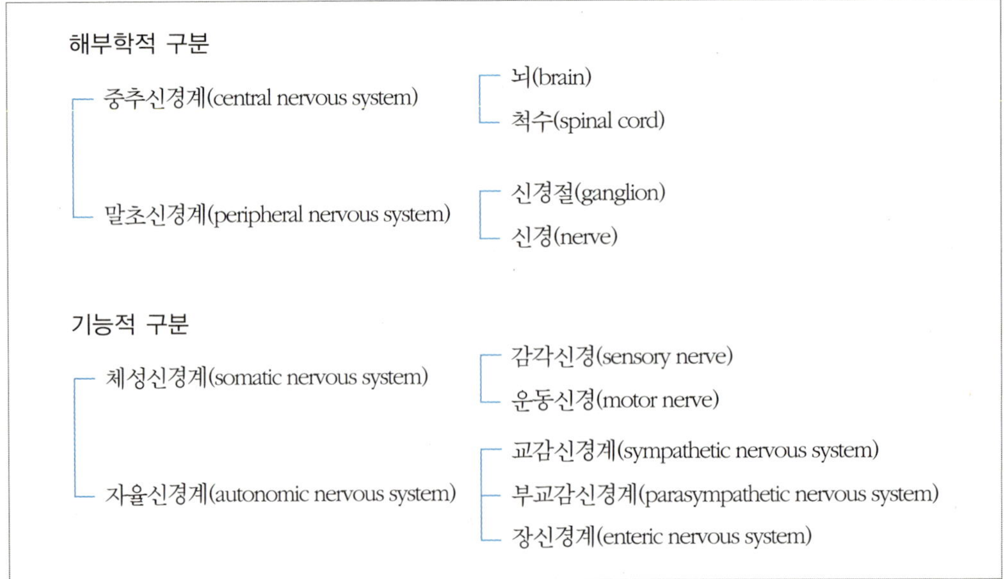


[그림 4-3] 신경계의 구분

는 척수신경(spinal nerve)과 이어진다.

신경계를 기능적으로 구분하면 체성신경계(somatic nervous system)와 자율신경계로 나눌 수 있다. 체성신경계는 대뇌를 포함한 중추신경계의 지배를 받는 신경계로, 감각기관에서 받아들인 자극을 중추신경계로 전달하는 감각신경과, 중추신경계의 명령을 골격근에 전달하여 운동을 일으키는 운동신경으로 구성되어 있다. 자율신경계는 대뇌가 아닌 간뇌, 연수, 척수의 지배를 받으며, 내장 기관, 혈관, 피부에 분포해 있다. 우리가 팔, 다리의 골격근을 의지대로 움직이거나 피부 자극을 의식할 수 있는 것은 체성신경계에 의한 것이며, 의식적 개입이 없이도 호흡, 혈압, 체온 같은 생리 기능이 조절되고 있는 것은 자율신경계에 의한 것이다. 즉, 자율신경계는 생체의 기능 가운데 의지대로 조절할 수 없는 불수의적이고 자동적인 기능을 담당하는 신경계다.

자율신경계는 교감신경계, 부교감신경계, 장신경계로 구분된다. [주: 장신경계는 소화기관에 분포하는 신경계다. 과거에는 부교감신경계의 일부로 분류하였으나, 최근에는 독립된 신경계로 다루고 있다. 장신경계에 대해서는 6장 2의 '2) 소화기계 질환'에서 설명한다.] 교감신경계와 부교감신경계는 서로 상반된 기능을 한다. 스트레스 상황에서는 교감신경계가 활성화되어 카테콜아민(catecholamine)류의 스트레스호르몬을 분비시켜 대응 활동을 준비한다. [주: 티로신(tyrosine)이라는 아미노산에서 유래한 신경전달물질들을 카테콜아민이라 한다. 에피네프린, 노르에피네프린, 도파민이 여기에 속한다.] 에피네프린과 노르에피네프린은 각각 아드레날린(adrenalin), 노르아드레날린(noradrenalin)이라 불리기도 하는데, 이들은 급성 스트레스 상태에서 분비되어 신체를 스트레스에 대응할 수 있는 상태로 신속히 준비시킨다. 부교감신경계는 교감신경계와 정반대의 생리적 작용을 한다. 주로 휴식 중이거나 수면 중일 때 활성화되어 생체를 수복하고 소화와 흡수를 돕고 에너지를 비축한다. 스트레스 반응은 교감신경계가 항진되어 나타나므로, 대부분의 스트레스 관리 기술들이 교감신경계의 흥분을 가라앉히고 부교감신경계를 활성화하여 심신을 이완하는 것을 목표로 한다.

교감신경계가 활성화되면 심리적 각성, 심장 수축 증가, 혈관 수축, 호흡 증가, 위장관계 활동 감소, 땀샘 확장, 피부 기모근의 수축, 동공 확장과 같은 생리적 변화가 나타난다. 따라서 스트레스 상태에서는 혈압이 상승하고 호흡이 가빠지며, 피부에서는 기모근의 수축으로 소름이 돋고 털이 곤두선다. 또한 타액 분비가 억제되어 입이 바짝 마르고 소화액 분비가 감소하며 소화관 근육이 긴장하여 음식물이 잘 소화되지 않고 쉽게 체한다. 또한 방광의 수축이 억제되어 배뇨량과 배뇨 횟수가 감소한다.

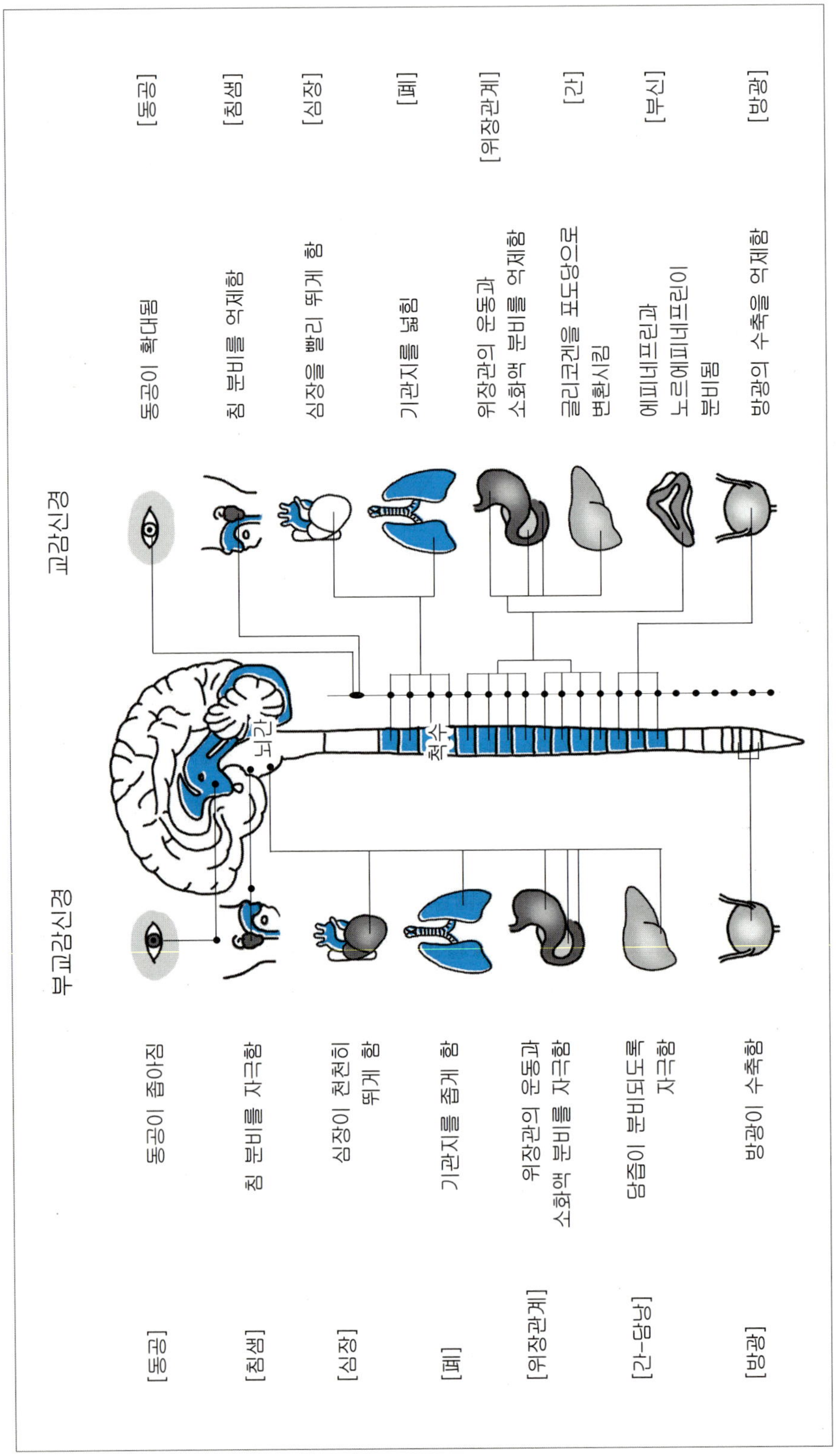

[그림 4-4] 자율신경계의 작용

신체는 생존을 위해 교감신경계를 더 쉽게 흥분시키는 교감신경 편향성(sympathetic bias)을 가지고 있다. 따라서 스트레스를 야기할 수 있을 만한 사건을 만나면 쉽게 교감신경계가 항진된다. 현대의 많은 질병들이 자율신경 불균형, 특히 교감신경계의 과도한 활동에서 비롯된다. 고혈압, 두통, 턱관절장애, 근육통, 소화 및 배변장애, 불안, 걱정, 주의력 결핍, 수면장애 등이 모두 그렇다.

뇌에서 교감신경을 조절하는 중추는 시상하부와 뇌간(brain stem)에 많이 분포되어 있다. 뇌간은 대뇌피질 밑에 있는 중뇌(mid brain), 교뇌(pons, 뇌교, 교), 연수(medulla)를 함께 일컫는 용어이며, 뇌간 아래로는 척수가 이어진다([그림 4-5] 참고). 뇌간에 있는 청반(locus ceruleus)은 노르에피네프린을 분비하는 교감신경계의 핵이다. 청반이 활성화되면 노르에피네프린을 통해 전해지는 신호가 위로는 뇌의 여러 부위로 전달되어 각성, 흥분, 불안 등의 변화를 일으키고, 아래로는 척수를 거쳐 말초의 교감신경계에 신호를 전달하여 투쟁-도피 반응에서 일어나는 일군의 전신적 변화를 유도한다.

투쟁-도피 반응은 대부분의 동물 종에서 관찰되는 생존 기제다. 그런데 사회적 집단을 이루고 생활하는 고등동물들은 진화하면서 새로운 스트레스 반응 기제들을 추가했다. 그중 하나는 남성보다는 여성에서 더 뚜렷이 나타난다. 여성은 폭력이나 지진 같은 위급 상황에 맞닥뜨리면 즉각 투쟁이나 도피를 시작하기보다는 가족이나 동료의 상태를 확인하고 주변에 도움을 구하며, 심지어 모르는 사람들에게도 다가가 서로 의지하고 보살피는 행동을 한다. 셜리 테일러(Shelly Taylor) 등은 투쟁-도피 반응과 대비되는 이 반응을 '보살핌-친교형성 반응(tend and befriend response)'이라 명명했다(Taylor et al., 2000). 투쟁-도피 반응을 구성하는 전령물질은 에피네프린과 노르에피네프린이고, 보살핌-친교형성 반응을 일으키는 전령물질은 옥시토신이다. 옥시토신은 출산 시 자궁을 수축시키는 호르몬으로 잘 알려져 있는데, 한편으로는 자녀와 애착을 형성하고 모성행동을 일으키며, 인간관계에서 신뢰감, 안정감, 평안감을 느끼게 하는 물질이기도 하다. 옥시토신 기능에 결함이 있는 동물에서는 친밀감 형성이나 짝 결속 같은 사회적 행동에 장애가 일어난다.

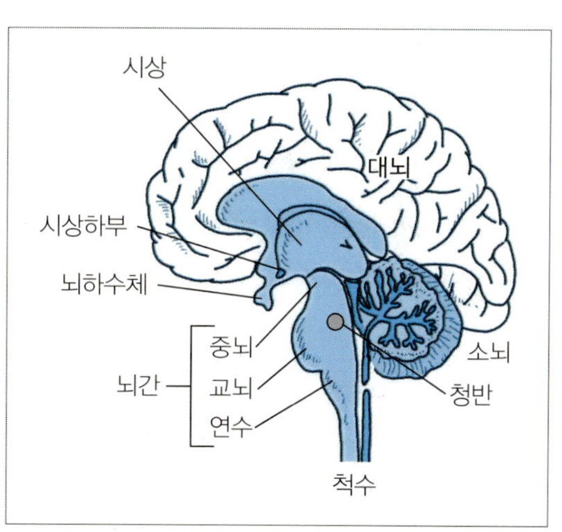

[그림 4-5] 시상, 시상하부, 뇌하수체, 뇌간의 위치

## 3) 스트레스 반응의 두 경로

자율신경계의 카테콜아민 분비로부터 시작되는 스트레스 반응은 신속한 신체적 대응을 준비시킨다. 한편으로는 스트레스의 원인이 즉시 제거되지 않고 상황이 지속될 경우를 대비하여, 내분비계가 코르티솔이라는 호르몬을 분비하며 장기적 저항을 준비한다.

코르티솔은 부신의 껍질인 부신피질에서 생산되는 부신피질호르몬의 일종이다([그림 4-6] 참고). 카테콜아민이 스트레스 상황을 통제할 수 있는 능력을 준비한다면, 코르티솔은 스트레스의 원인을 통제할 수 없는 상황에서 오래 견딜 수 있도록 신체의 대사 기능을 비상 상태로 전환시킨다. 비유하자면, 교감신경계는 즉각적인 전방의 전투력을 공급하고, 내분비계는 후방에서의 지원과 보급을 통해 전쟁 상황에 오래 버틸 수 있는 저항력을 공급한다. 이처럼 생리적 스트레스 반응은 자율신경계와 내분비계가 담당하는 두 가지 경로가 주축이 되어 구성된다.

무인도 근처에서 좌초하여 침몰 중인 어선의 선원을 예로 들어 보자. 생사의 기로에 있는 위급 상황에서 선원은 신속히 배를 탈출한 다음, 온 힘을 다해 무인도로 헤엄쳐 간다. 이 과정은 교감신경계에 의해 지원된다. 그런데 무인도에 무사히 도착한 후에도 스트레스 반응은 종료되지 않는다. 언제 구조될지 알 수 없는 상황에서 최대한 오래 버틸 수 있도록 준비하는 것이 내분비계의 코르티솔이다. 코르티솔은 손상된 신체의 수복, 면역세포의 침입자 감시와 제거, 성장 및 생식 기능처럼 생존에 긴급하지 않은 일들은 차

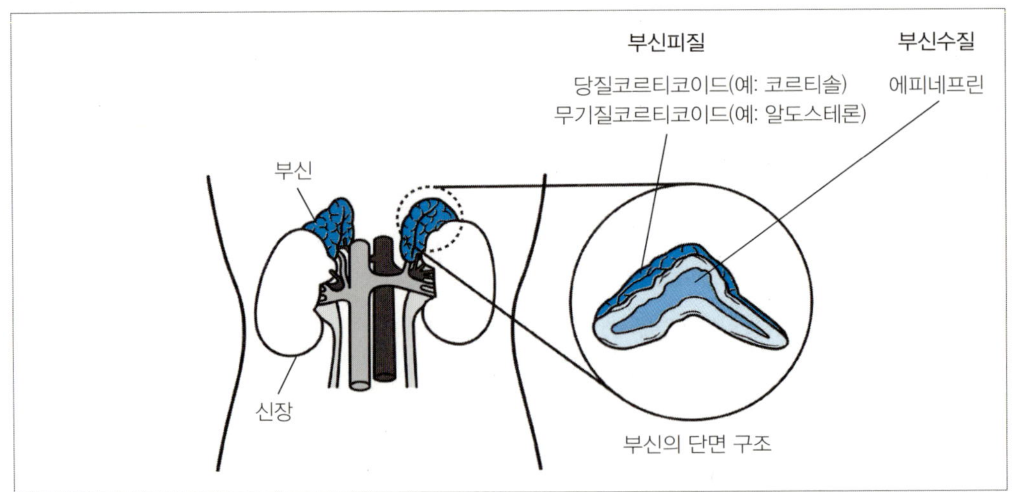


[그림 4-6] 부신과 부신호르몬

**표 4-1 스트레스 반응의 두 가지 경로**

| 기관 | 시상하부-교감신경-부신수질 (SAM축) | 시상하부-뇌하수체-부신피질 (HPA축) |
|---|---|---|
| 작용경로 | 교감신경계 | 내분비계(혈관) |
| 전령물질 | 에피네프린, 노르에피네프린 | CRH, ACTH, 코르티솔 |
| 전령물질 분비기관 | 부신수질(에피네프린),<br>교감신경계 신경말단(노르에피네프린) | 시상하부(CRH)<br>뇌하수체(ACTH)<br>부신피질(코르티솔) |
| 반응속도 | 즉각적 | 점차적 |
| 반응목적 | 신속한 대응 태세 준비 | 상황에 견디는 저항 태세 준비 |
| 개체 차원의 대응 형태 | 능동적 대응 | 수동적 저항 |

후로 미루고, 당장 시급한 생체 작용에만 자원과 에너지를 조달한다. 이러한 변화는 단기적으로는 생존에 도움이 되지만, 만성화되면 신체 조직과 기능을 손상시킨다. 특히 면역기능의 약화로 인해 각종 질병에 취약해진다.

자율신경계의 스트레스 반응 경로는 시상하부에서 시작되고 교감신경망을 경유하여 부신수질로 이어진다. 이 반응 축을 시상하부-교감신경-부신수질 축, 즉 SAM축이라 한다. SAM축과 함께 시상하부에서 시작되지만, 내분비 기관인 뇌하수체를 경유하여 부신피질로 이어지는 반응 축이 시상하부-뇌하수체-부신피질 축, 즉 HPA축이다. SAM축에서 만들어지는 전령물질은 에피네프린, 노르에피네프린 등 카테콜아민이고, HPA축에서는 최종적으로 코르티솔이 만들어진다.

카테콜아민과 코르티솔 모두 스트레스 반응에 필요한 에너지를 신체 조직에 공급하기 위하여, 간과 근육에 저장되어 있던 글리코겐(glycogen)을 포도당으로 전환한 후 혈류로 방출시켜 혈당을 높이고, 지방산을 유리하여 혈중 지방산 농도를 증가시킨다. 급성 스트레스 상황에서 분비되는 카테콜아민은 면역기능도 상승시킨다. 이상의 변화들은 위급 상황에 대처하는 데 필요한 에너지를 즉각 공급하기 위한 것이지만, 생리적으로는 매우 고비용을 요구하는 것이다. 예를 들어, 에피네프린 분비가 증가하면 말초혈액 안에 NK 세포, 호중구, 단핵구 등의 면역세포가 증가하는데, 이는 마치 전쟁이 발발했을 때 군병력이 급증하는 것과 같다. 증가한 병력을 유지하려면 막대한 국방비를 지출해야 하고, 이는 국가적으로 큰 부담이 된다. 따라서 신체는 급성 스트레스 반응을 제어하는 기제를 작동시킨다. 이 기제의 중심에는 코르티솔이 있다. 코르티솔의 기능 중 하나는 여러 방식으로 면역기능을 억제하는 것이다. 따라서 스트레스가 장기화되어 코르티솔 분비가 지속되면 면역기능은 점차 손상된다.

### 4) 급성 스트레스와 만성 스트레스

스트레스는 지속 시간에 따라, 단기적으로 진행되는 급성 스트레스, 장기적으로 진행되는 만성 스트레스로 나눌 수 있다. 이들이 심신에 미치는 영향은 동일하지 않으므로 건강과 질병에도 다른 결과를 초래한다. 급성 스트레스에서는 교감신경계가 주로 작용하여 카테콜아민들이 정신적 각성과 신체의 에너지 수준을 높이며, 만성 스트레스에서는 코르티솔이 주도적으로 기능하여 심신의 자원과 에너지를 조절한다.

위협보다는 도전으로 인식되는 긍정적 스트레스에서도 급성 스트레스에서와 같이 교감신경계의 항진이 나타난다. 반면 부정적 정서를 동반하는 상황일수록 코르티솔이 많이 분비된다. 겉보기에는 사소한 일이라도 지속되거나 반복되고 일상에 근심거리들이 많으면 혈중 코르티솔 농도가 계속 높게 유지된다. 따라서 하찮더라도 늘 지속되는 스트레스가 갑자기 벌어지는 커다란 생활사건보다 더 해로울 수 있다. 예를 들면, 육아나 가사 부담, 경제적 어려움, 출퇴근길의 도로 정체 같은 일상의 사소한 일들이 사고, 사별 같은 주요 생활사건보다 심신에 미치는 악영향이 더 크다. 이와 관련하여, 이혼 후 홀로 자녀를 부양하면서 집에서 먼 직장으로 통근을 하며 단순 노동을 하는 40대 여성의 스트레스가 다른 비교 집단보다 높다는 보고가 있었다. 이들은 매일 고도의 심리적 긴장을 일으키는 상황에 당면하거나 삶의 중대한 변화를 반복적으로 경험하지는 않지만, 가사, 양육, 경제적 곤란, 통근의 어려움 등이 지속적인 스트레스 요인으로 작용하여 혈중 코르티솔 농도가 항상 높다. 그 결과 만성질환, 감염성 질환, 악성종양의 위험이 높고, 우울 및 불안을 겪을 가능성도 크다. 심신의 에너지가 점차 고갈되면 사소한 스트레스에 대한 대응 능력도 떨어지고 스트레스성 자극에 대한 민감성은 증가하여 스트레스의 피해가 점점 커지는 악순환에 놓이게 된다.

### 5) 일반적응증후군

한스 셀리에는 스트레스원의 종류가 무엇이든, 유기체는 그것에 대응(적응)하기 위하여 생리적으로 비특이적(일반적)인 스트레스 반응을 일으킨다고 하고, 그러한 이유로 스트레스 반응을 일반적응증후군이라 명명했다.

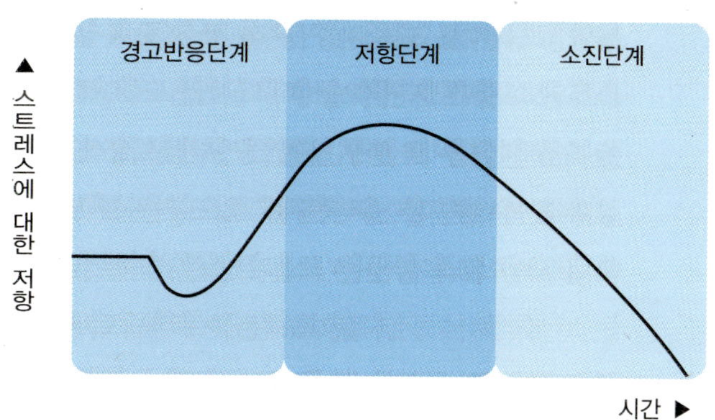


[그림 4-7] 일반적응증후군의 3단계

일반적응증후군은 경고반응단계(stage of alarm reaction), 저항단계(stage of resistance), 소진단계(stage of exhaustion)의 3단계로 진행된다. 경고반응단계에서는 교감신경계가 활성화되어 즉각적인 생리적 반응을 개시하는데, 이 반응은 앞에서 투쟁-도피 반응으로 설명한 것이다. 이어지는 저항단계는 스트레스에 견디는(적응하는) 단계로, 부신피질호르몬(코르티솔)이 중심적인 역할을 한다. 이 단계는 외적으로는 정상처럼 보이지만 내적으로는 정상이 아닌 소위 '적응의 질병'을 겪는 단계다. 면역계의 저항 능력이 감소되어 크고 작은 감염증에 취약해지고 만성질환의 위험이 증가한다. 저항단계에서도 스트레스원이 사라지지 않고 저항력마저 고갈되면 소진단계로 들어간다. 소진단계에서는 심신의 손상으로 인한 질병이 나타나며 심하면 사망에 이를 수 있다. 이 3단계를 경계 근무 중에 적의 포격을 받은 군인에 비유하여 설명할 수 있다. 포격 직후, 군인은 신속히 전투태세를 갖추고 교전을 시작한다. 이것이 1단계인 경고반응단계에 해당한다. 이후 대치 상황이 이어지면서 저항단계에 들어선다. 그런데 이 군인은 무한정 계속해서 적군과 대치할 수는 없다. 군인이 지치기 전에 적이 제압되거나 다른 군인들의 지원이 이어지지 않는다면, 결국 무기와 에너지가 소진되어 더 이상 싸울 수 없는 상황이 된다. 이것이 소진단계다.

일반적응증후군 이론의 핵심은 스트레스가 지속되면 면역기능이 저하되고 신체에 각종 장애가 발생할 수 있다는 것과 그 원인은 부신피질에서 분비되는 호르몬, 즉 코르티솔이라는 것이다. 셀리에는 스트레스 반응의 결과로 부신의 비대, 흉선과 림프절의 위축, 위・십이지장의 소화성 궤양이라는 3대 증상이 일어날 수 있다고 설명했다. 부신은 스트레스호르몬들을 분비하는 장기이고 흉선과 림프절은 면역계의 중요한 요소이며 소화성 궤양은 스트레스가 주요 위험인자로 알려진 질병이다.

일반적응증후군 이론은 스트레스 반응 중 생물학적 공통성을 갖는 부분만을 설명한다. 그런데 스트레스원의 종류와 무관하게 스트레스 반응이 동일하게 일어난다든가, 어느 유기체에서나 동일한 양상으로 스트레스 반응이 진행된다는 설명은 분명히 한계가 있다. 모든 스트레스 상황에서 항상 같은 반응을 한다면 적응적이라 할 수 없다. 생리적 스트레스원만 보더라도 추위, 기근, 과로 등 수많은 스트레스가 있고, 각 상황에서 신체에 요구되는 적응적 반응은 동일하지 않다. 투쟁을 해야 하는 상황과 도피를 해야 하는 상황도 똑같은 심신의 변화를 일으키지는 않는다. 예를 들면, 비록 노르에피네프린과 에피네프린이 투쟁 반응과 도피 반응 모두에서 동시에 분비되기는 하지만, 투쟁 상황에서는 노르에피네프린 활성도가 상대적으로 높아져서 근육 긴장, 혈압 상승, 집중력 강화 같은 공격과 대응 준비 상태를 만들고, 도피 상황에서는 에피네프린이 더 많이 분비되어 심박수 증가, 혈당 상승, 에너지 공급 증가와 같이 도피에 필요한 에너지의 전신적 동원을 준비한다. [주: 노르에피네프린은 분노, 공격성, 경계심과 더 관련이 깊고, 에피네프린은 공포, 불안, 도피와 더 관련이 깊다.]

게다가 일반적응증후군 이론은 개체마다 상이하고 상황에 따라서도 가변적인 심리적 과정을 고려하지 않고 있다. 1950년대 이후, 셀리에의 이론은 심리적 과정의 중요성, 스트레스원의 특성, 개체가 놓인 환경, 각 개체의 기질적 차이 등을 연구한 학자들에 의해 보완되었다. 셀리에 역시, 초기 연구에서 제시한 일반적응증후군의 기본 틀은 계속 유지하면서도 점차 심리적 요인의 영향을 인정하고 적응의 기제에 대한 해석을 확대, 발전시켰다.

## 2. 중추신경계와 스트레스 반응

모든 생명체는 생체 안팎의 변화와 자극을 지속적으로 감지하고 그에 따라 적절한 반응을 구성하여 내부의 환경을 유지하지 않으면 생명을 지속할 수 없다. 스트레스성 자극은 감각기관을 통해 입수되어 중추신경계로 전달된다. 중추신경계는 자극을 분석한 후 자율신경계와 내분비계를 통해 신체의 각 기관에 필요한 반응을 일으키고, 마음과 행동에도 대응을 위한 변화를 만든다. 이 과정에는 의식적인 부분도 있지만 대부분은 우리가 깨닫지 못하는 사이에 무의식적으로 진행된다.

의식적 과정이든 무의식적 과정이든 정보의 수집, 분석과 반응 형성에는 신경계의 최고위 중추인 뇌가 중심에 있다. 그중에서도 변연계(limbic system)의 편도체는 수집된 정보에 감정적 채색을 함으로써 스트레스 반응 여부를 결정하며, 간뇌의 시상하부는 편도체에서 만들어진 정서 신호를 생리적 신호로 변환시켜 스트레스 반응을 개시한다.

## 1) 스트레스 반응의 구성

1960년대에 폴 맥린(Paul MacLean)이 제안한 '삼위일체 뇌 이론(triune brain theory)'에서는, 인간의 뇌를 진화 과정에서 단계적으로 형성된 세 개의 층으로 구분한다(MacLean, 1990). 가장 먼저 형성된 층은 뇌의 아랫부분으로, 척수와 연결되는 뇌간이다. 뇌간을 파충류의 뇌라고도 하는데 이곳은 호흡, 배설, 혈류, 체온과 같이 생명 유지와 관련된 필수적 기능을 담당한다. 뇌간 위에는 대뇌의 안쪽인 구피질과 그 주변의 구조물들로 이루어진 변연계가 있다. 포유류의 뇌라 불리는 변연계는 정서를 형성하는 곳이다. 변연계 위의 대뇌피질은 가장 최근에 만들어졌기 때문에 신피질이라 한다. 이곳이 바로 인간을 인간답게 만드는 인간의 뇌, 이성의 뇌다.

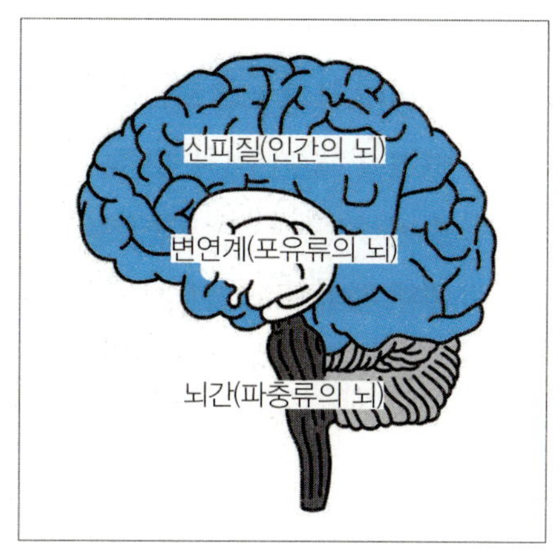


[그림 4-8] 삼위일체 뇌

대뇌 변연계와 뇌간 사이에는 간뇌가 있다. 간뇌는 대뇌피질에 전달될 온갖 감각정보를 모으고 분배하는 시상(thalamus)과 자율신경 · 내분비 · 내장 기능을 조절하는 시상하부를 합쳐 이르는 것이다. [그림 4-9]에 간뇌와 변연계 구조물의 위치가 표시되어 있다. 시상하부의 일부는 변연계에 포함되기도 한다.

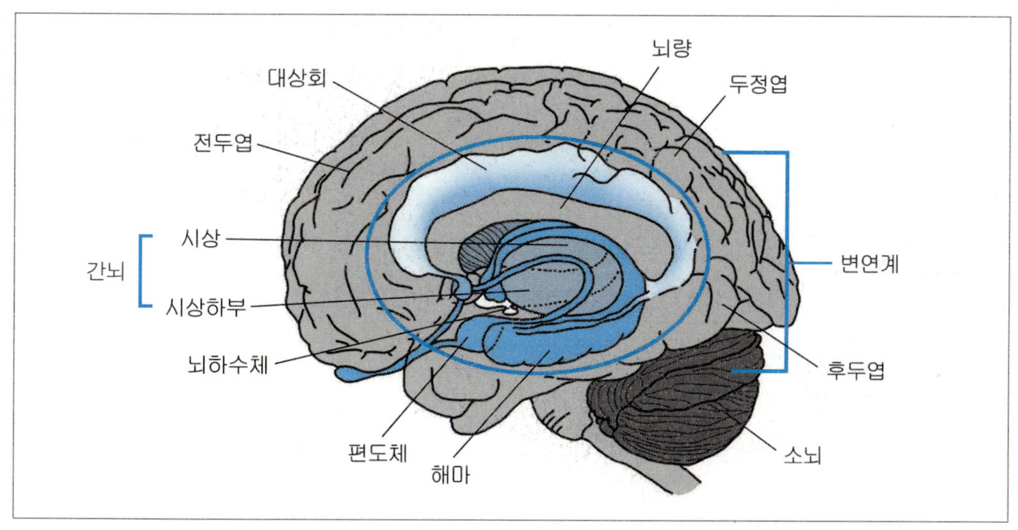


[그림 4-9] 대뇌피질과 변연계

스트레스 반응의 두 경로인 자율신경계의 SAM축과 내분비계의 HPA축은 모두 시상하부에서 시작된다. 시상하부로 하여금 스트레스 반응을 개시하도록 만드는 신호는 정서를 만드는 변연계로부터 제공된다. 변연계는 기억을 관장하는 해마(hippocampus), 정서를 처리하는 편도체, 감정과 보상을 매개하는 통로인 대상회(cingulate gyrus) 등을 포함한다. [주: 대상회의 앞쪽을 전대상회(anterior cingulate cortex: ACC)라 한다. 전대상회는 해부학적으로 변연계와 전두엽을 연결하는 부위이고, 실제로도 감정과 인지를 통합하는 허브 역할을 한다. 한마디로, 느끼는 뇌와 생각하는 뇌를 잇는 다리라고 할 수 있다.] 변연계는 과거의 경험을 토대로, 현재 입수된 자극을 해석하고 그에 따라 정서를 발생시킨다. [주: 변연계에서 일어나는 해석은 신피질에서 수행되는 것과 같은 의식적 과정이 아니라 무의식적 과정이다.] 그 중심에 있는 편도체는 불안, 분노, 공포 같은 부정적 정서를 생성하는 데 특화되어 있다.

대뇌 신피질은 추론, 계획, 문제 해결 등의 고차원적 사고, 언어 처리, 감각정보의 분석 및 해석, 의식적인 신체 운동 조절, 정서 조절 등을 담당한다. 신피질은 부위별로 전두엽, 두정엽, 후두엽, 측두엽, 뇌섬엽(섬피질)으로 나눈다. [주: [그림 4-15]와 〈글상자 4-3〉의 그림을 참고하라.]

전두엽은 사고력, 창조력, 예측력 등 고차원적 기능을 통합하는 동시에, 변연계에서 형성되는 원초적 정서를 의식적으로 조절하는 역할도 한다. 신체의 외부에서 기원한 물리적 자극, 신체 내부에서 일어나는 감각, 생각과 감정의 생성 및 소멸 같은 심리적 자극들은 전두엽에서 의식적으로 해석된다. 전두엽에서 해석된 정보는 변연계로 전달되는데, 변연계는 그 정보에 정서를 부여한다. 길을 가다가 갑자기 벌어진 범죄를 목격하면, 그 시각정보는 시상을 거쳐 후두엽의 시각중추에서 처리된 다음 전두엽으로 전달되는데, 전두엽에 정보가 도착해야 우리는 범죄가 발생했다는 사실을 의식할 수 있다. 전두엽은 즉시 변연계로 그 정보를 전달한다. 전두엽으로부터 정보를 전달받은 변연계의 편도체가 흥분하면서 두려움, 불안, 공포 같은 정서가 발생한다. 편도체에서 발생한 정서 신호는 자율신경·내분비 반응, 정신적 각성과 흥분, 놀란 표정과 경악 반응(startle response) 등을 담당하는 뇌의 각 영역들로 전달된다. SAM축, HPA축이 가동되고 투쟁, 도피 등의 행동 반응이 시작되는 것이다.

SAM축과 HPA축이 시작되는 시상하부와 더불어, 뇌간의 교감신경 중추인 청반은 스트레스 반응을 일으키는 데 핵심 역할을 한다. 청반에서 출발하는 노르에피네프린 신경망은 뇌에도 넓게 퍼져 있으므로, 청반이 활성화되면 여러 뇌 영역이 동시에 노르에피네프린 신호를 전달받아 스트레스라는 위급 상황에 대한 대응에 나선다.

시상하부와 청반은 서로를 자극한다. 시상하부는 CRH를 분비하여 HPA축을 가동시키기도 하지만, 청반의 노르에피네프린 신경세포도 직접 활성화하여 노르에피네프린 분비를 촉진한다. 역으로 청반에서 분비한 노르에피네프린은 시상하부에 작용하여 CRH 분비를 증가시킨다.

## 2) 스트레스 자극의 전달 경로

인간은 이성의 동물이기 이전에 가장 감정적인 동물이다. 다른 동물도 감정을 가질 수는 있으나 인간처럼 다채롭고 복잡한 감정의 레퍼토리를 가지고 있지는 않다. 감정과 정서는 유사한 의미로 사용되지만 감정은 정서에 동반되는 심리적 경험이다. 정서에는 감정 외에도 종(種) 특유의 행동과 생리적 변화가 동반된다. 예를 들면, 개에서는 분노라는 정서가 으르렁거리는 종 특유의 행동과 교감신경계의 흥분에 따른 생리적 반응을 동반한다. 사람은 정서 반응에서 감정적 성분이 가장 현저하게 의식되므로 감정이 곧 정서인 것처럼 느낀다.

인지가 먼저 만들어지는가, 정서가 먼저 만들어지는가? 위험하다는 생각이 심장을 빨리 뛰게 하는가, 심장이 빨리 뛰는 것이 위험하다는 생각을 하게 하는가? 이 문제들은 심리학과 생리학 모두에서 오랜 논쟁거리였다. 미국 심리학의 아버지라 불리는 윌리엄 제임스(William James)와 생리학자 월터 캐넌도 신체적 변화가 먼저인지 정서적 경험이 먼저인지를 두고 서로 다른 견해를 피력했다. 제임스는 신체 변화가 먼저 일어나고 그 신체 변화에 대한 정보가 대뇌에 전달되어 감정 경험을 하게 된다고 했지만, 캐넌은 어떤 상황에 처했을 때 신체 변화와 감정 경험이 동시에 일어난다고 설명했다. 스탠리 샤크터(Stanley Schachter)는 생리적 변화가 있으면 정서가 느껴지며 그 정서의 종류는 상황에 대한 인지적 해석에 따라 결정된다고 보았다. 이를 인지 우선성 가설(cognitive primacy hypothesis)이라 한다. 반면 로버트 자이언스(Robert Zajonc)는 정서는 인지와 무관하거나 인지보다 먼저 일어난다는 정서 우선성 가설(affective primacy hypothesis)을 제안했다. 요컨대, 인지 우선성 가설에서는 자극이 무엇인지를 알아야 정서가 결정된다고 보고, 정서 우선성 가설에서는 정서적 반응은 인지적 판단이 이루어지기 전에 신속하고 자동적으로 활성화될 수 있다고 본다. 현대의 스트레스 연구자들은 이 두 주장 모두 그릇되지 않음을 알고 있다.

피험자들에게 "슬픈 표정을 지으라"와 같이 특정 정서를 느낄 때의 표정을 지으라고

요청하지 않고, "미간 사이를 좁히고 입꼬리를 내리라"처럼 직접 안면근육을 움직여서 표정을 만들게 하면, 피험자들은 슬픈 얼굴처럼 만들어진 표정에서는 슬픔을, 행복한 얼굴처럼 만들어진 표정에서는 행복감을 보고한다. 뇌간의 특정 부위를 자극받은 사람은 이유 없는 슬픔을 느끼고, 이어서 그 슬픔에 어울리는 생각을 떠올려 낸다. 척수가 손상되어 신체에서 일어나는 변화를 거의 느낄 수 없게 되면 강한 정서도 경험하지 못한다. 이러한 사실들은 신체 변화가 감정을 만들고 감정이 인지를 만든다는 주장을 뒷받침한다. 그러나 우리는 사랑하는 사람과의 이별을 생각할 때 슬픔이라는 감정이 일어나고 그에 따라 눈물이 흐르는 신체적 변화가 나타나는 것도 일상적으로 경험한다. 인지가 정서를 만들고 그 정서에 해당하는 신체 반응이 일어난다는 것도 부정할 수 없는 사실이다. 실제로 신경계는 이 두 방향의 경험을 지원하는 시스템을 모두 갖추고 있다. 이것은 스트레스라는 상황에 대해서도 그대로 적용된다.

생리적 스트레스 반응 개시 여부를 결정하는 편도체는 두 가지 경로로 정보를 입력받는다. 범죄 현장을 목격한 사람의 경우처럼, 어떤 자극이 감각피질(시각자극의 경우는 후두엽의 시각피질)에서 처리되고, 그 자극에 대한 해석이 전두엽에서 이루어지면, 전두엽은 즉시 편도체에 신호를 보내 편도체를 흥분시킨다. 그 결과 불안, 분노, 공포와 관련된 정서 반응이 일어난다. 그런데 편도체는 대뇌 신피질에서 의식적으로 처리된 정보만 받는 것이 아니다. 우리가 의식하지 못하는 사이에도 편도체는 신체 안팎에서 들어오는 감각정보를 받고 그 정보에 반응한다. 신피질의 여러 곳을 경유한 후에 들어오는 정보는 이보다 나중에 편도체에 도착한다.

범죄 현장에 대한 시각적 정보는 모든 감각정보의 중간 경유지인 시상을 거쳐 후두엽의 시각중추로 전해지고, 그 후 전두엽에서 해석된 다음 변연계의 편도체로 전달된다. 이 경로에 의해서는 시상, 신피질(후두엽, 전두엽), 편도체 순서로 뇌가 활성화되어야 하는데, 실제로는 후두엽의 시각중추가 활성화되기 훨씬 전에 편도체가 먼저 반응한다. 이것은 감각정보가 시상에서 편도체로 바로 전달되는 짧은 경로, 즉 시상-편도체 경로가 있기 때문이다.

우리가 무엇인가 보았다는 것을 의식할 수 있는 이유는 그 정보가 전두엽을 거치는 긴 경로로 처리되었기 때문이다. 짧은 경로로 처리되는 정보는 의식되지 않지만, 그 정보들도 정서 반응을 일으킨다. 지극히 짧은 시간 동안만 제시되어서 의식적 지각이 불가능한 역치하 자극(subliminal stimulus)에 대해서도 편도체가 공포 반응을 일으킬 수 있는 것은 시상-편도체 경로라는 짧은 경로가 작동하기 때문이다. [주: 인간은 1/30초 정도의 매우 짧

**표 4-2 편도체에 스트레스 자극을 전달하는 두 가지 경로**

1. 긴 경로: 느리지만 정확하다.
스트레스성 자극 → 감각기관 → 시상 → 대뇌피질의 감각중추 → 전두엽 → 편도체 → 시상하부
[예] 시각적 자극 시각기관 정보중계 후두엽의 시각중추 인지적 해석 정서적 해석 생리적 반응

2. 짧은 경로: 신속하지만 부정확하다.
스트레스성 자극 → 감각기관 → 시상 ——————————————→ 편도체 → 시상하부

은 순간만 제시된 자극을 의식하지 못한다. 이를 역치하자극 또는 잠복 자극(masked stimulus)이라 한다. 공포, 혐오 등의 정서를 일으킬 수 있는 시각자극을 의식적으로는 지각할 수 없을 정도로 매우 짧은 시간 동안만 피험자들에게 제시하면, 피험자들은 자신이 무엇을 보았는지 모르지만 편도체는 활성화된다. 맹인들이 앞에 있는 장애물을 피해서 걷거나 움직이는 사물에 반응하는 현상을 맹시(blind sight)라 한다. 맹시는 시각정보를 받아들이는 망막의 기능은 손상되지 않았으나 시각정보를 처리하는 신피질이 손상되었을 때 나타날 수 있다. 그러한 손상이 있더라도 망막에서 시신경을 거쳐 유입된 정보는 시상-편도체 경로로 편도체를 활성화시켜 정서 반응을 일으킬 수 있다. 이들도 역치하자극의 피험자들처럼, 낯 뜨거운 사진을 보면 얼굴이 붉어지고 심박동이 증가하지만 자신이 무엇을 보았는지는 알지 못한다.]

시상-편도체 경로는 정확성은 낮지만 신속한 반응을 일으키고, 시상-신피질-편도체 경로는 느리지만 자극을 세부적으로 처리하여 정확한 반응을 구성한다. 홀로 밤길을 가는데 길 앞 모퉁이에서 불쑥 검은 그림자가 나타나는 경우를 상상해 보자. 우리는 그것이 무엇인지 판단하기 전에, 더 정확히 말하면 무엇인가 보았다는 것을 인식조차 하기 전에, 반사적으로 뒤로 물러선다. 그 그림자가 마중 나온 가족이었음을 알게 되는 것은 이미 심장이 두방망이질을 하고 머리카락이 쭈뼛 서고 온몸의 근육이 긴장한 후의 일이다. 그러나 가족이라는 것을 깨달으면 공포 반응은 신속히 진정된다. 이것은 전두엽이, 범죄 현장을 목격한 예에서 설명한 것처럼 변연계를 흥분시키기도 하지만, 반대로 그 흥분을 진정시킬 수도 있음을 의미한다.

이상의 내용은 매우 중요한 두 가지 사실을 알려준다. 첫째는 스트레스 반응은 우리가 의식하지 못하는 사이에도 일어날 수 있다는 것인데, 사실상 대부분의 스트레스 반응은 이런 식으로 일어난다. 사고, 판단, 상상을 할 수 없는 동물들도 스트레스 반응을 한다는 사실을 고려하면 이는 지극히 당연한 것이다. 스트레스 반응은 본래 생존 반응이며,

포유류의 뇌인 변연계에서 만들어진다. 다른 동물들이 그러하듯이 인간에게도, 위험하다는 인지적 판단이 아니라 불안하거나 두렵다는 정서에 의해서 스트레스 반응이 시작된다. 그러나 인간의 경우에는 전두엽에서 일어나는 판단과 해석이 그 반응을 제어할 수 있다. 두 번째 사실이 바로 이것이다. 인간은 의식적인 노력으로 스트레스 반응을 조절할 수 있다.

### 3) 전두-변연 연결과 스트레스 반응 제어

전두엽과 변연계 사이에는 전두-변연 연결(fronto-limbic connection)이라는 신경망이 있고, 이를 통해 전두엽과 변연계는 양방향으로 정보를 소통한다. 전두엽의 활동도 변연계로 전달되고, 변연계에서 일어나는 일도 전두엽으로 전달된다는 뜻이다.

긴 경로를 통해서든 짧은 경로를 통해서든, 일단 편도체가 흥분하면 즉각적으로 전신에 스트레스 반응이 일어난다. 편도체의 흥분 신호가 HPA축과 SAM축을 작동시키는 시상하부뿐 아니라 전두엽을 포함한 뇌의 다른 부위들로도 즉시 전해지기 때문이다. 그런데 투쟁-도피 반응에서 일어나는 심박수 상승, 호흡 증가, 근육 긴장 같은 변화는 편도체에 또다시 스트레스 신호로 입수되고, 흥분한 편도체의 신호를 받은 전두엽에서는 불안, 분노와 관련된 부정적 사고가 진행되면서 다시 편도체를 자극한다. 이처럼 편도체는 우리가 전혀 의식하지 못하는 사이에 신체 안팎에서 정보를 받아들여 스트레스 반응을 일으킬 수 있고, 그 반응은 역시 우리가 의식하지 못하는 사이에 내부에서 계속 증폭된다. 그렇다면 우리는 어쩔 수 없이 스트레스의 희생자가 되어야만 하는 것인가? 그렇지 않다.

무의식적으로 진행되고 있는 변연계의 활동은 전두엽의 의식적 개입으로 제어될 수 있다. 의식적 개입이란 현재 자신 안에서 진행되고 있는 정서 반응, 곧 자신의 감정 상태나 근육 긴장, 심장 박동, 호흡 같은 신체 상태 등을 알아차리는 것을 말한다. 단지 "나는 지금 화를 내고 있다" "호흡이 거칠다"라는 자각이 정말로 스트레스 반응을 조절할 수 있는가?

어떤 기술이 완전히 몸에 익어서 말 그대로 '기계적으로' '자동적으로' 능숙하게 해내는 숙련가가 그 기술을 의식적으로 주의를 집중해서 하려고 하면 평소처럼 되지 않고 오히려 실수가 많아진다. 이를 지네의 딜레마(the centipede's dilemma)라 한다. [주: 수많은 발들을 질서 있게 움직여 물 흐르듯 걷는 지네가, 발들의 움직임을 의식하며 걸으려 하자 발들이 서로 꼬이고 얽혀 제대로 걸을 수 없었다는 내용의 동화에서 유래한다.] 기계 조작, 악기 연주 같은 무의식적 유능성은 대뇌피질 밑에 있는 기저핵(basal ganglia)이나 소뇌에서 처리되는데 전두엽에서 개입하면, 즉 그 행동을 의식화하려 하면 간섭이 일어나기 때문이다. 정서 또한 변연계에서 무의식적으로 일어나는 활동이며, 전두엽에서 이를 의식화하면 변연계는 간섭을 받는다.

정서 훈련, 마음챙김명상(mindfulness meditation), 글쓰기 등의 심신요법들은 전두-변연 연결을 강화하고 변연계의 활동을 조절하는 전두엽의 기능을 계발하여 스트레스 반응을 제어할 수 있는 능력을 향상시킨다. [주: 변연계의 활동을 조절하는 전두엽의 영역에 대해서는 4장 5의 '2) 정서의 신경생리학적 의의'를 참고하라.]

### 4) 스트레스와 신경가소성

흔히 인간의 마음을 소프트웨어에, 뇌를 하드웨어에 비유하곤 한다. 컴퓨터는 소프트웨어를 업데이트한다고 해서 하드웨어까지 업그레이드되지는 않는다. 그러나 인간의 경우에는 마음의 변화가 뇌의 변화를 수반한다. 뇌는 마음을 몸으로 일으키고 행동을 형성하는 곳이지만, 몸과 마음의 경험 양식들은 뇌를 변화시킨다. 어쩌면 뇌는 인간의 의지와 노력으로 구조와 기능을 변화시킬 수 있는 유일한 장기다.

인간의 신경세포는 대부분 태아기에 생성된다. 출생 시 신경세포의 수는 약 1,000억 개에 이르며, 출생 후에는 수가 거의 늘어나지 않는다. 뇌의 기능은 단순히 신경세포 숫자의 많고 적음이 아니라, 신경세포들이 얼마나 효율적으로 연결되는가에 달려 있다. 신경세포들이 서로 연결되는 부위를 시냅스(synapse)라 하는데, 시냅스의 형성도 태아기에 시작되지만 출생 직후부터 폭발적으로 증가한다. 생후 2~3세 무렵에는 시냅스 수가 최대에 이르러 성인의 약 2~3배까지 증가한다. 하지만 이후부터는 사용하지 않는 시냅스가 제거되는 시냅스 가지치기(pruning)가 일어난다. 이는 뇌의 효율성을 극대화하고 환경에 적응한 최적의 신경망을 구축하기 위한 것이다. 중요한 점은, 불필요한 시냅스는 제거되지만 필요한 시냅스는 더욱 강화된다는 것이다.

어떤 시냅스가 불필요한지 필요한지를 결정하는 것은 출생 후 경험, 학습, 환경 자극이다. 언어와 관련된 시냅스를 예로 들면, 아기가 계속 부모의 말을 듣고 반응하면 언어처리와 관련된 시냅스가 점차 강화되고 모국어에 특화된 언어 회로가 만들어져 유창하게 모국어를 구사할 수 있게 된다. 생후 6개월 전까지 아기들은 모든 언어의 소리를 구분할 수 있지만, 성장하면서 그 소리를 듣지 않으면 관련된 시냅스가 점차 비활성화되고 사라지므로 시간이 지나면 모국어에 없는 소리는 구분하기 어려워진다. 또 다른 예로, 아동이 악기 연주를 배우면 손가락 움직임을 조절하는 운동피질, 소리를 듣고 구별하는 청각피질, 악보를 보고 해석하는 것과 관련된 여러 뇌 영역의 시냅스가 강화되지만, 배우기를 중단하면 관련 시냅스가 점점 약화되고 결국 가지치기로 제거된다.

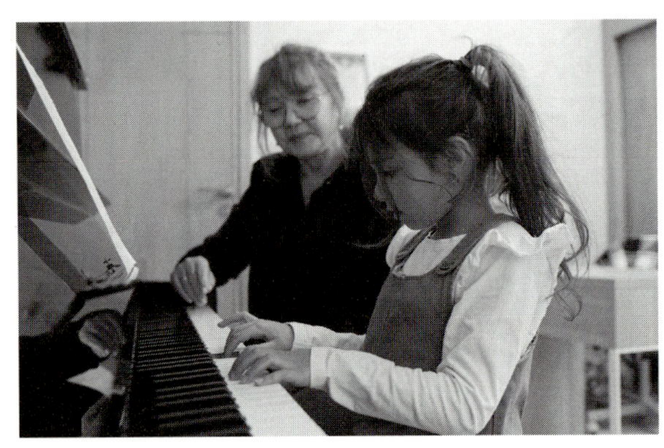

이상과 같이 각 사람의 성장 과정에서 최적화된 시냅스 연결망은 그 사람의 감각기능, 운동기능, 인지기능 등을 결정하는 생물학적 기반이 된다. 스트레스성 자극을 인지하고 반응하는 방식과 그로 인한 질병의 취약성 역시 시냅스 연결망과 함께 형성됨은 두말할 필요가 없다. 시냅스 연결망은 삶의 경험에 의해 형성, 강화, 소멸되기 때문에 일란성쌍둥이라도 다르다. 정확히 말하면, 출생 전 모체 내에서의 경험이 동일하지 않기 때문에 처음부터 다르게 형성된다.

신경망의 형성과 관련해서 더욱 중요한 사실은 한 번 형성된 신경망이 영구적으로 고정되는 것이 아니라 삶의 경험과 학습을 통해서 계속 변화된다는 것이다. 1970년대까지만 해도 뇌의 성장에는 결정적 시기(critical period)가 있어서 어린 시절에 뇌 성장이 끝나면 더 이상 뇌가 성장하지 않으며, 신경세포는 재생되지도 않는다는 것이 정설이었다. 그러나 뇌는 평생 변화하며, 해마를 비롯한 뇌의 일부 구조에서는 신경세포가 재생된다는 것이 밝혀졌다.

학습과 경험은 뇌의 신경망을 새롭게 형성할 뿐 아니라, 이미 형성된 신경망을 더욱 강화시키거나 소멸시킬 수 있다. 이것을 신경가소성(neuroplasticity)이라 한다. 예를 들어, 사고나 질병으로 시력을 잃고 점자를 공부하기 시작한 맹인들은 촉각에 해당하는 뇌 부위가 점차 확대되며, 꾸준한 정서 훈련은 전두-변연 연결을 강화하고 정서 조절과 관련된 대뇌피질의 두께도 변화시킨다.

신경가소성은 우리에게 좋은 소식과 나쁜 소식을 함께 전한다. 좋은 소식은 우리가 학습, 재활훈련, 좋은 습관 들이기 등의 노력을 통해, 평생 동안 신경망을 적응적으로 재조직하고 뇌 기능을 향상시킬 수 있다는 것이다. 나쁜 소식은 부정적 경험과 해로운 습관

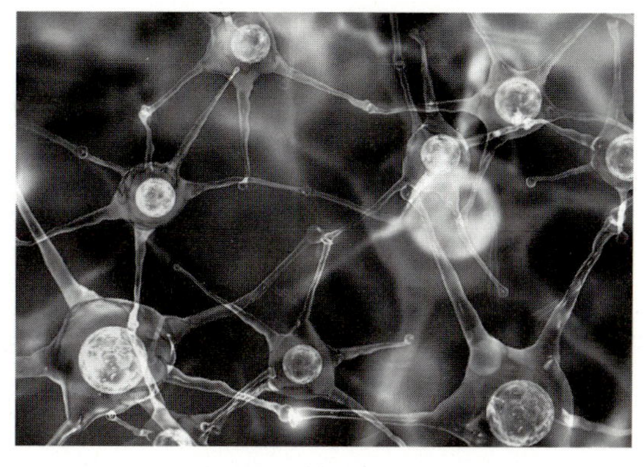

은 부적응적인 신경망을 형성시키며, 그러한 경험과 습관이 지속되면 그 신경망은 점차 더 강화된다는 것이다. 나쁜 소식은 더 있다. 적응적인 신경망도 계속 사용하지 않으면, 마치 인적이 끊어진 산길이 점차 수풀로 덮이다가 흔적이 없어지듯이 사라진다는 것이다. 이처럼 양날의 검과도 같은 신경가소성의 특성을 가소성의 역설(paradox of plasticity)이라 한다.

반복적으로 스트레스를 경험하면 스트레스 반응과 관련된 신경망은 점점 더 강화된다. 편도체 같은 뇌 부위의 부피와 시냅스 밀도가 증가하고 스트레스성 자극에 대한 민감성이 높아져 쉽게 흥분하게 된다. 그러면 작은 자극에 대해서도 훨씬 길고 과장된 스트레스 반응을 일으키게 되므로, 심신은 스트레스성 질병에 취약해진다. 이는 스트레스 상황에 대한 심신의 부적응적 반응 패턴을 수정하는 과정은 뇌의 기능적, 기질적 변화를 수반하는 것임을 의미한다. 실제로 다양한 심신의학적 치유법들이 변연계의 활동을 제어하는 대뇌피질의 여러 부위들의 두께와 기능, 전두–변연 연결, 스트레스 반응을 조절하는 해마의 크기를 증가시키고 편도체의 밀도를 감소시킨다.

몸과 마음의 경험들은 뇌를 변화시킨다. 어떤 자극에 의미를 부여하고 반응을 구성해내는 몸과 마음의 양식들은 그러한 변화와 함께 수정될 수 있다. 우리가 "성격이 변했다" "체질이 변했다"고 말하는 것도 그와 같은 변화의 일부다. 이러한 변화는 치료가 아닌 치유라 불린다. 스트레스성 질병이 있을 때 수술이나 약물 같은 물리·화학적 치료로 신속히 증상을 완화시킬 수는 있어도 이후 같은 자극에 노출되면 전과 같은 심신의 반응이 다시 유발되어 증상이 재발한다. 자극을 처리하고 반응을 구성하는 양식은 달라지지 않았기 때문이다. 이 문제로부터 완전히 벗어나는 것은 긍정적인 학습과 경험의 축적을 통해 부적응적 신경망을 소거하고 적응적 신경망을 다시 형성할 때 가능하다는 것을 신경가소성은 알려준다.

스트레스로 인한 고통과 질병으로부터 회복하는 과정에서, 때로는 증상 완화를 위해 약물치료와 같은 의학적 개입이 요구되지만, 진정한 회복은 치료자가 '고치는' 치료가 아니라, 환자(내담자)가 '낫는' 치유로 완성된다. 치료는 치료 행위를 하는 사람이 주체지만, 치유는 회복되는 사람이 주체다.

### 글상자 4-1 치료와 치유

치료(治療)와 치유(治癒)는 잘 구분되지 않고 자주 혼용되는 단어다. 사전에서도 치료는 "병이나 상처 따위를 잘 다스려 낫게 함"으로, 치유는 "병을 치료하여 낫게 함"으로 비슷하게 정의되어 있다. 그러나 치료라는 단어의 한문 '료(療)'는 '병 고칠 료'이고, 치유의 '유(癒)'는 '병 나을 유'다. 병을 고치는 치료는 외부에서 개입하는 힘이 주체가 되지만, 병으로부터 낫는 치유는 병을 앓는 사람 자신이 주체가 되는 것이다. 즉, 치유를 결정하는 것은 자신이 가진 내적인 힘이다. 우주가 스스로의 긴장을 해소하고 질서와 조화를 회복하는 능력을 가진 것처럼, 인간도 질병과 스트레스를 극복하고 안정을 회복하는 치유력을 가지고 있다. 이러한 치유력을 한의학에서는 정기(正氣)로, 현대 의학에서는 면역으로 설명하기도 한다. 히포크라테스 또한 "인간은 태어나면서 몸 안에 100명의 명의를 지나고 있다"고 했다.

질병으로부터의 궁극적 회복은 스스로의 치유 능력에 달려 있으며, 의학적 치료는 그 능력을 돕는 것이다. 감염성 질병을 제외하면 현대 의학에서 원인이 명백히 밝혀져 있는 질병은 거의 없다. 고혈압, 당뇨병처럼 흔한 만성질환도 대개 위험인자들만 알려져 있을 뿐, 원인을 알 수 없는 원발성(原發性) 질환이다. 따라서 원인 수준의 근본 치료가 가능한 질병도 일부에 지나지 않으며, 결국 질병에 대한 개입은 높은 체온, 혈압, 혈당을 낮추는 것처럼, 증상을 다루는 대증치료(對症治療)가 대부분이다.

원인이 규명된 질병도 마찬가지다. 감기는 바이러스라는 원인이 알려져 있어도 마땅한 근본 치료법이 없으므로 해열제, 진통제, 진해제 등으로 대증치료만 시행한다. 그럼에도 불구하고 대부분의 감기는 시간이 지나면 완치된다. 이처럼 대증치료만 하고도 질병이 완치되는 이유는 환자의 치유 능력이 주도적 작용을 했기 때문이다. 원발성 질환이라 불리는 많은 질환들 역시 그러한 치유력을 통해 약물 없이도 치료될 수 있다는 것이, 현대 의학에 새롭게 등장한 라이프스타일의학(lifestyle medicine)의 발견이다. 건강한 라이프스타일은 단지 질병의 예방 수단이 아니라 가장 강력한 치료법인 것으로 확인되고 있다(신경희, 2022). 동서양의 모든 전통의학들도 내적 치유력을 돌보기 위해 건강한 라이프스타일, 곧 양생(養生)을 확립하는 데 주력하고, 이를 단순히 질병 치료의 방편이 아닌 치료의 궁극적 목표로 삼았다. 양생의 핵심이 마음을 기르는 양심(養心)에 있었다는 점도 현대 의학에 시사하는 바가 크다.

## 3. 내분비계와 스트레스 반응

내분비계는 호르몬을 생산, 분비하여 다양한 인체 기능을 조절하는 기관들을 가리킨다. 호르몬이라는 용어는 '자극하다'라는 의미의 그리스어 '호르마오(hormao)'에서 유래했다. 호르몬은 세포를 자극하여 대사, 성장, 생식 등 생명 활동에 필수적인 기능을 조절하는 물질이다.

갑상선, 부신, 성선(난소, 정소) 같은 말초의 내분비 기관을 지휘하는 곳은 뇌하수체다. 시상하부 바로 아래에 위치한 뇌하수체는 직경 1.3cm 정도에 불과한 작은 기관이지만 수많은 조절 호르몬들을 분비하여 말초의 내분비선들을 지휘한다. 그러나 뇌하수체도 시상하부의 통제를 받고 있다. 갑상선호르몬을 예로 들면, 시상하부에서 분비되는 갑상선자극호르몬 분비호르몬(thyrotropin-releasing hormone: TRH)이 뇌하수체를 자극하면, 뇌하수체가 갑상선자극호르몬(thyroid-stimulating hormone: TSH)을 분비하고, 이것이 갑상선을 자극하여 갑상선호르몬이 분비된다.

시상하부는 내분비계의 최고위 중추인 동시에, 스트레스 반응 축인 HPA축과 SAM축을 개시하는 곳이다. 스트레스 상황에서 편도체로부터 신호를 받은 시상하부는 HPA축과 SAM축을 가동시키는 동시에, 뇌하수체를 통하여 말초에 있는 다른 내분비 기관들의 호르몬 분비도 변경시킨다.

대체로 스트레스는 에피네프린, 코르티솔, 베타-엔도르핀, 옥시토신, 바소프레신(vasopressin)의 분비를 증가시키고, 에스트로겐, 프로게스테론, 테스토스테론, 성장호르몬, 인슐린의 분비는 억제한다. 그러나 스트레스의 진행 국면(phase)에 따라 호르몬들의 분비 양상은 달라진다. 스트레스 반응 초기에 신속히 증가했던 카테콜아민은 감소하고, 스트레스로 인해 분비가 억제되는 성장호르몬도 스트레스 반응 초기에는 일시적으로 증가한다. 한편, 스트레스가 오래 지속되면서 전형적인 호르몬 분비 패턴을 벗어나는 경우도 있다. 예를 들면, 스트레스 반응 초기에 증가했다가 감소하는 카테콜아민의 증가된 상태가 계속 이어지기도 하고, 부신의 피로 누적으로 인해 코르티솔 농도가 정상 이하로 감소할 수도 있다. 이러한 분비 양상의 변화에는 내분비계의 특징인 피드백 조절 기제 외에도, 내분비계, 신경계, 면역계의 헤아릴 수 없이 많은 전령물질들이 서로 영향을 주고받는 고도의 복잡성이 관여하고 있다.

## 1) 시상하부와 HPA축

시상하부는 뇌의 다양한 부위들과 상호작용하며, 생리적 조절의 중심적 역할을 수행한다. 시상하부를 '인간 본능의 중심' '자율신경계의 중추'라고도 한다. 즉, 시상하부는 의지와 상관없이 작동하는 모든 생리적 과정을 조절하는 시스템의 중추다. 시상하부는 자율신경계와 내분비계를 조절하는 항상성 기구의 최고위 기관으로서, 뇌간의 자율신경 조절 기능을 변경하고, 내분비 기능을 가장 고위에서 통제하므로 스트레스 반응에서도 핵심적인 역할을 한다. 변연계에서 형성된 정서적 스트레스 신호가 시상하부로 전달되면서 생리적 스트레스 반응이 개시되므로, 시상하부는 정서적 변화를 신체적 변화로 변환하는 곳이라 할 수 있다.

뇌하수체는 부신피질을 자극하는 호르몬(ACTH), 갑상선을 자극하는 호르몬(갑상선자극호르몬), 성선을 자극하는 호르몬(성선자극호르몬), 성장호르몬 등을 분비하는데, 이 호르몬들은 시상하부가 뇌하수체로 보내는 부신피질자극호르몬 분비호르몬(CRH), 갑상선자극호르몬 분비호르몬, 성장호르몬 분비호르몬 및 성장호르몬 분비억제호르몬, 성선자극호르몬 신호에 의해서 분비량이 조절된다.

CRH를 분비하는 신경세포들은 시상하부를 이루는 여러 핵들 가운데 실방핵(paraventricular nucleus: PVN)에 주로 분포하고 있다. [주: 신경계의 핵(nucleus)은 신경세포의 세포체들이 밀집된 곳을 가리킨다.] 실방핵 세포에서 분비된 CRH는 시상하부와 뇌하수체를 연결하는 혈관을 통해 뇌하수체로 가서 뇌하수체 전엽을 자극한다. 뇌하수체 전엽에서 분비된 ACTH는 혈류를 타고 부신으로 가서 부신피질을 자극하고 당질코르티코이드(glucocorticoid)인 코르티솔을 분비시킨다. 이것이 시상하부–뇌하수체–부신피질 축, 곧 HPA축이다. HPA축에서 생산된 스트레스 호르몬들은 심혈관계, 면역계, 내

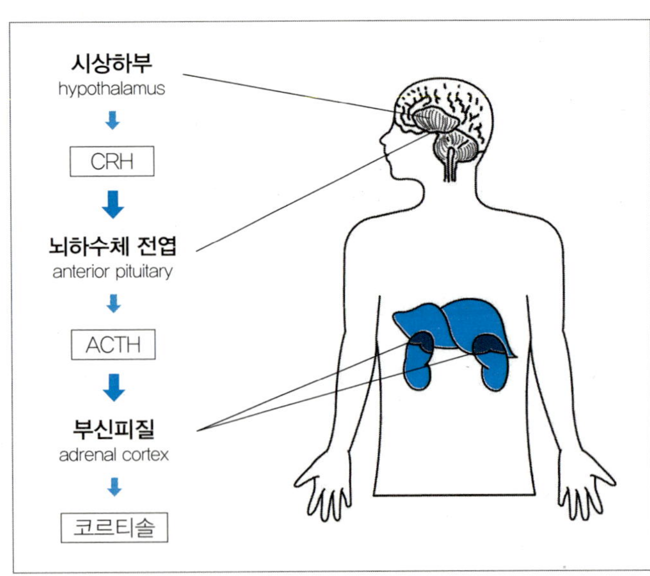


[그림 4-10] HPA축

분비계, 근골격계 등 신체 전반에서 다양한 생리 반응을 일으킬 뿐 아니라 우울감, 수면장애, 강박적 행동 등 기분과 행동도 변화시킨다.

뇌하수체에는 ACTH와 베타-엔도르핀의 전구물질인 프로오피오멜라노코르틴(proopiomelanocortin: POMC)을 분비하는 신경세포들이 있다. CRH는 POMC를 만드는 신경세포를 자극하여 ACTH와 베타-엔도르핀이 생산되도록 한다. 따라서 베타-엔도르핀 분비는 ACTH 분비와 직접적 상관관계가 있다. [주: 스트레스와 베타-엔도르핀에 대해서는 '3) 카테콜아민과 기타 스트레스호르몬'을 참고하라.] CRH는 HPA축뿐 아니라 교감신경계 반응도 매개하는 호르몬으로서, 스트레스 상황에서 간접적으로 투쟁-도피 반응을 증폭시킨다(Heinrichs et al., 2004). 또한 편도체, 해마, 뇌간 등 뇌의 여러 부위에 작용하여 불안, 공포, 각성 수준을 증가시킨다.

부신피질은 코르티솔 외에도 알도스테론(aldosterone), 안드로겐(androgen) 등의 호르몬도 생산하는데, ACTH의 부신피질 자극에 의해 이 호르몬들의 분비도 소량 증가한다. 부신피질호르몬은 크게 당 대사에 관여하는 호르몬인 당질코르티코이드와 무기질 대사에 관여하는 무기질코르티코이드(mineralocorticoid)로 구분된다. 당질코르티코이드에는 코르티솔, 코르티코스테론(corticosterone), 코르티손(cortisone) 등 여러 가지가 있으며, 사람에서는 코르티솔이 전체 당질코르티코이드 작용의 95%를 담당한다. [주: 무기질코르티코이드는 나트륨, 칼륨 같은 전해질의 농도를 조절하여 혈압과 배뇨에 영향을 준다. 무기질코르티코이드에도 여러 종류가 있는데, 알도스테론이 무기질코르티코이드 작용의 대부분을 담당한다.] 부신피질은 HPA축의 최종산물인 코르티솔을 생산하여 일반적응증후군의 두 번째 단계인 저항단계를 유지시킨다. 즉, 오래 지속되는 스트레스 상황에서 버티고 저항할 수 있는 신체 상태를 만든다.

HPA축은 또 다른 스트레스 반응 축인 SAM축과 서로 영향을 주고받는다. 이미 언급한 바와 같이, HPA축의 CRH는 교감신경계를 자극한다. CRH는 부신수질의 에피네프린 분비도 증가시킬 수 있는데, 이러한 CRH의 효과는 노르에피네프린에 의해 자극된다. 노르에피네프린은 HPA축을 직접적으로 자극할 수 있으며, 만성 스트레스 동안에 코르티솔 농도를 높게 유지시키는 것과도 관련이 있다(Wong et al., 2000). 따라서 노르에피네프린과 CRH는 서로를 자극하며 스트레스 반응을 증폭시킨다.

노르에피네프린 외에도 세로토닌을 포함한 몇몇 신경전달물질들이 HPA축을 활성화시킨다(Heisler et al., 2007). 바소프레신은 CRH와 함께 ACTH 분비를 증가시키는 호르몬이다. 인터류킨-1, 인터류킨-6, TNF-α와 같은 염증성 사이토카인들도 HPA축을 자극한다.

## 2) 코르티솔

한스 셀리에가 스트레스의 가장 유해한 효과는 코르티솔이 지속적으로 분비될 때 나타난다고 말했을 정도로, 코르티솔은 가장 악명 높은 스트레스호르몬이다. 그러나 코르티솔은 스트레스호르몬이기 전에 생명 활동에 반드시 필요한 호르몬이다. 미국의 존 F. 케네디(John F. Kennedy) 대통령이 앓았던 질병으로 잘 알려진 애디슨병(Addison's disease)은 부신피질에서 코르티솔과 알도스테론이 충분히 생산되지 않아 세포 대사에 심각한 결과를 초래하는 질병으로, 반드시 호르몬제를 지속적으로 투여해야 하며, 감염, 수술, 사고 같은 스트레스 상황에서는 평소보다 더 많은 양을 투여한다.

코르티솔은 아침 기상 무렵에 최고로 상승하고 자정 무렵에 최저로 감소하는 일주기 리듬(circadian rhythm)을 가지고 늘 분비되고 있으며([그림 4-11] 참고), 스트레스를 경험하면 분비량이 증가한다. 급성 스트레스에서는 혈중 코르티솔이 15~30분 무렵에 최고치에 이른 뒤 감소하기 시작하여 60~90분이 지나면 스트레스 이전 상태로 회복되지만, 스트레스가 자주 반복되고 오래 지속되면 코르티솔도 계속 높은 상태가 유지된다. 따라서 코르티솔은 만성 스트레스의 생리적 지표가 된다.

당질코르티코이드라는 명칭에서도 알 수 있듯이, 코르티솔의 가장 중요한 기능은 당대사에 관여하여 혈당이 낮아지지 않도록 하는 것이다. 이를 위해 간에서의 포도당 생성을 촉진하고, 근육의 단백질을 분해하여 포도당으로 전환한다. 저장된 지방도 분해하여 지방산을 혈류로 방출시킨다. 코르티솔은 뇌와 같은 중요 장기에 혈당이 우선적으로 공

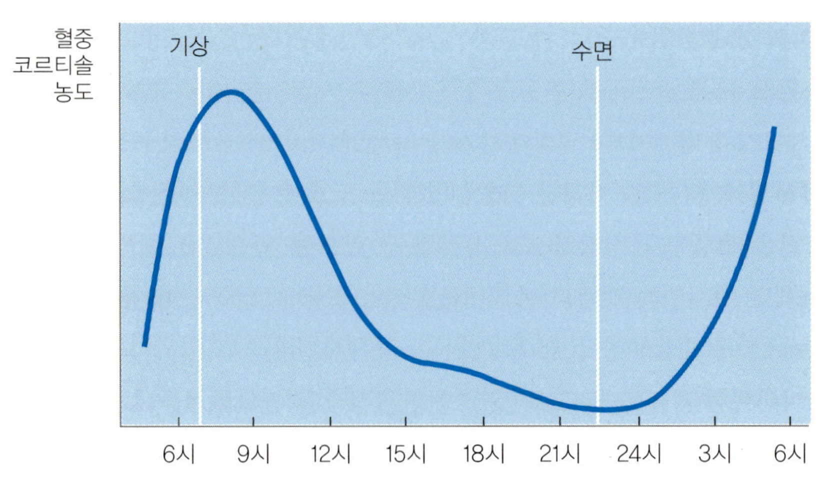


[그림 4-11] 코르티솔의 일주기 분비 리듬

급되도록 하고, 긴급하지 않은 생리 기능에 혈당이 이용되는 것을 억제한다. 이것은 위기 상황에서 에너지를 효율적으로 분배하기 위한 것이다.

그런데 혈당이 상승하면 상승된 혈당을 감소시키기 위해 췌장에서의 인슐린 분비가 증가한다. 인슐린은 근육, 간, 지방조직의 세포들이 혈당을 소비하도록 하여 혈당을 감소시키는데, 혈액 속에 인슐린이 과도하게 상승하면 세포들이 인슐린에 잘 반응하지 않게 되는 인슐린저항성(insulin resistance)이 나타난다. 인슐린저항성으로 인해 혈당이 조절되지 않으면 췌장은 더 많은 인슐린을 생산하여 혈당을 낮추려 하는데, 결과적으로 고혈당이 고인슐린혈증을, 고인슐린혈증이 인슐린저항성을, 인슐린저항성이 다시 고혈당을 초래하는 악순환이 된다. 복부비만, 고혈압, 고혈당, 이상지질혈증 등 여러 대사적 위험요인이 동시에 나타나, 심혈관질환, 당뇨병 등 만성질환과 암의 발생 위험이 크게 증가한 상태를 대사증후군(metabolic syndrome)이라 하는데, 대사증후군의 주요 원인은 인슐린저항성이다. 이처럼 스트레스가 각종 만성질환을 일으키는 과정에는 코르티솔이 중대한 역할을 하고 있다.

비만은 흡연보다도 해로운 것으로 확인되며 점점 더 심각한 공중보건 문제로 부상하고 있다(Ho et al., 2021). 비만은 각종 만성질환의 위험을 높일 뿐 아니라, 그 자체가 하나의 질병이다. 비만 중에도 복부비만은 더 큰 위험인자로, 혈압, 혈당, 콜레스테롤, 중성지방(triglyceride)과 함께 대사증후군을 진단하는 다섯 가지 기준 가운데 하나이기도 하다. 만성 스트레스는 복부비만을 유발하는데, 이는 코르티솔이 지방을 에너지로 빨리 동원하기 위해 복부로 지방을 이동시켜 축적하기 때문이다. 게다가 코르티솔은 근육을 구성하는 단백질을 분해하여 근육을 약화시킨다. 근육이 감소하면 기초대사량이 낮아져 에너지 소비가 감소하고, 근육에서 담당하는 혈당 및 지질 대사 조절에 장애가 발생하므로 비만과 인슐린저항성이 더욱 악화된다.

무엇보다도 코르티솔은 에너지를 많이 소모해야 하는 면역기능을 억제시킨다. 우리가 각종 염증성 질환에서 소염제로, 알레르기나 자가면역질환에서 면역억제제로 사용하는 약물인 스테로이드(steroid)가 바로 코르티솔을 비롯한 당질코르티코이드다. 이처럼 코르티솔은 면역을 억제하므로, 만성 스트레스는 사소한 감기로부터 악성종양에 이르기까지 수많은 질병의 위험을 높인다.

코르티솔은 성장이나 생식처럼 긴급하지 않은 생리적 작용을 억제한다. 이로 인해 성장호르몬과 성호르몬의 분비가 감소되어 성장장애, 상처 수복의 지연, 배란 장애, 불임 등이 초래될 수 있다.

생체에는 어떤 생리적 작용이 과도해져서 생체에 악영향을 주는 것을 방지하기 위한 음성피드백(negative feedback) 기제가 존재한다. 이 기제에 의해, 코르티솔 농도가 높아지면 CRH와 ACTH의 분비가 억제되어 HPA축의 활성이 감소된다. 코르티솔은 교감신경계의 활성도 억제하여 급성 스트레스 반응을 진정시킨다. 스트레스 반응이 성공적인 것이 되려면, 반응이 필요한 순간에 신속하고 충분하게 활성화되어야 하는 것은 물론이고, 상황이 종료된 후에는 빠르게 반응이 정리되고 원래 상태로 돌아가야 한다. 이를 위해서는 코르티솔의 조절 기능이 필수적이다.

만성 스트레스로 인해 높은 코르티솔 농도가 오래 지속되는 것도 해롭지만, 그 과정에서 코르티솔 분비 기제가 와해되는 것은 더 심각한 문제가 될 수 있다. 예를 들면, 만성 스트레스에서 흔히 나타나는 만성피로증후군(chronic fatigue syndrome)에서도 HPA축의 반응성 저하와 혈중 코르티솔의 감소가 나타난다. 스트레스가 장기화되면서 정상적인 코르티솔 분비 리듬이 와해되고 부신의 피로가 누적되어 HPA축에서 코르티솔을 충분히 생산하지 못해 만성피로증후군이 일어나는 것으로 설명할 수 있다. 연구에 의하면, 섬유근육통(fibromyalgia)도 HPA축의 활성 감소와 관련이 있다(Beiner et al., 2023). [주: 섬유근육통은 3개월 이상 지속되는 전신 통증과 함께 피로감, 두통, 수면장애, 인지장애 등을 동반하는 질환이다.] 코르티솔이 분비되지 않으면 면역 반응이나 염증이 과도하게 진행될 수 있다. 스트레스 반응에서 생산된 염증성 사이토카인에 의해서도 염증이 심해지고 장기와 조직에 손상이 야기된다.

같은 스트레스라도 부정적 정서를 많이 동반하는 경우에는 코르티솔 분비량이 증가한다. 따라서 심리적 장애와 코르티솔의 상관성은 매우 높다. 실제로 코르티솔 농도는 우울증, 불안장애, 강박장애, 신경성식욕부진증(anorexia nervosa: 거식증) 등과 정적인 상관관계가 있다.

코르티솔은 뇌 기능에도 악영향을 준다. 기억을 담당하는 해마의 신경세포는 코르티솔에 특히 민감하고 취약하다. 높은 코르티솔 농도에 오래 노출되면 해마 세포가 위축되거나 사멸하여 학습, 기억, 인지 능력에 장애가 일어난다. 알츠하이머병 환자에서 특징적으로 나타나는 해마의 위축과 코르티솔 수준은 높은 상관성이 있으며, 스트레스는 치매 발병 위험을 유의미하게 높이는 중요한 위험요인으로 확인되고 있다(McEwen et al., 1995; Kim et al., 2023).

### 3) 카테콜아민과 기타 스트레스호르몬

신체가 스트레스에 대응하기 위해 분비하는 호르몬들을 스트레스호르몬이라 한다. HPA축의 호르몬인 CRH, ACTH, 코르티솔과 SAM축에서 분비되는 카테콜아민, 즉 에피네프린, 노르에피네프린은 대표적인 스트레스호르몬이다. 그 밖에도 디하이드로에피안드로스테론(dehydroepiandrosterone: DHEA), 옥시토신, 바소프레신, 프로락틴, 베타-엔도르핀, 갑상선자극호르몬도 스트레스 때 분비가 증가한다. 이들은 HPA축 및 SAM축 호르몬들과 협력하여 스트레스 상황을 극복하기 위한 생리·심리·행동적 변화를 지원하거나 과도한 스트레스 반응을 조절한다.

에피네프린은 부신의 안쪽인 부신수질에서 분비된다([그림 4-6] 참고). 노르에피네프린은 뇌간의 청반이나 교감신경 말단에서 주로 분비되는 신경전달물질이지만 부신수질에서도 호르몬으로 생산된다. [주: 신경계와 내분비계의 차이는 전용 통신망을 통해 정보가 전달되는 전화와 일반 운송망(도로)을 이용하여 전달되는 우편 시스템의 차이에 비유할 수 있다. 신경계에서 분비하는 노르에피네프린은 신경세포들의 연결망을 통해 신속히 전달되어 빠른 변화를 유발할 수 있고, 내분비계에서 분비하는 에피네프린과 노르에피네프린은 혈관을 통해 신호가 전달되므로 신경계에 비해 느리지만 더 지속적이며 광범위한 효과를 낼 수 있다.] 부신수질에서 분비되는 노르에피네프린은 다른 호르몬들이 그러하듯 혈류를 타고 전신으로 이동하며 광범위한 장기의 기능을 변화시킨다. 노르에피네프린과 에피네프린은 분자 구조가 거의 같고 화학기 하나의 유무만 다르다. 이들의 기능은 영향을 미치는 조직의 종류나 작용 규모 면에서 다소 다르지만 전반적으로는 유사하며 투쟁-도피 반응과 관련된 생리·심리적 변화를 일으킨다.

카테콜아민이 분비되면 심박수, 호흡수, 혈당이 상승하며 평소보다 훨씬 강력한 신체 기능을 발휘할 수 있다. 또한 감각이 예민해지고 뇌는 고도의 집중력을 발휘하여 더 빠르게 정보를 처리한다. 이러한 변화는 급성 스트레스 상황에서 신속히 대응할 수 있는 심신의 상태를 만든다. 일반적으로 카테콜아민의 분비는 스트레스 자극이 사라지면 빠르게 감소하며, 수분~수십 분 내에 정상 수준으로 돌아온다.

DHEA는 주로 부신피질에서 분비되는 호르몬으로, 성호르몬인 에스트로겐과 테스토스테론의 전구물질이기도 하다. 나이가 들면서 DHEA가 감소하는데, 이는 기억력 저하, 피로감 등 노화와 관련된 여러 증상들과 관련이 있다. 따라서 DHEA는 노화를 억제하는 호르몬으로도 알려져 있다. 높은 DHEA는 불안감, 우울증, 신경 퇴화, 심장질환 등 스트레스와 관련된 질병의 위험을 감소시킨다(Boudarene et al., 2002). 이것은 DHEA가 신경세포를 보호하고 신경가소성을 향상시켜 두뇌 발달을 도우며, 코르티솔의 유해한 영향을 상쇄하는 기능에 의한 것으로 설명된다. DHEA는 면역기능을 강화하고 염증을 감소시키는 효과도 있다(Prall et al., 2018).

DHEA가 심신을 코르티솔로부터 보호하는 역할을 하므로, 이 두 호르몬의 비율이 뇌기능이나 스트레스에 대한 저항력에 미치는 영향이 다각도로 연구되었다. 코르티솔 대비 DHEA 비율이 높으면 스트레스의 부정적 영향을 덜 받으며(Lee et al., 2024), 스트레스 상황에서도 집중력과 문제 해결 능력이 우수하여 스트레스가 오히려 성과를 더 많이 창출하거나 발전하는 기회가 되기도 하므로, 이 비율을 성장지수(growth index)라 부르기도 한다. 부신은 스트레스 상황에서 코르티솔과 DHEA의 분비를 모두 증가시키지만, 스트레스가 장기화되면 코르티솔은 지속적으로 분비되는 반면 DHEA 분비는 점차 감소한다.

옥시토신은 출산 시 자궁 수축 및 수유기 유즙 분비에 관여하는 호르몬으로 잘 알려져 있다. 시상하부에서 생산되어 뇌하수체 후엽에 저장되어 있다가 분비된다. 앞에서 보살핌–친교형성 반응과 관련하여 설명한 바와 같이, 옥시토신은 스트레스 상황에서 주변 사람을 찾고 협력하는 행동을 일으킨다. 이처럼 옥시토신은 중추신경계 밖에서는 전형적인 호르몬으로 작용하지만 중추신경계에서는 신경계의 전령물질로 작용하며 애착형성, 접근 행동과 관련된 사회적 행동을 매개한다. 옥시토신이 증가하면 타인의 생각과 감정을 보다 잘 알아차리고 이해할 수 있게 되어 공감력이 높아지며, 타인을 신뢰하고 돕는 성향이 증가한다(Buchanan et al., 2014). 한편 옥시토신은 편도체의 활성을 낮추어 생리적 스트레스 반응을 조절한다. 또한 공포 반응을 둔화시켜 위급 상황에서 도피하거나 얼어붙는 대신, 대처할 수 있는 용기를 이끌어낸다. 옥시토신에는 염증을 완화하고 자율신경계 균형을 회복시키는 기능도 있다.

최근에는 옥시토신이 손상된 심장세포를 재생하고 심장을 보호하는 역할이 주목되고 있다(Wasserman et al., 2022). 스트레스 상황에서 카테콜아민에 의해 일어나는 심장 손상에 대해서도 옥시토신은 보호 효과를 낸다. 이처럼 옥시토신은 다양한 기제로 스트레스 반응을 조절하고 스트레스의 유해한 영향을 상쇄하는 물질이다.

항이뇨호르몬(antidiuretic hormone: ADH)이라고도 불리는 바소프레신은 HPA축의 개시 호르몬인 CRH와 함께 시상하부에서 분비되는 스트레스호르몬으로, 옥시토신처럼 뇌하수체 후엽에 저장되어 있다가 분비된다. 주된 생리적 작용은 신장의 수분 배출을 억제하고 혈관을 수축시켜 혈압을 높이는 것이다. 스트레스 상황에서 분비가 증가하여, 체내 수분 조절과 혈압 유지, 긴장 및 경계 행동 유발 등 다양한 방식으로 스트레스에 적응하도록 돕는다. 또한 CRH와 함께 HPA축을 활성화시켜 스트레스에 대응하도록 한다.

바소프레신과 옥시토신은 구조가 매우 유사한데, 이는 두 호르몬의 기능적 유사성과도 관련이 있다. 바소프레신도 옥시토신처럼 유대감, 애착, 신뢰, 가족 헌신 행동에 관여한다(Caldwell, 2017). 바소프레신의 이러한 기능은 남성에게 더욱 중요하다. 여성은 남성보다 옥시토신의 혈중 농도가 더 높고, 에스트로겐의 영향으로 옥시토신에 더 민감하게 반응하는 반면, 남성은 여성보다 바소프레신 농도가 높고, 바소프레신이 뇌 안에서 더 활발하게 작용하는 경향이 있다. 옥시토신을 모성의 호르몬이라 하는 것처럼, 바소프레신은 부성의 호르몬이라 불리는데, 남성의 부성애, 가족 보호, 헌신적 돌봄 행동에 중요한 역할을 하기 때문이다. 다만 바소프레신은 옥시토신과 달리, 긴장감, 방어성, 경계심을 증가시킨다. 옥시토신이 불안과 두려움을 감소시키고 타인에게도 다가가 관계를 형성하도록 하는 반면, 바소프레신은 자신의 가족이나 집단을 지키기 위한 경계와 헌신 행동에 나서게 한다.

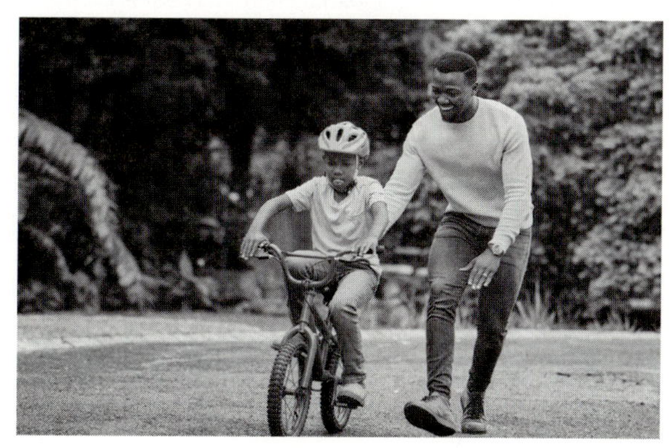

프로락틴(prolactin)은 모유 생산을 촉진하고 모성 본능을 만드는 호르몬이다. 성장호르몬과 구조적으로 매우 유사한 이 호르몬은 임산부나 수유부뿐 아니라 남성과 비임신 여성에서도 분비되어 광범위한 생물학적 기능을 수행한다. 따라서 모유(lactin) 촉진(pro)을 뜻하는 프로락틴이라는 이름은 이 호르몬의 기능 중 하나만을 편협하게 부각하는 것이다. 프로락틴의 기능 중 하나는 면역세포의 성장을 돕고 면역 반응을 촉진하는 것이다. 스트레스 상황에서 분비되는 프로락틴은 면역기능을 향상시키는 것 외에도, 노르에피네프린 분비를 촉진하여 의욕을 불러일으킨다. 프로락틴도 옥시토신처럼 만족감과 편안함, 애정을 전달하는 것에 관여한다.

엔도르핀은 신경계에서 분비되어 아편과 유사한 활성을 보이는 물질들을 집합적으로 일컫는 용어로, 베타-엔도르핀, 다이놀핀(dynorphin), 엔케팔린(enkephalin) 등 여러 물질을 포함한다. 이들 내인성 아편들은 통증 인지, 의식, 운동 조절, 자율신경 기능 조절을 포함한 대단히 많은 생리적 작용에 참여하고 있다.

베타-엔도르핀 분비는 ACTH 분비와 정적인 상관이 있다. 스트레스로 인해 ACTH 분비가 증가하면 베타-엔도르핀의 분비도 증가하는데, 이것은 ACTH와 베타-엔도르핀이 POMC라는 한 가지 전구 단백질이 잘라져서 만들어지는 펩타이드 조각들이기 때문이다. 이렇게 생산된 베타-엔도르핀은 고통의 역치(threshold)를 높여 모르핀보다 수십 배 강력한 진통 효과를 낸다. 이것은 사람들이 전쟁이나 재난 현장에서 큰 부상을 입은 상태에서도 통증을 잊고 전투에 계속 임하거나 사고 현장을 신속히 벗어날 수 있게 한다. 마라톤처럼 강도 높은 운동을 하면서 도취감을 느끼는 것을 주자의 도취감(runner's high)이라 하는데, 이 또한 베타-엔도르핀에 의한 것이다.

베타-엔도르핀 수용체는 중추신경계뿐 아니라 면역세포에도 존재한다. 베타-엔도르핀은 이 수용체를 통해 급성 스트레스 상황에서 면역세포를 활성화시킬 수 있다. 그러나 베타-엔도르핀이 전체 면역기능을 활성화하는 것은 아니며, 스트레스가 장기화되고 코르티솔 분비가 증가하면 면역기능은 전반적으로 억제된다.

중추신경계에 존재하는 세로토닌은 감정 조절, 수면, 식욕 등에 관여하는 신경전달물질이지만, 인체의 세로토닌은 대부분 소화기계에서 생산되어 위장관 운동을 조절하는 역할을 한다.

스트레스는 중추신경계와 소화기계의 세로토닌 분비를 모두 변화시킨다. 스트레스 반응 초기에는 뇌간의 봉선핵(raphe nucleus)에 있는 세로토닌 생산 신경세포들이 활성화되어 중추신경계의 세로토닌 분비량을 증가시킬 수 있다. 이것은 스트레스를 조절하고 정서적 균형을 유지하기 위한 보호 기제로 볼 수도 있으나, 한편으로는 세로토닌이 시상하부의 CRH 분비를 촉진하여 HPA축을 자극하기도 한다. 다만 스트레스 상황에서 나타나는 중추신경계의 세로토닌 증가는 일시적인 현상이고, 스트레스가 진행되면 분비량이 점차 감소하여 우울, 불안, 수면장애, 식욕 변화 등의 증상이 나타난다. 반면 위장관에서 생산되는 세로토닌은 증가하는데, 이는 과도한 위장관 연동운동을 일으켜 복통, 설사 같은 증상을 야기한다. 스트레스는 이러한 기제로 과민성대장증후군(irritable bowel syndrome)을 유발하거나 악화시킨다.

아세틸콜린(acetylcholine)은 부교감신경계 활성화, 근육 수축, 학습, 기억, 주의 집중 등에 관여하는 신경전달물질이지만, 면역세포에서도 생산되어 호르몬처럼 작용하기도 한다. 아세틸콜린도 스트레스 상황에서 일시적으로 증가할 수 있다. 특히 급성 스트레스에서는 주의력과 반응 속도를 높이기 위해 아세틸콜린을 생산하는 콜린성 시스템이 활성화된다. 이것은 교감신경계의 투쟁-도피 반응을 가라앉히기 위한 자율신경계의 조절 작용이기도 하다. 그러나 스트레스가 지속되면 아세틸콜린의 분비가 감소하거나 기능이 저하될 수 있다.

이상과 같이 스트레스호르몬들의 작용은 복잡하게 얽혀 있고, 각 호르몬은 스트레스 진행 국면에 따라 증감 양상이 변동한다. 또한 스트레스의 유형에 따라서도 스트레스호르몬들의 분비량은 달라진다. 예를 들면, 사회적 스트레스는 다른 스트레스에 비해 옥시토신 분비량을 증가시키고, 시험이나 난이도 높은 작업을 수행할 때의 긴장감은 카테콜아민처럼 에너지와 집중력을 높이는 호르몬을 증가시킨다.

### 4) 편도체와 해마의 HPA축 조절

시상하부의 CRH 생산 세포는 편도체와 해마 두 조직으로부터 조절을 받는다. 편도체와 해마가 CRH 생산 세포에 미치는 영향은 반대다. 편도체는 CRH 분비를 증가시켜 HPA축을 활성화하고, 해마는 CRH 분비를 감소시켜 HPA축을 억제한다.

해마에는 코르티솔 수용체가 특히 많이 분포하고 있어 혈중 코르티솔 농도에 민감하게 반응한다. [그림 4-12]와 같이, 혈중 코르티솔 농도가 너무 높으면 해마에 의해서 시상하부의 CRH 분비가 억제되는데, 이와 같은 해마의 조절 기능은 해마가 과도한 코르티솔에 노출되면 점차 손상된다. 만성적 스트레스로 인해 코르티솔 농도가 계속 높은 상태

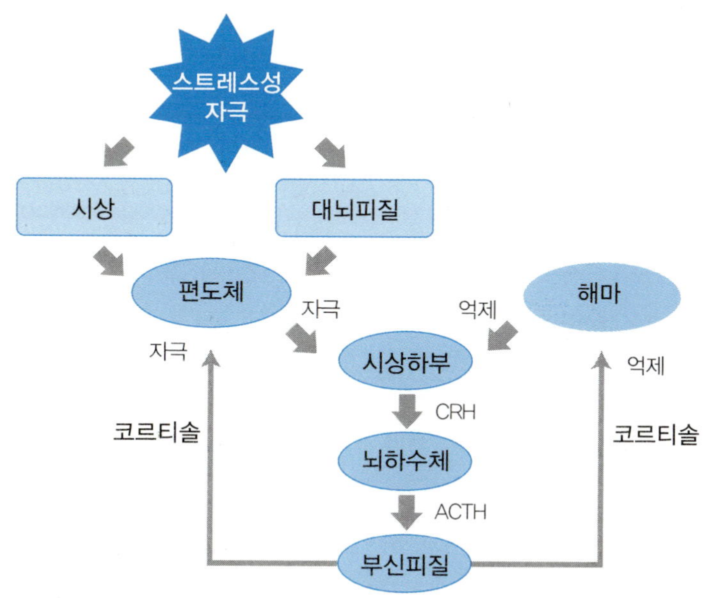


[그림 4-12] 편도체와 해마의 HPA축 조절

표 4-3 편도체로부터 입력을 받는 뇌의 부위들

| 뇌 영역 | 행동 및 생리 반응 |
|---|---|
| 외측 시상하부 | 교감신경계: 심박수와 혈압 상승, 얼굴 창백 |
| 미주신경의 배측운동핵 | 부교감신경계: 궤양, 배뇨, 배변 |
| 상완방핵 | 호흡 증가 |
| 복측피개야 | 행동적 각성(도파민) |
| 청반 | 경계심 증가(노르에피네프린) |
| 복외측 피개핵 | 피질 활성화(아세틸콜린) |
| 미측 교망상핵 | 경악반사 증가 |
| 중뇌수도주변회백질 | 행동정지(동결반응) |
| 삼차신경, 안면운동핵 | 공포의 안면 표정 |
| 실방핵 | CRH, ACTH, 당질코르티코이드 방출 |
| 기저전뇌핵 | 피질 활성화 |

## 글상자 4-2 편도체의 입력과 출력 경로

편도체는 기저핵(basal nucleus), 외측핵(lateral nucleus), 중심핵(central nucleus) 등 여러 개의 핵으로 이루어져 있다. 편도체는 외측핵과 기저핵을 통해 정보를 받아들이고 이 정보는 중심핵으로 전달된다. 편도체의 흥분은 〈표 4-3〉과 같이, 자율신경 반응, 내분비 반응, 행동 반응을 담당하는 뇌의 각 영역들로 전해진다.

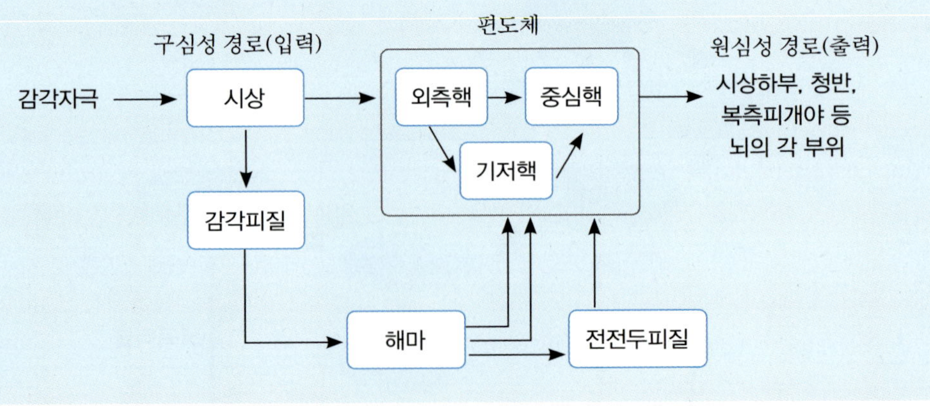

가 되면 해마의 신경세포가 위축되거나 사멸하므로, 해마의 HPA축 조절 기능은 더욱 와해된다. 게다가 높은 농도의 코르티솔은 편도체를 자극하는데, 흥분한 편도체가 HPA축의 작용을 증가시키므로 코르티솔에 의한 해마의 손상이 지속된다. 만성 스트레스는 이러한 기제로 편도체의 과도한 활성화와 해마의 위축을 초래한다.

편도체는 시상하부 이외의 여러 뇌 영역들로도 정보를 전달한다. 〈표 4-3〉은 편도체로부터 정보를 입력 받는 뇌 부위들과 그 생리적 결과를 보여 준다. 한편, 편도체는 신피질과 시상으로부터 정보를 입력받는다. [주: 4장 2의 '2) 스트레스 자극의 전달 경로'를 참고하라.] 이 정보들은 편도체의 기저 · 외측부에서 통합되고 중심핵으로 전달된다. 〈글상자 4-2〉에 편도체의 주요 핵들과 정보의 입 · 출력 경로가 설명되어 있다.

## 4. 면역계와 스트레스 반응

스트레스는 면역계에 직접적이고도 강력한 영향을 미친다. 스트레스에 관한 생리학적 연구는 스트레스가 면역계에 미치는 영향을 규명하는 것에 집중되어 왔으며, 이러한 연구들을 통합하고 체계화하는 학문이 정신신경면역학이다.

정서 상태를 조절하는 신경전달물질들은 면역계에도 작용한다. 예컨대, 면역세포들은 도파민, 베타-엔도르핀, 세로토닌, 아세틸콜린, 노르에피네프린 같은 신경전달물질에 대한 수용체를 가지고 있어, 신경계로부터 전해지는 신호에 반응한다. 더 놀라운 사실은 면역세포들이 신경전달물질을 직접 생산하기도 한다는 것이다. 예를 들면, 염증 조직에 모여든 면역세포들이 만드는 베타-엔도르핀은 손상된 부위에서 국소적인 진통 효과를 낸다.

항상성 삼각형이 보여 주는 바와 같이, 면역계는 외부 병원체의 침입에 대한 방어 작용뿐 아니라 각종 생리 기능 조절에도 참여하여 항상성 유지에 기여한다. 기존의 생리학은 항상성 유지 기제나 스트레스에 대한 생체 반응을 자율신경계와 내분비계를 중심으로 설명하였으나, 최근 들어 면역계의 역할에 점차 주목하고 있으며, 특히 스트레스가 질병을 일으키는 기제를 설명하는 데는 면역계의 기능 변화가 이론적 중심이 된다. 면역은 단순히 감염증, 알레르기, 자가면역질환, 면역결핍증 같은 면역학적 질환들과만 관련된 것이 아니다. 심혈관계 질환, 대사증후군, 악성종양 등 만성질환도 모두 면역계와 직접적인 관계가 있다. 이뿐이 아니다. 2장, '3. 정신신경면역학'에서 살펴본 바와 같이, 면역계는 정신과적 장애들과도 밀접한 관계가 있다.

면역기능이 심신의 건강과 질병에 미치는 영향이 밝혀지고, 스트레스가 면역기능에 강력한 영향을 미친다는 사실이 확인되면서 스트레스-면역-질병을 연결하는 병인론은 현대 의학에 확고히 자리 잡게 되었다. 따라서 스트레스와 질병의 관계를 이해하려면 면역학에 관한 대강의 기본 개념을 먼저 갖추어야 한다.

### 1) 면역계의 구성과 기능

면역계는 세균, 바이러스, 진균(fungus) 등 외부에서 침입하는 항원(antigen)으로부터 신체를 보호하는 기관, 조직, 면역세포들로 구성되어 있다. 외부에서 침입한 병원체와 이물질뿐 아니라, 기능을 다한 세포, 손상된 세포, 바이러스에 감염된 세포, 돌연변이가 일어난 암세포도 제거한다. 협의의 면역은 이상과 같은 감시와 방어 기능을 의미하지만, 광의의 면역은 신체의 물리·화학적 항상성을 위협하는 각종 상황에 대응하는 조절 기능을 포함한다.

면역계는 림프계(lymphatic system)라는 형태로 몸 전체에 퍼져 있다. 림프계는 혈관계와 더불어 인체의 순환계를 구성하고 있다. 혈관과 림프관 안에서 순환하고 있는 면역세포들은 골수(bone marrow)에서 생산된 다음, 골수나 흉선(thymus)에서 성숙한 후 순환계로 방출된 백혈구들이다. 림프관 곳곳에는 둥글게 확장되어 있는 림프절(lymph node)이 있다. 임파선이라고도 불리는 림프절 내부에는 림프구를 비롯한 많은 백혈구가 들어 있어, 항원에 대한 면역 반응이 일어난다. 겨드랑이, 서혜부, 편도선, 충수 등에는 림프절이 밀집되어 있어 감염이 있을 때 면역 반응이 활발히 일어나고 그로 인해 통증과 부종이 쉽게 느껴진다. 림프관에 있는 림프절이 국소 조직의 항원을 걸러 내는 역할을 한다면, 왼쪽 상복부에 있는 비장(spleen)은 혈류에 떠다니는 항원을 걸러 낸다. 림프관이나 혈관 밖 조직에도 특화된 면역세포들이 있고, 피부와 점막에도 고유의 면역세포들이 분포하여 생체 최전방에서 방어 기능을 수행한다.

면역계의 중추적 장기인 흉선은 가슴의 흉골 뒤에 위치해 있다. 흉선은 20세기 중반까지만 해도 그 역할이 명확히 알려지지 않았고, 심지어 흉선의 비대가 호흡을 막아 영아돌연사증후군(sudden infant death syndrome: SIDS)의 원인이 된다는 오해로 인해 흉선을 방사선으로 위축시키는 시술이 실시되기도 했다. 그러나 그 후 흉선이 면역과 관련된 중요 장기임이 밝혀지고, 스트레스에 의해 흉선이 위축된다는 사실도 확인되었다.

백혈구 그룹에 속하는 면역세포들은 다른 혈구들과 함께, 성인에서는 주로 골반의 장골(ilium), 척추뼈, 흉골, 사지의 장골(long bone) 안에 들어 있는 골수에서 생산된다. 백혈구는 세포질에 과립(granule)이 있는가, 없는가에 따라서 구분하기도 하고, 핵이 하나의 명확한 형태를 갖는가, 여러 조각으로 나뉜 것처럼 보이는가에 따라서 구분하기도 한다. 예를 들면, 림프구라는 백혈구는 과립이 없고 하나의 둥근 핵을 가지고 있지만, 또 다른 백혈구인 호중구(neutrophil)는 과립이 있고 핵이 여러 개로 나뉜 것처럼 보인다.

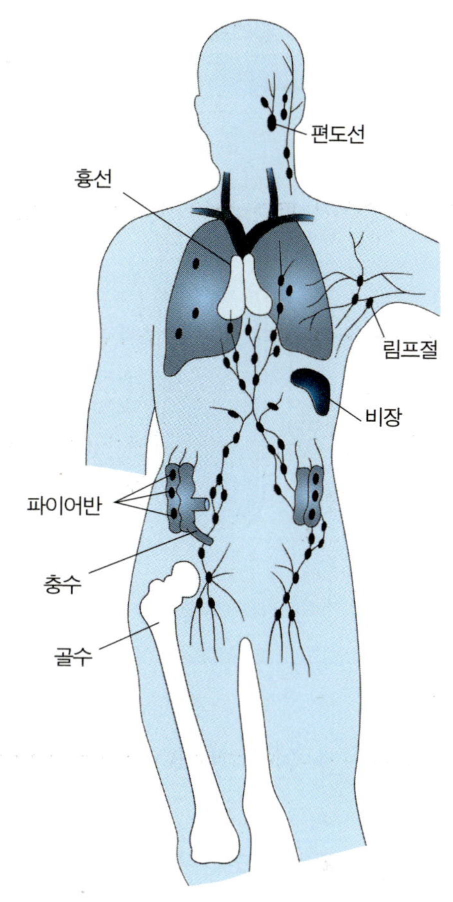


[그림 4-13] 면역 기관

과립이 있는 백혈구들은 염색액에 염색되는 양상에 따라 호염구(basophil), 호산구(eosinophil), 호중구로 나눈다. 전체 백혈구의 60% 이상을 차지하는 호중구는 가장 활발하게 항원을 섭취(phagocytosis)하여 파괴하는 세포인데, 교감신경계가 항진되면 호중구의 수도 증가한다. 따라서 급성 스트레스 때 빠르게 증가하여 방어를 준비하는데, 이들이 항원 제거를 위해 대량으로 분비하는 활성산소는 정상 조직도 손상시키고 염증을 일으킨다.

골수에서 만들어진 림프구들은 골수나 흉선에서 성숙한 다음 순환계로 들어간다. 골수에서 성숙되는 림프구는 B림프구(B lymphocyte, B cell), 흉선에서 성숙되는 림프구는 T림프구(T lymphocyte, T cell)다. T림프구는 보조T림프구(helper T cell), 세포독성T림프구(cytotoxic T cell), 조절T림프구(regulatory T cell) 등으로 세분된다. [주: 조절T림프구는 과거에 억제T림프구(suppressor T cell)라 불렸다.] B림프구는 항체(antibody)를 생산한다. NK 세포, 즉 자연살해세포도 림프구의 일종으로, 암세포, 바이러스 감염 세포를 파괴하는 능력이 있다.

혈액의 단핵구(monocyte), 조직의 대식세포는 유사한 기능을 하는 면역세포로, 항원을 섭취한 후 그 정보를 다른 면역세포들에게 전달한다. 〈표 4-4〉에 백혈구의 종류가 요약되어 있다.

표 4-4 혈액세포의 종류

| 혈액의 성분 | 혈액 세포 | 기능 | 종류 |
|---|---|---|---|
| 55% (혈장) 혈장(plasma)<br>45% (혈구) 혈소판(platelets) 백혈구(leucocytes) 적혈구(erythrocytes) | 백혈구 | 방어기능 | [과립백혈구]<br>호산구<br>호중구<br>호염구 |
| | | | [무과립백혈구]<br>단핵구, 대식세포<br>림프구<br>–T림프구: 보조T림프구, 세포독성T림프구, 조절T림프구<br>–B림프구: 형질세포, 기억세포<br>–자연살해세포 |
| | 적혈구 | 기체 운반 | – |
| | 혈소판 | 지혈작용 | – |

## 2) 면역 반응

면역 반응은 선천면역(innate immunity)과 후천면역(acquired immunity, 적응면역[adaptive immunity]), 자연면역(natural immunity)과 획득면역(acquired immunity), 특이면역(specific immunity)과 비특이면역(non-specific immunity), 세포성면역(cellular immunity)과 체액성면역(humoral immunity) 등 여러 방식으로 구분된다. [주: 후천면역과 획득면역은 거의 같은 의미로 사용된다. 선천면역과 자연면역도 비슷한 의미로 사용되지만 완전히 동일한 것은 아니다.]

피부나 점막처럼 태어날 때부터 가지고 있는 방어 체계는 선천면역이며 자연면역이다. 태어날 때는 B형간염 바이러스에 대한 항체가 없었지만, 예방접종을 하거나 바이러스에 감염되었다가 회복된 후 항체가 형성되는 것은 후천면역이며 획득면역이다. 이 항체는 A형 간염 바이러스나 C형 간염 바이러스에는 방어 기능이 없고, 오직 B형 간염 바이러스에 대해서만 방어 기능을 하므로 특이면역이다. 특이면역은 열쇠와 자물쇠처럼 구조적으로 꼭 맞는 항원과 항체의 결합으로 이루어지므로, 항원의 구조가 조금만 달라져도 작동하지 않는다. 반면 호중구가 세균의 종류를 가리지 않고 공격하는 것은 비특이면역이다.

세포성면역은 세포독성T림프구를 중심으로 이루어지는 면역반응을 가리킨다. 바이러스에 감염된 세포나 돌연변이 세포를 면역세포들이 직접 찾아내 공격, 제거하기 때문에 세포성면역이라 한다. 체액성면역은 B림프구로부터 분화된 형질세포(plasma cell)가 항체를 생산하여 항원을 제거하는 면역반응으로, 주로 세균의 침입에 대항하는 면역반응이다.

체액성면역과 세포성면역 모두에서 보조T림프구가 지휘관 역할을 한다. 비활성화 상태로 있던 보조T림프구는 항원에 노출되면 활성화되어 체액성면역과 세포성면역을 개시시킨다. 비활성화 상태의 보조T림프구가 활성화되려면 대식세포처럼 항원을 섭취하는 식세포(phagocyte)로부터 항원 조각을 건네받아 항원에 대한 정보를 입수해야 한다. 이를 식세포로부터 항원제시(antigen presentation)를 받는다고 한다. 항원제시를 받아 활성화된 T림프구는 세포독성T세포를 자극하여 세포성면역을 개시하는 한편, B림프구를 자극하여 체액성면역이 시작되도록 한다. 또한 식세포를 자극하는 전령물질들을 분비하여 식세포의 식균작용 및 세균 제거 능력을 증진시킨다. [주: 이처럼 보조T세포는 모든 면역반응의 중심에서 반응을 개시하고 조절하는 관리자 역할을 한다. 에이즈(acquired immune deficiency syndrome: AIDS)의 병원체인 인간면역결핍바이러스(human immunodeficiency virus: HIV)가 보조T세포를 감염하고 파괴하기 때문에, HIV에 감염되면 전체 면역 조절과 방어 기능이 크게 손상된다.] B림프구는 활성화된 보조T세포의 자극을 받으면 항체를 만드는 형질세포로 분화되어, 해당 항원과 특이적으로 결합하는 항체를 다량으로 분비한다. 항체는 항원에 결합하여 그들을 무력화시키고 식세포들에 의해 쉽게 섭취되거나 세포독성T림프구에 의해 파괴되도록 한다.

이상과 같이 면역기능은 수많은 면역세포들의 소통과 협력에 의해 이루어지는데, 면역세포들 사이의 의사소통을 가능케 하는 전령물질들을 사이토카인이라 한다. 사이토카인이 전달하는 신호는 면역 반응을 강화하는 것일 수도 있고 억제하는 것일 수도 있다. 하나의 면역세포가 여러 종류의 사이토카인을 생산하기도 하고, 여러 사이토카인이 하나의 면역세포에 동시에 작용할 수도 있다. 현재까지 발견된 사이토카인은 100종 이상이며, 크게 인터류킨, 종양괴사인자, 인터페론, 케모카인(chemokine) 그룹으로 분류된다. 사이토카인은 면역계 안에서만 신호를 전달하는 것이 아니라 신경계나 내분비계에서도 전령물질로 작용한다. 이와 관련된 예로, 인터류킨-1은 뇌의 시상하부에 작용하여 CRH를 분비시키는 강력한 HPA축 조절자이며, 질병행동을 일으키는 데 관여한다는 것을 2장의 '3. 정신신경면역학'에서 설명했다. 인터류킨-6, TNF-α 또한 중추신경계에 작용하여 질병행동을 일으키는 사이토카인이다.

스트레스 반응에서는 인터류킨-1, 인터류킨-6, TNF-α 등의 염증성 사이토카인이 증가하는데, 염증성 사이토카인의 증가는 여러 만성질환의 위험을 상승시킨다. 예를 들면, 인터류킨-6의 증가는 동맥경화, 당뇨병, 지방간, 암 등과 연관이 있다. 과체중이거나 비만인 사람은 반복적으로 스트레스에 노출되면 정상 체중인 사람에 비해 인터류킨-6가 더 많이 증가한다. 과체중이거나 비만인 사람은 이미 어느 정도 만성염증을 지니고 있는 상태이므로, 스트레스를 받으면 질병 위험이 이중으로 상승한다.

### 3) 스트레스와 면역

정신신경면역학 연구에서 밝혀진 바와 같이, 면역계는 내분비계나 신경계의 신호를 공유할 뿐 아니라 스트레스호르몬들의 직간접적 조절을 받으므로 스트레스에 의해 지대한 영향을 받는다.

급성 스트레스 반응에서는 교감신경계가 항진되고 카테콜아민이 분비되면서 면역기능이 일시적으로 활성화된다. 면역세포도 증가하는데 특히 호중구 수가 크게 상승한다. 인터류킨-1, 인터류킨-6, TNF-α 등 염증성 사이토카인 분비도 촉진되면서 면역계는 즉각적인 방어를 준비한다. 그러나 코르티솔 분비가 증가함에 따라 양상이 전환된다. 이는 과도한 면역 반응을 조절하고 조직 손상을 줄이기 위한 보호 기제이나, 장기적인 스트레스로 코르티솔 분비가 지속되면 면역기능이 손상되어 각종 질병에 취약해진다. 카테콜아민, 프로락틴, 베타-엔도르핀 같은 스트레스호르몬들도 스트레스 진행 국면에 따라 면역 억제 효과를 낼 수 있지만, 스트레스로 인한 면역 억제는 주로 코르티솔에 의한 것이다.

코르티솔은 면역세포의 수와 기능을 감소시킨다. 특히 림프구의 감소가 뚜렷하게 나타나는데, T림프구가 B림프구보다 코르티솔의 영향을 더 크게 받으므로, 세포성면역이 체액성면역보다 더 많이 손상된다. 더욱이 코르티솔은 아포프토시스(apoptosis)라는 세포자멸사 경로를 활성화시켜 림프구가 사멸하게 할 수도 있다. 흉선에서 새로운 림프구가 생기는 것도 억제한다. 또한 사이토카인 분비를 감소시켜 순환계에서 활동하고 있는 림프구들이 감염 경고에 대해 반응하는 능력을 저하시키고 면역 반응의 효율적인 진행을 훼방한다.

면역 반응이 효율적으로 일어나려면, 침입한 병원체나 손상된 자기 세포를 공격·제거하는 것을 담당하는 세포들과 불필요하거나 과도한 면역 반응이 일어나지 않도록 면역 반응을 억제 · 조절하는 세포들의 기능이 균형을 이루어야 한다. 따라서 면역세포의 수와 기능이 감소하면, 면역계가 제거해야 할 병원체나 암세포가 처리되지 않아 감염증이나 악성종양의 위험이 증가하기도 하지만, 반대로 면역 반응이 조절되지 않아 알레르기, 아토피 같은 과잉면역이나 면역계가 자기 조직을 공격하는 자가면역질환의 발생 위험도 증가한다.

현재는 정신적 스트레스가 면역기능을 저하한다는 것을 누구도 의심하지 않지만, 1980년대까지만 해도 이 사실은 받아들여지지 않았다. 연구자들은 엄격한 과학적 방법론에 의거하여 신중하게 설계하고 합리적으로 수행한 연구의 결과가 학계에서 반복해서 거부되고, 결과를 다시 입증하기 위해 고군분투해야 하는 힘든 시기를 지냈다. 그러나 그 시기는 스트레스 연구와 정신신경면역학의 역사에서 가장 중요하고 여전히 회자되는 성과들을 남겼다.

셸던 코헨(Sheldon Cohen) 등은 스트레스가 감염성 질환의 발병 위험을 증가시킨다는 것을 체계적 연구를 통해 입증했다(Cohen et al., 1991). 그들은 감기 바이러스에 노출되었을 때 감기에 걸릴 가능성이 과거 1년간 겪은 스트레스에 비례함을 보여 주었다. 제니스 키콜트-글레이저(Janice Kiecolt-Glaser)와 로널드 글레이저(Ronald Glaser)의 연구에 의하면, 의대생들은 시험 스트레스를 겪는 동안 면역기능이 약화되고 독감이나 감기 같은 질병에 잘 걸렸으며, 학생들의 생활 스트레스나 시험 스트레스는 단순포진 바이러스나 엡스타인-바 바이러스 같은 잠복형 바이러스 질환의 재발을 증가시켰다(Glaser et al., 1985; Glaser et al., 1987). NK세포를 자극하는 감마-인터페론은 시험 기간 중 90%나 감소되었다. 치매 가족을 돌보는 사람들처럼 만성 스트레스를 받는 사람에서는 B림프구, T림프구, NK세포 등 면역세포들의 수와 기능이 저하되는 것으로 나타났다(Kiecolt-Glaser et al., 1991). 우울증 환자도 NK세포를 포함한 림프구의 수가 감소하고 기능이 저하되며, 고독감을 지속적으로 느끼는 경우에는 특히 NK세포가 감소된다.

실험실에서 피험자에게 스트레스를 주어 코르티솔 수치가 어떻게 변화하는지 측정하고, 코르티솔 반응성과 면역 억제의 관련성을 확인할 수 있다. 여성 노인과 여성 대학생에게 암산과 대중연설 스트레스를 주었던 연구에서는, 코르티솔 반응이 가장 컸던 여성들에게 잠복 중이던 엡스타인-바 바이러스의 재활성화가 관찰되었다(Cacioppo et al., 1995). 대중연설 스트레스에 대해 심박수가 많이 상승했던 사람들은 이후 암산 과제에 대해서도 대조군에 비해 더 큰 심박수와 혈압 반응을 보였고, 코르티솔 반응도 더 컸다

(Sgoutas-Emch et al., 1994). 교감신경계의 활동과 코르티솔 분비 모두 면역기능을 조절하는 중요한 변인이므로 스트레스에 대한 자율신경계 반응성이 큰 사람일수록 면역기능도 변화가 클 것으로 예측할 수 있다.

그렇다면 스트레스를 감소시키는 중재법으로 면역기능을 상승시킬 수도 있는가? 마이클 안토니(Michael Antoni) 등은 HIV에 감염된 남성들에게 스트레스 관리 프로그램을 제공하여, HIV에 감염된 세포를 공격하는 NK세포와 T림프구가 증가하였음을 보고했다(Antoni et al., 1991). 이완요법, 인지치료, 운동 등의 스트레스 중재 기술들은 스트레스로 인한 면역 억제를 감소시킨다. 전투 스트레스를 겪는 군인들에게 예방접종을 하면 항체가 효과적으로 형성되지 않고(Yang et al., 2002), 생활 스트레스가 심한 사람들도 예방접종 후 항체 형성 반응이 빈약하게 나타난다(Pederson et al., 2009). 그런데 인지행동적 스트레스 중재법을 적용하자 결과는 완전히 달라졌다. 독감백신에 대한 스트레스군의 항체 형성률은 스트레스를 받지 않은 대조군의 24%에 불과했으나, 스트레스 감소 프로그램에 참여한 스트레스군의 형성률은 대조군보다도 훨씬 높은 172%로 나타났다(Vedhara et al., 2003). 이러한 연구들이 속속 발표되면서, 1990년대 이후 스트레스와 면역에 관한 연구의 방향은 스트레스가 면역기능에 미치는 악영향보다 스트레스 중재법들이 면역기능에 미치는 긍정적 효과에 관한 것으로 점차 전환되었다.

스트레스가 면역기능에 영향을 미친다는 것을 단순히 모든 스트레스가 모든 면역기능을 억제한다는 식으로 해석하지 않도록 주의해야 한다. 스트레스가 모든 유형의 면역 반응을 억제하는 것은 아니며, 면역계의 모든 구성 성분에 동일한 영향을 미치는 것도 아니다. 스트레스의 종류, 스트레스의 진행 국면, 면역 지표의 종류에 따라 스트레스가 면역계에 미치는 영향은 매우 복잡다단하게 나타난다.

세게르스트롬(Segerstrom)과 밀러(Miller)는 300여 편의 연구를 메타분석하여 심리적 스트레스와 면역계의 관계를 검토했다(Segerstrom et al., 2004). 이에 따르면, 몇 분 정도만 지속되는 급성 스트레스는 일부 자연면역의 지표들을 상승시키고, 특이면역의 지표들은 감소시키는 것으로 나타났다. 시험과 같은 스트레스에서는 세포성면역이 억제되었지만 체액성면역은 유지되었다. 만성 스트레스에서는 세포성면역과 체액성면역이 모두 억제되었다.

## 5. 심신 스트레스 반응의 통합

생리학의 스트레스 이론이든 심리학의 스트레스 이론이든 그 중심이 되는 해부학적, 기능적 요소는 중추신경계의 뇌다. 뇌는 부위별로 각자에게 부여된 독특한 임무를 수행하고 있다. 감각정보를 처리하는 감각중추, 근육 운동을 조절하는 운동중추, 고등 사고를 담당하는 중추, 감정을 담당하는 중추, 내분비 조절 중추, 자율신경 조절 중추 등이 그것이다. 감각정보를 처리하는 뇌 영역만 해도 시각을 처리하는 부위, 청각을 처리하는 부위, 촉각을 처리하는 부위가 구분되어 있다.

그렇다면 각자 맡은 임무를 수행 중인 뇌 영역들이 투쟁-도피 반응과 같은 일사불란한 협력 작용에 동참하도록 유도하는 동기는 무엇인가? 뇌의 통합적 활동을 일으키는 구성단위는 정서다. 정서는 여러 뇌 영역의 활동이 조율된 가운데 이루어지는 전체적인 뇌 상태라 할 수 있다.

### 1) 뇌의 통합적 활동을 일으키는 정서와 동기

감정(feeling)과 유사한 의미로 사용되는 용어인 정서는 정동(affect), 기분(mood) 같은 단어와도 혼용되지만 정확한 의미는 모두 다르다. 정서는 본능적 욕구의 충족 또는 욕구의 좌절 상태에 따라 동반되는 심리적, 생리적 과정으로, 감정적, 생리적, 행동적 요소들이 포함되어 있다. [주: 정서에는 감정 외에도 종 특유의 행동과 생리적 변화가 동반된다는 것에 관하여 4장 2의 '2) 스트레스 자극의 전달 경로'를 참고하라.]

정서를 뜻하는 영어 단어 'emotion'은 'e'와 'motion'으로 구성되어 있다. 즉 심리적, 신체적 움직임(motion)을 일으키는(e-) 동기가 바로 정서다. 스트레스성 자극에 의해 형성된 부정적 정서는 그 정서에 상응하는 심신의 변화를 즉각적으로 일으킨다. 그런데 부정적 정서는 무의식적 과정으로도 일어난다. 자신이 의식하지 못하는 사이에 변연계에 입수된 불쾌한 감각자극은 생리적 스트레스 반응을 일으킨다. 중추신경계는 그러한 심신의 변화를 스트레스성 자극으로 해석하여 또다시 스트레스 반응을 일으킨다. 이렇게 스트레스 반응이 조금씩 증폭되다가 어느 순간 그 상황을 의식하거나 외부로 반응을 표출하는 수준에 이르게 된다. 따라서 자신의 내부에서 발생하는 정서를 인식하고 돌보는 능력은 스트레스 치유뿐 아니라 심신의 건강을 위해서도 매우 중요한 요건이다. 스트레스 중재법으로 활용되는 많은 심신요법들이 자신의 정서를 알아차리고 조절하는 능력을 키우는 데 중점을 둔다. 이러한 방법들은 스스로 깨닫지 못했던 내면의 동기들도 명확히 파악할 수 있게 한다.

앞에서 스트레스에 대한 부적응적 반응 패턴을 수정하는 치유의 과정은 뇌의 기능적, 기질적 변화를 수반한다는 것을 신경가소성의 원리와 함께 살펴보았다. 이를 정서와 연결하여 다시 설명하면, 자신의 정서를 파악하여 수용하고 안전하게 표현하는 긍정적 경험이 반복되면서 그 경험에 상응하는 인지적, 생리적 신경회로가 새롭게 형성되고 과거의 부정적 회로들은 점차 소거되어 부적응적 반응 체계가 적응적 반응체계로 대체되는 것이라 할 수 있다.

정서가 감정적, 생리적, 행동적 요소들로 이루어져 있다는 것은 정서가 우리의 마음과 몸을 연결하는 것임을 의미한다. 또한 정서는 의식과 무의식의 영역 모두에 걸쳐진 경험이므로, 정서를 통해서 자신의 깊은 내면세계로 들어갈 수도 있다. 이러한 이유로, 신경학자 캔더스 퍼트(Candace Pert)는 정서를 자기관리에서 중요한 요소라고 했다(Pert, 1997). 신경계에서 작용하는 대부분의 전령물질들은 짧은 아미노산 서열로 이루어진 펩타이드인데, 펩타이드 전령물질의 수용체 중 85~95%가 편도체, 해마 같은 변연계의 중심 구조에 들어 있다. 이 부위들은 바로 정서의 형성 및 정서적 반응에 관여하는 곳이다. 이것은 정서라는 심리적, 행동적 현상이 신경전달물질과 그 수용체의 상호작용이라는 생화학적 과정을 수반한다는 것을 뜻한다. 요컨대, 정서는 몸과 마음을 연결하는 정보이며, 감정적, 생리적, 행동적 변화를 통합하는 동기의 구심점이다.

정서를 만드는 편도체가 사고나 질병으로 손상되면, 정서를 경험하고 표현하는 능력도 손상된다. 주어진 상황에서 경험하는 정서가 강할수록 그 상황에 대한 기억도 강하게 남는데, 정서를 경험하는 능력이 저하되면 새로운 정보를 기억하는 능력도 감소한다. 더 치명적인 문제는 위험한 상황에서 공포나 불안 같은 정서가 일어나지 않아 자신을 보호하기 위한 행동을 취하지 못하게 되는 것이다. 보호 행동은 고사하고, 충동적이고 무모한 행동을 할 가능성이 높아진다. 편도체를 손상시킨 원숭이나 쥐는 평소 공포 반응을 보이면서 회피하던 포식자나 천적에게 겁 없이 다가가거나 공격하는 행동을 하기도 한다. 사고나 질병으로 편도체가 손상된 사람도 위험 회피 행동이 감소하고 타인이나 자신에게 해를 끼칠 가능성이 있으므로, 보호자나 의료진이 가까이서 관찰하면서 위험 상황이 발생하지 않도록 해야 한다.

정서는 현명하고 만족스러운 삶을 살기 위한 내적 기반이기도 하다. 정서를 경험하는 능력이 손상되면 판단력도 손상된다. 삶에서 어떤 결정이나 선택을 하기 위해서는 주어진 정보에 '좋다' '싫다'와 관련된 정서가 덧입혀져야만 하기 때문이다. 시험문제처럼 '옳다' '그르다'를 선택하는 것은 인지적 판단만으로도 가능하지만, 일상에서 우리가 선택해야 하는 일들은 대부분 옳거나 그름이 아닌 좋거나 싫음에 관한 것들이다. 설령, 의사 결정에 필요한 방대한 정보를 수집하고 논리적으로 분석해 놓았더라도 자신의 정서를 참고할 수 없다면, 입을 옷을 선택하거나 점심 메뉴를 고르는 일조차 어려워진다. 객관적으로 볼 때 분명히 합리적인 선택을 했더라도, 그 선택에 즐거움, 기쁨, 만족감 같은 정서가 동반되지 않는다면 삶의 모든 행위는 검은색 물감만으로 그린 무지개처럼 무미건조한 것이 된다.

정서적 능력의 손상은 사회적으로 부적절하거나 충동적인 행동, 공감과 이해력의 결핍을 초래하여 대인관계와 사회적 기능에도 심각한 문제를 야기할 수 있다. 로저 월쉬(Roser Walsh)가 말하듯이, 정서는 삶을 지배한다. 우리의 마음에서 계속 일어나는 정서는 결국 우리의 마음을 지배한다. 그리하여 우리의 지각을 채색하고 동기를 형성하며 삶을 지휘하게 된다.

## 2) 정서의 신경생리학적 의의

정서를 담당하는 변연계는 긍정적인 신호보다는 부정적인 신호에 더욱 민감하다. 진화라는 관점에서 보면, 주어진 상황에서 부정적 가능성을 발견하고 위험에 대비하는 것이 낙관적으로 전망하고 안주하는 것보다 생존에 유리하기 때문에 우리의 정서는 기본적으로 부정적인 방향으로 형성되도록 되어 있다. 그런데 일단 부정적 정서가 형성된 상태에서는 주위의 부정적 신호에 더욱 예민해진다. 예를 들어, 선거에 출마한 후보자가 유세장에서 불안을 느끼면서 연설을 하면, 반대 구호를 외치거나 자리를 떠나는 사람들만 눈에 들어오고, 연설을 경청하는 지지자들에게는 주의가 향하지 않게 되어 불안이 더욱 심해진다.

부정적 정서 상태에서는 자아의 경계가 강화되어 주위 환경으로부터 자신을 분리하고 보호하려는 경향이 강해진다. 그 결과 사고가 편협해지고 자기중심적인 행동을 하게 된다. 이와 같은 자아 구성 작용은 위협을 느끼는 상황이나 자신에게 호의적이지 않다고 느껴지는 상황일수록 더 강해지고, 그에 상응하는 수준의 긴장과 스트레스 반응을 유도하게 된다.

부정적 정서에는 분명히 생존 가치가 있으며, 그 자체가 유해한 것은 아니다. 하지만 그 정서를 방치, 외면, 억압한다면 해를 입을 수 있다. 게다가 이런 정서 처리 방법들은 불안, 긴장, 스트레스를 더 증폭시킨다. 그렇다면 부정적인 정서를 어떻게 처리해야 하는가? 그 방법은 정서를 바라보고 돌보는 것, 즉 자신의 정서를 관찰하고 안전하게 표현하는 것이다. [주: 변연계의 활동이 전두엽의 의식적 개입으로 제어될 수 있다는 것과 관련하여, 4장 2의 '3) 전두-변연 연결과 스트레스 반응 제어'를 참고하라.]

정서를 표현하는 것은 정서를 '날것' 그대로의 상태로 표출시키는 것과는 다르다. 분노를 예로 들면, 분노를 참는 것도 심신 건강에 해롭지만 분노를 폭발시키는 것도 심신에 악영향을 준다. 신경계나 심혈관계에 즉각적으로 큰 부담을 주는 것은 물론이고, 분노를 폭발시키는 일이 반복되면 뇌가 분노라는 감정에 중독될 수 있다. 분노를 폭발시킬 때 노르에피네프린 같은 스트레스호르몬이 크게 증가하면서 일시적으로 우월감, 쾌감, 해방감을 느끼게 되는데, 이러한 경험이 반복되면 분노를 일으키는 신경망이 강화되고 분노 표출이 더 잦아지게 된다.

분노가 폭발할 때는 분노라는 정서에 심신이 장악되고, 합리적 사고를 담당하는 전두엽은 마비된 상태다. 다니엘 골먼(Daniel Goleman)은 분노나 공포 같은 강렬한 정서를 느끼는 상황에서 편도체가 즉각적으로 활성화되면서, 전두엽이 개입하기 전에 충동적이고 과격한 반응이 일어나는 현상을 '편도체 납치(amygdala hijack)'라 표현했다. 이때는 인간의 뇌(신피질)가 아닌 포유류의 뇌(변연계)에 심신이 지배당한 상태이므로, 자신이 무슨 행동을 하고 있는지 인식하지 못한다. 시간이 지난 후에야 후회할 일을 했다는 것을 깨달으며 "내가 왜 그랬는지 나도 모르겠다" "그때의 나는 내가 아니었다"고 말한다.

정서를 바라보고 돌본다는 것은, 이성과 사고의 중추인 전두엽이 감정의 중추인 변연계의 활동을 감시하고 조절하는 것이다. 무의식적이고 충동적인 변연계의 활동을 의식의 영역으로 끌어올려, 객관적으로 수용하고 합리적인 방식으로 표현하는 과정에서 부정적 정서는 진정되고, 그 정서에 휩싸여 부지중에 벌이는 충동적이고 과격한 행동도 제어된다. 질주하려는 정서 반응에 제동을 거는 순간, 자신의 행동을 선택할 수 있는 기회도 마련된다.

인간의 마음에서 의식의 영역은 무의식의 영역에 비하면 빙산의 일각에 불과하다는 심리학의 발견은 스트레스의 신경생리학에서도 그대로 적용된다. 인간의 뇌에서는 초당 4억 비트(bit)의 정보가 처리되지만 의식적으로 처리되는 것은 2천 비트에 불과하다. 변연계의 활동은 무의식적인 것이지만 의식적 과정보다 심신에 더 큰 영향력을 행사한다.

많은 사람들이 의사 결정, 가치 판단, 계획, 추론 등이 온전히 전두엽의 기능이라고 생각하지만, 정서를 만드는 변연계로부터 올라오는 신호들은 이 과정에 강력한 영향을 미친다. [주: 편도체와 신피질은 양방향으로 연결되어 소통하지만, 이 연결은 대칭적이지 않다. 즉, 신피질이 편도체로 투사하는 것보다 편도체에서 신피질로의 역투사가 훨씬 강하다. 이것은 편도체가 신피질을 통제하는 능력이 신피질이 편도체를 통제하는 능력보다 더 강하다는 것을 뜻한다. 물론 이 능력들은 출생 후 경험과 학습을 통해 달라질 수 있다.] 따라서 일상의 사소한 선택, 나아가 지극히 이성적으로 보이는 판단이나 도덕적 행위들이 실제로는 정서에 크게 좌우되고 있다는 사실은 지극히 당연한 것이다. 이것은 정서를 외면하거나 억제하는 방식으로는 스트레스의 악영향에서 벗어날 수도, 건강하고 질 높은 삶을 영위할 수도 없음을 의미하는 것이기도 하다.

정서 관리의 신경생리학적 요체는 정서를 제어하는 전두엽의 기능과 전두-변연 연결을 강화하는 데 있다. 전두엽에서 변연계로 향하는 신경망이 미약하거나, 좌・우뇌의 소통이 원활하지 않거나, 편도체가 지나치게 활성화되어 있는 경우에는 정서 조절에 장애가 발생한다. 전두엽은 출생 후부터 본격적으로 개발되기 시작하여 성인이 되어야 완전히 성숙하지만, 변연계는 출생 무렵에 어느 정도 완성된 상태이기 때문에, 아동은 이성보다 감정에 따라 행동하는 경향이 있고 감정을 조절하는 능력도 미약하다.

성인이라도 전두엽의 기능이 온전하지 않으면 감정을 억제하지 못하고 충동적으로 행동하는 경향이 나타난다. 사고나 질병으로 전두엽이 손상된 사람들에서 감정이나 충동 조절의 장애가 발견되는 경우가 많다. 피니스 게이지(Phineas Gage)라는 유명한 환자는 철도 공사 현장에 폭약을 설치하다가 발생한 사고로 인해, 전두엽의 여러 부위가 크게 손상되는 부상을 당했다. 그런데 놀랍게도 그의 인지 능력은 사고 후에도 거의 변화가 없었다. 다만 그의 인격은 완전히 달라졌다. 특히 감정을 억제하고 행동을 조절하는 기능이 크게 훼손되어, 사고 이전과 같은 원만한 사회생활을 할 수 없었다.

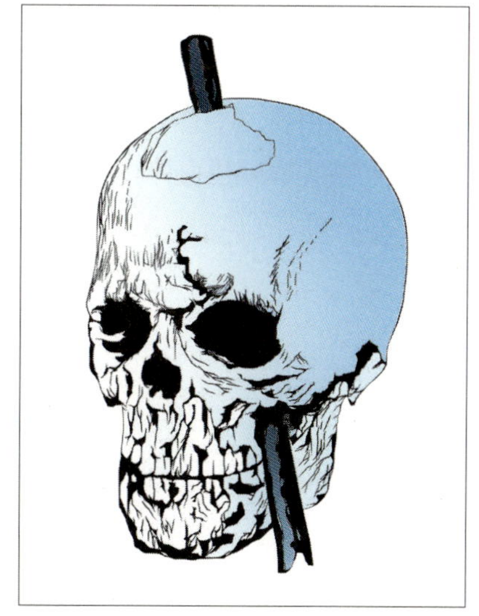

[그림 4-14] 피니스 게이지의 뇌 손상

피니스 게이지의 뇌에서 손상된 부위는 전두엽 중에서도 정서 조절에 특히 중요한 복내측전전두엽(ventromedial prefrontal cortex: VMPFC)과 안와전두엽(orbitofrontal cortex: OFC)이었다(Damasio et al., 1994)([그림 4-14], [그림 4-15]

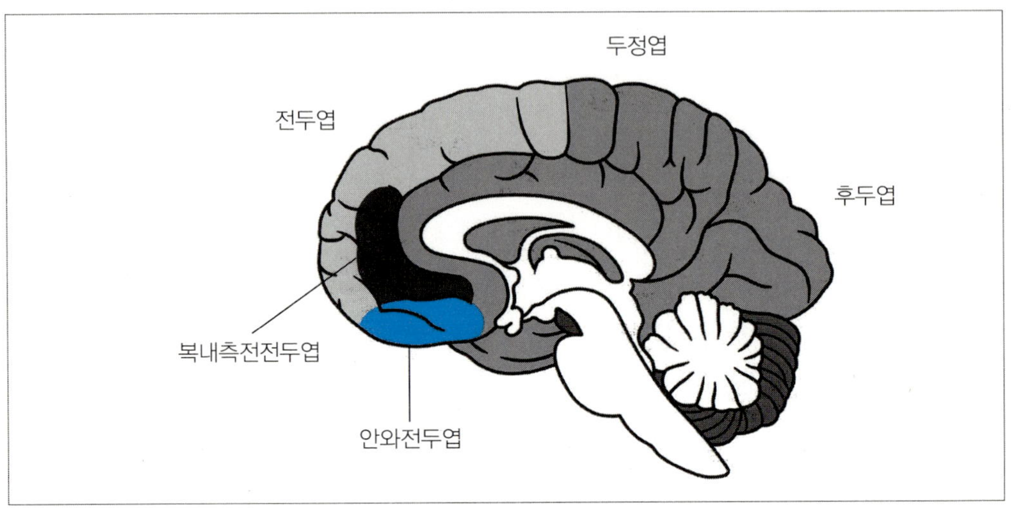


[그림 4-15] 복내측전전두엽과 안와전두엽

참고). 이 부위들은 감정을 통제하는 자기조절의 중추로서, 욕구와 동기, 도덕적 결정 등과 관련한 정보를 처리하기도 한다. 연구에 따르면, 살인자의 뇌는 전두엽 기능이 감소되어 있는데(Raine et al., 1994), 그중 안와전두엽은 살인의 정당성과 관련된 감정, 즉 죄책감을 담당하는 것으로 보인다(Molenberghs et al., 2015). 사이코패스(psychopath) 수감자들에서도 복내측전전두엽, 안와전두엽의 활동이 낮게 나타난다(Decety et al., 2013).

정서 표현, 글쓰기, 명상, 인지적 자기조절, 뇌파 바이오피드백 등 자신의 정서를 관찰하고 표현하는 훈련들은 정서를 조절하는 전두엽의 기능을 향상시키고, 전두엽과 변연계의 연결망을 강화한다. 이 방법들은 단지 스트레스를 관리하기 위한 기술이 아니다. 인간다운 삶, 질 높은 삶을 살기 위한 기술이기도 하다.

정서는 의식의 경험이기 전에 무의식의 경험이며, 마음의 경험이기 전에 몸의 경험이다. 이것은 다음 장(chapter) '스트레스의 심리학'에서 다시 정서라는 주제를 다룰 때도 반드시 염두에 두어야 한다. 스트레스 관리에 있어서 정서 조절 능력의 중요성은 아무리 강조해도 지나치지 않다. 바이오피드백 연구가 엘머 그린(Elmer Green)이 말하듯이, 생리 상태의 모든 변화는 의식적으로든 무의식적으로든 그에 상응하는 정서 상태의 변화를 일으키고, 반대로 의식적으로든 무의식적으로든 정서 상태의 모든 변화는 그에 상응하는 생리 상태의 변화를 일으킨다.

## 글상자 4-3 전두엽의 부위별 기능

전두엽은 대뇌 신피질에서 가장 넓은 면적을 차지한다. 전두엽 중에서도 앞쪽 부위를 전전두엽(prefrontal cortex)이라 하는데, 이곳은 계획, 추론, 의사 결정, 행동 조절 등 집행기능(executive function)을 담당하며, 감정 조절, 충동 억제, 창의적 사고, 책임감, 자기통제 등 인간다운 행동을 가능하게 한다. 또한 변연계와의 연결을 통해 감정 및 동기와 관련된 정보를 처리한다.

전전두엽은 다시 여러 영역으로 나뉜다. 내측전전두엽(medial prefrontal cortex: MPFC)은 이마 가운데 부위이고, 그 양쪽 바깥에는 배외측전전두엽(dorsolateral prefrontal cortex: DLPFC)이 있다. 복내측전전두엽은 전전두엽의 안쪽 아랫면이다. 복내측전전두엽과 접해 있는 안와전두엽은 안구가 들어있는 공간(안와) 위에 있다.

내측전전두엽은 동기, 주의 조절, 자기인식(self-awareness), 감정과 관련된 의사 결정, 사회적 상호작용과 관련이 있다. 이곳이 손상된 사람들은 사회적 정서를 표현하지 못하고 기본적인 사회적 규칙을 준수하지 않으므로 사회적 관계가 크게 훼손된다. 배외측전전두엽은 계획과 추론, 문제해결, 이성적 판단과 관련된 고차원적 인지기능을 담당한다. 이곳이 손상되면 주의력 저하, 기억력 감소, 계획 및 문제 해결 능력 저하, 무감동, 충동성 증가, 언어 표현 장애가 나타날 수 있다.

복내측전전두엽은 정서와 의지를 담당하는 핵심 중추로서 정서적 판단, 행동 조절, 의사 결정에 관여한다. 이곳에서 편도체로 연결되는 신경세포는 편도체 중심핵의 흥분을 억제한다. 양심, 도덕적 판단도 이곳에서 담당한다. 안와전두엽은 시상, 편도체, 후각계를 통해 입력을 받으며, 전두엽의

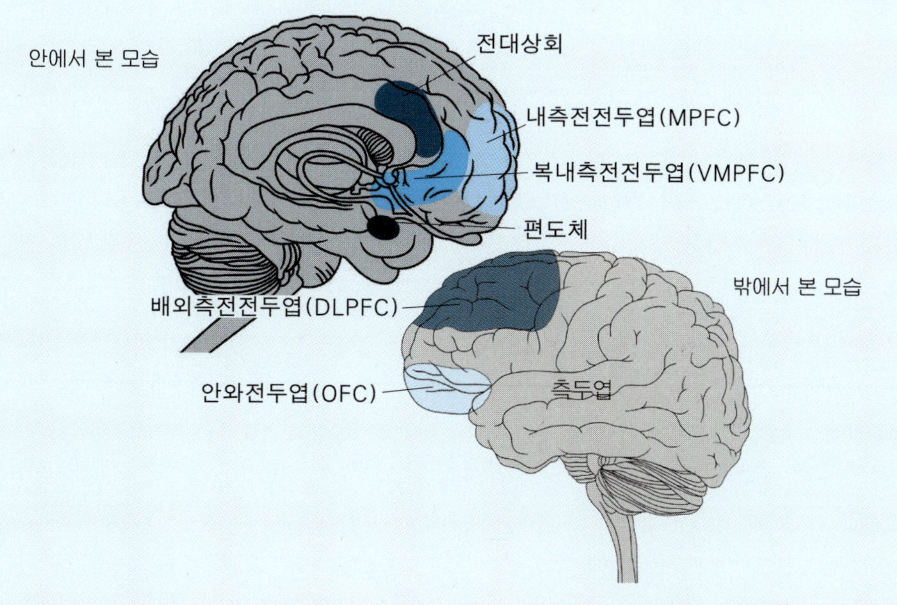

다른 영역과도 정보를 주고받는다. 이 부위로부터 대상회, 해마, 측두엽, 외측 시상하부, 편도체 등 여러 뇌 영역으로 정보가 전해진다. 안와전두엽으로 들어가는 입력은 환경 속에서 무슨 일이 일어나고 있는지, 그리고 전두엽의 다른 영역들에서 어떤 계획이 수립되고 있는지에 대한 정보를 제공하고, 여기에서 나온 출력은 편도체에 의해 조직화되는 정서 반응을 포함한 다양한 생리적, 행동적 반응에 영향을 미칠 수 있다. 이 부위가 손상되면 사회적 상황 속에서 적합하게 행동하지 못하고, 자기조절 능력과 자기에 대한 관심이 감소되어 자신이 하는 행동의 결과에 주의를 갖지 못한다. 피니스 게이지의 사례는 이것을 극적으로 보여 준다.

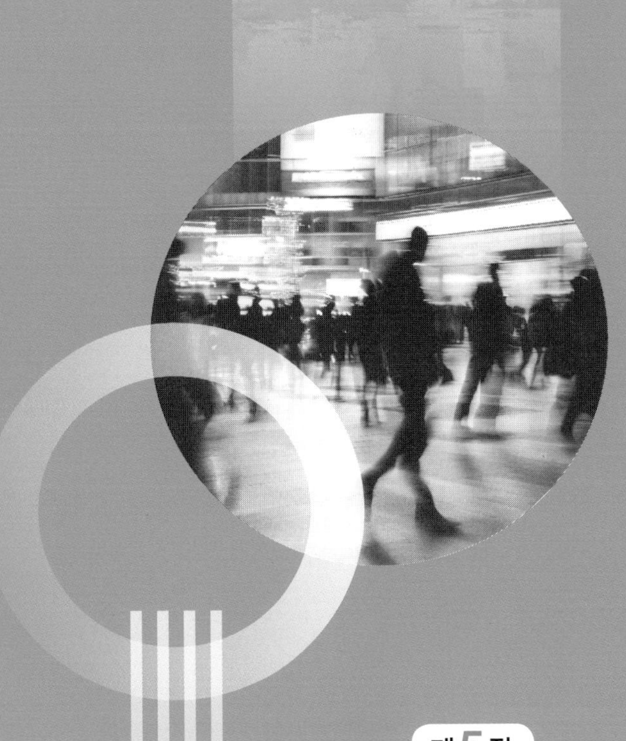

제 5 장

# 스트레스의 심리학

Stress Psychology

스트레스 연구의 초창기부터 끊임없이 학자들을 괴롭혔던 문제 중 하나는 스트레스성 자극에 대한 반응이 모든 개체에서 동일하지 않고, 각 개체의 반응도 항상 일정하지는 않다는 점이었다. 스트레스 연구가 동물을 이용하던 생리학적 연구로부터 사람의 생활 스트레스를 다루는 연구로 전환되면서 이 문제는 스트레스 연구에서 가장 중요한 주제로 부상했다. 같은 스트레스 자극에 대해서도 사람마다 반응이 다르고, 같은 사람도 상황에 따라 다르게 반응한다. 이것은 스트레스 반응에는 자극의 원인 못지않게, 어쩌면 그보다 더 중요한 개인 내적 또는 환경적 중재 요인이 있다는 것을 의미한다.

스트레스에 관한 생리학 연구는 스트레스 반응의 일반적 측면, 즉 비특이적 측면을 주로 다루어 왔다. 반면 스트레스의 심리학 이론은 스트레스 반응의 특이적 측면과 개인차의 여러 요소를 설명해 준다. 심신의 발달학적 단계, 과거의 경험, 성격과 방어기제는 스트레스 반응의 방향과 규모를 결정하고 개인차를 만드는 데 지대한 영향을 미친다. 스트레스 상황에 대한 인지적 평가, 그리고 자신이 가진 스트레스 대처자원에 대한 지각은 스트레스 경험 자체를 완전히 달라지게 할 수도 있다.

20세기 후반에 비약적으로 발전한 뇌과학, 신경과학, 분자생물학은 개인차에 대한 심리학 이론을 생리학 이론과 통합할 수 있는 기반을 마련해 주었다. 특히 삶의 경험과 학습에 의해 신경계가 지속적으로 리모델링된다는 신경가소성의 발견, 태어난 후 환경과 경험이 유전자 발현 양식을 변화시키는 방식을 연구하는 후성유전학의 등장을 통해서, 스트레스가 어떻게 개체의 생리적 반응성과 취약성을 달라지게 하는지 면밀히 설명할 수 있게 되었다.

이 장에서는 스트레스의 심리적 변인들을 인지와 성격의 관점에서 설명한 다음, 이 내용들을 4장에서 살펴본 생리학적 과정과 통합하여 개인차의 기원을 규명할 것이다. 이를 위하여 우리는 심리학의 다섯 가지 접근 방식을 모두 필요로 한다. 즉, 생물학적인 신경생리학적 접근, 학습론적인 행동주의적 접근, 정보처리론에 기초한 인지주의적 접근, 심층심리학적인 정신분석적 접근, 실존적·현상학적 관점을 포함하는 인본주의적 접근이 그것이다. 이것은 심리적 스트레스 중재법들의 작용기제와 효과를 정확히 이해하고, 환자(내담자)에게 가장 적합한 중재법을 선택할 수 있는 역량을 강화할 것이다.

## 1. 구성주의와 정보처리 관점

심리학에서의 초기 스트레스 연구는 행동주의적 접근이 주류를 이루었다. 행동주의 심리학은 인간을 포함한 동물들의 반응이 외부에서 주어지는 자극의 특성에 의해 수동적으로 결정되므로 자극의 특성만 알면 개체의 행동을 예측 및 통제할 수 있다고 본다. 이처럼 행동주의심리학이 자극의 역할에 주목하는 반면, 인지심리학은 그 자극을 처리하는 개체 내의 능동적 처리 과정에 더 큰 의미를 부여한다. 이러한 차이에도 불구하고 행동주의심리학과 인지심리학은 밀접한 관계를 가지고 있으며, 이들은 현대 심리치료에서 널리 활용되고 있는 인지행동치료의 이론과 기법을 발달시켰다. 이 과정에는 신경생리학과 인지과학의 발달이 지대한 기여를 했다.

인지과학은 마음을 하나의 정보처리 체계로 보고, 환경에서 들어오는 입력(자극)을 마음이 어떻게 처리하여 출력으로 내어놓는가를 연구한다. 동일한 스트레스성 자극에 대해, 어떤 사람은 대수롭지 않게 여기고 별다른 반응을 하지 않지만, 어떤 사람은 커다란 위협으로 받아들이고 격렬히 반응하는 이유는 사람마다 정보처리 체계가 다르기 때문이다. 이 정보처리 체계는 컴퓨터의 프로그램에 비유할 수 있다. 사람마다 내재된 프로그램이 다르기 때문에 동일한 자극에도 처리 결과와 반응이 다르게 나타난다.

인지과학과 구성주의(constructivism)는 유사하면서도 상이한 관점을 가지고 있다. 구성주의도 인간의 인지를 탐구하지만, 인지과학이 마음을 객관적으로 존재하는 정보처리 체계와 표상(representation)으로 본다면, 구성주의는 지식과 의미가 개인의 경험과 해석 속에서 능동적으로 구성된다고 본다. 즉, 구성주의는 지식이 고정된 객관적 사실이 아니라, 개인이 경험을 통해 내면에서 만들어 내는 것이라는 인식론적 입장이다. 길을 걷는데 외국인이 다가와 두 손의 검지를 교차시켜 보이며 어떤 장소를 찾는 듯한 행동을 하면, 어떤 사람은 교회를, 다른 사람은 병원을 알려 줄 것이다. 어느 누구도 손가락과 관련된 곳이 어디인지를 두고 고민하지는 않는다. 그들의 눈에 보이는 것은 '+'라는 상징이며, 이 상징에 대해 각자 구성해 낸 의미는 다르다.

정보를 처리하는 방식을 형성하는 기본 배경은 과거에 축적된 경험이다. 어떤 사람에게 '한T萬せ국O里ん사U長せ람R城い'라고 쓰인 카드를 짧은 시간 동안 보여 주었을 때, 그 사람이 카드에서 포착한 내용이 무엇인지는 그가 어떤 언어를 사용하며 살아왔는가에 의해 결정된다. 설령 두 사람이 똑같이 카드에서 'TOUR'라는 단어를 보았더라

도, 즐거운 여행을 마치고 방금 돌아온 사람과 여행 중 사고로 인한 트라우마에서 벗어나지 못한 사람에게 그 단어가 촉발하는 정서는 다르다. 프로이트의 심적결정론(psychic determinism)에서는 개인의 현재가 과거 경험에 의해 결정된다고 본다. 무의식 속에 저장되어 있는 과거 경험은 심리적 현재만이 아니라 생리적 현재를 결정하는 배경이 된다. 경험은 중추신경계의 신경회로를 끊임없이 변화시키므로, 지금 이 순간 우리의 태도와 행동은 향후 경험에서 발생하는 심리 · 생리적 반응 양식이 달라지게 하고, 그 규모를 증폭 또는 감소시킬 수 있다.

정보처리 관점에서 볼 때 생명 활동은 끊임없이 정보를 수집하여 그것에 의미를 부여하고 처리하는 과정이다. 정보 수집, 의미부여, 반응 방식은 그 개체가 가진 정보처리 체계들의 특성에 따라 다르다. 마음의 정보처리 체계도 있지만 신체적 정보처리 체계도 있다. 예컨대, 어떤 사람에게는 기운을 북돋는 보양식이 다른 사람에게는 극심한 알레르기를 일으킬 수 있는 것은 면역계가 정보를 처리하는 방식이 다르기 때문이다. 그리고 모든 정보처리 체계는 독립적으로 작용하지 않고 유기적으로 연결되어 있다. 신경계-내분비계-면역계 통합체도 그 일부다. 신체적 정보처리 체계든, 심리 · 행동적 정보처리 체계든, 부적응적 정보처리 체계가 있으면 생체의 반응은 불리한 방향으로 전개된다.

이상의 내용은 동일한 사건이라도 모든 사람에게 동일한 스트레스가 되지는 않는다는 사실과 함께, 모든 사람에게 동일한 효과를 내는 스트레스 치유법도 존재하지 않는다는 것을 알려준다.

## 2. 인지와 스트레스

스트레스성 사건에 대한 인지적 해석과 정서적 유의미성에 관한 연구들은 스트레스의 개인차를 설명하는 주요 이론들을 제공해 왔다. 이 연구들은 대개 성격이나 인지 양식에 초점을 맞추어 진행되었다. 성격은 비교적 안정적으로 유지되는 특성이므로, 성격 관점에서 스트레스의 개인차를 설명하는 이론들은 개인차의 특성이 변화되기 어렵다고 가정하고, 성격을 바꾸기보다는 주변 환경이나 반응 양식을 개선하는 치료적 접근을 모색한다. 반면 인지적 관점에서는 인지 양식도 비교적 안정적이기는 하지만, 학습과 경험을 통해서 변화될 수 있다고 보기 때문에 부적응적인 사고방식을 적응적으로 수정하는 데 초점을 맞춘다.

### 1) 인지적 평가

어떤 자극이 궁극적으로 스트레스가 될 것인지 여부는 그 자극에 부여되는 인지적 의미에 의해 결정된다. 따라서 어떤 면에서는 자극 자체보다 그것을 처리하는 인지적 과정이 더욱 중요할 수도 있다. 인지적 평가 결과에 따라 정서가 형성되며, 정서는 스트레스 반응의 방향과 규모를 결정한다. 자신이 가진 대처자원에 대한 지각은 인지적 평가를 좌우하는 중대한 변수다.

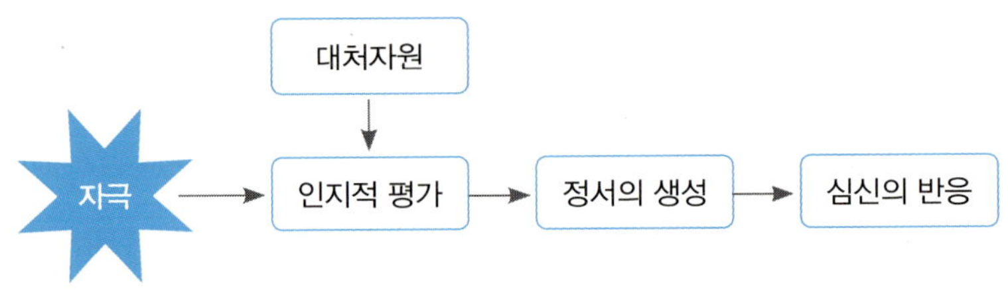


[그림 5-1] 스트레스의 과정과 심리적 요소들의 관계

심리학의 초창기부터 인지는 인간의 행동과 경험을 설명하는 데 핵심적인 부분이었다. 19세기 말에 심리학이라는 학문이 본격적으로 시작되기 전에도, 인지의 역할은 인간의 이성과 사고에 관한 철학적 논의의 중심이었다. 현대 스트레스 이론과 유사하게 인지와 정서의 관계를 간파한 최초의 견해는 아리스토텔레스까지 거슬러 올라가는데, 그는 분노를 정의하면서 신념과 동기를 연결하여 정서에 대한 인지적 이론을 제안했다.

인지는 우리가 세상을 인식하고 그로부터 개념을 구성하는 과정으로서, 자극의 지각, 사고, 학습, 기억 등의 과정을 포함한다. 우리가 경험하는 세상은 결국 우리의 인지가 만드는 것이다. 이것은 불교의 일체유심조(一切唯心造)라는 말에 그대로 함축되어 있다. 현대 스트레스 연구는 마음의 움직임이 신경계, 내분비계, 면역계를 통해 신체 모든 곳을 조절하고 행동을 형성한다는 것을 생리학적 현상으로 자세히 설명한다. 결국 자신의 심리·생리적 상태를 조절하는 힘은 긴장, 고통, 불안을 유발하는 상황 속에서 평정한 마음을 유지하는 능력에 달려 있다. 윌리엄 제임스도 "우리 세대의 발견 중 가장 위대한 것은 마음의 자세를 바꾸는 것만으로 자신의 삶을 바꿀 수 있다는 사실이다"라는 유명한 말을 남겼다.

그러나 초기의 심리학적 스트레스 연구에는 인지나 정서 같은 심리적 요소들이 체계적으로 통합되지 못했다. 심리학에서의 초기 스트레스 연구가 행동주의심리학에서 수행되었고, 이 당시만 해도 객관적인 관찰과 측정이 가능한 행동에만 초점을 맞추었기 때문에, 각 개인의 독특한 내적 과정인 인지에 주목하지 않았다. 그러나 인지를 고려하지 않은 스트레스 이론은 인간에게 적용할 때 유용성이 매우 제한된다. 지금 우리가 경험하는 스트레스는 대부분 심리적인 것, 즉 인지가 관여하는 것이기 때문이다.

스트레스와 관련하여 인지에 관한 연구가 본격화된 것은 20세기 후반에 들면서부터다. 리처드 라자러스는 스트레스 경험에서 인지의 중요성을 체계적으로 연구한 대표적인 학자다. 그는 인지적 평가(cognitive appraisal)라는 개념을 제안하고, 스트레스는 단순한 자극이나 반응이 아니라, 개인이 상황을 어떻게 인지하고 해석하는가에 따라 결정된다고 설명했다. 수잔 포크먼은 라자러스와 함께 스트레스-평가-대처에 관한 모델을 개발했다. 앨버트 반두라(Albert Bandura)는 스트레스를 직접적으로 연구한 학자는 아니지만, 자기효능감(self-efficacy)이라는 개념을 통해 스트레스 반응을 설명했다. 자신이 상황을 통제할 수 있다는 믿음이 스트레스 경험에 커다란 영향을 미친다는 것이다. 인지치료(cognitive therapy)의 창시자인 아론 벡(Aaron Beck)도 우울증과 불안에 관한 연구에서 스트레스와 관련된 인지 왜곡(cognitive distortion)에 주목했다.

인지적 평가의 역할에 주목한 연구들로부터, 모든 사건이 잠재적으로 스트레스원이 될 수 있으며 어떤 사건도 그것에 대한 인지적 평가를 떠나서는 스트레스를 구성할 수 없다는 견해가 확립되었다. 스트레스에 대한 인지적 접근은 인지심리학의 구성주의적 관점을 비롯하여 개인의 현상학적 의미를 강조하는 게슈탈트 심리학(gestalt psychology)과 실존주의(existentialism) 철학의 전통이 결합된 것이라 할 수 있다.

사건에 대한 인지적 해석이 스트레스 경험을 어떻게 변화시키는가를 잘 보여 주는 사례로 스카이다이버를 대상으로 한 고전적 연구가 있다(Fenz et al., 1967). 스카이다이버들은 항공기에 탑승하여 장비를 갖추고 대기해 있다가, 항공기가 적절한 고도와 위치에 이르면 뛰어내린다. 어느 정도 자유낙하를 하다가 낙하산을 펼친 후 서서히 지상에 가까워져 마침내 착륙하게 된다. 대개 처음 스카이다이빙을 하는 사람들은 항공기에서 대기하는 동안이나 항공기에서 뛰어내린 다음보다는, 뛰어내리기 직전에 가장 큰 스트레스를 느낀다. 따라서 이들의 스트레스 지각 정도를 그래프로 나타내면, 뛰어내리는 순간까지 최고조에 이르다가 뛰어내린 후에 감소하는 '∩'형으로 그려진다([그림 5-2] 참고). 그러나 베테랑 스카이다이버들의 그래프는 전혀 다르다. 그들은 대기하는 동안 계속 스트레스가 감소하여 뛰어내릴 때 최저에 이르렀다가, 뛰어내린 다음부터 점차 상승하고 낙

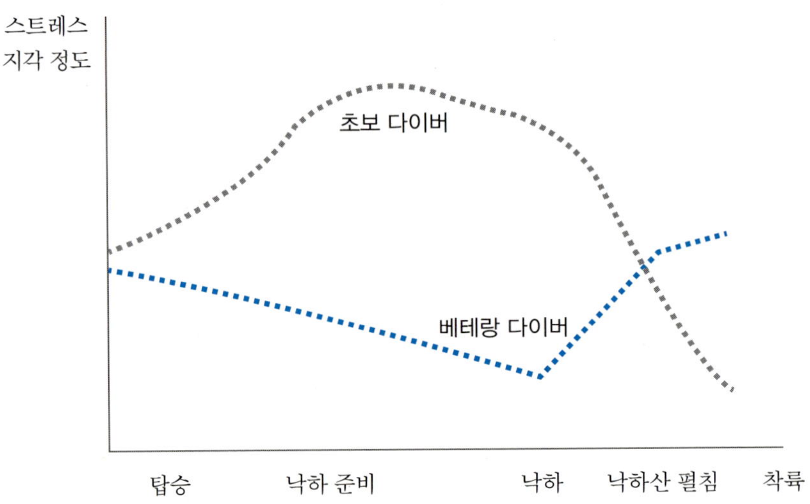


[그림 5-2] 초보 스카이다이버와 베테랑 스카이다이버의 스트레스 지각 차이

하산이 펼쳐진 후 착륙 직전까지 최고조에 이르는 양상을 보인다.

완전히 상반되는 양상을 보이는 두 그룹의 차이는, 이들이 낙하와 착륙이라는 과정을 인지적으로 어떻게 평가하고 있는가에 의해 나타난다. 초보자들은 항공기에서 뛰어내릴 때를 가장 위험하고 두려운 순간으로 생각하지만, 사실상 스카이다이빙에서 가장 많은 부상과 사고가 발생하는 것은 착륙할 때다. 베테랑 스카이다이버들은, 허공으로 뛰어내리는 것은 고작해야 구름에 부딪히는 위험밖에 동반하지 않는다는 것을 잘 알고 있다. 두 그룹의 그래프는 인지-정서-스트레스 반응으로 이어지는 과정의 첫 단계인 인지의 중요성을 극명하게 보여 준다.

## 2) 플라세보와 노세보

놀라면 심장박동이 빨라지고 긴장하면 소화가 잘 되지 않는 것처럼, 마음이 몸에 영향을 주는 것은 우리가 늘 경험하는 현상이지만 생의학은 마음의 힘을 설명할 수 있는 지식이나 그것을 질병 치료에 이용하는 방법을 갖고 있지 않았다. 하지만 마음이라는 것은 의학계 안에서도 더 이상 덮어 둘 수만은 없는 뜨거운 감자가 된 지 오래다.

자신에게 투여된 약이 효과가 있을 것이라는 환자의 믿음 때문에, 실제로는 아무런 효과가 없는 물질이 치료 효과를 나타낸다. 이를 플라세보 효과(placebo effect, 위약 효과)라 하고, 그 물질을 플라세보(placebo, 위약)라 한다. 통증은 플라세보와 관련하여 가장 많이 연구된 주제 중 하나다. 통증 환자가 플라세보를 진짜약으로 믿고 복용하면 통증이 30~50% 완화된다. 그렇다면 의약품을 투여했을 때 얻을 수 있는 순수한 약의 효과와 심리적 효과는 각각 어느 정도인가? 치과 발치 후 통증이 느껴지는 동안, 환자가 모르게 6~8mg의 모르핀을 주사하는 것과 환자 앞에서 공개적으로 플라세보를 투여하는 것은 비슷한 효과를 낸다(Levine et al., 1981). 플라세보가 6~8mg의 모르핀에 맞먹는 강력한 진통 효과를 낸 것이다. 환자 모르게 진통제를 투여하는 경우에는 환자가 투여 사실을 알 때보다 더 많은 진통제를 투여해야 동일한 효과를 얻을 수 있다(Amazio et al., 2001). 가벼운 복통이나 두통을 호소하는 아이들에게 사용하는 플라세보 제품이 '오베칼프(Obecalp)'라는 이름으로 미국에서 시판되기도 했다. [주: 오베칼프의 영문 철자를 거꾸로 읽으면 플라세보다.]

항우울제도 플라세보 효과가 매우 높은 약물인데, 한 메타분석에 의하면 실제 항우울제의 효과는 25%에 불과하고 50%는 플라세보 효과이며 25%는 자연적으로 치유되는 것이다(Kirsh et al., 1999). 파킨슨병은 도파민 부족으로 인해 발생하므로, 환자들은 도파민의 역할을 대신하는 효현제(agonist)인 아포몰핀(apomorphine)이나 도파민의 전구체인 레보도파(levodopa)를 투여받는다. 그런데 플라세보를 투여받은 환자들의 뇌에서는 직접 도파민이 분비되어, 치료 용량에 상당하는 도파민 효현제나 레보도파의 효과를 낸다(de la Fuente-Fernande et al., 2001). 이 연구의 연구자들은, 어떤 환자에게는 활성 약물의 효과 대부분이 플라세보에 의한 것일 수 있다고 결론을 내렸다. 그동안 많은 협심증 치료법들이 새로 개발되기도 하고 사라지기도 했는데, 지금은 더 이상 신뢰하지 않는 치료법도 개발 당시에는 성공률이 높았다. 새로운 치료법에 대한 기대감이 작용했기 때문인 것으로 해석된다(Benson et al., 1979). 환자가 고가의 약물이라고 생각할수록 약물의 효과가 더 크게 나타난다(Espay et al., 2015).

플라세보의 반대말은 노세보(nocebo)다. 실제로는 약효가 없는 물질이지만 약효가 있다고 믿으면 효과가 나타나는 것과 반대로, 효과가 없다고 믿으면 진짜약도 효과가 나타나지 않고, 부작용이 있다고 믿으면 가짜약에도 부작용이 나타나는 부정적 반응이 노세보 현상이다. 제약회사가 신약을 개발하는 과정에서 이루어지는 임상시험에서는 플라세보를 투약받은 그룹과 실제 약을 투약받은 그룹을 비교하여 실제 약의 약효와 부작용을 평가하는데, 실제 약을 복용한 그룹보다 플라세보를 복용한 그룹에서 부작용이 더 많이 나타나는 경우도 흔히 볼 수 있다. [그림 5-3]은 한 항고혈압제 임상시험에서 나타난 플라세보와 실제 약의 부작용을 비교하고 있다.

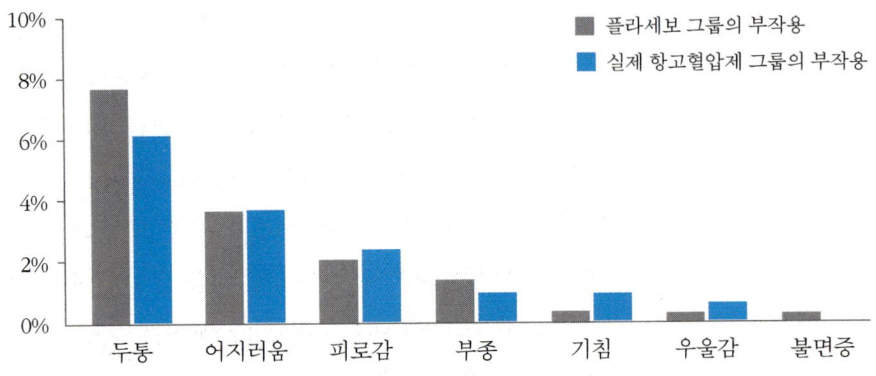


[그림 5-3] 항고혈압제 임상시험에서의 부작용 발생

영험한 주술사가 자신을 저주했으니, 이제 자신은 죽을 수밖에 없다는 믿음이 실제로 그 사람을 사망에 이르게 한다는 부두교 주술 살해(Voodoo death)에 관한 이야기는 노세보와 관련된 문헌에서 자주 인용되는 소재다. 이 현상은 1942년에 월터 캐넌이 처음 학계에 보고한 이후 여러 연구에서 확인되었다. 주술의 희생자에게는 의학적으로 아무런 문제도 발견되지 않지만, 이들은 심리적, 생리적으로 쇠약해져 죽음에 이르게 된다. 주술사가 저주를 풀어주거나 더 영험한 주술사가 원래의 주술을 무력화시켰다고 믿으면 회복되기도 한다.

플라세보와 노세보 현상을 가장 극적으로 보여 준 것은 브루노 클로퍼(Bruno Klopfer)가 보고했던 말기 림프종 환자의 사례일 것이다(Klopfer, 1957). 이 환자는 당시 출시된 신약에 대한 기대감과 의혹 때문에 병세가 몇 번이나 극적인 호전과 악화를 반복했다. [주: 절망적인 말기 암 상태에서 크레비오젠(Krebiozen)이라는 혁신적인 신약이 출시되었다는 소식을 들은 환자는, 약을 투여받자마자 기적적으로 회복되어 퇴원했다. 하지만 얼마 후 이 약이 효과가 없다는 보도를 듣고 병이 급격히 악화되어 다시 절망적인 상태가 된다. 환자를 회복시킨 것은 환자의 마음이었다고 생각한 주치의는, 이전에 투약했던 크레비오젠의 문제가 해결된 새 크레비오젠이 입수되었다고 환자에게 말하고, 실제로는 플라세보를 투약했다. 주치의의 예상대로 병세가 다시 급속히 호전되어 환자가 퇴원을 했지만, 얼마 뒤 크레비오젠이 효과가 없다는 미국 식품의약국(Food and Drug Administration: FDA)의 최종 조사 결과가 발표되자 환자는 며칠 뒤 사망했다.]

환자의 심리적 상태를 조작하여 약물의 효과를 조절하거나 아예 약물과 반대되는 효과를 낼 수도 있다. 마취제인 아산화질소(nitrous oxide: $N_2O$)를 사용할 때 피험자에게 주는 언어적 암시에 의해 피험자는 진통 효과 대신 통증을 더 크게 느끼고(Dworkin et al., 1983), 근육이완제를 투여하면서 어떤 정보를 주는가에 따라 약물은 이완제의 효과를 낼 수도 있고 자극제의 효과를 낼 수도 있다(Flaten et al., 1999).

**글상자 5-1 몸의 기억과 개방형 플라세보**

심신의학자 허버트 벤슨(Herbert Benson)은 플라세보 효과를 '기억된 웰네스(remembered wellness)'라고 말한다. 그에 따르면, 기억은 특정한 신경세포의 구성으로 배선되어 있고, 이는 특정한 신체 반응과 연결되어 있다(Benson et al., 2003).

최근까지도 플라세보 현상은 약물에 대한 심리적 기대감에서 기인하는 것으로 여겨졌다. 암 진단을 치명적인 것으로 인식하지 못하는 지적장애인이나 정서장애자는 암 발생률이 낮고, 전두엽의 기능이 손상된 알츠하이머병 환자에게는 플라세보 효과가 나타나지 않거나 감소되어 나타난다는 사실이 이를 뒷받침한다.

그렇다면 플라세보는 "효과가 있는 약을 투여받는다"는 의식적 지각이 있어야만 작용하는 것인가? 많은 사람들이 그렇다고 답할 것이며, 적어도 무언가를 투여받는 경험은 의식할 수 있어야 한다고 생각한다. 하지만 애더와 코헨이 쥐를 대상으로 했던 실험은 약에 대한 인지적 개입이 없이도 고전적 조건화에 의해 플라세보 현상이 나타날 수 있다는 것을 보여 준다. [주: '〈글상자 2-1〉 정신신경면역학의 역사'를 참고하라.] 물론 이 쥐들은, 비록 자신들이 약을 먹고 있다는 것은 알지 못했어도, 독특한 단맛이 나는 무언가를 먹는다는 의식은 있었을 것이다. 그렇다면 만일 쥐들이 의식이 없는 상태였다면 어떻게 되었을까? 쥐를 마취하고 주사로 투약하여 면역억제제와 조건 자극을 연합시켜도 나중에 면역억제 효과가 나타날까? 놀랍게도 그렇다. 그리고 사람에게도 이와 같은 조건화, 나아가 무의식적 조건화도 가능하다(Benedetti et al., 2003).

플라세보에 대한 기존의 관점을 뒤엎는 현상은 또 있다. 투여할 약물이 플라세보라는 것을 환자에게 명확히 알리고 투여하는 것을 개방형 플라세보(open-label placebo)라고 하는데, 개방형 플라세보는 요통, 암 환자의 피로감, 주의력결핍/과잉행동장애(attention deficit/hyperactivity disorder: ADHD), 알레르기성 비염, 우울증, 과민성대장증후군 등 다양한 질환에서 유의미한 증상 개선 효과를 보인다(von Wernsdorff et al., 2021).

약물을 투여받았던 때의 기억이나 기대감 같은 의식의 개입이 없이도 플라세보 효과가 나타난다면, 심지어 플라세보임을 알아도 약효가 나타난다면, 플라세보를 마음에서 일어나는 일, 마음의 힘이라고 설명하는 것은 절반만 옳은 것이다. 나머지 절반은 몸의 기억, 몸의 힘으로 설명되어야 할 것이다.

이상의 내용이 우리에게 알려 주는 것은 무엇인가? 어떤 상황에 대한 우리의 내적인 신념과 태도가 질병을 일으킬 수도 있고, 반대로 치유의 힘을 발휘할 수도 있다는 것이다. 다만 우리는 이 대목에서 흔히 발생하는 두 가지 오류에 주의해야 한다. 첫째, 몸과 마음 중 어느 한쪽이 다른 한쪽에 대해 우월한 지위를 갖거나 일방적인 통제를 하는 것이 아니다. 둘째, 생각이나 의지만으로 심신의 모든 문제를 해결할 수 있는 것은 아니다. 이것은 질병 치료에서든 스트레스 관리에서든 마찬가지다.

### 3) 인지적 요소

우리가 주어진 사건이나 상황을 어떻게 해석하고 평가하는가에 따라 그것이 스트레스가 될 것인지 되지 않을 것인지가 결정되고, 스트레스 반응의 양상과 규모도 달라진다. 이 과정에 영향을 미치는 심리적 요인들을 스트레스의 인지적 요소(cognitive factor)라 한다. 인지적 요소에는 자기효능감, 통제소재(locus of control), 귀인양식(attribution style), 낙관주의(optimism)/비관주의(pessimism), 희망적 사고와 목표의식, 신념과 가치관, 문제해결 양식, 대처자원에 대한 지각 등이 포함된다.

자기효능감과 통제소재는 3장에서 스트레스를 결정하는 핵심 변인으로 설명했던 통제가능성과 연결되는 개념이다. 행동주의 심리학자 스키너(Burrhus F. Skinner)도 "스트레스 연구에서 통제의 상실이란, 연구자들이 보편적으로 혐오적인 것이라 동의할 수 있는, 몇 안 되는 심리적 외상 형태 중 하나다"라고 말한 바 있을 만큼, 자신이 가진 통제력에 관한 지각은 스트레스 경험을 좌우하는 결정적인 변인이다. 심리학에서는 통제가능성을 자기효능감이나 통제소재로 설명해 왔다.

자기효능감은 앨버트 반두라가 처음 설명한 것으로, 자신이 특정 행위를 수행하거나 과제를 해결할 수 있다는 믿음을 뜻한다(Bandura, 1977). 높은 자기효능감은 건강관리, 금연, 질병 치료에 대한 순응도(compliance) 향상에 긍정적인 영향을 미친다. 자기효능감이 높은 사람은 스트레스 상황에서도 자신이 극복할 수 있다고 믿기 때문에 스트레스를 덜 느끼고, 문제를 회피하거나 방치하기보다 적극적으로 대처하려는 노력을 하게 되므로 스트레스 상황에서 벗어날 가능성이 높다. 자기효능감은 신체적 건강에도 영향을 미친다. 높은 자기효능감은 면역기능을 활성화하며, 자기효능감의 부족은 면역기능을 저하하고 종양 발생 위험을 증가시킨다.

무기력(helplessness)과 자기효능감은 부적인 상관이 있다. 반복적인 실패나 통제 불가능한 상황을 경험하면 스스로를 무능하다고 인식하고 무기력에 빠지게 되는데, 무기력은 스트레스 수준을 높이고 우울증, 불안증 위험을 상승시킨다. 무기력은 조기사망률도 증가시킨다. 이는 무기력이 스트레스를 증가시키기도 하지만, 스스로를 제대로 돌보지 못하여 불건강한 생활을 하게 되는 것과도 연결되기 때문이다.

통제소재는 줄리안 로터(Julian Rotter)에 의해 소개된 개념이다. 자신의 삶을 통제하는 힘이 자기 자신에게 있다고 믿는 사람은 내적통제소재(internal locus of control)를 가진 것이고, 삶이 운명이나 타인에 의해 통제된다고 믿는 사람은 외적통제소재(external locus of control)를 가진 것이다(Rotter, 1966). 자기효능감이 그러하듯이, 주어진 상황에 대한 통제의 소재가 자신에게 있다는 믿음은 적극적 태도와 능동적 행동으로 이어질 가능성이 높다.

귀인이론(attribution theory)은 어떤 사건이 발생하게 된 이유나 상대방이 하는 행동의 원인을 근본적으로 어디로 돌리는가를 다루는 사회심리학 이론이다. 동일한 사건이나 행동에 대해서도 그 원인을 어디에다 돌리는가, 즉 어디에 귀인하는가에 따라 대응 행동은 달라진다. 귀인이론에서도 사건 자체보다는 사건을 어떻게 해석하는지가 행동을 결정하는 데 중요하다고 본다.

귀인이론은 프리츠 하이더(Fritz Heider)에 의해 기본 개념이 제시되었고, 이후 해럴드 켈리(Harold Kelley), 버너드 와이너(Bernard Weiner) 등에 의해 발전했다. 와이너는 귀인 방식을 내적/외적, 안정적/불안정적(지속적/일시적), 통제가능/통제불가능 등 세 가지 차원으로 설명했다(Weiner, 1986). 내적/외적 귀인은 원인을 자신에게 돌리는지 외부에 돌리는지를, 안정적/불안정적 귀인은 원인이 시간에 따라 변하는지 변하지 않는지를, 통제가능/통제불가능은 원인을 자신이 통제할 수 있는지 없는지를 구분하는 것이다. 따라서 귀인이론 또한 통제가능성 개념과 연결된다.

마틴 셀리그먼 등은 통제할 수 없는 사건을 계속 경험하면 무기력을 학습하게 된다는 학습된 무기력(learned helplessness) 이론을 귀인이론과 접목하여 더욱 확장시켰다(Abramson et al., 1978). 셀리그먼 등은 귀인의 세 가지 차원을 내적/외적, 안정적/불안정적, 부분적/전체적 귀인으로 구분했다. 외적 · 안정적 · 전체적 귀인양식을 가진 사람은 내적 · 불안정적 · 부분적 귀인양식을 가진 사람보다 스트레스를 더 많이 경험하고 우울증에도 취약하다. 예를 들어, 입사 면접시험에 실패했을 때, 이번 시험(불안정적 귀인)에 대한 자신의 준비(내적 귀인)보다, 자신의 운명(안정적 귀인)이나 질문의 난이도(외적 귀인)를 탓하고, 자신은 입사(부분적 귀인)에서만 실패하는 것이 아니라, 모든 일(전체적 귀인)에 실패할 것이라고 생각하면, 더 많은 스트레스를 느끼고 적극적인 대응도 하지 않게 되어 실패 상황에서 벗어나기 어려워진다.

인지주의 심리학인 아론 벡은 인지삼제(cognitive triad)를 통해 스트레스와 우울증의 연관성을 설명했다. 인지삼제란 자기 자신, 자신의 미래, 세상에 대한 부정적 인지를 가리킨다. 벡에 따르면, 사람들이 스트레스 사건을 경험할 때 자동적으로 떠오르는 부정적 사고가 심리적 문제의 핵심 원인이다. 인간의 감정과 행동은 객관적 현실보다는 주관적 현실에 의해 결정되며, 심리적 고통과 정신병리는 이러한 현상학적 장, 즉 인지 내용에서 경험되는 현실이 부정적으로 왜곡되는 데서 기인한다. "나는 무능하다" "나는 쓸모없다"와 같은 자기 자신에 대한 부정적 사고, "내 미래는 암담하다" "계속 실패만 할 것이다"와 같은 자신의 미래에 대한 부정적 사고, "세상은 불공평하다" "세상에 내 편은 없다"와 같은 세상에 대한 부정적 사고가 활성화되면 스트레스는 우울증으로 이어진다. 벡의 인지치료에서는 이러한 자동적이고 부정적인 사고를 인식하고 보다 현실적이고 긍정적인 사고로 대체하는 것을 목표로 한다.

어떤 사실이나 정보를 해석하고 받아들일 때, 그 의미를 실제와 다르게 왜곡하여 받아들이는 심리적 경향 또는 논리적 실수를 인지적 오류(cognitive error)라 한다. 인지적 오류는 현실을 있는 그대로 보지 못하고, 자신의 신념이나 감정, 과거 경험에 따라 왜곡되게 해석하는 사고의 오류다. [주: 9장 2의 '3) 인지치료'에 인지적 오류의 유형과 사례가 제시되어 있다.] 인지적 오류는 복잡한 생활 속에서 빠르게 정보를 처리하고 판단하기 위해 사용하는 자동적 사고 과정에서 자연스럽게 발생하므로, 누구나 부적응적이거나 불합리한 인지적 경향성을 조금씩은 가지고 있다. 문제는 대개의 인지적 오류가 부정적 정서를 만들고 불필요한 스트레스 반응을 일으킨다는 것이다. 따라서 자신의 인지적 경향성을 검토하고 적응적인 방향으로 개선하는 것은 많은 사람들에게 유효한 스트레스 치유 전략이다.

낙관주의와 비관주의는 단순한 성격 차이가 아니라, 심신의 건강, 회복탄력성(resilience), 질병 치료에 커다란 영향을 미치는 요인으로, 스트레스 상황에서 반응하고 대처하는 방식에 큰 영향을 미친다. 낙관주의는 주어진 사건을 스트레스로 느끼는 정도가 낮으며, 스트레스로 느끼더라도 덜 위협적인 것으로 인식한다. 또한 현재 상황이 부정적이라도 긍정적인 결과를 기대하거나 그 상황을 일시적이며 극복 가능한 것으로 해석하는 경향이 있으므로 문제 해결에 능동적으로 나선다. 따라서 낙관주의는 일종의 미래 지향적인 통제감으로 볼 수 있다. 비관주의는 사소한 일도 스트레스로 받아들이고 부정적 사건을 내적 · 안정적 · 전체적으로 귀인하는 경향이 있어, 스트레스를 더 위협적으로 인지하게 되며, 불안과 우울을 경험하기 쉽다. 문제를 해결하기보다는 걱정, 부정, 회피 등의 방식으로 반응하므로 장기적으로 스트레스를 더욱 악화시키고, 심리적 무기력을 초래할 수 있다. 낙관주의는 면역세포의 활성이 높은 반면, 비관주의는 면역력 저하와 관련이 있는데(Segerstrom et al., 2010), 이는 스트레스가 면역기능에 미치는 영향을 고려하면 새로운 발견이 아니다.

희망적 사고와 목표의식 수준이 높은 사람은 그렇지 않은 사람보다 역경을 더 잘 극복하고 고난 속에서도 더 건강한 삶을 살 수 있지만, 절망이나 삶의 의미 상실은 삶 전체를 병들게 한다. 그 흔한 결과가 우울증이다. 우울증을 죽지 않고도 삶을 포기하는 방법이라고도 한다. 절망감은 건강을 손상하고 암으로부터의 회복도 저해한다(Temoshok, 1993). 1971년에 한 편의 놀라운 연구 결과가 발표되었다. 자궁경부암을 확진하기 위한 생검을 앞둔 68명의 여성 중에서 누가 암에 걸렸는지를 73%의 정확도로 미리 알아낸 연구였다. 연구자들이 예측에 참고한 것은 단 하나, 바로 절망감의 유무였다(Schmale et al., 1971). 실제 유방암 환자를 대상으로 한 연구에서는, 무력감과 절망감 척도에서 가장 높은 점수를 받은 여성이 더 희망적이었던 여성보다 암이 재발하고 사망할 가능성이 훨씬 더 높았다(Jacobs et al., 2000). 스트레스에 대한 반응도 희망적 사고 수준에 따라 다르다(Tennen et al., 1999). 희망적 사고 수준이 높은 사람은 낮은 사람에 비해 다양한 어려움에 적극적으로 대처할 수 있다.

굳건한 목표의식을 갖는 것은 삶의 의미를 명확히 하는 것과 불가분의 관계다. "왜 사는지 이유를 아는 사람은 어떻게든 참고 견딜 수 있다"는 니체의 말처럼, 삶의 의미가 확고한 사람은 어떠한 고난을 겪더라도 쉽게 삶을 포기하지 않지만, 의미 없는 삶은 그 자체가 삶의 장애가 된다. 프로이트도 "누군가 삶의 의미와 가치에 대해 요구하고 있다면 그는 아픈 사람이다"라고 했다. 삶의 목표가 분명하고 목표를 성취하기 위해 더 노력하는 사람들은 그렇지 않은 사람들에 비해 스트레스를 위협이 아닌 도전으로 받아들이고 더 적극적으로 대처한다.

종교적인 것이든 비종교적인 것이든, 굳은 신념은 스트레스를 극복하는 강력한 힘이 된다. 이스라엘의 사회학자 아론 안토노브스키는 유대인 대학살에서 생존한 사람들을 연구하여, 사람들이 인생의 역경에서 벗어날 수 있는 것은 일관성의 감각(sense of coherence: SOC), 즉 세상을 의미 충만한 것으로 생각하고 모든 사건이 합리적으로 진행될 것이라는 굳은 신념을 가지는 데 있다고 설명했다(Antonovsky, 1987). [주: 일관성의 감각에 대해서는 9장 4의 '6) 종교생활과 영적 활동'을 참고하라.] 우리가 하는 모든 생각과 행동의 바탕에는 신념, 가치관이 자리 잡고 있다. 이것은 삶의 방향과 태도를 좌우하고, 어떤 자극을 맞서 볼 만한 도전으로 인식하여 적극적으로 대처할 것인가, 회피하거나 포기할 것인가, 대처한다면 어떻게 대처할 것인가를 결정한다.

문제 해결 양식은 문제를 인식, 분석하고 해결하기 위한 전략을 발견하여 실천하는 전반적 성향을 말한다. 문제 해결 양식에는 인지적 성향, 성격, 과거 경험 외에도 자기효능감, 낙관주의/비관주의, 희망적 사고와 목표의식 등 앞에서 살펴본 여러 인지적 요소들이 작용한다.

문제 해결 양식에는 적극적 양식, 충동적 양식, 회피적 양식, 의존적 양식 등이 있다. 적극적 양식은 문제를 정확히 파악하고 체계적 전략을 마련하여 적극적으로 대응하는 것이며, 충동적 양식은 상황 분석이나 계획 없이 감정적, 즉흥적으로 문제를 다루는 것이다. 회피적 양식은 문제를 외면하거나 부정하는 것이며, 의존적 양식은 스스로 해결하기보다는 다른 사람의 도움에 의지하는 것이다. 적극적 양식은 스트레스에 효과적으로 대응하게 하며, 그러한 대응 경험은 자기효능감을 향상하고 건강한 정서를 유지시킨다. 충동적 양식은 일시적으로 긴장감을 방출할 수는 있으나, 장기적으로는 스트레스 상황을 악화시키거나 새로운 문제를 야기할 수 있다. 회피적 양식은 상황을 변화시키지 못하고 문제 해결을 지연하여 스트레스를 누적시키며, 그 과정에서 불안과 우울증을 경험할 수 있다. 의존적 양식은 타인의 도움으로 스트레스 상황에서 벗어날 수는 있어도, 결과적으로는 자기효능감을 낮추며, 타인에게 의존하는 일이 반복되는 과정에서 불균형한 관계로 인한 스트레스가 발생할 수 있다.

스트레스에 대한 인지적 평가 과정에는 자신이 가진 대처자원에 대한 지각이 중요한 변수로 작용한다. 대처자원에는 신체적, 심리적, 사회적, 물질적 자원들이 포함된다. 스트레스 상황에서 대처자원을 실제로 활용하는 것보다 중요한 것은 자신이 대처자원을 가지고 있다는 심리적 지각이다. 대처자원에 대한 지각은 스트레스 자체를 발생시키지 않을 수도 있다.

사회적 지지망은 스트레스 대처자원 가운데 가장 중요한 자원으로 지목되는 것이다. 주위에 도움을 구할 수 있는 사람, 정서적 교류를 할 수 있는 사람이 많다고 생각할수록 스트레스를 덜 느끼고 더 잘 극복할 수 있다. 비록 그들이 문제 해결에 직접 참여하는 것 같은 실질적 지지를 제공하지는 못하더라도, 주위 사람들이 자신에게 우호적이고 협력적이라고 생각하는 것은, 적대적이고 경쟁의 대상이라고 생각하는 것보다 스트레스를 덜 발생시키고 스트레스 상황에서도 심리적 안정감이 유지되도록 한다.

### 4) 마음챙김

사람은 하루에, 말 그대로 오만 가지 생각을 한다. 그 생각 중 90%는 어제도 했던 생각이고 어제 했던 생각도 그 전날 했던 생각의 반복이다. 대체 우리는 매일같이 무슨 생각을 하고 있는 것인가? 대부분 지나간 일에 대한 미련이나 후회, 앞으로 일어날 일에 대한 걱정과 불안이다. 2010년 『사이언스(Science)』에 "방황하는 마음은 불행한 마음이다(A wandering mind is an unhappy mind)"라는 제목의 논문이 실렸다(Killingsworth et al., 2010). 마음이 이러한 방황을 멈추고 지금 이 순간에 온전히 머무는 것이 마음챙김(mindfulness)이다.

마음챙김은 불교 수행의 근본적 요소를 의미하는 팔리어(Pali) 단어 사띠(sati)의 번역어다. 사띠는 마음을 현재 순간에 집중하고, 변화하는 현상을 분명하게 인식하는 것을 말한다. 즉, 과거의 기억뿐 아니라 현재의 경험을 명확하게 인식하는 능력과 마음을 집중하는 행위를 포함하는 것으로, 불교의 수행 체계인 팔정도(八正道)의 정념(正念)과 연결되는 개념이다. 1970년대에 존 카밧진(Jon Kabat-Zinn)이 마음챙김에 기반하여 개발한 스트레스 중재 프로그램인 MBSR이 의료계와 심리치료 현장에 도입되면서, 마음챙김에 관한 학계와 대중의 관심이 크게 증가했다. 현재 마음챙김은 심신요법 및 심리치료의 핵심 원리로, 마음챙김명상은 현대 명상의 대명사로 자리 잡고 있다.

마음챙김에 대해서는 다양한 정의가 있는데, 심리학 사전에서는 "불교 수행 전통에서 기원한 심리학적 구성개념으로, 현재 순간을 있는 그대로, 수용적인 태도로 자각하는 것"으로 정의하며, 존 카밧진은 "의도적으로, 그리고 비판단적으로 현재의 매 순간 전개되는 경험에 주의를 두는 것"으로 정의한다. 마음챙김은 자신의 주의를 의도적으로 현재의 경험에 집중하도록 조절하는 과정이며, 불필요한 생각, 감정, 감각에 대한 자동적 반응을 억제하고, 비판단적으로 관찰하도록 하며, 경험에 집착하지 않고 다양한 관점에서 상황을 바라볼 수 있는 유연성을 갖게 한다. 이러한 마음챙김은 자신의 내적 경험(생각, 감정, 느낌 등)을 자신과 분리하여 관찰하는 상위인지(meta-cognition)적 과정을 포함한다. 따라서 마음챙김은 주의, 자기조절, 인지적 억제, 인지적 유연성, 상위인지 등 다양한 인지적 요소를 중심으로 이루어지는 심리적 과정이다.

마음챙김에는 감정 인식이나 정서 조절 같은 정서적 요소, 적응적 행동 촉진 같은 행동적 요소도 포함되지만, 주의 조절 및 탈중심화(decentering) 같은 인지적 요소가 그 핵심 기반을 이룬다고 할 수 있다. [주: 탈중심화는 자신의 생각, 감정, 신체 감각 등을 자기 자신이나 절대적 진실과 동일시하지 않고, 단지 하나의 정신적 사건으로 분리하여 관찰하는 것이다.] 이러한 이유로, 마음챙김-기반 인지치료(mindfulness-based cognitive therapy: MBCT), 변증법적 행동치료(dialectical behavior therapy: DBT), 수용전념치료(acceptance and commitment therapy: ACT) 등 마음챙김을 응용한 다양한 심리치료 기술이 개발되어 널리 활용되고 있다.

마음챙김을 증진하는 것은 스트레스, 우울, 불안 수준을 유의하게 감소시킨다. 마음챙김에 기반한 치료 기술들은 만성 스트레스, 불안장애, 공황장애 등에서 약물치료와 비슷한 수준의 효과를 보이기도 한다. 마음챙김이 계발되면서 우울 증상, 부정적 정서, 반추 경향이 감소하고 자신을 있는 그대로 받아들이는 태도가 강화된다. 한편 마음챙김은 자기 통제력과 감정 조절 능력을 향상시켜, 부정적 상황에서 더 유연하고 현명하게 대응할 수 있도록 한다. 마음챙김이 높을수록 긍정적 정서와 심리적 안녕감, 자기존중감이 증가하고, 삶의 만족도와 행복감이 상승한다. 마음챙김을 증진하는 것은 신체적 질병의 회복 및 만성질환 관리에도 긍정적 영향을 미친다.

마음챙김명상 및 마음챙김을 응용한 치료술들의 스트레스 완화 효과는 심리학, 생리학, 신경과학을 포함한 다양한 분야에서 확인되어 왔다. 마음챙김명상은 교감신경계의 흥분을 가라앉히고 부교감신경계를 항진시킨다. 또한 마음챙김으로 유도된 심신 이완은 세로토닌, 옥시토신, 멜라토닌 같은 이완호르몬(relaxation hormone)의 분비를 증가시킨다. 스트레스호르몬이 감소하고 이완호르몬이 분비되면 혈압과 혈당이 낮아지고 염증이 감소하며 면역기능이 활성화된다. 마음챙김은 만성통증의 개선에도 뚜렷한 효과가 있다. [주: 〈글상자 5-2〉를 참고하라.]

**글상자 5-2 마음챙김의 통증 완화 효과**

과거에는 통증을 신체적 손상에 대한 직접적 결과이며 그 손상에 비례하는 것으로 생각했다. 그러나 통증은 감각 자극과 심리적 요소로 구성되는 두 차원의 경험이며, 자극이 없어도 발생할 수 있다. 최면으로 손에 통증을 느낀다는 암시를 받으면, 손에 아무것도 닿지 않았음에도 불구하고 피험자의 신경계에서 통증회로가 활성화된다.

로널드 멜작(Ronald Melzack)과 패트릭 월(Patrick Wall)의 관문통제이론(gate control theory)

에서는 척수에 있는 특정 구조가 통증 감각을 조절하는 관문으로 작용한다고 설명하는데, 그 관문은 촉각, 압박 등을 감지하는 말초신경에서 뇌로 올라오는 신호와 과거 경험, 주의, 기대, 감정, 평가 등 대뇌에서 내려오는 신호들에 의해 여닫힌다(Melzack et al., 1965). 이처럼 통증 경험에는 상황에 대한 인지적 평가, 과거 경험에 대한 정서적 기억이 통합되어 있기 때문에, 고통스러운 경험과 연합된 자극은 통증을 만들거나 증폭시킬 수 있다. 예컨대, 치과 치료에서 통증을 경험했던 사람은 치과 드릴 소리만 들어도 근육이 긴장하고 탐침이 이에 살짝 닿기만 해도 과도한 통증을 호소할 수 있다.

불안하고 걱정이 많은 사람은 통증 자극에 더 민감하게 반응한다. 따라서 통증 치료에는 진통제 외에도 근육이완제, 항불안제 같은 다양한 약물이 이용된다. 이것은 약물을 이용하지 않고도 의식 수준에서 통증 조절이 가능하다는 것을 암시한다. 중추신경계는 감각 입력을 조절하는 기제를 가지고 있고, 의식적이거나 무의식적인 주의 전환은 입력되는 자극을 걸러낸다. 치료 중 환자에게 이야기를 하거나, 음악, 장난감 등으로 주의를 분산시키는 것도 이를 이용하는 전략이다. 한편 심신의 이완을 유도하는 심신요법들은 엔도르핀, 옥시토신 등 통증을 경감하는 이완호르몬, 즉 내인성 진통제들을 분비시킨다.

불교는 고(苦, 괴로움)에 관한 가르침이다. 불교의 가르침이 집약되어 있는 사성제(四聖諦)에는 고의 원인에서부터 소멸하는 방법에 이르기까지 고에 관한 모든 것이 담겨 있다. 고를 멸하는 방법은 팔정도로 구체화되며, 마음챙김은 팔정도 중 정념에 해당한다. 마음챙김은 통증의 강도와 통증에 따르는 불안, 우울, 심리적 고통을 유의하게 감소시킨다.

마음챙김이 어떻게 통증을 감소시키는가? 첫째, 마음챙김은 신체에 고통을 주는 자극도, 그것에 의해 경험되는 신체적 통증과 심리적 고통도, 나아가 그것을 경험하고 있는 자신까지도 비판단적으로 수용하며 관찰한다. 관찰하는 행위는 전두엽을 활성화시키며, 신피질 아래 영역에서 자동적, 습관적으로 작동하는 고통의 회로는 전두엽의 활동이 강화됨으로써 제어된다. 마음챙김은 이와 관련된 전두엽 피질의 두께를 증가시키고 기능을 향상시키며, 전두-변연 연결을 강화한다. 둘째, 통증에 대한 기억, 두려움, 불안, 혐오는 통증 조절 회로에 작용하여 통증 지각을 더 예민하게 하고, 심지어 존재하지 않는 통증도 경험하게 하는데, 지금 여기(here and now)에 머무는 마음챙김은 통증과 연결되는 과거나 미래의 고통을 끊어낸다. 심리적 고통은 신체적 통증을 증폭시키므로, 마음챙김을 통한 심리적 고통의 완화는 신체적 통증 완화 효과를 증가시킨다. 셋째, 마음챙김에 동반되는 심신의 깊은 이완은 통증을 조절하는 내인성 약물들을 분비시킨다.

이상과 같이 마음챙김은 신체적 통증과 심리적 고통을 모두 감소시킬 수 있다. 마음챙김을 계발하는 마음챙김명상은 가장 널리 이용되고 있는 심신의학적 중재법 중 하나로, 통증 조절, 질병 증상의 완화, 스트레스 관리 등의 목적으로 의료계에서 널리 활용되고 있다.

## 3. 스트레스 평가와 대응 반응

### 1) 평가와 대처

업무든 학업이든, 교통정체든 경기불황이든, 우리가 느끼는 스트레스의 원인은 대부분 우리의 통제 능력 밖에 있는 것이므로, 스트레스 관리는 원인 자체를 제거하는 것보다 그 원인을 실제 스트레스로 구성해 내는 내적 과정과 대처 능력을 변화시키는 데 더 주력해야 한다. 스트레스성 사건에 대한 인지적 평가는 그에 상응하는 정서를 일으키고 사건에 대처하는 방식을 결정한다.

리처드 라자러스 등에 따르면, 평가는 어떤 대상이나 상황의 질에 대해 그 가치를 정하거나 판단하는 것이며, 대처는 환경적 요구와 개인의 내적 요구, 그리고 이들 사이의 갈등 상황이 자신의 대응 능력을 초과하거나 부담이 될 때 이를 행동적 · 인지적으로 해결하거나 관리하는 것으로 정의된다(Cohen, 1984; Lazarus et al., 1984a). 요컨대, 대처는 스트레스성 자극이나 그로 인한 감정을 관리하는 데 쓰이는 책략을 가리킨다. 대처라는 용어는 1960년대부터 심리학 연구에서 사용되기 시작했으며, 1970년대에 들어서면서 스트레스 연구의 주요 주제로 부상했다.

라자러스 등은 평가를 일차평가(primary appraisal), 이차평가(secondary appraisal), 재평가(reappraisal)로 나누어 설명했다. 일차평가는 사건 자체에 대한 초기 평가로, 발생한 사건이 자신에게 좋은지 나쁜지, 도전인지 위협인지 판단하는 것이다. 일차평가의 결과가 부정적이라도 반드시 스트레스 반응이 일어나는 것은 아니다. 이어지는 이차평가에서는 그 사건을 통제하거나 상황에 대처할 수 있는 자신의 능력과 자원에 대한 평가를 하게 된다. 재평가는 이차평가의 결과를 토대로 일차평가의 내용을 수정하는 것이다. 1장에서 예로 들었던, 폭설에 고립된 운전자의 경우를 떠올려 보자. 그 상황이 매우 위험하다는 것을 인식하는 것은 일차평가다. 다음으로 구조 요청 수단, 연료, 음식물 등 자신의 대처 능력과 자원을 살펴보는 것이 이차평가다. '매우 위험한 상황'이라는 일차평가는 '충분한 대처 능력과 자원'이라는 이차평가에 의해 '불편한 상황' 정도로 재평가된다. 이처럼 일차평가에서 상황이 매우 위협적으로 느껴졌더라도 이차평가에서 충분한 대처 역량이 확인되면, 일차평가 내용은 그리 위협적이지 않은 것으로 재평가되고 과도한 스트레스 반응은 일어나지 않는다.

평가 과정은 내부에서 매우 신속히 진행되며, 평가 결과에 따라 행동 반응이 구성된다. 자신에게 사건을 통제할 수 있는 힘이 있다고 평가되면 문제 상황을 해결하려는 실질적이고 적극적인 대처 행동으로 이어지지만, 자신의 힘으로는 도저히 통제할 수 없다고 평가되면 회피하거나 포기하는 반응이 나타난다.

학자에 따라 대처 방식을 구분하는 방법은 다양하다. 로스(Roth)와 코헨(Cohen)은 접근 대처(approach coping)와 회피 대처(avoidance coping)로 구분했다(Roth et al., 1986). 접근 대처는 스트레스의 원인에 다가가 해결하거나 자신의 감정을 직면하고 수용하려는 적극적인 태도로, 문제 해결, 정보 탐색, 감정 표현, 사회적 지지 요청 등의 방식을 포함한다. 회피 대처는 스트레스 상황이나 자극으로부터 물러나거나 피하는 것으로, 부정, 분산 행동(distraction), 도피 행동, 알코올이나 약물 등을 사용하는 것이 속한다. 단기적으로는 회피 대처가 스트레스 완화에 도움이 될 수 있지만, 장기적으로는 문제 해결을 방해할 수 있다.

앤들러(Endler)와 파커(Parker)는 과제지향 대처(task-oriented coping), 정서지향 대처(emotion-oriented coping), 회피지향 대처(avoidance-oriented coping) 등 세 가지로 대처 방식을 구분했다(Endler et al., 1990). 과제지향 대처는 스트레스를 유발하는 문제를 해결하기 위한 적극적이고 실질적인 행동을 말한다. 정서지향 대처는 스트레스 때문에 발생하는 부정적 감정을 조절하거나 완화하려는 노력이다. 회피지향 대처는 스트레스 상황 자체를 회피하거나, 스트레스와 관련 없는 활동에 몰두함으로써 스트레스를 잊으려는 전략이다.

라자러스와 포크먼은 문제중심 대처(problem-focused coping)와 정서중심 대처(emotion-focused coping)로 대처 방식을 분류했다(Lazarus et al., 1984b). 문제중심 대처는 엔들러와 파커의 과제지향 대처와 유사하지만 완전히 동일하지는 않다. 이것은 스스로 문제 상황을 변화시킬 가능성이 있다고 평가했을 때 주로 사용하게 되는 대처로서, 스트레스원과 상황에 대한 정보를 추구하는 것, 상황에 직면하거나 벗어나는 것, 상황에 대한 책임을 받아들이고 문제 해결 행동을 실행하는 것 등이 있다. 구체적인 예로는, 체계적인 문제 해결 전략을 계획하여 실행하는 것, 갈등 상황에 있는 상대방에게 자신의 생각과 감정을 표현하는 것, 상황으로부터 벗어나 멀어지는 것 등이 있다. 정서중심 대처는 엔들러와 파커의 정서지향 대처와 유사한 것으로, 문제 자체가 아니라 문제 상황에서 발생하는 부정적인 정서를 완화하려는 노력이다. 정서중심 대처는 자신이 상황을 변화시킬 수 있는 가능성이 낮다고 평가될 때 사용하게 되는 대처다. 구체적으로 사회적 지지 추구하기, 문제 상황에 대해 정서적 거리 두기 등을 들 수 있다. 프로이트의 정신분석학에서 말하는 부정, 합리화, 억압, 승화 같은 무의식적 방어기제들도 넓은 의미에서 여기에 포함된다.

각각의 대처 방식은 독립적으로 사용되기보다는 복합적으로 사용되며, 효과를 분리해서 보기도 어렵다. 라자러스도 두 대처 방식 모두 스트레스로부터 벗어나는 데 기여할 수 있고, 어떤 대처 방식이 더 좋다고 볼 수 없으며, 두 대처 방식이 상호 영향을 주어 서로의 효과를 증가시킬 수 있다는 점을 강조했다. 문제중심 대처를 통해 스트레스 상황에서 완전히 벗어날 수도 있지만, 적극적 노력에도 불구하고 상황이 달라지지 않을 수 있다. 정서중심 대처에서는 대개 현실적 위협 요소가 변화되지 않은 채 그대로 남아 있지만, 객관적 상황의 변화 여부와 상관없이, 자신의 심리적 태도를 바꿈으로써 스트레스 경험 자체가 달라질 수도 있다. 또한 정서중심 대처를 통해 심리적 고통과 불안이 완화되면 문제를 대면할 용기가 생겨 문제중심 대처를 시도할 수도 있다. 따라서 가장 바람직한 것은 상황에 따라 두 가지 대처 방법을 적절히 병용하는 것이다. 로스와 코헨 역시, 실제 스트레스 상황에서는 사람들이 접근 대처와 회피 대처 중 한 가지 유형만을 고수하지 않고 상황에 따라 유연하게 조합하여 활용한다고 설명했다.

### 2) 스트레스 대응 행동의 유형

스트레스에 대한 행동 반응 중에는 문제를 해결하거나 부정적 정서를 조절하는 것 같은 긍정적 행동 반응도 있지만 음주, 약물남용, 감정 폭발, 폭력이나 비행 같은 부정적 행동 반응도 있다. 부정적 대응 행동의 영향은 그 개인에게만 한정되지 않고 각종 사회 문제로까지 확대될 수 있다.

진화 과정에서 형성된 원형적 스트레스 반응은 투쟁이나 도피, 또는 포기하는 것이다. 원형적인 투쟁 반응과 도피 반응은 직접 싸우거나 도망쳐서 스트레스 상황에서 벗어나는 것인데, 현대 사회에서는 사고나 재난 같은 특별한 상황이 아니면 거의 도움이 되지 않고 심신의 에너지만 낭비할 뿐이다. 문제 해결은커녕 오히려 더 파국적인 결과를 초래하기도 한다. 예를 들어, 부당한 상사나 까다로운 고객 때문에 스트레스를 받았다고 해서 상사나 고객과 주먹다짐 투쟁을 할 수도 없고, 회의나 수업이 스트레스라고 해서 회의실이나 교실 밖으로 도피를 할 수도 없다. 하지만 여전히 우리의 몸과 마음은 과거의 인류가 맹수와 맞닥뜨렸던 때와 같이 투쟁이나 도피를 하기 위한 에너지를 끌어 모으고 있다. 그래서 우리는 그 에너지를 방출하기 위해 변형된 투쟁 반응, 변형된 도피 반응을 한다.

목표도착 행동은 변형된 투쟁 반응으로, 말 그대로 투쟁의 목표(대상)를 바꾸는 것이다. 스트레스의 원인을 제공한 대상과 직접 투쟁할 수는 없을 때, 다른 대상에게 투쟁의 에너지를 발산하게 되는데, 주변의 기물을 파괴하거나 아무 관련이 없는 제삼자에게 화풀이를 하는 것이 여기에 해당한다. 학교나 직장에서 자신보다 힘이 약한 사람을 괴롭히는 행동, 불특정 다수를 대상으로 저지르는 폭력, 일명 '묻지 마 범죄'라 불리는 것들이 목표도착 행동이다. 극단적인 경우에는 스스로가 투쟁의 대상이 되어 자기파괴적 행동을 하기도 한다.

대체 행동은 변형된 도피 반응이라 할 수 있으며, 목표도착 행동보다 더 흔히 나타난다. 이것은 스트레스 상황을 벗어나고 싶어도 벗어날 수 없을 때 무의식중에 하게 되는 반복적 행동이다. 회의실에서든 교실에서든 긴장되거나 짜증나는 상황에서 사람들은 손톱 물어뜯기, 머리 긁기, 다리 떨기, 볼펜 딱딱거리기 같은 행동을 하며, 도피를 위해 발생하는 에너지와 긴장을 방출한다. 틱 장애(tic disorder)는 특별한 이유 없이 자신도 모르게 얼굴이나 목, 어깨, 몸통 등 신체 일부분을 빠르게 반복해서 움직이거나 이상한 소리를 내는 것인데, 스트레스는 틱 증상을 더욱 빈번하게 하거나 강도를 높인다. 게다가, 틱 자체가 스트레스의 원인이 되어 스트레스와 틱의 악순환을 만들기도 한다.

**표 5-1 스트레스에 대한 대응 행동의 유형**

| | | |
|---|---|---|
| 부적응적 대응 행동 | 투쟁 또는 도피 행동 | 직접 싸우거나 도피해서 스트레스 상황을 벗어나는 것.<br>현대 사회에서는 대개 도움이 되지 않고 오히려 문제를 야기. |
| | 목표도착 행동 | 스트레스 제공자가 아닌 다른 대상을 향한 투쟁.<br>제삼자를 향한 화풀이나 괴롭힘, 묻지 마 범죄, 기물 파괴 등. |
| | 대체 행동 | 스트레스 상황에서 벗어날 수 없을 때 긴장을 방출하기 위해 무의식적으로 반복하는 행동.<br>손톱 물어뜯기, 머리 긁기, 다리 떨기 등. |
| | 현실도피 행동 | 실제로 스트레스 상황에서 도피해서 벗어나는 것이 아니라, 고통스러운 현실로부터 정신적으로 도피하는 것.<br>각종 물질과 행위에 대한 탐닉, 의존, 중독. |
| 적응적 대응 행동 | 적응적 대처 행동 | 스트레스 상황을 해결하고 스트레스 반응을 완화시키려는 합리적, 체계적 노력.<br>문제 해결, 부정적 인지 개선, 부정적 정서 완화 등. |

목표도착 행동과 대체 행동이 투쟁-도피 반응의 변형된 형태라면, 현실도피 행동은 동물이 포기하는 것에 해당하는 반응으로, 어떤 면에서는 현대 사회에 가장 큰 문제를 야기하는 행동 반응이라 할 수 있다. 이것은 투쟁-도피 행동에서의 도피처럼 실제로 스트레스 상황에서 벗어나는 것이 아니라, 고통스러운 현실로부터 정신적으로 도피하는 행동이다. 현실도피 행동은 특정 물질이나 행위에 대한 탐닉, 의존, 중독 증상으로 나타난다. 대상이 되는 물질과 행위로는 알코올, 담배, 도박, 게임, 쇼핑, 인터넷, 스마트폰, 음식물, 약물, 음란물, 파티 등이 있다. 이러한 이유로, 스트레스는 중독의 주요 촉발 요인일 뿐 아니라, 치료 중 재발의 원인이 된다. [주: 스트레스와 중독의 관계는 6장 3의 '9) 중독'에서 설명한다.]

투쟁이나 도피 행동, 목표도착 행동, 대체 행동, 현실도피 행동이 모두 부적응적인 스트레스 행동 반응이라면, 적응적인 행동 반응은 무엇인가? 스트레스 상황을 정확히 파악하고 합리적인 방식으로 문제 해결을 시도하는 한편, 심신의 긴장과 부정적 정서를 완화시키는 체계적 관리 기술을 활용하는 것이다.

## 4. 성격과 스트레스

성격이란 개인이 일관되게 보이는 사고, 감정, 행동 양식을 의미하며, 이는 언어나 행동을 통해 외부에서 관찰 가능한 특질이나 경향성으로 나타난다. 심리학에서는 성격을 시간과 상황에 대해 비교적 안정적으로 유지되는, 개인의 고유한 심리적 특성으로 정의한다. 따라서 성격은 스트레스 반응의 개인차와 스트레스에 대한 심신의 취약성을 설명하는 데 중요한 개념이 되어 왔다.

인지를 통해 스트레스의 개인차를 설명하는 방식이 성격으로 개인차를 설명하는 방식보다 스트레스 과정 속에 있는 개인의 태도와 역할을 더 잘 설명한다는 견해도 있으나, 인지적 특성과 성격적 특성은 별개가 아니다. 인지와 성격은 분리할 수 없는 상호작용 체계이기 때문이다. 성격은 인지적 해석과 정보처리 과정에 방향성을 부여하고, 인지는 성격이 실제 행동으로 나타나는 방식을 조절한다. 스트레스와 관련하여 가장 널리 알려진 성격 이론이라 할 수 있는 A형 행동유형 이론에서는, 각 유형을 주로 행동적, 정서적 특성으로 정의하지만, 인지적 특성도 분명히 포함하고 있다. 예컨대, A형 행동유형은 과도한 목표 지향적 사고, 다른 사람의 의도나 상황을 경쟁이나 위협으로 해석하는 인지적 경향성이 특징적이다.

성격은 생리적 특성과도 연결되어 있다. 몸과 마음은 분리된 것이 아니므로, 마음에서 일어나는 일은 몸에서 일어나는 반응을 수반하며 역으로도 마찬가지다. 따라서 어떤 사람의 고유한 성격에 상응하는 고유한 신체적 특성도 반드시 있다. 여러 전통의학들은 이것을 체질로 설명한다. 모든 체질론은 기본적으로 그 사람의 생리적 특성과 함께 성격적 특성을 설명하고 있다. 성격과 질병의 관계는 동양의학은 물론이고 고대 서양의학에서도 병인론의 중요한 부분을 이루고 있었다. 중국의 음양오행 사상에 기초한 체질론, 인도 아유르베다의 세 도샤(3-dosha) 체질론이 그러했고, 히포크라테스와 갈레노스(Galenos)에 의해 집대성되어 2,000년간 유럽 의학을 지배했던 체액설 역시, 인체를 이루는 네 가지 체액과 성격을 연결하여 심신의 특성을 통합적으로 설명했다. 지금 우리가 사용하는 '다혈질' '멜랑콜리(melancholia)'라는 말은 체액설이 기원인데, 각각 체액 중 혈액, 흑담즙이 과도한 상태를 뜻한다.

성격과 생리적 반응성의 관계에 관한 현대의 연구들은 긍정적 성격을 가진 사람은 부정적 성격을 가진 사람에 비해 스트레스 반응이 낮게 일어나며, 세로토닌이나 베타-엔도르핀 같은 보상 기제가 원활하게 작용하여 스트레스에 의한 부정적 영향을 덜 받는다는 것을 보여 준다.

## 1) 스트레스와 성격 이론

성격은 스트레스성 사건을 해석하는 방식, 생리적 반응의 양상과 규모, 대응 행동의 선택 등 스트레스의 과정 전반을 좌우한다. 역으로 스트레스는 성격 형성에 지대한 영향을 미친다. 성격은 유전적으로 타고난 기질 위에 출생 후 환경과 경험이 더해져서 형성되는데, 특히 유아기와 초기 아동기는 성격 형성의 결정적 시기로, 두뇌 발달과 심리적 발달이 활발히 진행되는 이 시기에 경험하는 스트레스는 성격 형성에 매우 큰 영향을 준다.

심리학에는 많은 성격 이론이 있으며, 이들은 다양한 관점에서 성격을 분석하고 설명해왔다. 그러나 스트레스에 특별히 초점을 맞춘 성격 이론은 비교적 최근에 발전했다. 이 중에는 기존 심리학 이론에 스트레스 이론을 접목한 것도 있고, 스트레스 연구 분야 안에서 스트레스와 건강의 관계를 설명하기 위하여 새롭게 제안된 성격 이론도 있다. 스트레스와 성격에 관한 대표적 연구로는 메이어 프리드먼과 레이 로젠먼의 A형 행동유형에 관한 연구(Friedman et al., 1974), 수잔 코바사(Suzanne Kobasa)의 강건성(hardiness)에 관한 연구(Kobasa, 1979), 노먼 가미지(Norman Garmezy)와 에미 워너(Emmy Werner)의 회복탄력성에 관한 연구(Garmezy, 1987; Werner, 1990) 등을 들 수 있다.

강건성은 스트레스에 대한 심리적 대처 유형으로, 스트레스와 질병 간의 관계를 조정할 수 있는 변인이다. 코바사는 강건한 성격의 사람들은 '3C'라는 특성을 가진다고 설명했다. 3C는 삶에 대한 헌신(commitment), 도전(challenge), 통제(control)를 가리킨다. 이 사람들은 일, 가족, 공동체 등 자신이 의미를 느끼는 것에 적극적으로 몰입하며, 스트레스성 자극을 위협이기보다는 도전의 기회로 여기고, 그 자극을 자신이 통제할 수 있다고 믿는다. 강건한 성격의 사람들은 그렇지 않은 사람들에 비해 질병을 덜 경험하는데, 이것은 이 성격의 사람들이 건강을 해치지 않는 긍정적인 방식으로 스트레스에 대응한다는 것을 시사한다. 강건한 성격의 사람들은, 설령 A형 행동유형의 불리한 특성들을 가지고 있더라도, A형 행동유형에서 발병률이 높은 관상동맥질환에 대해 저항성이 있다.

회복탄력성은 중대한 역경이나 어려움에 직면했을 때 쓰러지지 않고 다시 일어서는 것은 물론, 심지어 자신을 더 성장시키고 삶을 더욱 풍부하게 변화시킬 기회로 만들 수 있는 능력이라 할 수 있다.

### 2) A형 행동유형

1950년대 후반, 샌프란시스코의 한 병원에 근무하던 심장병 전문의 메이어 프리드먼과 레이 로젠먼은, 심장병 환자들에게는 다른 병을 앓는 환자들과 구분되는 행동 특성이 있다는 것을 우연한 기회에 깨닫게 된다(Friedman et al., 1959). 다른 진료과의 대기실 의자에 비해, 심장병 환자가 이용하는 대기실 의자는 팔걸이와 방석의 앞쪽 끝이 유독 많이 닳아 있음을 발견한 것이다. 의자 팔걸이를 꽉 붙잡고 의자 앞쪽으로 몸을 당겨 걸터앉는 사람들이 만든 이 흔적은, 그들의 긴장감, 불안감, 그리고 호명되면 즉각 진료실로 달려 들어갈 태세를 하는 동안의 초조함과 조급함을 그대로 보여 주는 것이다. 프리드먼과 로젠먼은 여기에 착안하여 본격적인 연구를 시작하고, 이들의 공통적 특성을 구분하여 A형 행동유형이라 명명했다.

A형 행동유형은 경쟁심, 성취욕, 공격성, 조급함, 도전성, 적개심, 분노 등과 관련된 특성을 보인다. 항상 목표를 이루기 위한 어떤 일을 하고 있고, 여러 가지 일을 동시에 하면서 바쁘고 분주하게 움직인다. 사소한 일에도 불필요한 경쟁심을 일으켜 남보다 더 빨리, 더 많이 해내려 한다. 대화 속도가 빠르고 다른 사람의 말을 듣기보다는 자신이 말하

는 편이며, 말투는 강하고 지시적이며 단정적인 경향이 있다. 이들은 스트레스성 자극이 있을 때마다 민감하게 반응하므로 스트레스호르몬 분비 기복이 크고, 그로 인해 심혈관계에 손상이 일어나 고혈압이나 관상동맥질환이 발생할 가능성이 높다. 특히 관상동맥질환 발생 위험은 2~7배나 높다.

한때 A형 행동유형은 흡연이나 콜레스테롤 수치 같은 위험인자들에 상응할 정도의 심장병 위험요소로 주목되기도 했다. A형 행동유형의 특성을 개선하는 중재법이 심근경색 및 그로 인한 사망률을 50%나 감소시켰다는 보고도 있었다. 그러나 A형 행동유형과 관상동맥질환 사이의 상관관계가 나타나지 않는 연구들이 발표되면서 이 이론의 임상적 유용성에 의문이 제기되고, 심지어 A형 행동유형의 적극성과 도전성이 치료에 긍정적 역할을 할 수도 있다는 의견도 제시되었다.

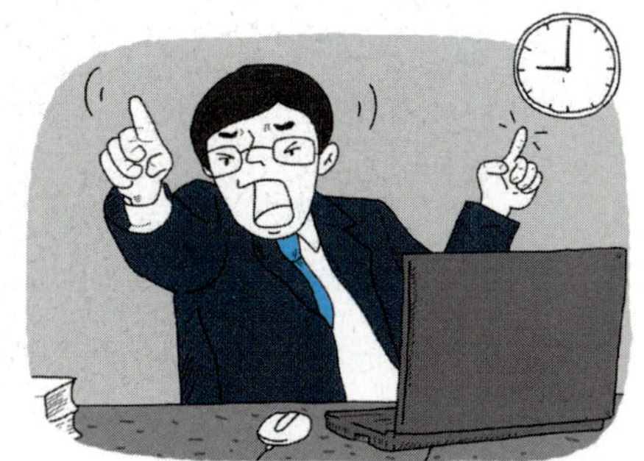
A형 행동유형

A형 행동유형과 반대되는 특징을 갖는 사람들을 B형 행동유형이라 한다. A형 행동유형과 모든 면에서 상반된 성향을 보이는 이 유형의 사람들은 매사에 서두르지 않고 여유가 있다. 일이나 목표에만 몰두하기보다는 자기만족감이나 사람들과의 관계를 의미 있게 여기므로 경쟁심과 적개심이 상대적으로 낮다. 따라서 주위 사람들과의 관계가 원만하고 사회적 지지망도 양호하다. 결과적으로 스트레스를 적게 경험하고 스트레스에서 벗어나는 데도 유리하다.

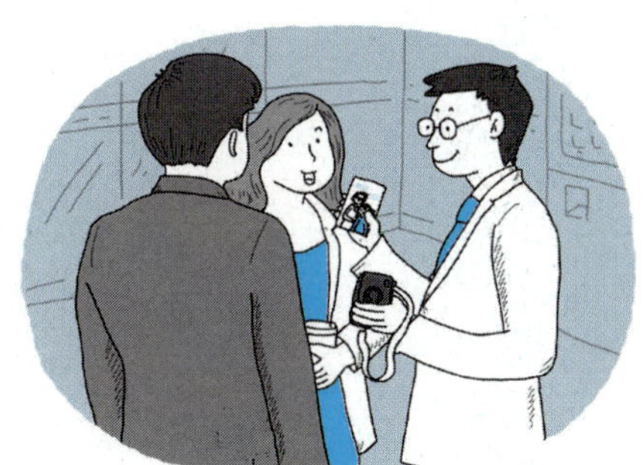
B형 행동유형

프리드먼과 로젠먼이 A형과 B형 행동유형을 정의한 이후, 다른 연구자들에 의해 C형 행동유형, D형 행동유형이 추가로 제안되었다. 1987년 리디아 테모쇼크(Lydia Temoshok)는 악성흑색종 환자에 대한 연구를 통해서, 부정적 감정을 억제하는 경향이 있고 암 발생 위험이 높은 성격 유형을 'cancer type', 즉 C형 행동유형으로 정의했다(Temoshok, 1987). C형 행동유형은 참을성이 많고 자기주장이 강하지 않으며 잘 양보하는 것으로 특징지어진다. 따라서 온순하고 협조

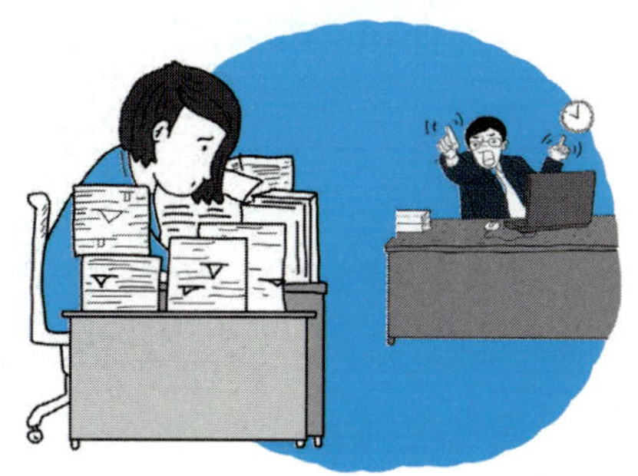
C형 행동유형

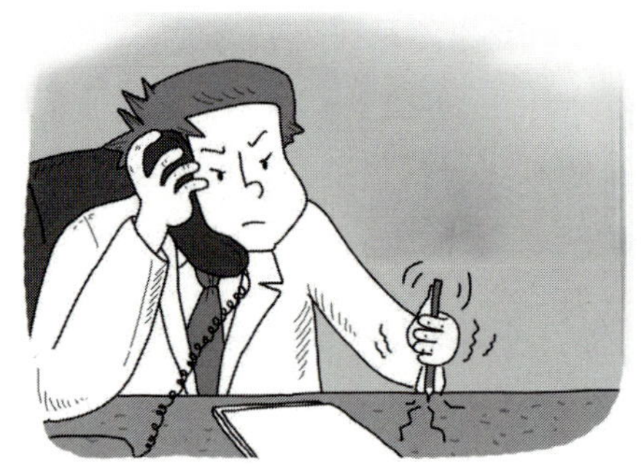
D형 행동유형

적인 사람으로 평가되고 대인관계도 원만한 것처럼 보인다. 그러나 이들은 내적인 욕구와 감정이 항상 억압되어 있다. 무엇보다도 부정적 감정을 표현하지 않고 억누르면서 쌓아 두고, 불쾌한 경험을 계속 반추하는 경향이 있다. 문제가 있어도 주변에 적극적으로 알리고 해결하려 하지 않기 때문에, 어려운 상황에서 벗어나지 못하고 스트레스가 만성화되기 쉽다. 이들에게는 암과 함께 우울증, 불안증, 무기력 같은 심리적 장애가 발생할 가능성이 높다.

D형 행동유형은 요한 데놀레트(Johan Denollet)에 의해 제안되었다(Denollet et al., 1996). D형 행동유형의 D는 'distressed(괴로운, 스트레스를 받는)'의 머리글자다. 이 유형은 부정적 정서와 사회적 억제성(폐쇄성)으로 특징지어진다. 일상에서 불안, 우울, 분노, 걱정, 성마름 같은 부정적 감정을 자주 경험하며, 의기소침하거나 비관적인 생각을 한다. 사회적 상호작용에서 자신의 생각이나 감정을 잘 드러내지 않고 행동을 억제하는 경향이 있으며, 타인과 거리를 둔다. C형 행동유형처럼 자기주장을 하지 않지만, C형 행동유형보다 대인관계 유지에 어려움을 느끼며 사회적으로 고립되기 쉽다. 또한 A형 행동유형처럼 분노, 적개심, 경쟁심이 높으나, A형 행동유형처럼 표출하기보다는 C형 행동유형처럼 억누르고 드러내지 않는다. 따라서 C형 행동유형에서 발생하기 쉬운 질병의 위험도 높고, A형 행동유형처럼 관상동맥질환 위험도 높다. 여러 연구에 따르면, 전체 인구 중 D형 행동유형은 20% 정도지만 심장질환 환자 그룹 안에서는 20%에서 최고 50% 이상의 빈도로 나타난다. 이들은 D형 행동유형이 아닌 환자들에 비해 심근경색의 예후가 더 불량하고, 심근경색의 재발, 돌연사 등의 위험이 4배나 높았다.

프리드먼과 로젠먼의 A형 행동유형 이론은 건강증진 프로그램, 직무 스트레스 연구 등에서 여전히 활용되고 있다. 그러나 초기 연구 이후, 연구 방법의 타당성이나 결과의 재현성에 대한 논란이 계속 있었다. 게다가 A형 행동유형의 특징으로 정의되는 행동적 요소들의 범위가 너무 광범위하고, 긍정적 요소와 부정적 요소, 적응적 요소와 부적응적 요소가 혼합되어 있다는 점은 이 이론의 커다란 제한점이었다. 예를 들면, 사회경제적 지위(socioeconomic status: SES)가 낮은 사람은 스트레스를 더 많이 경험하고 그에 따른 건강 문제도 더 많이 나타나는데, A형 행동유형의 경쟁심, 성취욕, 도전성은 사회경제적 성공에서 유리하게 작용하는 요소이므로, 오히려 스트레스에 대해 보호 효과를 낼 수 있다. 이러한 문제점들이 지적되면서, 이후의 연구들은 A형 행동유형의 특성들 가운데 적개심, 분노, 불안처럼 명백히 부정적인 요소에 초점을 맞추어 진행되었다. 이 중에서도 관상동맥질환의 가장 큰 위험인자로 지목되는 것은 적개심이다.

A형, B형, C형, D형 행동유형을 구분하는 방식은 인간의 성격이나 체질을 네 가지로 분류하는 여러 이론들과 유사한 측면이 있다. 체질론 중 사상체질론, 성격유형 이론 중 DISC 성격유형 이론도 그러하다. 혈액형이 성격을 좌우한다는 이론은 과학적 타당성이 불충분하다는 견해가 지배적이지만, 실제 생물학적 혈액형이 무엇이든, 사람의 성격을 A, B, O, AB 네 가지 중 하나로 분류하는 것은 그 사람에 대한 이해를 돕고 관계의 갈등을 피하는 데 나름의 실용적 가치가 있다.

A형 행동유형 이론, 사상체질론, DISC 성격유형 이론, 혈액형 성격 이론에서 각 유형들의 유사성을 종합하고, 유형별로 스트레스를 받기 쉬운 환경과 스트레스를 표현하는

**표 5-2 유형별 스트레스 상황, 반응, 완화법**

| 행동유형 | 혈액형 | DISC | 사상체질 | 스트레스를 많이 느끼는 상황 | 스트레스를 느낄 때의 반응과 해소에 도움이 되는 방법 |
|---|---|---|---|---|---|
| A | B | D | 태양 | • 자신에게 주도권이 없고 타인의 통제를 받는 것<br>• 자신이 상대보다 나약하게 느껴지는 것<br>• 지루하고 단조로운 일 | • 일이 원하는 대로 되지 않을 때 감정이 폭발하기 쉬움<br>• 격렬한 운동, 여럿이 경쟁하는 게임 등 에너지를 발산할 수 있는 신체적 활동 |
| B | O | I | 소양 | • 적대적인 분위기<br>• 사람들의 관심과 인정을 받지 못하는 상황<br>• 세밀하고 반복적인 일 | • 스트레스를 받으면 하소연, 넋두리 등 감정 표현이 많아짐<br>• 마음을 터놓을 수 있는 사람과의 대화, 상담, 놀이, 여행 |
| C | A | S | 소음 | • 대인관계에서의 충돌<br>• 무질서하고 혼란한 환경<br>• 감정이 격해지는 상호작용<br>• 사람들 앞에 나서는 것 | • 갈등 상황을 피하고, 스트레스를 참고 억누르면서 곱씹음<br>• 조용하고 안정적인 환경에서의 휴식 |
| D | AB | C | 태음 | • 비판, 간섭, 재촉을 받는 것<br>• 예측 불가능한 일이 발생하거나, 뚜렷한 지침과 절차 없이 임기응변으로 대응하는 것<br>• 사적인 표현, 감정적 표현을 하는 상황 | • 감정을 드러내지 않거나 냉소적으로 반응<br>• 혼자 하는 운동, 산책, 명상, 방해받지 않는 공간에서 생각을 정리하는 시간을 가짐 |

방식, 스트레스 해소에 도움이 되는 방법을 〈표 5-2〉에 요약했다. 각 이론에서 유형을 분류하는 기준은 모두 다르므로 유사한 유형으로 묶인 것들이 완전히 일치하지는 않는다. 예컨대, 태음체질에는 D형 행동유형의 특성 외에도 A형이나 C형 행동유형의 특성이 혼재되어 있다.

### 3) 회복탄력성

회복탄력성은 스트레스, 외상(trauma), 실패, 역경 등 부정적 사건에 직면했을 때 심리적으로 적응하고 다시 안정된 상태를 회복할 수 있는 능력이다. 단순히 고통을 참고 견디는 것을 넘어, 위기를 성장의 기회로 전환하고 삶의 방향을 긍정적으로 재조정할 수 있는 역량이라 할 수 있다. 회복탄력성은 고정된 성격 특성이 아니라, 개인의 경험, 환경, 학습을 통해 계발될 수 있는 심리적 자원이다. 이에 따라 심리학, 교육학, 의학 등 다양한 분야에서 회복탄력성을 정신건강의 핵심 요소로 보고, 이를 증진시키는 중재 방안에 대한 연구를 진행하고 있다.

회복탄력성은 스트레스를 대하는 태도와 밀접한 관련이 있다. 회복탄력성이 높은 사람은 스트레스 상황에서도 감정적 균형을 유지하고 현실적인 해결책을 모색하며, 자신에 대한 긍정적인 신념을 바탕으로 상황을 극복한다. 반면 회복탄력성이 낮은 사람은 동일한 스트레스 상황에서 심리적 탈진이나 좌절에 빠질 가능성이 높다. 따라서 회복탄력성은 스트레스에 대한 반응의 질을 결정짓는 핵심 요소라 할 수 있다.

회복탄력성에 관한 연구는 1970~1980년대에 심리학자 노먼 가미지와 에미 워너에 의해 본격적으로 시작되었다. 가미지는 조현병 환자의 자녀들을 연구하면서, 이들을 역경 속에서도 심리적으로 건강하게 성장시키는 특징을 발견하고, 이를 회복탄력성으로 설명했다. 에미 워너는 하와이 카우아이(Kauai) 섬의 아동들을 대상으로 한 40년간의 추적 연구를 통해, 어려운 환경 속에서도 건강하게 성장한 아동들의 특징을 분석하고 회복탄력성의 요소를 구체화했다. 이에 따르면 회복탄력성은 정서적 조절력, 문제 해결 기술, 사회적 지지 등 세 가지 주요 구성 요소로 설명된다. 정서적 조절력은 부정적 감정을 인식하고 적절히 조절할 수 있는 능력으로, 스트레스 상황에서 평정심을 유지하는 데 기여한다. 문제 해결 기술은 주어진 상황을 다양한 시각에서 해석하고 비합리적 사고를 조절하여, 보다 효과적으로 문제를 해결하는 능력이다. 사회적 지지는 타인과의 건강한 관계를 통해 정서적 안정과 도움을 얻는 자원으로 작용한다. 따라서 회복탄력성은 단순히 스트레스를 견디는 힘이 아니라, 스트레스 상황을 극복할 수 있는 심리적 자원과 능력이며, 개인의 내면적 역량뿐 아니라 환경과의 상호작용 속에서 발휘되는 종합적 적응력을 의미한다.

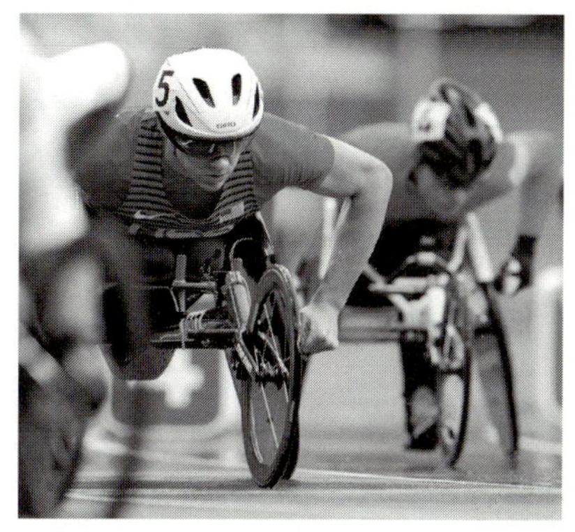

회복탄력성은 개인의 정신 건강 외에도 사회적 적응, 학업 및 직무 성과, 삶의 만족도에 이르기까지 광범위한 영역에 영향을 미치는 요소로 주목받고 있다. 회복탄력성이 높을수록 학업 스트레스나 직무 스트레스를 덜 느끼며, 스트레스 상황에서도 심리적 안정을 유지하고 빠르게 회복한다. 회복탄력성은 스트레스 대처 양식 중 문제중심 대처, 사회적 지지 추구와 유의한 상관성이 있다. 이는 회복탄력성이 스트레스에 대한 심리적 취약성을 완화하고, 효과적인 대처 전략을 촉진함으로써 스트레스 수준을 낮추는 보호요인으로 작용함을 시사한다.

최근 들어 회복탄력성이 건강과 수명에 미치는 영향도 밝혀지고 있는데, 한 연구에서는 회복탄력성이 높은 노인은 사망 위험이 53% 낮은 것으로 나타났다(Wang et al., 2024). 정서 조절 훈련, 명상, 인지행동치료, 사회적 지지 강화 등의 개입은 회복탄력성을 증진시키는 효과적인 방법으로 확인되고 있으며, 교육 및 보건 영역에서의 실천적 적용이 확대되고 있다.

### 4) 부정적 성격 요소, 긍정적 성격 요소

A형 행동유형의 특성이 지나치게 광범위한 요소들로 이루어져 있으며, 심지어 스트레스에 대해 보호 효과가 있는 요소들까지 포함되어 있다는 것이 확인되자, 이후 연구들은 그 요소들 중 적개심, 분노, 불안 같은 부정적 요소에 초점을 맞추어 진행되었다. 그중에서도 가장 주목된 것은 적개심이다.

적개심은 심·뇌혈관계 질환과 관련하여 특히 해로운 성격 특성이다. 적개심이 높은 사람들은 혈중 스트레스호르몬 농도가 높고 혈소판 활성도 증가되어 있어 고혈압, 동맥경화, 혈전 형성 위험이 상승한다. 실제로 적개심이 높은 사람에게 심장질환이 더 많이 발생한다(Williams et al., 1980). 의사들을 대상으로 했던 연구에서는, 적개심이 높은 의사들이 낮은 의사들에 비해 관상동맥질환 발생률이 4~5배 높았다(Barefoot et al., 1983). 의대생들을 대상으로 수행된 연구에서도 적개심이 높았던 그룹은 적개심이 낮았던 그룹에 비해, 25년 후 추적 조사에서 심장질환 이환율이 5배나 높고 사망률도 6배 이상이었던 것으로 나타났다. 전반적으로 B형 행동유형인 사람이라도 적개심이 높으면, 적개심이 낮은 A형 행동유형보다 관상동맥질환 발생 가능성과 사망률이 높다.

적개심은 뇌졸중 및 그 전구증상인 일과성허혈성발작(transient ischemic attack: TIA) 위험을 2배 이상 증가시키는 것으로 나타났다(Everson-Rose et al., 2014). 이 연구에서 스트레스는 59%, 우울증은 86%씩 뇌졸중과 일과성허혈성발작을 증가시켰는데, 적개심이 스트레스를 일으키고, 조절되지 않는 스트레스가 지속되면 결국 우울증으로 이어진다는 점에서도 적개심은 매우 유해한 성격 요소라 할 수 있다. 적개심이 높은 사람은 주변의 모든 자극을 적대적으로 해석하여 불필요한 스트레스 반응을 일으킨다.

분노는 냉소성, 공격성과 더불어 적개심을 구성하는 중요한 특성이다. 『동의보감(東醫寶鑑)』에서는 감정 가운데 분노가 가장 해로우며 인체의 모든 장기를 손상한다고 적고 있다. 특질분노(trait anger)가 높은 사람은 적대적 자극에 더 쉽게 주의가 향하고, 상대방의 모호한 행동을 더 적대적으로 해석하며, 자기통제 능력에도 손상을 보인다(Wilkowski et al., 2010). 요컨대, 적개심은 계속해서 분노를 지피는 연료를 공급한다. 쉽게 분노하고 화를 자주 내면 혈압이 상승하여 혈관이 손상되고, 심장에 부담을 주어 심장질환 위험이 높아진다. 분노가 교감신경계를 활성화하여 에피네프린과 노르에피네프린의 분비를 증가시키기 때문이다. 그 결과 혈관벽과 심장에 직접적인 손상이 야기되고 심장박동이 교란되며 혈소판의 응집이 항진되어 혈류 장애가 일어난다. 이는 동맥경화 진행을 촉진하여 심·뇌혈관질환의 발병 가능성을 증가시킨다. 스트레스 때 분비되는 염증성 사이토카인들은 이와 같은 병리적 과정을 더 촉진한다.

자기표현을 하지 않는 폐쇄적인 성격, 강박적인 성격, 완벽주의적 성격도 스트레스성 질환의 위험을 높이는 부정적 성격 요소들이다. 폐쇄적 성격을 가진 사람은 타인과의 소통이나 새로운 환경에 대한 개방성이 낮고, 변화나 새로운 자극에 대해 불안과 불편감을 더 많이 느끼는데, 이러한 성향은 가장 중요한 스트레스 대처자원인 사회적 지지망을 취약하게 만들고, 우울, 불안 등 부정적 감정에 더 쉽게 빠지게 한다. 게다가 부정적 감정 상태에서는 상황을 더 부정적으로 해석하여 동일한 사건도 더 큰 스트레스로 느끼게 된다.

강박적이거나 완벽주의적 성향의 사람들은 모든 일을 정해진 대로 완벽하게 해내야 한다는 압박감에 시달리며, 현실이 자신이 설정한 기준에 미치지 못할 때 좌절과 불안을 경험한다. 따라서 항상 스스로를 압박하면서 만성적 스트레스 상태에 빠질 수 있다. 자신의 기준에서 벗어나는 상황이나 통제할 수 없는 변화에 직면하면 분노, 불안, 신체화 증상이 동반되기도 한다.

걱정이 많거나 무망감이 높은 성향도 스트레스에 취약하여 스트레스성 질환의 위험이 높다. 걱정이 많은 사람은 작은 자극에도 과민하게 반응하고 부정적 사건을 확대 해석하는 경향이 있다. 미래에 대한 불확실성과 잠재적 위험을 과도하게 상상하며 실제로 발생하지 않을 상황까지도 끊임없이 우려한다. 따라서 스트레스를 더 많이 느끼고 불안과 긴장이 지속된다. 이들은 회피, 포기 같은 비효율적인 대처를 하는 경향성이 높으므로 스트레스 상황이 장기화될 수 있다. 무망감이 높은 사람도 스트레스 상황에서 쉽게 무력감과 좌절을 느끼며 적극적인 대처 행동에 나서지 못한다.

이상의 부정적 성격 요소들과 반대되는 긍정적이고 낙관적인 태도, 자신감, 개방성, 유연성 등의 성격 요소들은 스트레스에 대한 인지적 과정을 합리적인 방향으로 유도하고 문제 해결과 관련된 대처 능력을 향상시킨다. 무엇보다도 이러한 성향은 사회적 지지망을 확대하고 원만한 관계를 유지하는 데 유리하므로 그 자체가 스트레스 대처자원이 된다.

## 5. 스트레스 반응성의 개인차와 기원

구성주의적 정보처리 관점에서는 인간이 정보를 단순히 받아들이는 수동적 존재가 아니라, 자신의 경험과 인지적 처리를 통해 능동적으로 의미를 만들고 지식을 재구성하는 존재라고 본다. 이 관점은 스트레스 반응성의 개인차를 만드는 심리적 과정을 설명하는 데 유용한 모델을 제공한다.

심리적 정보처리 과정은 중추신경계가 관여하는 생리적 정보처리 과정과 연결되어 있으므로, 서로 다른 심리적 특성을 가진 사람들은 생리적 반응과 질병에 대한 취약성에도 차이가 있다. 예를 들면, 적개심이 높은 사람은 주어진 상황을 적대적인 인지 도식(cognitive schema)으로 해석하여 분노라는 정서를 만들고 화를 표출하는데, 이 과정에 동반되는 생리적 변화는 심혈관계에 부담을 주어 관상동맥질환을 비롯한 심혈관질환 위험을 높인다. 그런데 생리적 개인차는 신경계가 조절하는 생리적 과정에 의해서만 결정되는 것이 아니다. 심장, 폐 같은 장기들의 기질적, 기능적 특성도 사람마다 동일하지 않기 때문에 자극에 대한 장기의 반응과 이로 인한 손상 정도에도 차이가 있다. 요컨대, 스트레스성 자극에 대한 인지 · 정서 · 행동 반응뿐 아니라 생리적 반응에도 개체 간 차이가 존재하며, 여기에는 신경계에서 일어나는 정보처리 과정의 차이와 장기 수준의 특이성이 모두 관여한다.

그렇다면, 장기 수준에서 유리한 조건을 가진 사람들, 달리 말해 신체적으로 건강한 사람들은 스트레스의 영향을 덜 받고 스트레스성 질환에도 더 저항적인가? 이 질문에는 굳이 답변이 필요하지 않다. 그리고 이것은 스트레스 대처자원에 신체적 건강이 반드시 포함되는 이유다.

### 1) 생리적 반응성 차이의 기원

유전적 배경과 생애 초기 경험은 스트레스 반응성의 개체 간 차이를 만드는 가장 근본적인 요인이다. 유전적 배경은 스트레스에 대한 기본 반응성을 제공하고, 생애 초기 경험은 후성유전학적 기제를 통해 그 반응성을 유리하거나 불리한 방향으로 편집한다. 그런데 유전적으로 취약한 소인을 가진 사람일수록 스트레스성 경험에 대해 부적절하게 대응하거나 대응에 실패할 가능성이 높으므로, 유해한 경험의 영향을 더 많이 받게 된다. 따라서 이 두 요인은 밀접한 관계가 있으며, 이들의 상호작용에 의해 평생 지속되는, 즉 쉽게 변화되지 않는 심신의 반응성이 형성된다.

윌리엄 로발로(William Lovallo)는 개체 간 생리적 반응성 차이를 세 가지 수준으로 나누어 설명했다(Lovallo, 2015). 첫 번째는 대뇌피질에서 일어나는 인지적, 정서적 과정의 차이, 두 번째는 스트레스 반응을 통합하는 시상하부와 뇌간의 반응성 차이와 그로 인한 내분비계와 자율신경계의 활성화 차이, 세 번째는 자율신경계와 내분비계의 영향을 받는 장기들의 기능적, 기질적 차이다.

세 번째 수준의 예를 들면, 심장이 가지고 있는 에피네프린과 노르에피네프린 수용체의 수와 기능은 사람마다 차이가 있으므로, 동일한 양의 에피네프린과 노르에피네프린이 분비되더라도 어떤 사람의 심장은 더 크게 반응하여 심박수와 혈압이 더 높아지고 부정맥 가능성도 증가한다. 설령 심박수와 혈압이 똑같이 상승하더라도, 어떤 사람의 심장은 다른 사람의 심장에 비해 더 치명적인 영향을 받는다. 그러므로 때로는 중추신경계 수준에서 만들어지는 차이보다 장기 수준에서의 차이가 더욱 중요할 수 있다. 물론 이러한 차이는 이미 질병이 존재한다는 증거일 수도 있다. 자전거 운동부하 검사로 생리적 스트레스를 주었을 때, 스트레스호르몬 분비나 자율신경 활성화 정도에는 별다른 이상이 발견되지 않더라도, 심박동 리듬이 심하게 교란되거나 흉통이 나타난다면 심장질환이 있다는 신호일 수 있다. 이미 질병이 있는 경우든 없는 경우든, 결론은 장기의 취약성이 높을수록 스트레스에도 더 취약하다는 것이다.

히네스(Hines)와 브라운(Brown)은 스트레스 반응성과 고혈압의 관계를 설명했다. 이들은 고혈압 환자들이 스트레스에 대해 큰 혈압 반응성을 보이므로, 정상 혈압을 가진 사람도 혈압 반응성이 크면 향후 고혈압이 발생할 가능성이 높다고 제안했다(Hines et al., 1932). 이를 반응성 가설(reactivity hypothesis)이라 한다. 이 가설은 스트레스와 질병, 특히 심혈관계 질환의 연관성을 설명하는 이론으로 발전했다. 반응성 가설의 핵심은 스트레스 상황에 노출되었을 때 과도하게 반응하는 사람일수록 심혈관계 질환 등 건강 문제에 더 취약할 수 있다는 것이다.

심혈관계에서 일어나는 과도한 스트레스 반응이 적대감 같은 정서적 특성에 기인하든, 뇌간의 자율신경 반응성 차이에 기인하든, 혹은 장기의 기질적, 기능적 특성에 기인하든, 과도한 반응성은 장기에 부담을 주고, 그 결과 건강에 불리한 결과를 초래한다. 따라서 스트레스의 개인차를 실제 임상에 적용하기 위해서는 심리적 개인차만이 아니라 생리적 개인차의 다양한 측면들도 함께 고려해야 한다.

반응성 차이의 형성에 있어서 유전적 요인은 어느 정도 기여하는가? 세로토닌 수송체 유전자(5-hydroxytryptamine transporter: 5-HTT)에는 S형(short allele)과 L형(long allele)이 있는데, S형을 가진 사람에서는 L형을 가진 사람들에 비해 동일한 스트레스 상황에서도 우울증, 자살 사고 및 자살 행동이 더 많이 나타난다. 특히 어린 시절에 학대와 같은 부정적 환경에 노출된 S형 보유자는 성인이 된 후 우울증 발병률이 더 높다. 이는 환경적 스트레스에 대한 개인의 반응성이 유전적 소인에 의해 달라질 수 있음을 보여 준다. 또 다른 예로, 세포의 스트레스 반응, 신경가소성, DNA 복구 등에 관여하는 Gadd45b 유전자의 발현이 증가한 동물은 장기적인 사회적 스트레스에 더 취약하고 우울 행동을 더 많이 보인다. 도파민 기능의 이상은 우울증, 중독, 충동조절장애 위험을 증가시키는데, 도파민 수용체 유전자에 변이가 있으면 장애가 더 많이 나타난다. 따라서 유전적 요인은 스트레스에 대한 심리적, 생리적 반응성에 관한 기초 설계라 할 수 있다. 그러나 유전 못지않게, 어쩌면 그보다 더 중요한 것은 출생 후의 경험이다. 출생 후 경험은 인지적 특성, 성격 같은 심리적 반응성 차이는 물론, 생리적 반응성 차이를 만드는 데도 막대한 영향을 미친다. 특히 두뇌가 발달하는 생애 초기에 경험하는 반복적이거나 심각한 스트레스는 평생 지속되는 해로운 스트레스 반응성을 형성시킨다.

### 2) 정서적, 생리적 개인차에 관한 신경생리학적 증거

사람들 사이에는 각자의 독특한 정서 · 행동 · 생리적 반응성과 연결되는 신경생리학적 차이가 존재한다. 정서적 자극에 의해 변화되는 뇌파, 피부전도도, 근전도, 피부 온도 같은 생리적 지표들에는 분명한 개인차가 있다. 외향성/내향성, 신경증적 경향성 등 성격 특성에 따라서도 뇌의 각성 수준, 대뇌피질의 활성, 변연계의 활동 등에서 차이가 나타난다. 스트레스 상황에서 나타나는 자율신경계의 활성도에도 뚜렷한 개인차가 있다. 외부 환경에서 들어오는 다양한 감각정보를 받아들이고, 이를 뇌에서 통합하여 그에 맞는 적절한 운동(행동) 반응을 계획하고 실행하는 일련의 신경학적 과정을 감각-운동 적응 과정이라 하는데, 이 과정에도 신경생리학적 개인차가 존재하며, 이는 뇌의 기능적 연결성, 신경회로의 활성 패턴에서 확인할 수 있다.

신경계의 변화는 심리 · 생리적 변화와 연결되어 있으므로, 뇌 조직의 해부학적 변화나 뇌 활동 패턴의 이상은 심리적 장애를 진단하거나, 장애의 경향성을 미리 평가하는 데 이용된다. 예를 들면, 알츠하이머병 같은 퇴행성 뇌질환을 진단하기 위해 자기공명영상(magnetic resonance imaging: MRI)으로 뇌 위축이나 특정 뇌 영역의 용적 감소 같은 해부학적 변화를 확인하며, 편도체나 뇌섬엽의 기능성자기공명영상(functional MRI: fMRI) 프로파일은 특정 불안장애에 대한 취약성을 반영할 수 있다(Stein et al., 2007).

fMRI처럼 신경계의 활동을 관찰, 기록할 수 있는 기술의 발달은 특정 정신 상태에서 나타나는 뇌와 몸의 연결 방식을 드러냈고, 정서가 정신적 상태와 신체적 질병을 연결하는 요소라는 점도 확인해 주었다(Critchley, 2009). 내측전전두엽, 안와전두엽, 전대상회, 편도체 등 정서의 생성 및 조절과 관련된 뇌 부위의 활동 패턴은 스트레스성 사건에 대해 적절한 정서 반응을 할 수 있는 능력을 반영한다.

좌 · 우뇌 비대칭성은 정서적 경험의 개체 간 차이를 만드는 주요 요인으로 여겨진다. 우측 전두엽과 좌측 전두엽의 뇌전도(electroencephalogram: EEG) 활성은 각각 부정적 사건, 긍정적 사건에 반응하여 변화한다. 스트레스와 관련된 부정적 정서는 우반구 구조들에 의해서 차별적으로 활성화되며(Cacioppo et al., 1994), 우울증이 있는 사람들은 좌측 전전두엽의 대사 활성이 감소되어 있다. 뇌전도에서 좌 · 우 전두엽의 비대칭성이 우측으로 더 큰 사람은 부정적 감정을 더 많이 경험하며 스트레스호르몬인 코르티솔을 더 많이 분비한다(Buss et al., 2003). 반면 좌측 전두엽이 더 크게 활성화되는 사람은 더 긍정적으로 반응하는 경향이 있고 우울증에도 저항성이 있다(Tomarken et al., 1992). 실제 임상에서는 좌측 전두엽이 손상된 환자에게 우울증이 더 많이 나타나는 것으로 보고된다. [주: 뇌졸중 환자들은 손상 부위에 따라 정서적 반응과 장애 인식 정도가 뚜렷이 다르게 나타난다. 뇌졸중으로 우측 전두엽이 손상된 환자는 자신의 장애를 덜 심각하게 인식하거나, 부정하거나, 무감각하게 받아들이는 경향이 있는 반면, 좌측 전두엽 손상 환자는 우울감, 불안, 무기력감, 자기비난이 과도하게 강화되는 경향이 있다.] 원숭이에게 항불안제를 투여하여 부정적 정서를 완화시키면 좌측 전두엽의 뇌전도 활성이 증가된다.

이상과 같은 좌・우 전두엽의 뇌전도 차이는 중추신경계의 다른 부위들, 특히 스트레스의 생리적 반응을 구성하는 데 관여하는 부위들의 활성화 양식 차이와도 무관하지 않을 것이며, 결과적으로 스트레스성 자극에 대한 자율신경계, 내분비계 반응도 달라질 것임을 추론할 수 있다.

면역 반응의 차이 또한 뇌전도에 나타나는 뇌 기능 변화와 관련이 있다. 리처드 데이비슨(Richard Davidson) 등은 좌・우 전두엽 비대칭성의 개인차가 면역세포인 NK세포의 활성과 관련이 있으며(Davidson et al., 1999), 명상 훈련 후 나타난 좌측 전두엽의 활성 증가가 예방접종에 대한 항체 생산량과 정적인 상관이 있음을 보고했다(Davidson et al., 2003).

요컨대, 사람들 사이에는 정서・행동・생리적 반응성의 신경생리학적 차이가 존재하며, 이는 두뇌 기능의 차이와 밀접하게 연관되어 있다. 이러한 차이는 기본적으로 유전과 출생 후 경험에 의해 결정되며, 뇌의 구조와 기능, 신경계의 활성 패턴을 통하여 객관적으로 평가할 수 있다.

### 3) 개인차의 형성 시기

스트레스에 대한 반응성 형성에는 유전과 환경이 모두 영향을 미친다. 특정 유전자 변이형을 가진 사람은 스트레스에 더 민감하게 반응할 수 있으며, 실제로 스트레스에 대한 심리・행동적 반응, 불안하거나 우울한 경향 등은 어느 정도 유전적 소인에 의해 결정된다. 그러나 환경적 요인, 특히 어린 시절의 가정환경, 양육 방식, 스트레스 노출 경험은 유전이 제공한 반응성을 완전히 달라지게 할 수도 있다. 이들은 유전자 발현 방식을 바꾸고, 뇌를 포함한 신경계의 구조적, 기능적 특성을 조형한다. 신체의 구조와 기능이 발달하는 동안, 스트레스성 자극을 처리하는 인지적 양식, 정서적 성향, 그리고 생리적 반응성도 함께 발달하는 것이다.

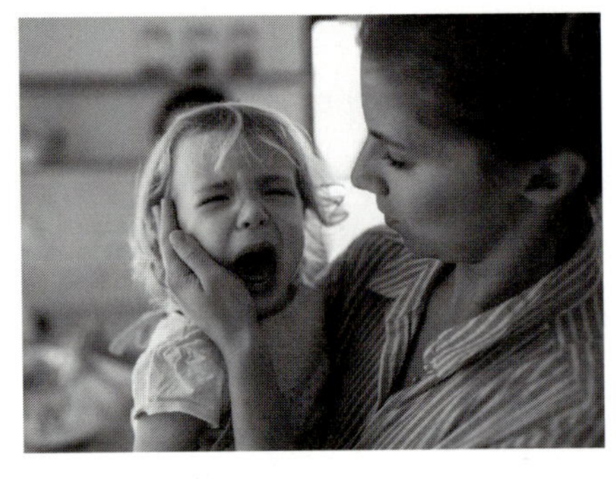

발달의 결정적 시기일수록 환경과 경험이 스트레스 반응성 형성에 미치는 영향은 더 크다. 심지어 태아 때의 경험도 중요한 요인으로 작용한다. 모체 안에서 영양 결핍 같은 생리적 스트레스를 경험하면, 영양분을 더 많이 흡수하고 더 많이 비축하는 생리적 경향성을 갖추고 태어나게 되며(Roseboom et al., 2001), 그 결과 고혈압, 비만, 당뇨병, 심혈관계 질환의 위험이 높아진다. 이처럼 태아 때 대사의 일부가 거의 영구적으로 변하는 것을 대사의 각인 또는 대사의 편성이라 한다. 출생 당시 체중이 하위 25%에 속했던 사람은 상위 25%에 속했던 사람에 비해, 성인이 되었을 때 심장질환 발생이나 그로 인한 사망 가능성이 50% 정도 높다. 태아의 영양 상태와 평생의 대사 및 심혈관계 질환의 관계는 데이비드 바커(David Barker)의 성인 질병의 태아 기원설(fetal origins of adult disease: FOAD)을 통해 잘 알려져 있다(Barker, 1990). [주: 이후 이 학설은 태아뿐 아니라 모든 발달 과정을 포함하는 성인 질병의 발달 과정 기원설(developmental origins of adult disease: DOAD)로 확장되었다(Barker, 2004).]

임신한 동물에게 스트레스를 가하면, 모체에서 분비한 스트레스호르몬의 영향을 받은 태아가 생후에 행동장애를 보이기도 한다. 사람이든 동물이든 영・유아기에 겪는 가장 해로운 스트레스는 양육자와 분리되는 것인데, 어린 쥐들을 매일 몇 시간씩 어미 쥐와 떼어놓는 스트레스를 주면 스트레스 반응성이 높아지고, 그 영향은 성장 후에도 지속된다(Huot et al., 2001; Zhang et al., 2002). 동물 연구들은 생애 초기에 형성된 왜곡된 스트레스 반응이 삶 전체에 걸쳐 건강과 질병에 심대한 영향을 미친다는 것을 보여 준다(Plosky et al., 1993; Pryce et al., 2002; Rice et al., 2008). 스트레스는 여러 뇌 영역에서 신경세포와 교세포(glial cell)의 사망률을 증가시키는데, 이것은 스트레스가 뇌에 장기적인 영향을 미친다는 것을 시사한다. 생애 초기 스트레스는 행동 및 정서 변화와 함께, 오래 지속되는 세로토닌 생산 감소와 과장된 코르티솔 반응을 야기한다. 한편, 생애 초기 어미 쥐의 보살핌은 새끼 쥐의 세로토닌 활성과 스트레스호르몬 반응성을 긍정적으로 변화시키며, 이 변화 또한 새끼 쥐의 일생에 지속된다.

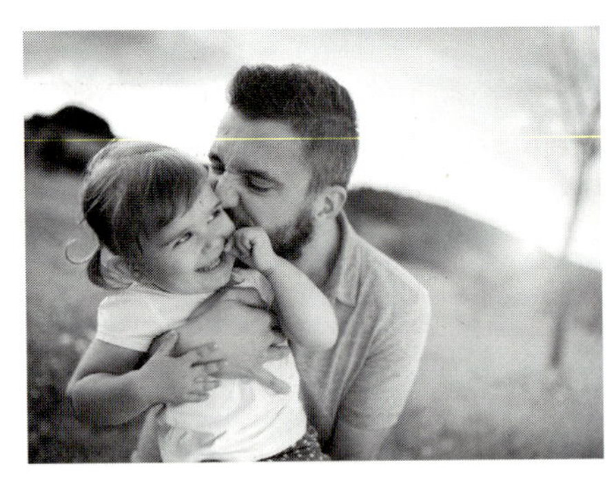

중추신경계의 발달이 미완성된 시기에 스트레스를 받으면 불리한 스트레스 반응이 형

성되어 평생 이어지므로 어린 시절에 경험하는 스트레스일수록 개체에게 미치는 영향은 광범위하고 지속적이다(Levine, 1957; Levine, 2002). 변연계가 발달하는 시기에 스트레스를 많이 받거나, 양육 결핍, 학대 같은 스트레스를 경험하면, 변연계는 더 쉽게 흥분하여 스트레스 반응을 더 많이, 더 과장되게 일으키는 방향으로 발달한다. 성인이 된 후에도 반복적이거나 지속적인 스트레스를 경험하면 불리한 스트레스 반응성이 더 강화될 수 있다.

인간의 성장과 발달 과정에서 유전과 환경 중 어느 일방이 더 큰 영향을 미친다고 할 수는 없다. 그러나 스트레스의학에서는 유전보다 환경에 더 주목한다. 여기에는 두 가지 이유가 있다. 첫째, 설령 불리한 유전자를 가졌더라도 유전자 자체를 바꿀 수는 없으므로 스트레스 치유의 전략적 중심은 유전에 있지 않다. 둘째, 불리한 유전자를 가졌더라도 지지적인 환경과 긍정적 경험을 제공함으로써 스트레스에 대한 저항성과 회복탄력성을 높일 수 있다.

인간 발달은 출생에서 사망까지 전 생애에 걸쳐 진행된다. 소위 '결정적 시기'라 불리는 기간이 있기는 하지만 변화는 평생 계속된다. 비록 어렸을 때 불운한 환경에서 성장하여 스트레스에 취약한 반응성을 가지게 되었더라도, 새로운 경험과 학습을 통해 개선할 수 있다는 것이 신경가소성이 우리에게 알려주는 사실이며, 타고난 유전자는 바꿀 수 없어도 건강한 생활환경과 라이프스타일로 유전자 발현 양상을 바꿀 수 있다는 것이 후성유전학에서 확인된 사실이다. 이것은 연령을 불문하고 모든 사람이 스트레스 관리와 치유에 관심을 가져야 하는 이유다.

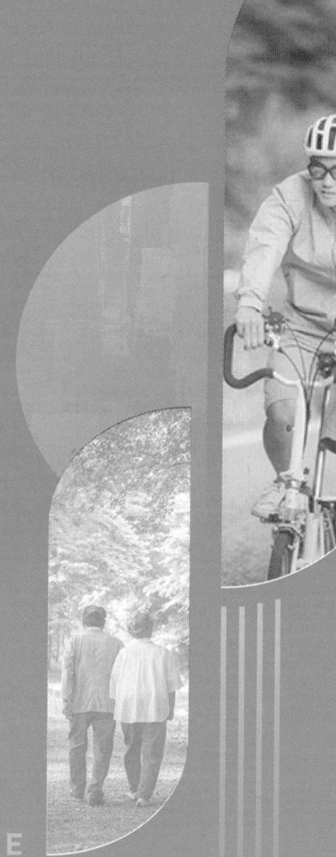

INTEGRATIVE STRESS MEDICINE

# 제 02 부

# 질병과 진단

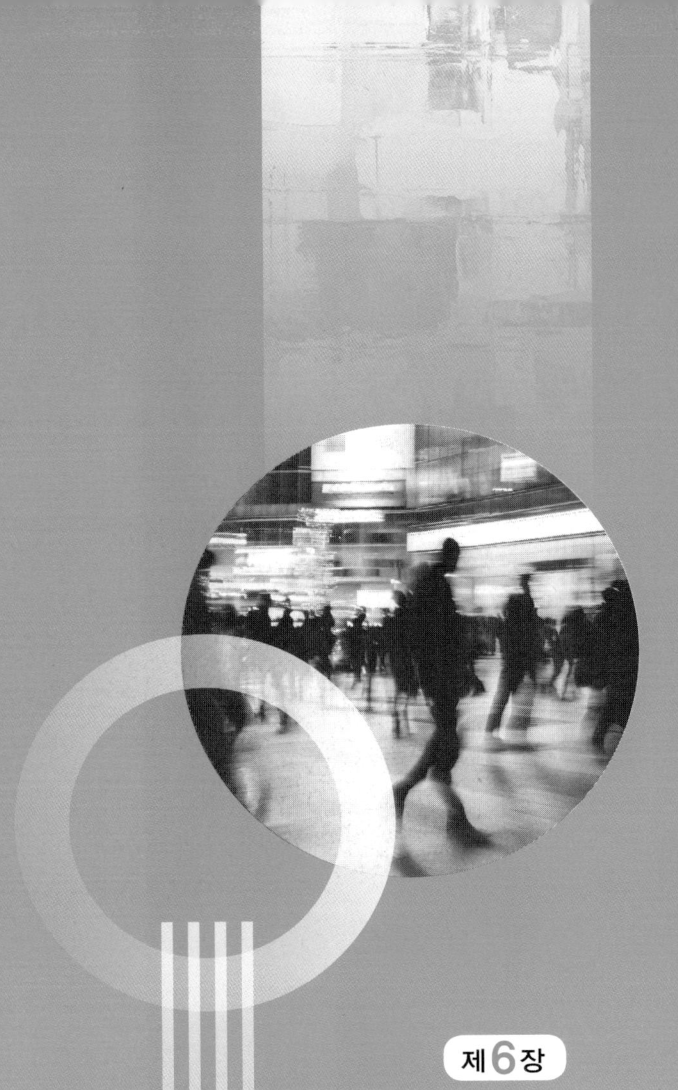

제6장

# 스트레스와 질병

Stress and Disease

● ● ● 토머스 맥커운(Thomas Mckeown)은 유전적 질병을 제외한 모든 질병은 피할 수 있다고 했다(Mckeown, 1988). 그는 질병의 기원이 생의학적 요인보다는 사회경제적 요인에 있으며, 질병은 건강하지 못한 라이프스타일에서 기인한다고 했다. 그가 말한 라이프스타일은 빈곤이나 풍요에 의해 좌우되는 위험요인들이다. 그러나 비슷한 사회경제적 조건에서 살아온 사람들도 시간이 지날수록 건강 상태와 노화 정도에 차이가 나타난다. 이 차이를 유전으로 설명할 수 있는가? 유전자가 완전히 일치하는 일란성 쌍둥이도 나이가 들수록 건강 상태와 노화 정도에 차이가 벌어지기는 마찬가지다. 이 차이는 시간이 흐르면서 영향이 축적되는 어떤 것에 의해 나타나는 것이 분명하다. 과연 그것은 무엇인가? 물론 한 가지 요인만으로 설명할 수는 없다. 그럼에도 불구하고, 우리가 생각해 낼 수 있는 모든 요인들을 관통하고 연결하는 것이 있다. 바로 스트레스다.

스트레스가 심신의 질병 발생과 치료에 영향을 주고 노화를 촉진한다는 것은 오래전부터 경험적으로 인식되고 있었지만, 이를 과학적으로 규명하려는 시도들을 바라보는 학계의 태도는 20세기 후반까지도 회의와 냉대로 일관되었다. 그러나 1970년대를 지나면서 정신신경면역학을 비롯한 신생 학문들이 엄격한 과학적 기준을 충족하는 증거들을 쏟아내기 시작했고, 1991년에는 드디어 유력 학술지인 『뉴잉글랜드의학저널(New England Journal of Medicine: NEJM)』에서 마음과 질병의 관련성에 관한 연구를 게재하기에 이른다. 그리고 다음 해인 1992년에는 스트레스가 정신장애, 자가면역질환, 심장병, 소화기질환, 만성통증 등 광범위한 질병에 미치는 영향을 기술한 연구가 『미국의학협회지(Journal of the American Medical Association: JAMA)』에 발표되었다.

스트레스는 다양한 경로로 몸과 마음을 병들게 할 수 있다. 신경계, 내분비계, 면역계를 경유하여 직접적인 생리적 변화를 일으키고, 흡연, 음주 같은 불건강한 라이프스타일을 유도하여 질병 위험을 증가시킨다. 후성유전학적 유전자 편집은 최근에 관심이 집중되고 있는 또 하나의 경로다. 후성유전학이 스트레스와 질병의 관계에 대하여 밝혀낸 사실 중 가장 놀랍고도 두려운 것은 그 악영향이 자손에게까지 전달된다는 점이다. 200여 년 전, 생물학자 라마르크(Jean-Baptiste Lamarck)를 학계의 조롱거리로 만들었던, 획득형질의 유전에 대한 가설이 후성유전학이라는 이름으로 재소환된 것이다.

## 1. 스트레스와 질병의 관계

스트레스는 항상성을 교란하는 자극에 대한 반응을 요구하는 상태이며, 그 반응이 부적절하거나 개체가 감당할 수 있는 한계를 넘게 되면 질병으로 이어질 수 있다. 스트레스에 장기적으로 노출되는 것, 너무 자주 스트레스 반응이 활성화되는 것 역시 질병 가능성을 증가시킨다.

스트레스가 질병을 유발하거나 악화시킨다는 것은 이제 누구도 의심치 않는 과학적 사실이지만, 수십 년 전만 해도 마음이 몸에 영향을 미친다는 것은 과학에서 공개적으로 논할 수 있는 주제가 아니었다. 그럼에도 불구하고, 직업이나 생활환경과 질병의 관계에 관한 역학적 조사들은 스트레스와 질병의 뚜렷한 상관관계를 드러내고 있었다. 예를 들면, 업무량이 많은 관제센터에서 일하는 항공 관제사들은 업무량이 적은 관제센터의 관제사들에 비해 고혈압 유병률이 높았다. 수도원에서 생활하는 수녀들은 25년의 추적 기간 동안 혈압 상승이 거의 없었으나, 인근 지역에 사는 같은 연령대의 여성들은 나이와 정적 상관을 보이는 혈압 상승이 있었다. 자연재해 같은 외상성 스트레스는 건강에 즉각적인 변화를 일으킬 수 있다. 1994년 로스앤젤레스 지진 당시 두 번째로 높았던 사망 원인은 심장마비로 인한 돌연사였으며, 1991년 사막의 폭풍 작전(Operation Desert Storm)에서 공격의 표적이었던 도시에서는 심장마비나 그와 관련된 원인으로 인한 사망률이 평소보다 2배 이상 높았다. 이제 우리는 어떻게 이런 일이 일어나는지를 설명할 수 있는 이론적 체계를 확고히 구축했다.

스트레스는 수많은 신경전달물질, 호르몬, 사이토카인의 분비를 교란한다. 에피네프린과 노르에피네프린이 혈압을 상승시키고 코르티솔이 혈당을 높이며 염증성 사이토카인이 염증을 증가시키는 것처럼, 스트레스는 신경계, 내분비계, 면역계를 경유하여 직접적인 생리적 변화를 일으킴으로써 질병을 촉진하거나 악화시킬 수 있다. 게다가 스트레스는 흡연, 음주, 과식, 약물남용, 수면 패턴 변화 등 불건강한 라이프스타일을 유도하여 심신의 건강을 손상한다(Cohen et al., 2007). 이뿐이 아니다. 불건강한 라이프스타일이 유전자 발현 방식을 바꾸는 후성유전학적 변화 또한 스트레스가 건강과 노화에 영향을 미치는 주요 경로 가운데 하나다. 그리고 [그림 6-1]이 보여 주는 것처럼, 이 세 경로는 모두 연결되어 있다. 스트레스호르몬과 불건강한 라이프스타일은 유전자 발현 방식을 불리한 방향으로 변경시키고, 그러한 후성유전학적 변화들로 인해 스트레스에 더 취

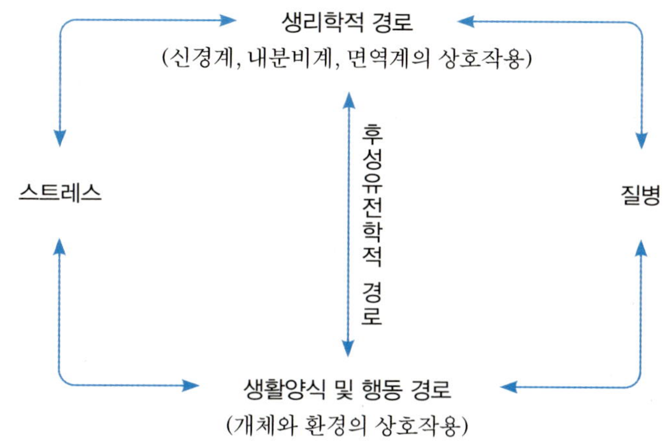


[그림 6-1] 스트레스-질병 경로

약해진다.

급성 스트레스 상황에서는 교감신경계의 활성화로 심박수와 혈압이 상승하고 근육이 긴장하여 근육통, 두통 등이 나타날 수 있다. 더불어 복통, 소화불량 같은 소화기계 증상도 나타난다. 스트레스 상황이 종료되면 인체는 원래의 안정된 상태를 회복하지만, 스트레스가 반복되거나 지속되어 만성 스트레스 상태가 되면 문제가 달라진다. 코르티솔 분비가 계속되면서 심혈관계 질환, 복부비만, 당뇨병, 골다공증 등 신체적 질병, 그리고 우울증, 불안증을 포함한 심리적 질병의 위험이 상승한다. 실제로 HPA축의 활성이 증가하는 것은 심장질환, 골다공증, 대사증후군, 우울증 등 수많은 질병의 병리적 과정과 상관관계가 있다(Chrousos, 2000). 신체의 거의 모든 세포가 코르티솔에 대한 수용체를 가지고 있는데, 이것은 이 호르몬의 영향을 받지 않는 곳이 거의 없다는 것을 뜻한다. 따라서 만성 스트레스는 전신의 모든 장기의 기능에 영향을 줄 수 있다. 여기에는 중추신경계의 장기인 뇌도 포함된다. 만성 스트레스는 뇌를 황폐화한다. 우리는 스트레스와 관련된 질병이라면 고혈압, 심장병, 위궤양, 두통, 우울증, 불안증 정도를 떠올리지만, 사실상 스트레스와 무관한 질병은 없다.

## 2. 스트레스와 신체적 질병

스트레스 같은 심리적 요인 때문에 발병하거나 악화되는 질병을 정신신체장애 또는 정신생리적 장애(psycho-physiological disorder)라 한다. 순전히 심리적 요인이 신체적 질병의 발병이나 진행에 영향을 미친다는 사실은 생리학적 스트레스 연구가 확립되기 전부터 인식되고 있었고, 심리학에서 이루어진 프로이트 학파의 신경증(neurosis) 연구는 정신신체의학이 수립되는 데 기여하기도 했다. 그러나 고혈압, 소화성궤양 같은 일부 질병에만 주목하고, 다른 질병들은 순수한 기질적 질환으로 취급하려는 태도가 일반적이었다.

미국정신의학회(American Psychiatric Association: APA)의 『정신장애 진단 및 통계 편람(Diagnostic and Statistical Manual of Mental Disorders: DSM)』에서도, 과거에는 천식, 궤양, 고혈압, 편두통 등 몇 가지 질병을 정신생리적 장애로 목록화했었지만, 1980년 개정판인 『DSM-III』에서는 정신생리적 장애라는 항목이 없어지고, 이러한 질환에 적용될 수 있는, '신체 상태에 영향을 미치는 심리적 요인들(psychological factors affecting physical condition)'이라는 포괄적 범주가 마련되었다. 그리고 2000년에 개정된 『DSM-IV-TR』에 이르자, "심리적 요인은 거의 모든 일반적인 의학적 상태의 발현이나 치료에 중요한 역할을 한다"고 명시하게 된다.

스트레스가 신체적 건강을 해치기도 하지만 불건강한 신체는 스트레스에 대한 취약성을 높인다. 신체적 불건강은 스트레스에 대한 대응을 회피하게 하거나 불충분한 반응만 일으켜 대응에 실패하게 함으로써 고질적인 스트레스 상황에 놓이게 하고, 때로는 무해하거나 잠재적으로 유익할 수 있는 스트레스원도 부적절하게 인식하고 과잉반응을 일으키게 한다.

### 1) 심 · 뇌혈관계 질환

2004년 『란셋(Lancet)』에, 세계 52개국 1만 1천 명의 심장마비 환자들을 분석한 결과, 콜레스테롤, 당뇨병, 고혈압보다도 스트레스가 심장질환에 더 큰 위험요인이라는 연구결과가 실렸다(Rosengren et al., 2004). 스트레스를 받으면 혈압이 상승하고, 스트레스가 많은 사람은 관상동맥질환으로 인한 사망률이 높다는 것은 역학적으로나 경험적으로나 명백한 사실이다. 심혈관계 질환은 스트레스와 관련된 대표적인 질환으로, 동맥경화, 고혈압, 협심증, 심근경색, 혈전증 등을 포함한다.

스트레스로 교감신경계가 활성화되면 에피네프린, 노르에피네프린 등 카테콜아민이 분비되어 심장박동을 증가시키고 혈관을 수축시켜 혈압을 상승시킨다. 코르티솔도 혈압을 상승시키고, 코르티솔과 함께 부신피질에서 분비되는 알도스테론도 신장에서 나트륨과 수분의 재흡수를 촉진하여 혈압을 높인다. 일시적인 스트레스에서는 상승한 혈압이 곧 정상으로 회복되지만, 만성적으로 스트레스를 받으면 고혈압이 진행된다. 고혈압은 뇌졸중, 협심증, 심근경색을 일으키는 주요 위험요인이다. 고혈압의 발생에는 자율신경계, 순환기계, 내분비계의 여러 요인이 관여하지만, 특히 자율신경계는 혈압 조절에 직접적인 작용을 한다. 고혈압 치료제인 알파-차단제(alpha-blocker)와 베타-차단제(beta-blocker)의 작용 기제는 혈관의 평활근 세포나 심장 근육세포에 있는 카테콜아민 수용체를 차단하여 교감신경계의 항진에 의한 혈압 상승을 억제하는 것이다.

5장 5의 '1) 생리적 반응성 차이의 기원'에서 반응성 가설과 관련하여 설명한 바와 같이, 스트레스에 대해 심혈관계 반응이 크면 고혈압이 발생할 위험이 훨씬 높다. 연구에 의하면, 실험실에서 암산 스트레스를 주고 혈압 반응을 측정하여 수년 뒤 혈압이 상승할 것인지 예측할 수 있으며, 아동의 스트레스에 대한 혈압 반응을 통해 청년기의 혈압을 예측할 수도 있다.

카테콜아민은 혈소판을 활성화하여 심장과 혈관의 벽을 이루는 내피세포층을 손상하고 동맥경화의 진행을 촉진한다. 동맥경화증이 심장에 혈액을 공급하는 관상동맥에서 발생하면 협심증이나 심근경색 같은 심장병이, 뇌에 혈액을 공급하는 동맥에서 일어나면 뇌졸중이 발생할 위험이 증가한다. 코르티솔은 카테콜아민의 이러한 작용을 상승시킨다. 또한 코르티솔은 좋은 콜레스테롤이라 불리는 HDL-콜레스테롤의 혈중 농도를 감소시키고, 나쁜 콜레스테롤이라 불리는 LDL-콜레스테롤과 중성지방의 농도는 증가시키므로, 만성 스트레스는 심·뇌혈관계 질환의 위험을 더욱 높인다. 혈중 콜레스테롤의 증가는 적개심, 우울증, 불안증 등 스트레스와 밀접한 관계가 있는 심리적 성향이나 장애들과도 정적인 상관관계가 있다(van Doornen et al., 1982).

스트레스는 심박수를 증가시키고 심장의 전기적 신호 전달을 교란하여 부정맥을 유발할 수 있다. 심실 부정맥 등 일부 부정맥은 스트레스와 더욱 밀접한 관련이 있다. 급성 스트레스 상황에서 카테콜아민이 갑자기 대량으로 분비되면 심박동이 교란되어 심실세동이 발생할 수 있다. 알도스테론도 심장근육의 칼륨과 마그네슘을 낮추어 부정맥을 유발할 수 있다.

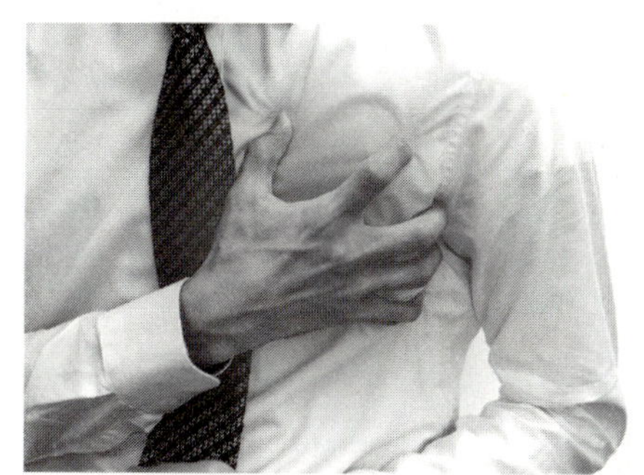

손가락이나 발가락 말단의 작은 혈관이 과도하게

수축하면서 피부색이 창백해지거나 파랗게 변하고, 냉감, 저림, 통증이 나타나는 질환을 레이노병(Raynaud's disease) 또는 레이노현상이라 한다. 레이노현상은 추위에 노출될 때 잘 나타나지만, 정서적 자극이나 심리적 스트레스도 중요한 유발 요인으로 작용한다. 스트레스를 받으면 교감신경이 활성화되어 말초혈관이 급격히 수축되는데, 이로 인해 손발 끝의 혈액 공급이 감소하여 증상이 나타난다. 특히 만성적인 스트레스는 자율신경계의 균형을 손상하여 증상의 빈도와 강도를 높이는 요인이 된다. 실제로 환자 중 상당수가 긴장하거나 불안할 때 증상이 심해짐을 호소하며, 이완요법, 명상, 호흡법, 인지행동치료를 비롯한 스트레스 중재법들이 발작 빈도를 감소시키는 것으로 보고되고 있다.

스트레스로 인한 말초혈관의 수축과 이로 인한 혈액 공급의 감소는 임신한 여성의 제대혈관과 태반에서도 일어난다. 그로 인해 태아에게 공급되는 산소와 영양분이 감소하여 태아의 성장과 발달을 방해할 수 있다.

## 2) 소화기계 질환

기질적인 원인이 발견되지 않는 소화기계의 질환들을 포괄적으로 기능성 소화기계 질환이라 하고, 흔히 '심인성' '스트레스성'으로 진단하게 된다. 연구에 의하면, 흔히 경험하는 소화기계 질환인 기능성 소화불량 환자들은 대조군에 비해 스트레스가 높고, 심리 검사에서는 신경증, 우울, 히스테리, 건강염려증, 강박 등의 성향이 높다.

소화기계의 활동은 자율신경계에 의해 조절된다. 대체로 부교감신경에 의해서는 소화액의 분비가 늘고 소장 운동이 활발해져서 소화와 흡수가 촉진되며, 교감신경에 의해서는 소화, 흡수가 억제된다. 따라서 스트레스는 소화액의 분비를 감소시키고 소화관을 통한 음식물의 이동을 저해하여 소화불량이나 배변장애를 일으킨다. 소화관 평활근의 긴장으로 인하여 설사, 경련, 복통이 일어나기도 한다.

소화성궤양은 한스 셀리에가 지목한 스트레스의 3대 증상 중 하나이며, 대표적인 스트레스성 질환으로 인식되어 왔다. 소화성궤양은 소화관이 위산에 노출되어 손상될 때 발생하는데, 교감신경계가 항진되면 위산 분비가 감소하므로 스트레스가 소화성궤양을 일으킨다는 것은 일견 모순처럼 보인다. 그러나 스트레스 반응은 교감신경계의 작용으로만 구성되는 것이 아니며, 교감신경계의 항진이 소화관에 미치는 영향 또한 위산 분비 감소에 국한되는 것이 아니다. 교감신경계의 항진은 소화관에 공급되는 혈류를 감소시켜 위벽에 경색과 괴사를 만드는데, 이렇게 손상된 부위에는 궤양이 쉽게 발생한다. 더 큰 문제는 위산과 소화효소를 함유한 위액으로부터 소화관 내벽을 보호해 주는 점막층의 생성이 코르티솔에 의해 억제된다는 것이다. 그러면 소화관 내벽이 위산과 소화효소에 노출되고, 결국 위 · 십이지장에 궤양이 시작되거나 이미 있는 궤양이 더욱 악화된다.

목 안에 지속적으로 이물감이 느껴지는 신경성 질환을 인두신경증(globus symptom)이라 한다. 목이나 인후부에 구조적 이상이나 염증이 없음에도 불구하고, 스트레스, 긴장, 불안 등으로 인해 증상이 초래된다. 인두신경증은 히포크라테스에 의해 문헌에 남겨졌을 정도로 역사가 오래된 질환이다. 주로 중년 여성에게 잘 생기는 것으로 알려져 있으나 최근에는 젊은 남녀에게도 많이 나타나고 있다. 화병, 욕구불만, 우울증에 동반되는 경우도 많다.

설사, 변비, 혹은 설사와 변비가 교대로 나타나는 과민성대장증후군으로 고통받는 사람들이 증가하고 있는데, 이 역시 심리적 영향이 주요 원인으로 여겨진다. 인체의 세로토닌은 90~95%가 위장관에 존재하며 위장관 운동을 촉진한다. 따라서 세로토닌 이상은 과민성대장증후군, 만성 변비, 설사 등 다양한 문제들과 연관이 있고, 실제로 위장관의 세로토닌 수용체를 표적으로 하는 약물이 치료에 이용된다. 스트레스는 중추신경계의 세로토닌은 감소시키지만, 위장관의 세로토닌은 증가시킨다. 따라서 "사촌이 땅을 샀다"는 소식이 탐탁지 않은 사람은 배가 아플 수 있다. "속이 불편하다"든가 "창자가 끊어질 듯하다"는 표현은 마음과 소화기관의 관계를 잘 보여 주는데, 영어에도 'gut feeling(직감)' 'spill my gut(속마음을 털어놓다)' 같은 표현이 있다.

식도에서부터 장에 이르는 소화관 벽 내부에는 장신경계라는 독립된 신경계가 존재한다. 장신경계는 척수만큼이나 많은 신경세포를 가지고 있으며, 제2의 뇌(second brain) 또는 복부두뇌라고도 불린다. 이 때문에 소화관은 중추신경계의 도움 없이도 독자적으로 소화관 안팎의 정보를 수집하여 판단하고 스스로의 운동을 조절할 수 있다. 중추신경계에서 구성된 스트레스 반응이 교감신경계를 통해 소화기관에 영향을 미칠 때는 교감신경이 소화기관 세포에 직접 작용하는 것이 아니라 장신경계를 통해 간접적으로 작용하는 것이다.

소화관은 인체에서 가장 많은 면역세포가 분포하는 곳이기도 하다. 면역세포인 비만세포(mast cell)는 알레르기 반응 및 염증에 관여하는 세포로, 스트레스 상황에서 뇌로부터의 신호를 장신경계로 전달하는 데 관여한다. 음식물을 통해 유입되는 외부 항원이 비만세포를 통해 장신경계를 자극하고 설사와 복통을 유발하는 것처럼, 심리적 스트레스도 장의 비만세포를 자극하여 히스타민(histamine) 같은 염증 물질을 분비시키고, 이것이

**글상자 6-1 장신경계와 뇌-장관축**

과거에는 미주신경(vagus nerve)을 통해 뇌로부터의 조절 신호가 내장으로 전달되며, 내장에 분포하는 신경세포들은 미주신경의 원심성 섬유와 직접 시냅스를 형성하는 것으로 생각했다. 그러나 위장관의 연동운동은 장관벽에 있는 신경세포들이 관여하는 일종의 반사작용이며, 대부분의 내장 신경세포는 중추신경계와 직접 연결되지 않는다는 사실이 밝혀져, 장신경계를 하나의 독립된 신경계로 분류하게 되었다.

장신경계는 전선을 감싼 피복처럼 소화관을 싸고 있는 두 겹의 신경세포 그물, 즉 아우어바흐 신경총(myenteric plexus of Auerbach)과 마이스너 신경총(submucous plexus of Meissner)으로 이루어져 있으며, 약 1억 개의 신경세포를 가지고 있다. 아세틸콜린, 세로토닌, 콜레시스토키닌(cholecystokinine), 갈라닌(galanin), 베타-엔도르핀 · 다이놀핀 · 엔케팔린 등의 오피오이드(opioid), 소마토스타틴(somatostatin), 물질P(substance P) 등 20종 이상의 물질이 장신경계의 신경전달물질로 작용한다.

장신경계는 중추신경계와 독립적으로 작용하지만 중추신경계로부터 일정 부분 조절을 받는다. 중추신경계와 장신경계는 교감신경과 부교감신경을 통하여 운동 및 감각 경로가 연결되어 있다. 이 연결망을 뇌-장관축(brain-gut axis)이라 한다. 소화관에서 발생하는 감각정보는 미주신경이나 내장신경의 구심성 신경섬유를 통하여 중추신경계로 전달된다. 소화기계 점막에 있는 내분비세포가 분비하는 신경전달물질은 구심성 신경의 작용에 영향을 미친다. 장에서 세로토닌을 생산하는 장크롬친화세포(enterochromaffin cell)가 세로토닌을 과도하게 분비하면, 미주 구심신경의 세로토닌 수용체가 자극되고 뇌간의 신경세포가 활성화되어 구토가 일어나는 것이 그러한 예다.

감정이나 시각 · 청각적 자극 같은 외인성 자극은 신경학적 연결망을 통해 위장관의 기능에 영향을 미칠 수 있고, 역으로 위장관에서 감지된 유해 자극에 대한 정보도 감정, 행동, 통증 지각에 영향을 미칠 수 있다.

장신경계를 자극하게 된다. 이러한 뇌-비만세포 연결(brain-mast cell connection)은 스트레스와 과민성대장증후군의 관계를 설명하는 매우 유력한 가설이다.

### 3) 당뇨병

오래전부터 스트레스는 당뇨병의 병인 중 하나로 인식되어 왔다. 당뇨병 환자의 정서 상태는 치료에 영향을 미치며, 환자가 경험하는 스트레스성 생활사건의 빈도가 높을수록 혈당 조절이 잘 되지 않는다. 국내의 한 연구에 따르면, 2형 당뇨병 환자들의 73%에서 당뇨병 발생에 스트레스가 관련되었고, 병의 악화에 스트레스 인자가 관련된 경우는 57%이며, 당뇨병의 발병과 악화 모두에 스트레스가 관련된 경우는 78%로 나타났다(고경봉 등, 1992). 당뇨병 발병이나 증상 악화에 스트레스가 기여한다고 판단될 때 신경안정제를 투여하면 혈당이 조절되기도 한다.

당뇨병은 혈액 중의 포도당을 세포 안으로 이동시키는 호르몬인 인슐린의 부족 또는 인슐린의 기능 저하로 발생한다. 포도당이 세포로 흡수되지 못하고 혈액 안에 축적되면서 크고 작은 혈관을 막고, 결국 장기들이 서서히 손상된다. 1형 당뇨병은 인슐린을 만드는 췌장의 베타세포(beta cell)가 파괴되어 인슐린을 생산하지 못하여 발생하며, 2형 당뇨병은 영양 과다, 비만, 운동 부족으로 인해 인슐린 요구량이 증가하고, 증가한 인슐린에 대해 세포들이 저항성을 갖게 되어 발생한다. 인슐린저항성이 나타나면 인슐린의 기능이 떨어져 고혈당이 지속되므로, 이를 보상하기 위해 췌장이 무리해서 더 많은 인슐린을 생산하다가 결국 췌장 기능까지 손상된다. 전체 당뇨병의 90% 이상이 2형 당뇨병이며 스트레스와 관련해서도 주로 2형 당뇨병이 논의되지만, 1형 당뇨병 발병에도 스트레스가 영향을 미친다.

스트레스호르몬인 카테콜아민과 코르티솔은 모두 혈당을 상승시킨다. 이들은 간을 자극하여 새로운 포도당을 합성하게 하고, 글리코겐으로 저장되어 있던 당분을 포도당으로 분해하여 혈액으로 배출시킨다. 또한 혈당을 감소시키는 인슐린의 작용은 억제하고, 혈당을 증가시키는 글루카곤의 작용은 촉진한다. 스트레스호르몬인 베타-엔도르핀도 췌장의 인슐린 분비를 억제하여 혈당을 상승시킬 수 있다. 이러한 기제로 인해, 당뇨병이 없던 사람도 급성 스트레스 상황에서 스트레스성 고혈당(stress-induced hyperglycemia)이 나타날 수 있다. 스트레스성 고혈당은 정신적 스트레스, 외상이나 수술 등의 상황에서 흔히 나타난다. 급성 스트레스 상황에서의 혈당 상승은 투쟁-도피 반응에 필요한 에너지를 신속히 공급하기 위한 것이지만, 대개 심리적 원인으로 발생하는 현대의 스트레스 상황에서는 높아진 혈당이 소비되지 않아 고혈당 상태가 된다. 코르티솔은 당질코르티코이드의 일종으로, 인체에서 가장 중요한 역할은 혈당을 유지시키는 것인데, 스트레스가 만성화되면 코르티솔이 지속적으로 분비되어 고혈당 상태가 계속되고, 혈당을 감소시키기 위해 인슐린이 과도하게 분비되는 상태가 계속되면 인슐린저항성이 발생하여 2형 당뇨병으로 이어지게 된다.

당뇨병 환자는 철저한 식이요법, 규칙적인 운동, 정확한 약물 투약 등 혈당 조절을 위한 엄격한 자기 관리가 필수인데, 스트레스는 이러한 조절 행동을 손상시킨다. 혈당 관리를 하는 일 자체도 스트레스가 될 수 있고, 합병증으로 인해 삶의 질까지 저하되면 스트레스와 우울 증상이 더 심해지고, 그 결과 다시 코르티솔이 상승하여 당뇨병 관리는 악순환에 빠지게 된다. 따라서 당뇨병 환자에게는 스트레스에 관한 체계적인 교육과 관리가 반드시 필요하다.

### 4) 비만과 섭식장애

스트레스로 인해 교감신경이 항진되면 식욕이 감소하고 체내의 에너지를 소비하여 체중이 감소되는 방향으로 대사가 진행되지만, 스트레스가 지속되면 상황은 달라진다. 많은 사람들이 스트레스를 받을 때 과식과 폭식을 하고, 고당분, 고지방 식품을 찾으므로 체중이 증가할 가능성이 높아진다. 급성 스트레스에서 분비되는 카테콜아민은 식욕을 억제하는 경향이 있지만, 만성 스트레스 반응을 주도하는 HPA축의 호르몬들은 서로 상반된 작용을 한다. CRH는 식욕을 억제하는 반면, 코르티솔은 식욕을 증가시킨다. 코르티솔은 고당분, 고지방의 고칼로리 음식에 대한 갈망을 더 많이 유발하고, 지방을 몸에 저장하는 작용을 한다. 영양의 균형이 이루어지지 않은 과도한 음식 섭취는 운동이 부족한 것보다 2배나 많이 비만을 일으킨다.

비만 중에서도 복부비만은 만성적으로 스트레스를 받는 사람들의 신체적 특징이기도 하다. 스트레스 상황에서 신체는 투쟁-도피 반응의 에너지를 공급하기 위해 지방세포로부터 중성지방을 유리시켜 혈류로 공급한다. 그러나 대부분의 스트레스 상황은 생리적 대응을 필요로 하는 것이 아니기 때문에 혈중 지방은 소모되지 못하고, 코르티솔은 사용되지 않은 지방을 복부에 다시 비축하여 중심형 비만을 만든다.

비만은 중성지방이 인체에 과도하게 축적된 것인데, 전체 체지방량도 중요하지만 더 중요한 것은 지방의 분포다. 가장 해로운 것은 복부의 내장 사이에 지방이 축적되는 중심형 비만, 일명 사과형 체형이다. 코르티솔은 복부에 지방을 축적할 뿐 아니라, 단백질 분해를 촉진하여 근육을 감소시키므로 사지가 가늘어지게 만든다. 그 결과 더 두드러진 중심형 비만이 된다. 이뿐이 아니다. 근육이 감소하면 기초대사량이 낮아지므로 체중이 더 쉽게 증가하게 된다. [주: 기초대사량은 생명 유지에 필요한 최소한의 열량으로, 꼼짝 않고 누워서 숨만 쉬더라도 소비되는 에너지의 양이다. 우리가 섭취한 열량 중 60~75%가 기초대사량으로 이용된다. 기초대사량을 결정하는 가장 중요한 요인은 근육량이다. 근육 1kg을 유지하는 데는 하루 13kcal가 소비된다. 이에 비해 지방은 단지 4.5kcal를 소비한다. 식사량을 줄이는 방법만으로 체중 조절을 하면 근육이 감소하기 때문에, 단기적으로는 감량에 성공할 수 있어도 기초대사량이 낮아져 살이 찌기 더 쉬운 몸이 되고, 쉽게 요요현상이 온다.]

스트레스는 수면장애의 가장 흔한 원인이고, 잠을 적게 잘수록 비만 위험은 높아진다. 6시간 자는 사람은 7시간 이상 자는 사람에 비해 비만 가능성이 23% 상승하고, 5시간 자는 사람은 50%, 4시간 이하를 자는 사람은 73% 상승한다. 수면 시간이 6시간 이하면 지방과 탄수화물 섭취가 크게 증가한다. 수면이 부족하면 식욕을 촉진하는 호르몬인 그렐린(ghrelin)이 증가하고 식욕을 억제하는 호르몬인 렙틴(leptin)은 감소하여 더 많이 먹게 될 뿐 아니라, 체중 증가 효과가 있는 코르티솔도 증가한다. [주: 섭식행동과 수면은 직접적으로 연결되어 있다. 수면을 억제하는 각성 호르몬인 오렉신(orexin)이 섭식행동을 자극하기 때문이다. 원래 오렉신이라는 말도 식욕을 뜻하는 그리스어 'orexis'에서 유래한 것이다. 오렉신을 동물에 투여하면 음식 섭취량이 크게 증가한다. 오렉신 신경세포 시스템은 수면/각성 상태를 조절하는 동시에 온몸의 영양 상태를 모니터링하고 있다. 혈당이 떨어지면 오렉신 신경세포 시스템이 흥분하고 혈당이 상승하면 활동이 저하된다. 식곤증은 이러한 원인으로 일어나는 현상일 수 있다.] 수면 부족과 비만은 서로를 촉진하는 관계다. 수면이 감소하면 위와 같은 기제로 음식을 더 많이 먹게 되고 에너지 수준은 낮아지기 때문에 체중이 증가한다. 역으로 과체중과 비만은 수면장애를 유발한다.

비만은 1997년에 질병으로 공식 인정되었다. 비만은 심장병, 뇌졸중, 고혈압, 당뇨병, 고지혈증, 관절염 등 온갖 만성질환의 뿌리에 있는 질병이다. 비만은 생리적으로 만성적인 염증 상태이고, 염증은 비만과 만성질환을 잇는 연결고리다. 지방세포는 면역세포처럼 염증성 사이토카인을 분비하여 염증을 일으키고, 대사를 교란하는 여러 호르몬을 분비하여 당대사, 지질대사 이상을 초래한다. 근육은 혈당을 흡수하는 데 중심적인 역할을 하는데, 지방세포와 면역세포에서 분비되는 염증성 사이토카인에 의해 근육조직에 염증이 일어난다. 이로 인해 전신적인 혈당 조절 장애가 발생하고, 이것은 인슐린저항성으로 이어져 대사증후군을 야기한다.

알츠하이머병, 파킨슨병 등 신경퇴행성 질환이나 우울증처럼, 전에는 비만과 무관한 것으로 생각했던 질병과 비만의 관련성도 점점 명확해지고 있다. 비만은 12가지 이상의 암 위험을 증가시키며, 발병 후 더 불량한 예후 및 낮은 생존율과 관련이 있다. 과체중이 근골격계에 무리를 주므로 관절염의 발생과 진행도 촉진된다. 비만으로 인해 수명도 짧아지는데, 고도비만은 흡연보다 더 많이 수명을 단축시킨다.

스트레스는 비만의 원인이지만, 역으로 비만은 스트레스의 원인이다. 비만은 외모, 사회적 낙인, 건강 염려 등의 문제와 연결되어 있는 주요 스트레스원이다. 비만한 사람은 사회적으로 위축되거나 자신감을 잃고 적극성이 감소되는 경향이 있고, 이는 스트레스 상황에서 벗어나지 못해 만성적으로 스트레스에 시달릴 가능성을 증가시킨다. 특히 비만한 아동·청소년은 외모에 대한 고민, 또래 관계, 사회적 차별 등으로 인해 스트레스를 경험할 가능성이 매우 높다.

과체중이거나 비만인 사람에게는 스트레스가 더욱 해롭다. 이들은 스트레스에 노출되면 정상 체중인 사람에 비해 염증성 사이토카인인 인터류킨-6가 크게 상승한다(McInnis et al., 2014). 과체중이거나 비만인 사람은 이미 어느 정도 염증을 지니고 있는데, 여기에 스트레스가 더해지면 염증이 더 증가하여 만성질환의 위험이 높아진다.

우울증 환자에게 식욕이 감소하는 경우도 있고 증가하는 경우도 있는 것처럼, 사람에 따라 스트레스가 식욕에 미치는 영향은 동일하지 않다. 여기에는 생리적 기제뿐 아니라 심리·행동적 기제도 중요한 역할을 한다. 식욕과 관련된 신경전달물질과 호르몬에는 여러 가지가 있는데, 노르에피네프린, 코르티솔, 베타-엔도르핀, 신경펩타이드-Y, GABA, 그렐린 등은 식욕을 증가시키고, 에피네프린, 도파민, 세로토닌, 콜레시스토키닌, 칼시토닌, 글루카곤, 렙틴 등은 식욕을 감소시킨다. 이 가운데 많은 물질이 스트레스에 의해 분비량이 달라지므로, 스트레스 상태에서는 식욕의 변화가 나타난다. 여기에 심리·행동적 요소가 더해지면 신경성식욕부진증, 신경성폭식증(bulimia nervosa), 폭식장애(binge eating disorder) 같은 섭식장애로 이어질 수도 있다.

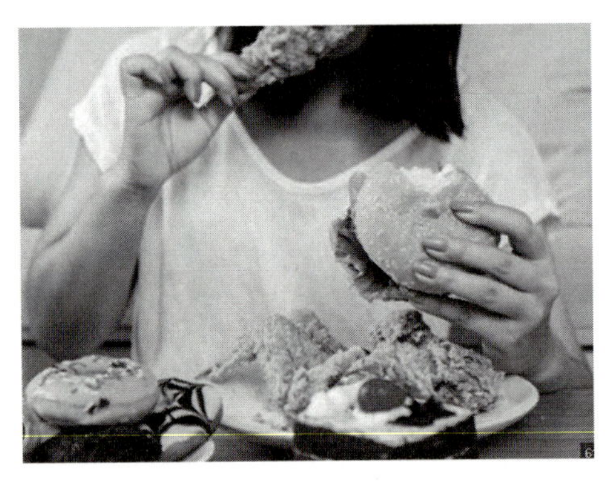

여러 신경전달물질과 호르몬의 복합적인 작용, 그리고 심리·행동적 반응까지 더해지는 복잡성 때문에, 스트레스와 음식 섭취의 관계를 단순한 방식으로 일반화할 수는 없다. 게다가 위에서 열거한 식욕 관련 물질들은 스트레스 진행 국면에 따라 효과가 역전되기도 한다. 예를 들면, 코르티솔은 만성 스트레스에서는 식욕을 증가시키지만 급성 스트레스에서는 식욕을 감소시킬 수 있다. 에피네프린 또한 급성 스트레스에서는 식욕을 억제하지만 만성 스트레스에서는 그 영향이 달라질 수 있다. 세로토닌은 기본적으로 식욕을 감소시키는 물질이지만, 때로는 과도한 세로토닌이 비만의 원인이 되기도 한다.

**글상자 6-2 스트레스와 세로토닌**

중추신경계에서 합성되는 세로토닌은 감정, 식욕, 수면, 기억, 학습 등에 관여한다. 세로토닌이 부족하면 우울증, 불안증, 강박증 같은 장애가 나타나기 때문에 세로토닌을 행복호르몬이라 부르기도 한다. 그런데 중추신경계에서 신경전달물질로 작용하는 세로토닌은 전체 세로토닌 양의 5% 미만이고, 나머지 95% 이상은 혈관과 위장관에 존재하면서 다양한 생리적 과정에 참여한다. 세로토닌이라는 이름도 혈청(sero) 속에 존재하며 혈관을 수축시키는(tonin) 작용이 있다고 해서 붙여진 것이다. 중추신경계 밖에 있는 95% 이상의 세로토닌 중 대부분은 소화관에 분포한다.

중추신경계의 세로토닌은 식욕을 억제하므로 세로토닌의 작용을 증가시키는 약물이 비만 치료에 이용되기도 하지만, 말초의 과도한 세로토닌은 비만 위험을 증가시킬 수 있다(Crane et al., 2015). 신체에는 여러 종류의 지방세포가 있는데, 여분의 지방을 저장하는 것은 백색 지방세포이고, 백색 지방세포보다 적은 양이 존재하는 갈색 지방세포와 베이지색 지방세포는 지방을 태워 열을 생산한다. 비만인 사람들은 갈색 지방세포와 베이지색 지방세포의 활성이 낮은 경향이 있고, 그 원인은 바로 세로토닌이다. 세로토닌은 갈색 지방세포와 베이지색 지방세포가 활동하는 것을 방해하여 열 생산을 막는다.

세로토닌이 식욕을 억제한다는 것과 과도한 세로토닌이 비만과 관련이 있다는 것은 모순인 것 같지만 그렇지 않다. 중추신경계의 세로토닌과 말초의 세로토닌은 혈뇌장벽에 의해 분리되어 있고, 동일한 양상으로 증감하지도 않는다. 또한 뇌 세포가 세로토닌을 만들 때 관여하는 효소(Tph2)와 장크롬친화세포가 세로토닌을 만들 때 관여하는 효소(Tph1)도 다르다. 만일 Tph2 유전자에 문제가 있다면 중추신경계의 세로토닌이 낮아지고 우울증이 나타나겠지만, 말초에서의 세로토닌 합성은 지장을 받지 않는다.

[주: 〈글상자 6-2〉를 참고하라.]

음식물을 섭취하는 행위는 배고픔이라는 생리적 동기 외에 스트레스, 우울 같은 심리적 동기에 의해서도 유발된다. 우리는 빈 위장을 채우기 위해서가 아니라 허전하고 외로운 마음을 채우기 위해서도 먹는다. 실제로는 배가 고프지 않아도 기분 상태에 따라 음식을 섭취하는 것을 정서적 섭식(emotional eating)이라 한다. 5장 3의 '2) 스트레스 대응 행동의 유형'에서 살펴본 것처럼, 스트레스를 해소하기 위해 알코올이나 게임을 찾듯이 음식을 찾는다면, 신경전달물질이나 호르몬들이 만드는 생리적 효과는 무효화될 수도 있다. 게다가 알코올이나 게임에 의존하는 것이 중독으로 이어지듯, 음식에 의존하는 습관도 중독을 야기할 수 있다.

스트레스를 느낄 때는 단 음식에 대한 갈망이 높아져, 단순당 함량이 높은 음식을 찾게 된다. 사실 단순당은 여러 방식으로 스트레스 반응을 감소시킬 수 있다. 당분을 섭취하여 혈중 포도당이 상승하면 시상하부에서 포도당을 감지하는 신경세포가 활성화되어 CRH 분비를 억제하므로 HPA축의 활성이 낮아진다. 또한 도파민 시스템, 즉 보상회로를 활성화시켜 쾌감을 느끼게 하고 불안감을 완화시킨다. 단순당을 섭취하여 혈당이 상승하면 인슐린 분비가 증가하는데, 이는 세로토닌의 재료가 되는 트립토판이 뇌로 유입되는 양을 증가시켜 세로토닌 합성을 간접적으로 증가시킬 수 있다. 게다가 섭취 즉시 혈당을 상승시키므로 포도당을 주요 에너지원으로 사용하는 뇌의 기능을 촉진하기도 한다. 그런데 이런 효과들은 잠깐만 나타나는 것이고, 이후의 국면은 완전히 달라진다. 갑자기 혈당이 오르면 인슐린이 빠르게 분비되어 혈당이 곧 떨어지는데, 그러면 뇌는 초조해지기 시작하고 우리는 다시 단 음식을 갈망하게 된다. 이렇게 혈당과 인슐린의 롤러코스터가 계속되는 악순환을 당사이클(sugar cycle)이라 한다. 단순당이 잠시 동안 정신적 강장 효과를 내는 것은 마약이 작동하는 방식과 별반 다르지 않다.

### 5) 근골격계 통증

스트레스로 교감신경계가 항진되면 근육이 긴장하여 근육통, 두통, 요통 등의 통증이 흔히 나타난다. 교감신경의 항진으로 인해 말초로의 혈류가 감소하면 근육의 피로가 누적되고 통증이 더 심해질 수 있다. 이러한 생리적 스트레스 반응 자체도 통증을 유발하지만, 스트레스와 관련된 부정적 심리 상태는 통증 지각을 더 예민하게 한다. 통증 경험에는 인지나 정서 같은 심리적 요소가 통합되어 있기 때문이다. [주: '〈글상자 5-2〉 마음챙김의 통증 완화 효과'에서 설명한 관문통제이론을 참고하라.] 스트레스로 때문에 발생한 신체적 통증이 심리적 스트레스를 일으키고, 심리적 스트레스는 통증을 악화시킬 수 있다. 스트레스, 불안, 우울 같은 부정적 정서는 고통의 역치를 낮추므로 동일한 통증에 대해서도 통증 지각이 증가하고 진통제 사용량도 늘어난다.

심리적 요인들은 통증에 대처하는 방식에도 영향을 주어 통증을 악화할 수 있다. 비관적이고 우울한 성향인 사람은 통증에 적극적으로 대처하지 않아 만성통증에 시달릴 가능성이 높다. 실제로 만성통증 환자의 절반 이상이 우울증을 동반하며, 우울증이 있으면 통증을 더 많이 느낀다.

스트레스에 의한 긴장과 통증이 가장 많이 경험되는 근육으로는 승모근, 척추기립

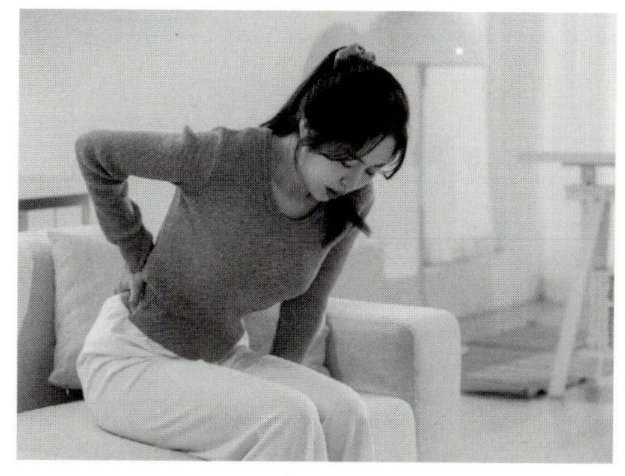

근, 흉쇄유돌근, 교근을 들 수 있다. 이로 인해, 목이나 어깨 결림, 긴장성 두통, 요통, 턱관절장애(temporo-mandibular joint disorder)가 나타난다. 목, 어깨, 등의 윗부분을 덮고 있는 승모근은 스트레스와 긴장에 매우 민감하게 반응하는 근육으로, 스트레스를 받을 때 쉽게 뭉치고 통증이 발생하므로 스트레스 근육(stress muscle, tension-prone muscle)이라고도 불린다. 척추기립근의 긴장은 등과 허리 통증의 흔한 원인이며, 스트레스, 잘못된 자세, 과로 등으로 인해 긴장이 자주 발생한다. 흉쇄유돌근은 목 앞쪽에 사선으로 뻗어 있는 근육으로, 스트레스나 잘못된 자세 때문에 통증이 발생한다.

긴장하거나 화가 났을 때 이를 악무는 습관은 턱을 움직이는 근육인 교근의 긴장과 통증을 유발한다. 교근의 긴장은 치통, 두통, 턱관절장애의 원인이 된다. 턱관절장애는 이를 갈거나 악무는 습관 때문에 생기는데, 입을 벌리기 힘들고 턱에서 딱딱거리는 소리가 나며, 안면 통증, 치아의 민감한 느낌, 두통, 이명 등 여러 증상이 복합적으로 나타나는 질환이다. 20~30대를 중심으로 환자가 크게 증가하고 있으며 스트레스가 가장 중요한 원인으로 지목되고 있다. 턱관절장애의 70% 이상이 스트레스 때문에 발생하는 것으로 보고된 바 있다.

스트레스로 인한 통증은 일반적인 진단 검사에서 원인을 찾기 어렵기 때문에 치료가 되지 않고 통증이 장기화되는 경우가 많다. 통증이 지속되면 신체활동이 감소되어 근육이 약화되므로 통증에 더 취약해질 뿐 아니라, 스트레스와 우울감도 더 심해진다. 진통제는 근본 원인을 치료하는 것이 아니며, 장기간 복용하면 의존성과 부작용의 위험이 커진다. 인지행동적 중재법들은 근육의 긴장을 완화하여 통증을 개선하는 것은 물론, 근육 긴장의 원인인 심리적 긴장의 해소에도 도움이 된다.

근육을 이완하면 심리적 긴장이 완화되고, 심리적 긴장을 완화하면 근육이 이완된다. 근육이 긴장된 상태는 뇌에서 일종의 스트레스로 지각되기 때문에 근육 긴장이 심리적 긴장을 유발하고, 심리적 긴장은 다시 생리적 스트레스 반응을 일으켜 근육을 더 긴장하게 만든다. 이완 기술에는 점진적 근육이완법, 마사지, 요가, 스트레칭, 명상, 심상요법 등 다양한 방법이 있는데, 점진적 근육이완법, 마사지, 요가, 스트레칭은 근육 이완을 통해 심리적 이완을 유도하고, 명상과 심상요법은 심리적 이완을 통해 근육 이완을 유도한다. 이들 이완요법은 스트레스 관리의 핵심 기술이며, 의료계에서는 통증 완화법으로도 널리 이용된다.

### 6) 두통과 편두통

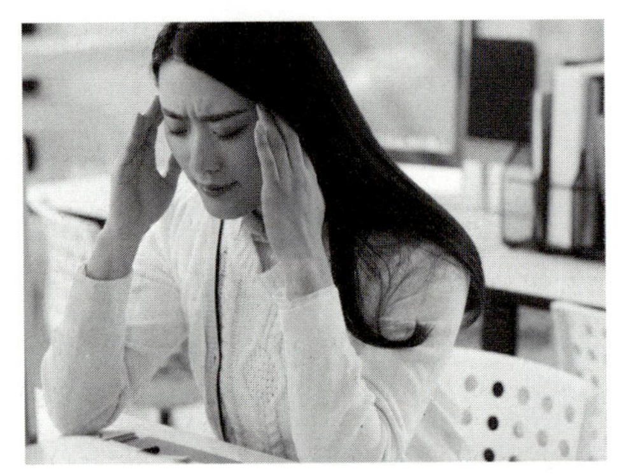

일반적으로 두통이라 하면 긴장성 두통을 가리킨다. 긴장성 두통은 우리가 가장 많이 경험하는 통증 가운데 하나로, 머리를 압박하거나 조이는 듯한 증상이 특징이다. 긴장성 두통도 근육 긴장으로 인해 발생하는 통증인데, 승모근, 흉쇄유돌근, 교근 외에도 두피와 두개골을 감싸는 근육과 안면 근육의 과도한 긴장으로 인해 발생한다.

편두통은 이름 때문에 한쪽 머리만 아픈 것이라고 오해되는 경우가 많지만, 실제로는 양쪽 머리가 모두 아플 수도 있다. 과거에는 편두통을 혈관성 두통으로 분류하고, 두뇌에 혈액을 공급하는 경동맥의 갑작스러운 수축과 그 수축에 이은 팽창에 의해 발생한다는, 소위 혈관 수축-확장설로 원인을 설명했다. 혈관이 팽창할 때 방출되는 물질들이 신경말단을 자극하여 통증을 유발한다는 것이다. 현재는 삼차신경계의 활성화, 칼시토닌 유전자 관련 펩타이드(calcitonin gene-related peptide: CGRP) 등의 신경전달물질 분비, 뇌혈관의 확장 및 신경염증과 관련된 현상으로 설명하고 있다.

편두통은 유전적 요인과 심리·사회적 요인이 복합적으로 작용하는 질환이다. 편두통과 연관된 여러 유전자가 발견되었고, 가족력이 있으면 발병 위험이 높아진다. 완벽주의, 조급증, 긴장 등의 성향과 D형 행동유형, 우울, 불안 같은 심리적 요인도 편두통 발생과 상관이 있다. 특히 스트레스는 강력한 촉발 요인으로 작용할 수 있는데, 편두통의 좋은 예측인자는 1~3일 전의 스트레스다. 스트레스가 많은 시기, 혹은 스트레스가 해소된 직후에 편두통 발작이 일어나는 경우가 많다.

스트레스는 여러 경로로 편두통을 유발할 수 있다. 스트레스가 뇌와 신경계를 과도하게 활성화시키면, 이로 인해 뇌와 신경계가 외부 자극에 더 민감하게 반응하여 편두통 유발 회로가 쉽게 활성화된다. 또한 스트레스 상황에서 증가하는 염증 물질도 뇌와 척수를 덮는 경막의 신경혈관계를 자극하여 편두통을 일으킬 수 있다. 스트레스 때문에 삼차신경이 활성화되면 CGRP 등의 신경전달물질이 분비되어 뇌막의 혈관을 확장시키고, 이 과정에서 염증 반응과 통증 신호가 유발되어 편두통이 발생하기도 한다. 스트레스로 인해 분비량이 변동하는 세로토닌, 노르에피네프린도 편두통의 병태생리에 영향을 미친다.

### 7) 면역질환

급성 스트레스의 초기에는 신체 방어 태세 활성화의 일환으로 면역기능이 항진된다. 그러나 이것은 생리학적으로 큰 비용을 요구하는 것이며, 과도한 면역 반응으로 인해 신체가 스스로 손상을 입을 수도 있기 때문에 면역기능을 조절하기 위한 기제가 작동한다. 만일 이러한 조절 기제가 불충분하거나 과도하게 작동하면 각종 면역질환이 일어날 수 있다.

면역 조절의 핵심은 코르티솔에 의한 면역 억제다. 문제는, 스트레스가 만성화되어 코르티솔 분비가 지속되면 면역 억제가 계속되고 결국 면역기능이 손상된다는 것이다. 새로운 림프구의 생산이 감소하고, 이미 순환계에서 활동하던 림프구들이 순환계에 머무는 기간도 단축된다. 또한 항체 생산량이 감소하고, 면역세포들 사이를 오가는 사이토카인의 기능도 낮아진다. 그 결과 각종 감염성 질환에 취약해지고 악성종양의 발생 및 재발 가능성도 증가한다.

반면, 스트레스는 과잉면역을 일으키기도 한다. 효과적인 면역 반응의 전제는, 침입한 병원체나 손상 · 변이된 자기 세포 제거를 담당하는 면역세포들, 그리고 불필요하거나 과도한 면역 반응이 일어나지 않도록 면역 반응을 조절(억제)하는 면역세포들의 기능이 균형을 이루는 것이다. 면역기능이 감소된다는 것은 전자의 기능이 감소되는 것일 수도 있고 후자의 기능이 감소되는 것일 수도 있다. 따라서 스트레스로 인해 면역세포의 수와 기능이 감소하면, 면역부전으로 인해 감염증과 악성종양의 위험이 높아질 수도 있지만, 반대로 과잉면역으로 인해 알레르기, 자가면역질환 위험이 높아질 수도 있다.

알레르기란 정상적으로는 면역 반응을 일으키지 않아야 하는 물질에 대해 불필요한 면역 반응이 일어나는 질환이다. 스트레스는 천식, 알레르기비염, 아토피피부염 등 알레르기 질환 발생과 증상 악화에 영향을 미치는 요인이다. 1995년 일본의 한신 대지진 발생 후 1,457명의 아토피피부염 환자를 조사한 연구에서는, 지진 피해가 더 컸던 지역의 환자일수록 스트레스를 더 많이 보고했음은 물론, 아토피피부염 증상도 더 심해진 것으로 나타났다(Kodama et al., 1999). 또 다른 연구에서는, 알레르기 증상이 시작됐을 때 심한 스트레스나 불안을 겪고 있던 사람은 그렇지 않은 사람보다 증상이 75% 더 심하고 더 오래 지속되는 것으로 나타났다(Kiecolt-Glaser et al., 2009).

심리적 스트레스는 다양한 면역학적 경로로 알레르기의 염증을 악화시킬 수 있다. 교감신경이 활성화되면 비만세포나 호염구에서 히스타민 분비가 증가하여 기관지 수축, 가려움, 점막 부종 같은 알레르기 증상이 일어난다. 또한 만성 스트레스에서는 코르티솔 수용체의 민감도가 저하되어 면역 조절 기능이 감소하고 염증성 사이토카인이 증가하여 알레르기 반응이 악화되기도 한다. 최근에는 스트레스가 교감신경계를 통해 대식세포 기능을 방해하여 피부 알레르기 반응을 강화한다는 것도 확인되었다(Urakami et al., 2025). 한편, 파블로프의 고전적 조건화 방식으로 알레르기 유발 물질과 무해한 향기를 조건화하여 알레르기 반응을 학습시키거나, 최면요법으로 음식 알레르기를 치료한 사례들이 보고되었는데, 이것은 심리적 개입으로 알레르기 증상을 완화시킬 수도 있음을 보여 준다.

면역이라는 현상의 가장 본원적인 특성은 어떤 물질이 본래 자신의 몸을 이루는 구성 성분인지 침입자인지를 구별하는 것, 즉 자기와 비자기를 구분하는 것이다. 면역계가 자기와 비자기를 구분하지 못하고 자기의 몸을 공격하여 발생하는 질병을 자가면역질환이라 한다. 대표적인 자가면역질환에는 류마티스관절염, 건선, 루푸스, 다발성경화증, 1형 당뇨병이 있다. 스트레스로 인한 스트레스호르몬 분비량 변화, 자율신경계 불균형, 면역 조절 능력 와해, 염증 반응 증가는 자가면역질환의 발생을 촉진하거나 악화시킬 수 있다(Stojanovich et al., 2008). 스웨덴 사람들의 빅데이터를 분석한 연구에서는, 심각한 스트레스를 경험한 사람은 자가면역질환 발생 위험이 30~40% 더 높은 것으로 나타났다(Song et al., 2018).

### 8) 악성종양

면역계는 끊임없이 신체 안을 감시하여 침입자나 비정상 세포를 발견하고 제거한다. 이를 면역감시(immune surveillance)라 한다. 면역감시 이론에 의하면, 암도 면역기능 저하로 발생한다. 인체에서는 매일 수천~수만 개의 돌연변이 암세포들이 만들어지는데, 면역계는 외부에서 침입한 이물질만이 아니라 돌연변이 세포들도 찾아내 처리한다. 따라서 스트레스로 인해 면역기능이 저하되면 암의 발생과 진행이 촉진된다. 면역기능이 저하되면 우리 몸에 유입된 발암물질에 대해서도 방어 작용이 적절히 작동하지 못하기 때문에 암 발생 위험이 이중으로 증가한다.

암과 스트레스가 관련이 있다는 사실은 최근에 발견된 것이 아니다. 2세기경 그리스의 의사 갈레노스는 우울한 여성에게 암이 발생할 확률이 높음을 지적했다. 19세기 말에는 정서적 스트레스와 암 발병 간의 연관성을 입증하는 경험적 증거가 발표된 바 있다. 한스 셀리에도 높은 수준의 스트레스가 자주 계속되면 스트레스호르몬의 작용 때문에 궁극적으로 암이 발생할 수 있다고 했다.

일부 암에서는 특정 유전자가 발병 가능성을 높이지만, 대부분의 암은 후천적인 요인에 의해 발생한다. 흡연은 가장 잘 알려진 발암요인이고 가공식품, 육류, 알코올도 암 위험을 증가시킨다. 그리고 이제 정신적 스트레스가 암 발생에 미치는 영향과 생리적 기제도 상세히 규명되고 있다.

유전적으로 암 발생 위험이 높은 쥐들에게 스트레스를 주면 80~100%의 쥐들에게 8~18개월 내에 암이 발생하지만, 스트레스를 받지 않은 쥐들은 유전적 취약성에도 불구하고 단 7%만 암이 발생한다는 연구가 있었는데, 최근에는 스트레스를 받은 쥐에서 암세포가 최대 4배까지 증가한다는 결과가 발표되기도 했다(He et al., 2024). 유방암에 걸린 쥐에서는, 스트레스가 암 진행을 가속화하고 암세포의 전이를 30배나 증가시켰다(Sloan et al., 2010). 8,000명의 암 환자를 분석한 연구에서는, 배우자와 사별한 여성에서 암 발생률이 가장 높았고, 그 뒤를 이어 이혼녀의 발생률이 높은 것으로 나타났는데(LeShan, 1966), 이것은 스트레스와 암 발생 간에 상관관계가 있음은 물론이고, 스트레스의 강도와 암 발생률 사이에도 정적인 상관이 있음을 보여 준다.

스트레스는 암의 발생만이 아니라 암의 진행과 전이에도 영향을 준다. 자율신경계와 HPA축의 활성화는 암과 관련된 세포의 신호전달 체계가 시작되도록 만드는 생리적 압력을 가할 수 있으며(Lutgendorf et al., 2011; Cole et al., 2012; Volden et al., 2013), 암세포가 성장하는 환경을 변화시켜 암의 진행에 영향을 줄 수 있다(Green-McDonald et al., 2013). 예컨대, 스트레스호르몬들은 암세포뿐 아니라 암 주변의 면역세포, 혈관내피세포에도 영향을 미친다. 이 세포들에서 혈관내피성장인자(vascular endothelial growth factor: VEGF)의 발현이 촉진되어 암 주변에 새로운 혈관이 형성되면서 암세포에 산소와 영양분 공급이 증가하여 암이 성장하게 된다. 또한 스트레스호르몬에 의해, 면역기능을 억제하는 조절T림프구나 골수-유래 억제세포(myeloid-derived suppressor cell: MDSC)가 증가하고, 암세포 제거에 중심적인 역할을 하는 NK세포의 기능은 감소한다. 한편, 스트레스는 염증을 활성화하고 세포외기질 분해효소(matrix metalloproteinase: MMP)의 발현을 증가시키는데, 이것은 암세포의 조직 침습과 전이를 증가시킨다.

최근의 연구들은 암 치료에서 스트레스를 관리하는 심리적 기술, 그리고 스트레스호르몬의 작용을 상쇄하는 약리적 개입을 병행함으로써 암 생존율을 향상시킬 수 있음을 제안하고 있다(Eckerling et al., 2021).

### 9) 피부질환

심리학자 테드 그로스바르트(Ted Grossbart)는 피부가 정서적 삶을 살며, 심장과 마음에서 벌어지는 것들이 모두 피부에 반영된다고 했다. 피부과적 문제는 유전적 요인, 호르몬, 면역학적 자극이 되는 물질과의 접촉 등 다양한 원인에 의해 발생하지만, 피부는 심리적 변화에 따라서도 민감하게 반응하는 기관이므로 피부질환과 심리적 상태 사이에는 밀접한 상관성이 있다. 예를 들면, 두드러기는 알레르기 반응으로 나타날 수도 있지만 정서적 자극에 의해 촉발될 수도 있다. [주: 두드러기의 일종으로 진단되는 스트레스성 발진(stress rash)이라는 현상은 심한 정신적 스트레스로 인해 발생하는 피부 반응으로, 붉은 반점이나 두드러기 같은 형태로 나타난다. 스트레스 상황에서 면역세포가 염증을 유발하는 물질인 히스타민을 분비하여 피부를 자극하고, 이로 인해 발진과 가려움이 발생한다. 대개는 심각하지 않지만, 호흡 곤란이나 얼굴, 입술, 목의 부종이 동반되면 응급 치료가 필요하다. 스트레스 관리를 통해 발진의 빈도와 증상을 줄일 수 있다.] 불안, 우울, 스트레스 등 심리적 요인은 여드름, 건선, 아토피피부염 등 각종 피부질환의 발생과 악화에 중요한 역할을 한다. 심지어 최면으로 두드러기를 일으키거나 치료하는 사례들도 보고되었다.

스트레스로 인해 발생하거나 악화되는 피부질환으로는 건선, 백반증, 아토피피부염, 여드름, 원형탈모, 두드러기, 편평태선, 소양증, 지루성피부염, 다한증 등이 있다(Goyal et al., 2023). 이러한 피부질환들은 흔히 만성적이고 예측할 수 없는 경과를 보이면서 완화와 재발을 반복하는데, 이로 인한 정신적 스트레스는 피부질환을 악화시키는 요인으로 작용하여 악순환을 만든다. 또한 피부질환에 동반되는 가려움증, 발적, 수포 같은 증상들은 우울증이나 사회적 부적응의 원인이 되기도 한다.

스트레스 반응은 신경계, 내분비계, 면역계를 자극하여 전신과 피부 모두에 연쇄적으로 영향을 미친다. 스트레스호르몬들은 피부 염증과 가려움증을 증가시키며 피부 장벽 기능을 손상하고 피부의 면역기능을 억제한다. 스트레스에 의한 에피네프린과 코르티솔의 증가, 성장호르몬의 감소 모두 손상된 피부 조직의 수복을 지연시킨다. 따라서 외과계 질환의 치료와 수술 후 회복 촉진에도 스트레스는 중요한 변인이 될 수 있다(Linn et al., 1988).

통계에 의하면, 피부질환의 40%가 스트레스와 관련되며, 피부과 환자 가운데 75%가 치료 중 심리적 요인의 영향을 받는다. 따라서 피부질환의 진단과 치료에 스트레스 같은 심리적 요인이 고려되어야 한다는 견해는 임상에서 널리 수용되고 있으며, 피부질환 치료에서 심신요법을 활용하는 것에 대한 관심도 점차 높아지고 있다. 명상, 바이오피드백, 최면요법, 심상요법 같은 심신요법들이 피부질환 치료에 효과가 있으며(Graubard et al., 2021), 환자들에게 이완요법이나 심상요법을 제공하는 것은 수술 상처를 더 빨리 회복시킨다(Holden-Lund, 1988).

국민건강보험공단 자료에 따르면, 2022년에 탈모로 진료를 받은 인구는 약 25만 명 수준이지만, 병원을 방문하지 않은 사람까지 포함하면 실제 탈모 인구는 1,000만 명 이상으로 추정된다. 과거에는 주로 중장년층 남성 환자가 많았지만, 최근에는 20~30대 젊은 층에서도 환자가 급증하고 있고, 여성 탈모 환자 비율도 꾸준히 증가하고 있다.

탈모의 유형에는 여러 가지가 있으며 유전, 영양 상태, 호르몬 불균형 등 여러 원인에 의해 발생한다. 스트레스 또한 중요한 원인으로 지목되고 있으며, 특히 젊은 탈모 환자 증가와 관련이 깊다. 스트레스 때문에 탈모가 발생하기도 하지만, 탈모 환자는 탈모 때문에 겪는 스트레스가 매우 심하고, 이것은 증상을 더 악화시킨다.

스트레스 관리는 탈모 치료에 도움이 되며, 원형탈모(alopecia areata)와 휴지기 탈모(telogen effluvium) 같은 스트레스 유발형 탈모에서는 명확한 상관관계가 입증되고 있다. 미국 피부과학회(American Academy of Dermatology Association: AAD)도 명상이나 요가 같은 스트레스 관리 기법이 탈모 완화에 도움이 될 수 있음을 언급하고 있다. 특히, 원형탈모는 재발이 잦고 심리적 부담이 큰 질환인데, 환자에게 심리치료를 병행하면 재발률이 낮아지고, 치료 효과는 높아진다.

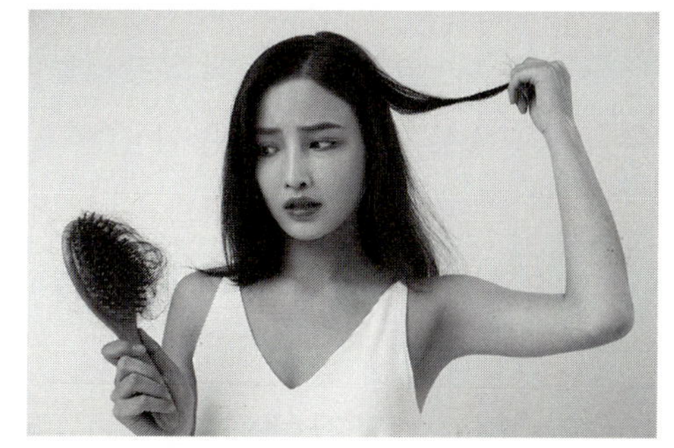

## 10) 갑상선질환

갑상선은 에너지 대사와 관련된 호르몬들(T3, T4)을 분비하는 기관이다. 갑상선이 스트레스에 민감하게 반응할 수 있기 때문에, 어떤 인디언 부족에서는 목의 굵기 변화를 보고 신혼생활의 만족도를 확인했다고 한다.

2014년부터 2022년까지의 조사 자료에 의하면, 국내 갑상선질환 환자 수는 꾸준히 증가했다. 여기에는 진단 기술의 향상, 내분비 교란 물질(환경호르몬), 인구 고령화 등 여러 요인이 거론되는데, 스트레스 또한 중요한 원인으로 지목된다. 여성에서 갑상선질환 유병률이 높은 이유 중 하나로 꼽히는 것도 스트레스에 대한 민감성이다.

스트레스는 갑상선 기능에 영향을 주어 갑상선질환을 야기할 수 있다(Yousef et al., 2021). 교감신경계의 활성화는 갑상선호르몬의 생산 저하나 생산 과다와 관련된 여러 증상을 일으킬 수 있다. 스트레스는 특히 갑상선기능항진증 위험을 증가시킨다. 스트레스로 인해 증가된 에피네프린이 갑상선을 자극하면 갑상선기능항진증이 유발될 수 있다. 따라서 치료를 위해 에피네프린 수용체를 차단하는 베타-차단제가 처방되기도 한다. 스트레스를 받으면 뇌하수체에서 분비하는 갑상선자극호르몬이 일시적으로 상승할 수 있는데, 이로 인해 갑상선호르몬 분비가 증가하기도 한다.

갑상선기능항진증의 가장 흔한 원인은 그레이브스병(Graves' disease)이며, 갑상선기능저하증의 가장 흔한 원인은 하시모토 갑상선염(Hashimoto's thyroiditis)이다. 이들은 모두 자가면역질환이다. 스트레스 때문에 면역 조절 능력이 감소되면 자가면역질환이나 과잉면역이 발생할 가능성이 높아지므로, 스트레스는 자가면역성 갑상선질환의 위험을 증가시키거나 증상을 악화시킬 수 있다. 역으로, 갑상선 기능 이상은 불안, 우울, 감정 기복, 집중력 저하, 불면 등 신경·심리적 증상을 동반한다. 기능항진증 환자의 2/3, 기능저하증 환자의 1/3이 불안 증상을 경험하며, 기능저하증 환자의 20~40%는 우울 증상을 겪는다. 따라서 스트레스 관리는 갑상선질환 치료에서 중요한 보조 치료 요소로 포함된다. 스트레스 관리는 병의 진행 억제, 증상 완화, 삶의 질 향상에 기여한다. 심각한 정서적 스트레스 직후 갑상선기능항진증이 나타난 환자들이 약물치료 없이 스트레스 완화만으로 증상을 개선하였음이 보고되기도 했다(Willems et al., 2024).

### 11) 성장장애와 골다공증

스트레스는 아동의 성장을 저해한다. 성장호르몬은 뇌하수체 전엽에서 분비되는데, 뇌하수체는 시상하부의 신호에 따라 성장호르몬을 분비한다. 시상하부는 뇌하수체의 성장호르몬 분비를 자극하는 호르몬인 성장호르몬 방출호르몬(growth hormone releasing hormone: GHRH)과 억제하는 호르몬인 소마토스타틴(somatostatin)을 분비하여 성장호르몬 분비를 조절한다. 코르티솔과 노르에피네프린은 억제 호르몬인 소마토스타틴의 분비를 증가시킬 수 있다. 코르티솔은 성장호르몬의 분비를 억제하고 성장호르몬에 대한 신체의 반응성도 감소시킨다.

코르티솔은 인슐린유사성장인자-1(insulin-like growth factor 1: IGF-1)의 분비와 기능도 저하시켜 성장을 방해한다. [주: IGF-1은 과거에 소마토메딘C(somatomedin C)라 불렸다.] 성장호르몬은 뼈, 근육 같은 표적 조직에 직접 작용하여 성장과 대사를 촉진하기도 하지만, 주된 성장 촉진 효과는 간 등에서 분비되는 IGF-1을 통해 매개된다. 따라서 성장 부진은 성장호르몬 결핍에서만 기인하는 것이 아니며, 성장호르몬 수준이 정상이더라도 IGF-1이 부족하면 성장장애가 올 수 있다. 스트레스를 받으면 IGF-1의 방출이 억제되고 이 호르몬에 대한 신체의 감수성도 감소한다.

생거(Saenger) 등은 병원에 입원 중인 소년들을 연구하여, 스트레스가 성장에 미치는 영향을 보여 주는 인상적인 결과를 제시했다(Saenger et al., 1977). 두어 달 동안 간호사의 따뜻한 보살핌을 받은 소년들의 성장호르몬 수준과 성장 속도는 입원 당시보다 2배 이상으로 증가했으나, 그 간호사가 휴가를 떠난 3주 동안은 거의 입원 당시 수준으로 성장호르몬과 성장 속도가 감소했으며, 간호사가 휴가에서 돌아오자 다시 높은 수준으로 회복되었다. 동물실험에서도 같은 결과가 확인된다. 새끼 쥐를 어미 쥐로부터 격리시키면 성장호르몬 수준이 급격히 감소하며, 새끼 쥐와 어미 쥐를 다시 접촉시키더라도 어미 쥐를 마취하여 양육 행동을 못하게 하면 새끼 쥐의 성장호르몬은 계속 낮은 상태로 유지된다. [주: 이러한 연구들은 신체 접촉을 동반한 양육 행동의 결핍이 아이들에게 커다란 스트레스가 되고, 그 결과 성장에도 부정적인 결과를 초래한다는 것을 보여 준다. 어린 시절 양육 결핍으로 인한 스트레스가 전 생애에 영향을 미친다는 것에 대해서는 8장의 '3. 인간발달과 스트레스'에서 설명한다.]

성장기가 지난 후에도 성장과 관련된 호르몬들은 계속 분비되는데, 이때는 체격을 성장시키는 것보다는 신체 조직을 유지, 수복, 재건하는 데 주로 이용된다. 따라서 스트레스로 인해 이 호르몬들의 분비와 기능이 감소하면 근육량이나 골밀도가 감소하고 상처 치유나 골절 후 회복도 지연된다.

골다공증도 스트레스와 밀접한 관계가 있다. 코르티솔이 뼈로의 칼슘 공급을 감소시키고, 새로운 뼈의 성장을 억제하기 때문이다. 뼈 조직은 평생 계속해서 리모델링되고 있는데, 정상적인 뼈에서는 기존 뼈의 흡수(파괴)와 새로운 뼈의 생성이 균형을 이루므로 뼈의 밀도가 일정하게 유지되지만, 뼈가 흡수되는 양이 생성되는 양을 초과하면 뼈 기질이 감소하여 골다공증이 발생한다. 스트레스호르몬들은 뼈 생성을 억제하고 흡수를 증가시키는 방향으로 작용한다. 게다가 코르티솔은 칼슘 항상성에도 악영향을 주는데, 소장에서의 칼슘 흡수는 억제하고 신장에서의 배출은 증가시킨다. 체내 칼슘이 부족해지면 뼈로 칼슘이 공급되지 못할 뿐 아니라 뼈에 저장되어 있던 칼슘의 유출이 증가하여 뼈 파괴가 촉진된다.

여성호르몬인 에스트로겐은 뼈를 흡수하는 세포(파골세포)의 기능을 억제하고 장에서의 칼슘 흡수를 돕기 때문에, 여성은 폐경으로 에스트로겐의 분비가 급감하면서 골다공증에 매우 취약해진다. 최근에는 과도한 체중조절, 운동 부족, 스트레스로 인하여 젊은 여성에서도 골다공증이 증가하고 있다. 하지만 골다공증은 여성만의 문제가 아니다. 남성 골다공증 환자도 의외로 많다. 대한골대사학회에서 발표한 「골다공증 및 골다공증골절 팩트 시트 2023」에 따르면, 50세 이상 남성의 골다공증 유병률은 7.5%, 골감소증 유병률은 46.8%로, 여성에 비해 골다공증 유병률은 1/5이지만 골감소증 유병률은 비슷한 것으로 나타났다. 더 큰 문제는 여성에 비해 질병에 대한 인지율이 낮아 진단이 지연되고, 진단이 되더라도 치료에 적극적이지 않다는 점이다. 국내 연구에 따르면 50세 이상 골다공증 환자의 치료율은 여성 22.8%, 남성 5.7%로 남성이 여성보다 현저히 낮다(Kim et al., 2015).

### 12) 불임과 비뇨생식기계 질환

스트레스호르몬은 성호르몬 분비를 억제하여 성적 욕구의 유발 및 성적 반응과 관련된 장애를 일으킨다. 단기적인 급성 스트레스보다는 장기간에 걸친 만성 스트레스가 생식 기능에 더 큰 영향을 미친다. 지속적으로 심한 스트레스에 노출되면, 여성에서는 무배란이 발생하고 남성에서는 정자 수 감소, 정자 운동성 저하, 비정상적 형태의 정자가 나타난다.

시상하부에서 분비되는 호르몬 중에는 뇌하수체의 성선자극호르몬 분비를 조절하는 호르몬, 즉 성선자극호르몬 분비호르몬(gonadotropin releasing hormone: GnRH)이 있다. GnRH는 뇌하수체를 자극하여 성선자극호르몬인 황체형성호르몬(luteinizing hormone: LH)과 난포자극호르몬(follicle-stimulating hormone: FSH)을 분비시킨다. LH와 FSH는 성선인 정소와 난소에 작용하여 성호르몬 합성, 정자 생산, 난자 배란을 유도한다. 스트레스는 GnRH의 분비를 감소시켜 성선 기능 저하를 야기하는데, 이것은 GnRH를 생산하는 부위의 활동을 스트레스호르몬인 CRH가 억제하기 때문이다. 실제로 CRH를 주입하면, GnRH에 의해 증가해야 할 LH와 FSH의 혈중 농도가 감소한다. 그 결과 여성은 무배란, 월경 주기 이상, 난임 등의 문제를, 남성은 테스토스테론 분비 저하, 정자 생산 감소 등의 문제를 겪게 된다.

코르티솔도 테스토스테론을 분비하는 고환의 라이디히 세포(Leydig cell) 기능을 억제하여 테스토스테론 생산을 감소시킨다. 테스토스테론의 감소는 중추신경계의 성욕 중추에 영향을 미쳐 성적 욕구의 상실 및 성적 반응의 감소를 초래한다. 만성 스트레스는 발기부전, 조루, 만성 전립선염과도 관련이 있다.

여성의 생식기관은 심리적 변화에 매우 민감하게 반응한다. 여성의 생식기관과 감정 상태의 밀접한 관계는 고대로부터 인식되어 왔으며, 이러한 배경에서 히스테리(hysteria)라는 용어도 등장했다. 히스테리는 자궁을 뜻하는 그리스어 'hystera'에서 유래한 단어다. 과거에는 여성의 감정 불안정이나 정신질환의 원인이 자궁에 있다고 믿었으며, 심지어 중세 유럽에는 히스테리를 치료하기 위해 자궁을 적출해야 한다는 극단적 관점도 존재했다.

유즙 분비 호르몬인 프로락틴도 스트레스 상황에서도 분비가 증가하는 스트레스호르몬이다. 수유기 여성에서 배란이 억제되는 현상은 프로락틴의 작용에 기인하며, 이는 생식 억제 효과를 통해 자연적인 피임 효과를 낸다. 그러나 스트레스로 인해 비정상적으로 프로락틴 수치가 높아지면 성선자극호르몬 억제, 무배란, 월경불순, 성욕 감소 등 생식 기능 저하와 관련된 문제가 나타난다.

임신을 유지시키는 호르몬인 프로게스테론(progesterone)은 스트레스에 의해 분비가 감소한다. 게다가 스트레스로 인해 증가한 프로락틴은 프로게스테론 수용체의 활성을 억제하여 자궁내막의 성숙을 방해하고 수정란의 착상을 억제한다. 이러한 이중적 효과로 인해, 스트레스는 임신 가능성을 낮추고 반복 유산의 위험을 증가시킬 수 있다.

스트레스는 월경전증후군(premenstrual syndrome: PMS)과 월경전불쾌장애(premenstrual dysphoric disorder: PMDD)의 발생 및 악화에 중요한 촉진 요인이다. PMS와 PMDD는 월경 전에 부종, 두통, 체중 증가, 소화불량, 어지러움, 피로감 등의 신체적 증상과 불안, 우울, 분노, 초조, 불면 등의 심리적 증상이 복합적으로 나타나는 장애다. PMS는 산부인과 질환이지만, PMDD는 우울장애로 분류되는 정신과 질환이다.

PMS는 월경 2~6일 전부터 증상이 나타나 월경이 시작되면 증상이 대부분 사라지지만, PMDD는 월경 시작 후 3일까지 증상이 지속되기도 한다. PMDD는 PMS보다 훨씬 심각한 장애로 간주된다. 대체로 PMS는 증상이 있어도 일상생활을 유지할 수 있지만, PMDD는 심한 우울감, 분노 폭발, 절망감으로 인해 사회적, 직업적 기능이 큰 지장을 받는다. 가임기 여성 중 약 75%가 PMS를 경험하며, PMS를 경험하는 여성 중 약 4%에서 PMDD가 나타난다. 여성의 폭력 행위가 월경 전에 많이 발생한다는 보고가 있었는데, 일부 여성 범죄자들은 자신의 범죄 행위가 이들 장애 때문이었다고 호소하며 처벌을 면하려 하기도 했다.

PMS와 PMDD의 주요 원인은 에스트로겐과 프로게스테론의 주기적 변동이다. 이 호르몬들의 변화는 뇌의 신경전달물질, 특히 세로토닌의 작용에 영향을 준다. 배란 후 에스트로겐과 프로게스테론의 급격한 변화와 함께 세로토닌이 감소하는데, 스트레스는 중추신경계에서 세로토닌 농도를 더욱 낮추어 증상을 악화시킨다. 스트레스가 심할수록 우울, 불안, 분노 같은 정서적 증상이 더 두드러지고, 피로감, 두통, 소화불량 등 신체적 증상도 심해질 수 있다. 특히 PMDD에서는 외부 스트레스와 불안 민감도가 결합되면서 임상적으로 더 심각한 불안장애나 정서적 증상이 나타날 수 있다. PMS와 PMDD 치료에서 가장 기본이 되는 것은 건강한 라이프스타일을 유지하는 것인데, 스트레스는 수면의 질을 떨어뜨리고 음식 섭취를 비롯한 라이프스타일의 불균형을 유발하여 증상을 더욱 악화시킬 수 있다.

### 13) 노화

노화라는 현상을 설명하는 이론에는 산화 스트레스 이론, 계획된 노화 이론, 유전자 불안정 이론, 호르몬 기능 저하 이론, 미토콘드리아 기능 이상 이론, 마모 이론, 면역기능 저하 이론 등 여러 가지가 있다. 이 중 산화 스트레스 이론과 계획된 노화 이론은 노화 연구의 두 축을 이루어 온 가장 유력한 이론인데, 모두 스트레스와 직접적으로 연결되어 있다.

산화 스트레스 이론에서는 대사 과정에서 발생하는 활성산소와 관련하여 노화를 설명한다. 사람은 매일 호흡을 통해 약 500리터의 산소를 마신다. 그중 2~5%가 자유전자를 가진 산소화합물, 곧 활성산소가 된다. 스트레스로 인해 교감신경이 활성화되는 과정에서 에너지 소비와 산소 소모가 늘어나면서 세포 내 대사가 활발해지고, 그 결과 활성산소가 과잉으로 생성된다. 활성산소는 세포의 단백질, 지질, DNA를 공격하여 손상을 일으킨다. 또한 면역세포를 자극하여 염증을 유도하고 염증 관련 유전자의 발현을 증가시킨다. 교감신경이 항진되면 호중구를 비롯한 염증세포들이 증가하는데, 이들도 활성산소를 대량으로 생산하여 조직을 손상시키고 염증을 유도한다. 게다가 스트레스를 경험하는 동안 여러 염증성 사이토카인의 분비도 증가한다. 이처럼 스트레스로 인해 산화 스트레스가 증가하고 염증이 지속되면서 각종 만성질환과 노화가 촉진된다.

활성산소는 머리카락이 하얗게 세는 것과도 관련이 있다. 활성산소는 체내 환원효소에 의해 물과 산소로 분해되는데, 나이가 들면서 환원효소의 생성이 감소되어 세포 내 활성산소 농도가 증가하면서 멜라닌 색소를 생산하는 세포가 파괴되어 머리색이 하얗게 변한다. 활성산소를 증가시키는 스트레스로 인해 이러한 흰머리 생성은 더욱 가속된다. [주: 스트레스호르몬도 흰머리를 만든다. 노화 과정에서 머리가 세는 것은 모낭 밑에 있는 멜라닌 생성 줄기세포의 고갈이 주된 원인이다. 에피네프린은 멜라닌 생성 줄기세포가 모낭을 떠나는 과정을 촉진한다. 연구에 따르면, 개도 스트레스를 받으면 주둥이 부위의 털이 더 빨리 센다.]

계획된 노화 이론에서는 텔로미어(telomere)의 단축으로 노화를 설명한다. 텔로미어는 염색체의 끝에 위치한 반복적인 DNA 서열과 단백질의 복합체로, 세포가 분열할 때 염색체가 손상되지 않도록 보호하는 역할을 한다([그림 6-2] 참고). 텔로미어는 세포가 분열할 때마다 조금씩 짧아지는데, 텔로미어가 너무 짧아지면 세포는 분열을 멈추거나 세포자살(apoptosis) 기제를 작동시켜 사멸한다. 인간 세포는 대략 40~60회 분열하면 더 이상 분열하지 못한다. 새로운 세포가 만들어지지 않으면 남아 있는 세포들이 기능을 다하고 죽는 일만 남는데, 이것이 바로 노화다. 그런데 텔로미어 길이는 활성산소나 심리적 스트레스 같은 요인에 의해서도 단축된다. 자연적으로 사람의 텔로미어는 매년 약 50개씩 염기

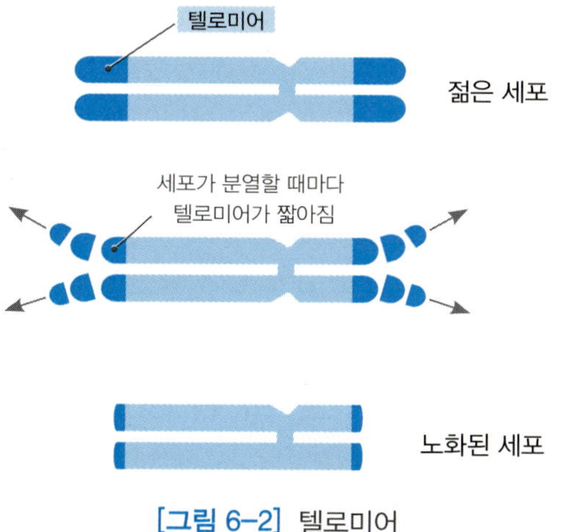


[그림 6-2] 텔로미어

쌍이 감소하지만, 만성적으로 심한 스트레스를 겪는 사람은 그보다 10배 이상 많은 염기쌍이 소실될 수 있다. 이미 텔로미어 길이는 만성 스트레스의 생물학적 지표로 인정되고 있다.

스트레스가 텔로미어의 단축 및 노화와 상관관계가 있다는 증거는 에펠(Epel) 등에 의해 처음 발견되었다(Epel et al., 2004). 스트레스는 텔로미어를 단축시킬 뿐 아니라, 텔로미어를 연장시키는 효소인 텔로머라제(telomerase)의 활성을 감소시킨다. 스트레스로 산화 스트레스가 증가하면 텔로미어는 더 많이 단축된다. 산화 스트레스는 DNA의 다른 영역보다도 텔로미어 부위를 더 집중적으로 손상시키고, 텔로머라제의 활성을 억제한다(Haendeler et al., 2004). 스트레스가 텔로머라제의 활성을 억제하는 데는 코르티솔이 주로 관여한다. 코르티솔에 노출된 T림프구에서는 텔로머라제 활성이 유의하게 낮아진다(Choi et al., 2008).

노화와 텔로미어의 관계에만 주목하여, 아동의 텔로미어 길이도 스트레스의 영향을 받는다는 사실을 간과해서는 안 된다. 텔로미어 길이는 면역기능 저하, 심신의 질병 발생, 인지기능 약화와도 밀접하게 연관되므로 아동에게도 의미 있는 건강 지표이며, 아동의 장기적 건강과 질병 취약성을 예측하는 데 활용될 수 있다. 9세 소년들의 DNA를 비교했던 연구에서는, 어려운 환경에서 자라는 소년들은 안정된 환경에서 자라는 소년들보다 20% 정도 텔로미어가 짧은 것으로 나타났다(Mitchell et al., 2014).

스트레스가 텔로미어를 단축시키는 반면, 스트레스를 완화하는 중재법들은 텔로미어 길이를 유지하는 능력을 향상시킨다. 자궁경부암 치료를 받은 암 생존자들의 스트레스 감소를 돕는 전화상담의 효과를 살펴본 연구에서, 환자가 보고한 스트레스와 텔로미어 길이 사이에 유의한 상관성이 확인되었다(Biegler et al., 2012). 스트레스 관리를 포함하는 건강한 라이프스타일 실천은 텔로미어를 보호하고 텔로머라제 활성을 증가시킬 수 있다(Ornish et al., 2013).

호르몬 기능 저하 이론에서는 호르몬의 변화를 노화의 주요 원인 중 하나로 설명한다. 노화에 따라 호르몬을 분비하는 장기들의 기능이 떨어지고 호르몬 분비량이 감소한다. 이 가운데 감소세가 더 뚜렷하여 노화 관련 증상의 발현에 결정적 역할을 하는 호르몬들을 항노화 호르몬이라 한다. 노화 관련 증상을 개선하는 항노화 의약품으로 투여되기도 하는 이 호르몬들의 공통점은 스트레스에 의해 분비량이 감소한다는 것이다. 대표적인 것이 성호르몬과 성장호르몬이다. [주: 4장 3의 '2) 코르티솔'을 참고하라.] 노화에 따른 성호르몬의 감소는 외모, 활력, 근력, 성기능에 직접적인 변화를 가져오고, 성장호르몬 감소

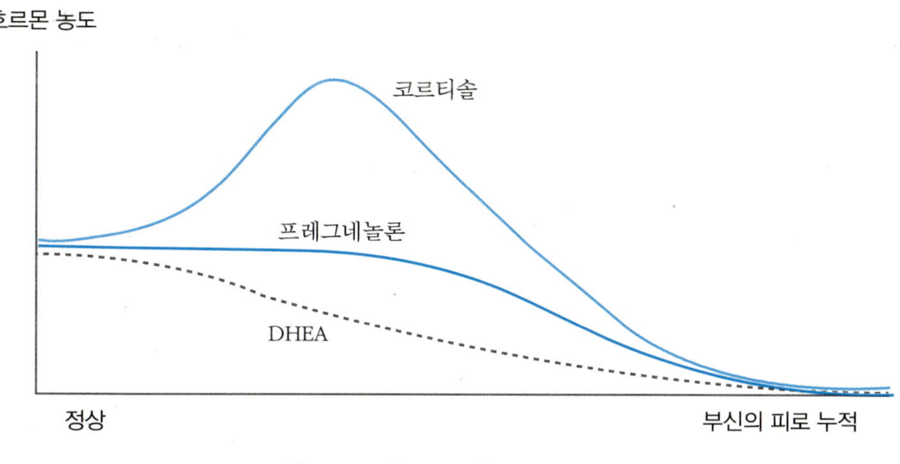


[그림 6-3] 코르티솔과 DHEA

양상 역시 노화의 진행을 그대로 반영한다. 성장호르몬은 20대를 지나면서 분비량이 감소하여 60대 이후에는 20대의 절반 이하로 낮아진다.

멜라토닌 또한 항노화 호르몬으로 불리는 호르몬인데, 코르티솔 분비가 증가하면 멜라토닌 분비는 감소한다. 멜라토닌은 수면 및 생체리듬 유지에 관여하므로, 분비량이 감소하면 수면장애가 발생하고 생체리듬이 교란된다. 이로 인해 전체적인 호르몬 불균형이 초래되고 스트레스에 더욱 취약해진다.

항노화 호르몬이라 불리는 또 하나의 호르몬은 DHEA다. [주: 4장 3의 '3) 카테콜아민과 기타 스트레스호르몬'을 참고하라.] DHEA는 코르티솔과 함께 부신피질에서 만들어진다. 부신피질은 콜레스테롤을 재료로 하여 프레그네놀론(pregnenolone)을 만들고, 프레그네놀론을 재료로 하여 코르티솔과 DHEA를 만든다. 따라서 부신피질이 코르티솔을 생산하기 위해 프레그네놀론을 많이 소비하면 DHEA 생산량은 감소할 수밖에 없다. 스트레스의 초기 국면에서는 부신피질이 코르티솔과 DHEA의 생산을 모두 증가시키고, 스트레스가 해소되면 모두 원래 수준으로 감소시킨다. 하지만 스트레스가 만성화되면 코르티솔 생산이 증가되는 만큼 DHEA 생산은 감소한다.

더 큰 문제는 스트레스가 지나치게 오래 지속되면 코르티솔과 DHEA의 균형을 원래대로 회복하는 능력이 손상되어, 스트레스가 해소되더라도 높은 코르티솔과 낮은 DHEA 상태가 지속된다는 것이다. 계속된 스트레스로 인해 부신의 피로가 누적되면, [그림 6-3]의 코르티솔 분비 곡선의 마지막 단계처럼, 기본적으로 필요한 수준의 코르티솔도 생산하지 못하게 되는데, 이것이 바로 만성피로증후군 상태다. 우리나라 성인 중 절반은 검사를 해도 진단할 만한 병명이 없는 여러 증상을 가지고 있는데, 이들 중 70%가 만성피로를 호소한다. 스트레스는 만성피로증후군의 주요 원인 중 하나로 지목되며, 만성피로 환자에서 스트레스 지각이 높을수록 피로 증상도 심해지는 경향이 있다.

음식이든 물이든 공기든 우리가 먹는 것들은 질병과 노화에 지대한 영향을 미친다. 어쩌면 이들보다 더 중요한 것은 마음을 먹는 일일 것이다. 심리학자 엘렌 랭어(Ellen Langer)는 우리의 믿음과 기대가, 적어도 식이요법이나 의사의 서비스만큼 건강에 영향을 미친다고 말한다. 1970년대 후반, 랭어는 내적인 태도가 노화 같은 육체적 변화 과정에 영향을 줄 수 있음을 보여 주는 연구를 수행했다. 연구팀은 75세 이상의 노인들을 일주일간 요양소에서 지내게 했다. 그곳은 20년 전인 1959년의 모습으로 꾸며져 있었다. 노인들은 1959년에 입던 옷을 입고 1959년의 신문을 읽고 1959년의 음악을 들으며, 1959년으로 되돌아간 것처럼 생활했다. 일주일 후 검사 결과, 노인들은 요양소에 들어오기 전에 비해 근력, 자세, 인지 능력 등이 개선된 것으로 나타났다. 신체는 더 유연해지고 자세가 곧게 펴지고 손으로 쥐는 힘도 증가했다. 심지어 시력이 10%나 향상되고 기억력에도 뚜렷한 개선이 있었다. 더 놀라운 것은 외모가 변했다는 점이다. 노인들을 알지 못하는 사람들에게 노인들의 실험 참여 전후 사진을 보여 주자, 참여 전 사진보다 참여 후 사진을 세 살이나 더 젊게 보았다(Langer, 2009). '역시계방향(Counterclockwise)'이라 불리는 이 연구는, 이후 대규모로 재현되기도 했다(Pagnini et al., 2019).

심리학자 존 바그(John Bargh)가 수행한 실험도 마음이 심신의 활력과 건강에 어떤 영향을 미치는지를 잘 보여 준다. 이 연구는 18~22세의 학생들을 대상으로 했다(Bargh et al., 1996). 학생들을 두 그룹으로 나누고 다섯 개씩 단어를 준 다음 문장을 만들도록 했다. 한 그룹은 '플로리다' '건망증' '대머리' '회색' '주름'이라는 단어를 받았고, 다른 그룹은 평범한 일반 단어를 받아 문장을 만들었다. [주: 플로리다는 은퇴자들이 많이 찾는 곳이다.] 문장 작성을 마친 학생들은 다른 방으로 이동하여 다음 실험에 참여하도록 요청받았다. 바그가 관심있게 살펴본 것은 바로 이 부분이었다. 그는 학생들이 이동하는 속도를 측정했는데, 노인을 연상시키는 단어로 문장을 구성한 학생들은 그렇지 않은 학생들보다 이동 속도가 훨씬 느렸다.

노화는 누구에게나 스트레스다. 그런데 노화에 대해 많이 생각할수록 더 나이 든 사람처럼 행동하고, 노화 때문에 스트레스를 받을수록 실제로 더 빨리 노화한다. 노화를 자연스럽게 받아들이고 노화의 긍정적인 측면을 생각하는 사람은 더 젊고 건강하며 수명도 더 길다(Levy et al., 2002a; Levy et al., 2002b).

## 14) 스트레스의 후성유전학적 영향

후성유전학은 유전자 자체, 즉 DNA 염기서열에는 변함이 없는 상태에서 후천적 요인에 의해 유전자 발현 양상이 달라지는 현상을 연구하는 학문이다. 하나의 세포에서 복제되어 유전적으로 완전히 동일한 세포들도 배지(medium)의 환경을 어떻게 조성하는가에 따라 어떤 세포는 지방세포, 어떤 세포는 근육세포, 또 어떤 세포는 뼈세포가 된다. 똑같은 유전자를 가진 일란성 쌍둥이도 유전자가 발현되는 방식은 다르고, 시간이 지날수록 그 차이는 커진다. 이러한 후성유전학적 변화를 만드는 것은 출생 후 생활환경과 라이프스타일인데, 그 중심에는 스트레스가 있다. 스트레스호르몬들도 체내 화학적 조성을 변화시켜 유전자 발현 방식을 바꾸지만, 스트레스를 야기하는 생활환경과 스트레스가 초래하는 라이프스타일 변화도 후성유전학적 변이를 만드는 중대한 요인이다.

특히 생애 초기의 스트레스는 후성유전학적 변이에 지대한 영향을 미친다. 생애 초기 스트레스는 세로토닌 수송체 유전자(5-HTT)를 비롯한 유전자들의 발현 양상을 변화시키는데 이러한 변화는 평생 지속될 수 있다. [주: 세로토닌 수송체 유전자는 신경세포가 방출한 세로토닌을 다시 신경세포 내부로 수송하는 단백질을 합성하여, 시냅스의 세로토닌 농도와 기능을 유지시킨다. 스트레스로 인한 세로토닌 수송체 유전자의 후성유전학적 변화는 세로토닌 수송체의 발현을 감소시켜 세로토닌 재흡수 기능에 장애를 초래하고, 이는 결국 세로토닌 시스템 전반의 기능 저하를 야기한다.]

생애 초기 스트레스 중 가장 치명적인 것은 양육의 결핍이다. 잘 양육된 새끼 쥐의 해마에서는 높은 농도의 세로토닌이 분비되며, 이것은 해마의 코르티솔 수용체 유전자(nuclear receptor subfamily 3 group C member 1: NR3C1) 발현에 기여한다. 해마에 코르티솔 수용체가 많으면 스트레스 반응이 시작되었을 때 해마가 신속히 스트레스 반응을 가라앉힐 수 있다. 이렇게 유전자 발현 방식이 변경된 개체는 평생 스트레스에 대해 덜 반응적이다. 또한 중추신경계의 CRH 발현 수준도 감소하는데, 이것은 스트레스 반응 시스템의 활성 자체가 낮아지는 것을 의미한다. 반면에 어린 시절 학대나 방임을 경험한 사람들은 NR3C1의 발현이 감소하고, 성인이 된 후 우울증과 자살 위험이 증가한다(Palma-Gudiel et al., 2015). 이처럼 생애 초기 스트레스는 후성유전학적 변화를 통해 정신 건강에 장기적인 영향을 미칠 수 있다.

출생 전에 모체에서 경험한 스트레스는 생애 초기 스트레스보다 더 치명적일 수 있다. 2차 대전 중 독일이 네덜란드의 주요 도시에 식량 보급을 차단하여 시민들이 오랜 기근에 시달렸는데, 그 기간 중 모체 안에서 기근이라는 생리적 스트레스를 겪은 태아들은 출생 후 성인이 되었을 때 비만, 고혈압, 심혈관질환, 당뇨병의 발병 및 조기사망률이 훨씬 높았다(Roseboom et al., 2001). 태아의 세포가 기근이라는 환경에서 생존할 수 있도록, 에너지를 최대한 많이 흡수하고 저장하는 방식으로 유전자 발현 방식을 편집했기 때문이다.

부모 세대에 일어난 후성유전학적 변화는 다음 세대까지 유전될 수 있다. 정자와 난자는 유전 정보만이 아니라 흡연, 음주, 식습관, 비만, 약물 노출 같은 환경 정보도 자손에게 전달한다(Lane et al., 2014). 네덜란드 기근의 영향도 기근 당시 출생한 사람들뿐 아니라, 그 출생자 중 여성이 낳은 후손에도 이어졌다. 이를 할머니효과(grandmother effect)라 한다. 스웨덴의 노르보텐(Norrbotten)은 큰 흉년과 풍년을 번갈아 겪었던 지역이다. 노르보텐 주민들 중에서 어린 시절에 풍년이 들어 과식했던 사람들의 손자들은, 흉년이 들었을 때 어린 시절을 보낸 사람들의 손자들보다 평균 수명이 6년이나 짧았다(Bygren et al., 2001). 시리아 내전을 겪었던 사람들에게도 DNA의 메틸화(methylation) 패턴에 변화가 나타났으며, 이러한 변화는 자녀와 손자 세대에서도 관찰되었다(Mulligan et al., 2025). [주: 메틸화에 대해서는 '〈글상자 6-3〉 후성유전학적 유전자 조절'을 참고하라.]

스트레스는 암이나 노화와 관련된 유전자 발현도 변화시킨다. 시험 스트레스에 의해 백혈구에서 c-myc, c-myb 같은 원종양유전자(proto-oncogene)의 발현이 증가한다(Glaser et al., 1993). 평생 누적된 스트레스가 후성유전학적 노화를 가속화하는 것도 확인되었다(Zannas et al., 2015).

스트레스의 후성유전학적 영향과 관련하여 유념해야 할 점은, 여기서 말하는 스트레스가 단지 생리적 스트레스나 심리·사회적 스트레스만을 의미하는 것이 아니라는 점이다. 소음, 진동, 수면을 방해하는 빛, 전자기파, 공해와 유해한 화학물질 모두 우리 몸의 가장 낮은 차원, 다시 말해, 세포를 구성하는 단백질이나 DNA처럼 생명체가 아닌 물질 차원의 몸에 가해지는 스트레스다. 우리는 미세먼지가 몸에 어떤 영향을 미치는지 의식적으로 느낄 수 없지만, 심신의 질병을 일으키는 분명한 원인이라는 것을 알고 있다. 그리고 그것이 호흡기계에만 해로운 것이 아니라, 혈류로 유입되어 혈관이나 신경계에도 염증을 일으키고 우울증, 치매, 자살의 위험까지 높인다는 것도 알고 있다. 최근의 연구에서는 미세먼지가 산모의 유산 가능성도 높이는 것으로 나타났다. 이러한 사실은, 스트레스의 후성유전학적 영향에 관한 연구를 더 포괄적인 관점에서, 즉 생태·물리적 환경을 포함하는 더욱 전일적인 관점에서 수행할 것을 촉구한다.

## 글상자 6-3 후성유전학적 유전자 조절

유전자의 발현은 어떻게 조절되는가? 유전자 발현의 변화는 DNA 자체 또는 DNA가 감기는 실패 역할을 하는 히스톤(histone) 단백질이 화학적으로 수식됨으로써 일어난다. 이 화학적 수식을 후성유전체(epigenome)라 한다.

후성유전체들은 DNA 나선 중에서 유전자가 들어 있는 부위가 접혀지거나 펼쳐지도록 해서 해당 유전자가 발현될지 되지 않을지를 결정한다. 즉 후성유전체는 유전자를 온/오프(on/off)하는 열쇠나 자물쇠 역할을 한다. 대표적인 후성유전체는 메틸기(−$CH_3$)와 아세틸기($CH_3CO$−)라는 화학기다. DNA에 메틸기가 붙는 것을 "DNA가 메틸화된다"고 하는데, 이 경우 그 DNA 부위의 유전자는 발현이 억제된다. 만일 그 유전자가 인슐린을 만드는 유전자라면, 유전자가 잠겨서 인슐린이 만들어지지 않는다는 뜻이다.

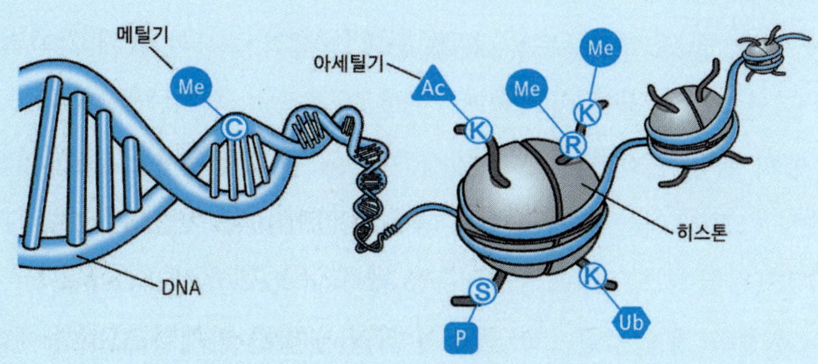


네덜란드 기근 동안 태어난 사람들은 인슐린유사성장인자-2(insulin-like growth factor 2: IGF-2)의 합성을 조절하는 유전자의 메틸화 패턴에 변화가 일어났었음이 밝혀졌다(Heijmans et al., 2008). IGF-2는 태아의 성장을 조절하는 단백질로, 저체중인 신생아는 IGF-2의 활성이 저하되어 있다. IGF-2 조절 유전자만이 아니었다. 메틸화 양상의 변화는 기근 중에 태어났던 사람들의 유전자 전체(genome)에서 폭넓게 확인되었다(Tobi et al., 2015).

후성유전체는 고정되어 있는 것이 아니라 수시로 붙거나 떨어져서 유전자 발현 상태를 바꾼다. 이것은 돌연변이처럼 무작위로 일어나기도 하지만, 대개는 스트레스, 음식, 화학물질 노출, 사회적 상호작용에 대한 반응으로 일어난다. 후성유전체들은 정자와 난자가 만들어지는 도중에 대부분 떨어져 나가지만, 일부는 유전자에 붙은 채로 후대에 전달된다.

후성유전학이 우리에게 전해 주는 최종 메시지는 좋은 것이다. 스트레스성 환경과 불건강한 라이프스타일이 유리한 유전자의 발현을 억제하고 불리한 유전자의 발현을 증가시켜 건강과 노화에 부정적 영향을 미칠 수도 있지만, 좋은 환경과 건강한 라이프스타일로 그 영향을 상쇄하거나 되돌릴 수 있기 때문이다.

## 3. 스트레스와 심리적 질병

스트레스는 인지, 정서, 행동에 영향을 미치는 각종 신경전달물질의 분비를 변화시킨다. 게다가 스트레스 때 분비되는 호르몬과 사이토카인들도 중추신경계에 작용하여 심리·행동적 변화를 일으킨다.

스트레스는 불안, 공포, 분노, 우울, 흥분 등의 정서적 증상과 함께 기억력, 주의력, 집중력 장애 같은 인지적 증상을 야기한다. 또한 의기소침, 위축, 우유부단, 폭력적 행동, 회피적 행동 등의 행동 변화를 일으켜 일상 기능에 부정적 영향을 주고 삶의 질을 저하시킨다. 따라서 스트레스는 모든 심리·행동적 장애들과 직간접적으로 관련이 있다. 그중에서도 PTSD, 급성스트레스장애(acute stress disorder: ASD), 적응장애(adjustment disorder: AD), 우울증, 불안증은 스트레스와 가장 밀접한 관계가 있는 장애다. 조현병의 발병과 재발도 심한 스트레스성 사건이 계기가 되는 경우가 흔하다.

스트레스는 우울증, 불안증의 가장 중요한 위험요소다. 사회적으로 스트레스가 심화되는 환경에서는 우울장애와 불안장애의 발생이 뚜렷하게 증가한다. 코로나19 팬데믹 기간에도 우울장애와 불안장애 환자가 크게 증가했는데, 국내에서는 2017년에 비해 2021년에 우울장애 환자는 35.1%, 불안장애 환자는 28.5% 증가했다(국립정신건강센터, 2023). 우울장애 환자들은 HPA축의 호르몬, 특히 코르티솔이 증가해 있고, 불안장애 환자들은 SAM축이 활성화되어 노르에피네프린과 에피네프린이 증가해 있다. 공통적으로 편도체의 과도한 활성화와 해마 기능의 감소가 나타난다. 4장 3의 '4) 편도체와 해마의 HPA축 조절'에서 설명한 것처럼, 이것은 스트레스의 결과일 수도 있고 원인일 수도 있다.

뇌는 스트레스 자극을 평가하여 심리·생리적 대응 반응을 구성하고 지휘하는 핵심 장기지만, 한편으로는 스트레스의 영향을 가장 많이 받는 곳이기도 하다. 뇌의 신경망은 평생에 걸쳐 리모델링되는데, 스트레스 과정 속에서 일어나는 신경계의 변화는 여러 심리·행동적 장애의 발생과 밀접한 관련이 있다. 해마, 편도체, 전전두엽 등의 구조적, 기능적 변화에 대한 연구들은 스트레스와 심리·행동적 장애의 관계에 대한 신경생리학적 증거를 제공하고 있다.

### 1) 외상후스트레스장애와 급성스트레스장애

외상후스트레스장애(PTSD)와 급성스트레스장애 모두 극심한 심리적 스트레스에 대한 반응으로 발생하는 대표적인 외상 관련 장애다. 이들 장애의 중심에는 스트레스가 뇌의 기억회로, 자율신경계, 스트레스호르몬 시스템에 변화를 초래하는 병태생리적 과정이 있다.

PTSD는 전쟁, 자연재해, 화재, 사고 등 재난을 당해서 자신의 힘으로는 어찌할 수 없는 압도적 공포를 경험한 후에 나타난다. 외상성 사건을 겪거나 목격한 후에 그로 인한 극심한 고통, 무력감 등을 경험하며, 관련 증상이 1개월 이상 지속된다. 흔히 우울, 불안, 수면장애, 인지장애 등이 동반된다.

PTSD는 재난 당시의 외상성 경험을 악몽이나 플래시백(flashback)을 통해 지속적으로 재경험하는 것이 특징이다. 자율신경계의 과도한 활성화로 인해, 교감신경 중추인 청반에서 해마와 편도체로 향하는 노르에피네프린 회로가 자극되어 과거 기억을 다시 불러오면서 외상성 사건을 반복해서 재경험하게 된다. 한편, 스트레스 상황에서 노르에피네프린의 과도한 분비는 공포와 연관된 신경회로의 흥분성을 증가시키며, 그 결과 외상성 경험의 부정적 기억을 더 강하게 만든다. 심한 외상성 충격을 받은 사람에게 그 즉시 베타-차단제를 투여하여 교감신경의 흥분을 억제하면 PTSD 발생 가능성을 감소시킬 수 있음이 보고되고 있다. PTSD 환자에서는 HPA축의 기능 이상이 나타나며, CRH는 증가하지만 코르티솔 수치는 오히려 낮은 경향을 보인다(Yehuda, 2002). 편도체의 과도한 활성화와 함께 해마의 위축도 관찰된다. 외상 병력이 심할수록 해마 위축 정도가 심하고, 이는 기억력 저하와 감정 조절 기능 손상을 초래한다.

PTSD 치료에는 비합리적 사고를 바로잡는 인지행동치료와 외상 기억을 안전하게 다시 경험하게 하여 두려움과 불안을 완화시키는 노출치료가 가장 효과적이며, 필요 시 약물치료도 병행한다. 호흡법, 명상, 이완요법을 이용한 스트레스 관리도 증상 완화에 도움이 된다.

급성스트레스장애도 극심한 외상성 스트레스를 경험한 후 나타나고 PTSD와 유사한 증상을 보이지만, 1개월 이내의 단기간만 증상이 나타난다. 급성스트레스장애의 병리도 스트레스 반응 체계의 이상으로 설명된다. 주된 증상으로는 플래시백, 회피, 과각성(불면, 불안, 신경 예민함)이 있으며, 집중력 저하, 기억력 저하, 공격성, 충동조절장애, 우울, 약물 남용과 같은 인지적, 정서적 문제가 동반될 수 있다. 증상이 1개월 이상 지속될 경우 PTSD로 진단이 변경된다. 치료로는 빠른 시점에서의 인지행동치료가 가장 효과적인 것으로 권고되며, 필요에 따라 약물치료를 병행할 수 있다. 이러한 조기 개입은 PTSD로의 이행을 예방하는 데 도움이 된다.

### 2) 적응장애

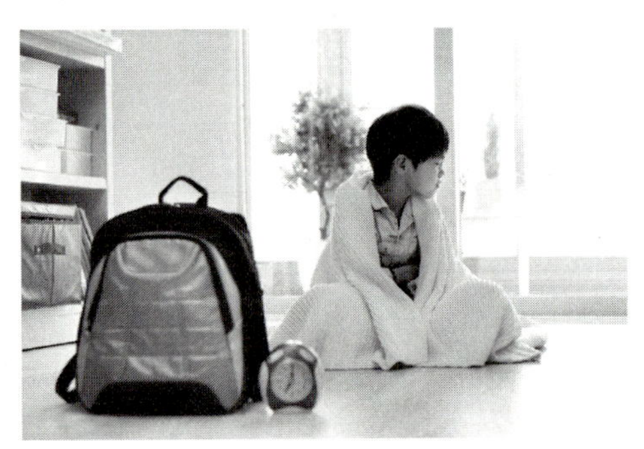

적응장애는 환경 변화에 적절히 적응하지 못하여 정서적 고통이나 사회적 기능 저하를 겪는 장애다. 흔히 '새학기증후군' '새직장증후군'이라 부르는 것들도 증상이 심하거나 장기화되면 적응장애로 진단될 수 있다. 『DSM-5』에 따르면, 적응장애는 명확히 확인 가능한 심리 · 사회적 스트레스 요인에 대한 반응으로, 정서적 또는 행동적 증상이 스트레스 요인 시작 후 3개월 이내에 발생하며, 스트레스 요인의 강도나 맥락에 비추어 과도하고 불균형한 정서적 고통이 존재하고, 사회적, 직업적, 학업적 또는 기타 중요한 기능 영역에서의 현저한 손상이 있는 경우에 진단된다. 급성 적응장애는 스트레스 요인이 해소되면 6개월 이내에 호전되지만, 스트레스가 장기화되거나 반복되면 6개월 이상 증상이 지속되면서 만성화될 수 있다.

주요 증상으로는 우울, 불안, 분노, 절망감, 신경과민 등의 심리적 증상과 충동조절장애, 파괴적 행동, 규범 위반 같은 행동적 증상이 있다. 일부에서는 자해나 자살 사고와 같은 위험한 상황으로 이어지므로 임상적 주의가 요구된다. 적응장애 진단을 받은 청소년은 우울증, 불안장애 등 주요 정신질환으로 진행될 위험이 일반 청소년보다 높으므로, 조기 개입과 꾸준한 관리가 필요하다.

적응장애는 다양한 임상 환경에서 흔히 진단된다. 정신건강의학과 외래 환자의 약 10~30%에서 진단되며, 내과나 외과 같은 일반 진료과에서도 높은 빈도로 발견된다. 자살 시도자나 암 환자 등에서는 매우 많이 나타난다. 흔한 유발 요인으로는 실직, 경제적 곤란, 학업 및 직무 실패, 이혼이나 대인관계 갈등, 가족 부양 부담, 질병 진단 등 심리 ·

사회적 스트레스가 있다. 사회적 지지 부족, 낮은 회복탄력성, 과거 정신질환 병력도 발병 가능성을 높이는 위험요인이다.

인지행동치료, 지지적 상담 등이 효과적인 치료법으로 권장되며, 심한 경우 약물치료가 병행되기도 한다. 궁극적으로 환자의 스트레스 대처 능력을 향상시키고, 사회적 지지망을 강화하는 것이 치료의 주요 목표다.

### 3) 우울장애

우울증은 평생 유병률이 15%, 여성에서는 25% 정도에 이르는 흔한 질병이다. 심리학자 마틴 셀리그먼은 우울증을 정신병리학적으로 흔한 감기라 말하기도 했다. 세계적으로 매년 우울증 때문에 자살하는 사람이 약 80만 명에 이르며, 젊은 층의 자살은 70% 이상이 우울증과 관련이 있다. WHO는 2030년이 되면 우울증이 세계 주요 질병 부담 1위가 될 것이라고 예측했다.

우울증의 진단 기준은, 최소 2주 동안의 우울한 기분 또는 거의 모든 활동에 있어서의 흥미나 즐거움의 상실이다. 우울, 슬픔, 무망감, 자살 사고 또는 자살 시도, 사회적 · 직업적으로 임상적인 심각한 고통이 주요 증상으로 나타날 수 있고, 식욕 변화, 불면증, 활력 저하, 신체적 무기력감, 무가치감, 죄책감 등이 흔히 동반된다. 소아나 청소년은 쉽게 자극을 받는 과민 상태가 되고 분노와 공격성을 표출하기도 한다. 이와 관련하여, 공격성의 증가가 우울증의 전 단계라는 보고가 있으며(van Praag, 1998), 우울장애 환자 중 30~40%는 분노발작(anger attack)을 경험한다(Fava, 1998).

우울증 위험을 높이는 요인은 유전적 요인, 생애 초기의 정신적 외상, 신경학적 요인, 내분비계나 면역계의 이상 등 다양하지만, 가장 흔한 원인은 스트레스다. 스트레스의 대표적 증상 또한 우울증이므로, 스트레스와 우울증은 분리해서 설명할 수 없을 만큼 밀접한 관계다. 만성적인 스트레스가 우울증을 유발하고, 우울증이 다시 스트레스를 가중시키는 악순환이 발생할 수 있다. 따라서 스트레스 관리는 우울증 예방과 치료에서 매우 중요한 부분을 차지한다.

지속적인 스트레스나 외상성 스트레스는 신경생물학적 변화를 일으켜 우울증을 야기할 수 있다(van Praag et al., 2004). 우울증 환자에서는 편도체의 과도한 활성화와 함께 혈중 코르티솔 농도의 상승이 나타난다. 코르티솔의 증가는 편도체를 견제하는 해마를 위축시키고 기능을 약화시키므로 우울증 환자는 스트레스에 더 취약해진다. 게다가 우울증 환자는 HPA축이 과도하게 활성화되어 있어, 스트레스 상황에서 코르티솔을 포함한 스트레스호르몬을 더 쉽게, 더 많이 분비한다. 한편, 스트레스로 인해 코르티솔이 상승하면, 중추신경계의 세로토닌 합성이 저하되고 세로토닌 수용체도 숫자가 감소하거나 기능이 저하되어 우울감은 더 깊어진다. 스트레스가 만성화되면 뇌의 신경가소성에도 영향을 미쳐, 감정 조절 및 스트레스 반응 시스템의 기능에 장기적인 변화가 초래된다.

우울증 환자는 세로토닌, 노르에피네프린, 도파민 등 신경전달물질이 감소되어 있으므로, 대부분의 항우울제들은 이 세 가지 신경전달물질의 기능을 향상시키는 약리 작용을 한다. 그런데 스트레스로 세로토닌 분비가 감소되는 상태가 지속되면 노르에피네프린과 도파민도 감소하여 우울과 침체가 더 심화된다. 단기적인 급성 스트레스에서는 노르에피네프린이 증가하지만, 만성 스트레스에서는 코르티솔에 의해 노르에피네프린이 감소하면서 심신의 활력이 저하된다. 우울증의 두드러진 특징은 즐거움을 잃는 것, 즉 쾌감의 결여이고 쾌감을 만드는 신경전달물질은 도파민이다. 그런데 도파민은 HPA축의 호르몬인 CRH의 기능과 연결되어 있다. 짧고 도전적인 스트레스가 주어질 때는 CRH가 분비되면서 도파민 분비를 촉진하지만, 스트레스가 지속되면 CRH가 도파민 분비를 더 이상 강화하지 못하고 오히려 자극을 기피하게 하면서 무쾌감증(anhedonia) 상태를 만든다(Lemos et al., 2012). 면역계의 전령물질인 사이토카인들도 스트레스로 인해 생산량이 변동하면서 노르에피네프린, 세로토닌, 도파민 분비에 영향을 준다.

염증과 우울증은 밀접한 관계가 있으며, 체내 염증이 증가하면 우울증 발병 위험이 증가한다(Gonzales et al., 2023). 스트레스 때 증가하는 염증성 사이토카인들은 중추신경계에 작용하여 우울감을 야기할 수 있다. 만성 감염증이나 자가면역질환처럼 면역계가 과도하게 활성화되고 염증이 심한 질환에서 우울증이 동반되는 경우가 많다. 질병 치료를 목적으로 복용한 소염제가 우울증을 완화시키기도 하며, 면역기능을 상승시키기 위해 사이토카인을 투여하는 경우 우울증이 나타나기도 한다.

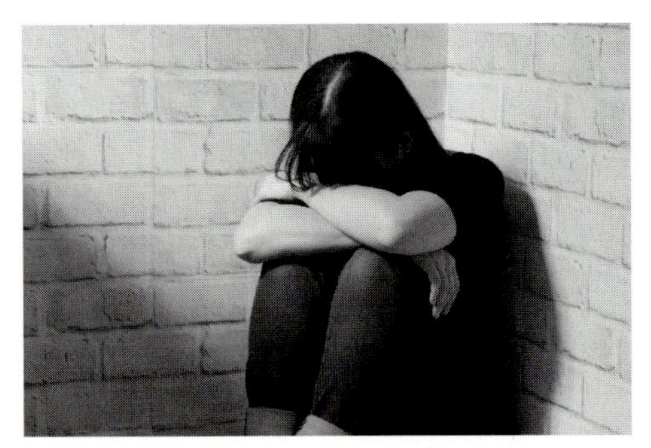

우울증이 여성에서 훨씬 많이 발생하는 이유는 무엇인가? 여성이 스트레스에 더 민감하고, 스트레스를 받을 때 소극적이고 부적응적인 대처 방식을 선택하는 경우가 많으며, 가정이나 사회에서의 불평등으로 인해 더 많은 스트레스를 노출된다는 점도 원인으로 꼽을 수 있지만, 여성호르몬과 스트레스의 관

계도 우울증에 대한 취약성을 높이는 중요한 원인이다. 여성호르몬은 스트레스에 대해 일종의 보호 효과가 있는데, 여성호르몬의 주기적 변화로 인해 스트레스에 더 민감해지고, 역으로 스트레스는 여성호르몬의 분비를 방해한다. 이러한 이유로, 여성은 PMS와 PMDD, 산후우울증, 갱년기우울증과 같이, 생애 주기별로 호르몬 변화에 따른 여러 유형의 우울증을 경험한다. 이들 모두 여성호르몬과 스트레스의 상호작용 속에서 발생하며, 시기별로 양상은 다르지만 삶의 질과 기능에 중대한 영향을 줄 수 있으므로 조기 발견과 적극적인 중재가 필요하다.

미국정신의학회(APA) 및 영국의 국립보건임상연구원(National Institute for Health and Care Excellence: NICE) 가이드라인, 대한신경정신의학회 진료지침을 비롯한 대부분의 우울증 치료 지침들은 스트레스 인자 평가 및 스트레스 조절을 필수 요소로 포함하고 있다. 재발성 우울증이나 만성적 우울증 경과를 보이는 경우, 스트레스 관리 및 개입은 치료 전략의 핵심으로 간주된다.

### 4) 불안장애

불안장애는 과도한 불안과 공포를 주된 특징으로 하는 정신질환으로, 위협 자극에 대한 인지적 왜곡과 부정적 정서, 신체의 과도한 각성, 회피 행동이 나타난다. 신체 증상과 함께 발생할 가능성이 높고 일상 기능에 심각한 지장을 초래하기도 한다. 불안장애는 10명 중 1명 정도가 경험할 수 있는 질환이다. 우리나라 2021년 정신건강실태조사에 따르면, 불안장애의 평생 유병률은 9.3%로 7.7%인 우울장애보다도 높다.

불안과 공포는 자극의 실체와 지각된 접근성의 정도에 따라 구별되는 심리 · 신체 · 행동의 종합적 반응이다. 불안은 다가올 위협을 예측할 때 경험하는 미래 지향적인 정서 반응이며, 공포는 현재 식별할 수 있는 실체에 대해 즉각적으로 지각되는 위협 때문에 나타나는 정서 반응이다. 불안한 사람은 잠재적인 위협 상황에 대한 경계 태세를 유지하면서 긴장이 지속되고, 공포를 겪는 사람은 위협 상황에서 즉각적으로 맞서 투쟁이나 도피 행동을 취하면서 자율신경계의 과도한 각성 반응을 일으킨다.

불안장애의 유형으로는 공황장애, 특정공포증, 사회불안장애(사회공포증), 범불안장애, 강박장애 등이 있다. 과거에는 PTSD와 급성스트레스장애도 불안장애의 하위 범주로 분류되었지만, 현재는 별도의 범주로 다루어진다. 그러나 이들 역시 불안 반응과 밀접한 관련이 있다.

불안장애는 우울장애와 높은 동반율을 보이며, 실제 임상에서도 이 두 질환의 증상이 중첩되어 나타나는 경우가 많다. 이로 인해 불안, 우울, 스트레스 반응을 명확히 감별하여 진단하는 것이 어려운 경우가 흔하다. 지속적인 스트레스는 신경생리학적 수준에서 자율신경계의 불균형과 편도체의 과도한 활성화를 유발하여 불안 반응을 심화시키고, 이러한 만성적 불안 상태는 우울증으로 발전할 수 있다. 고도의 사회적 관심 때문에 정신 건강 문제를 외부에 드러내기가 어려운 유명인사들이, 스트레스에서 시작된 불안장애나 우울증이 심각한 수준으로 악화될 때까지 치료를 받지 못하다가 약물에 중독되거나 자살 같은 극단적 선택을 하는 경우가 종종 보도되곤 한다.

공황장애에서 나타나는 공황발작은 생명이 위태로울 것 같은 극도의 두려움, 감각이상(저림, 따끔거림, 비현실감 등)과 과호흡을 동반하는 생리적 반응이 고조되며 교감신경계가 급격하게 활성화되는 것이다. 보통 10분 이내에 최대 발작 상태에 도달한다.

강박장애는 반복적이고 지속적인 사고, 충동, 심상을 무시하거나 억압하기 위해 다른 생각이나 행동으로 중화하려는 시도로 나타난다. 손 씻기, 정돈하기, 확인하기 같은 행동이나 기도, 숫자세기, 단어 반복하기 같은 정신적 활동을 끊임없이 반복한다. 강박장애로 진단되는 사람은 전체 인구 중 2.5% 정도지만, 환자가 아닌 사람도 어느 정도 강박적 경향을 가질 수 있으며, 일상적 기능에 심각한 지장을 주지 않는다면 정상적인 심리 반응으로 볼 수 있다. 강박장애는 다른 불안장애나 우울증과 흔히 동반되며, 스트레스에 의해 악화와 호전이 반복되는 경향이 있다.

불안장애의 핵심적인 생리적 기제는 교감신경계와 편도체의 과도한 활성화다. 불안과 공포라는 정서는 편도체에서 생성되며, 편도체의 과활성화로 인해 과도한 정서 반응이 일어난다. 반복적으로 특정 자극이나 상황에 접하게 되면 편도체에서는 공포의 조건화가 이루어진다. 편도체는 자율신경계로부터 몸의 긴장 상태에 관한 신호를 받아 불안과 공포를 일으키고 스트레스 반응을 일으킨다. 각성된 편도체는 교감신경계를 활성화하고, 활성화된 교감신경계는 다시 편도체를 각성시키므로 불안은 스트레스로, 스트레스는 불안으로 이어지며 증폭된다. 이 과정에서 편도체는 코르티솔 신호에 더 민감하게 반응하여 더욱 활성화된다. 따라서 스트레스와 불안, 공포는 서로를 자극하며 점점 더 증폭되는 고리를 형성한다.

비록 우울증이나 PTSD 환자만큼 뚜렷하지는 않으나, 범불안장애, 공황장애 환자에서도 해마의 용적 감소가 보고된다. 해마는 편도체를 억제하여 불안과 공포 반응을 조절하므로 해마 기능이 감소하면 불안 반응이 더 커진다. 또한 불안장애 환자들은 감정 조절,

공포 억제, 주의 집중 등과 관련된 전전두엽의 기능 저하를 보이는 경우가 많다. 해마와 전두엽의 기능 저하 모두 지속적인 스트레스로 인해 나타날 수 있는 변화로, 스트레스가 불안장애의 발병 및 악화에 중요한 기여를 하고 있음을 시사한다. 불안의 인지적 측면을 강화하는 핵심 요소로 작용하는 왜곡된 사고 패턴도 신경학적 기반 위에서 더 심화될 수 있다. 실제로 편도체와 해마는 인지를 담당하는 전전두엽 등의 상위 피질로부터 정보를 수용하며, 이러한 상호작용은 불안 반응의 형성과 유지에 중심적인 역할을 한다.

불안장애의 예방 및 치료에서 스트레스 관리는 매우 중요한 요소이므로, 임상에서는 다양한 스트레스 관리 기법을 치료에 적용한다. 인지행동치료를 통해 스트레스 유발 상황에 대한 인식과 부정적 사고 수정을 돕고, 호흡법이나 근육이완법 같은 신체적 기법으로 자율신경계를 안정화하여 불안 증상을 감소시킨다. 명상이나 마음챙김 훈련은 스트레스 자각과 감정 조절 능력을 향상시켜 불안 완화에 기여한다.

## 5) 조현병

조현병은 과거에 정신분열증이라 불리던 질환으로, 망상, 환각(특히 환청), 와해된 언어와 행동, 정서적 둔마 등 다양한 증상을 보이며, 이로 인해 사회적 · 직업적 기능에 장애가 발생한다.

정신분석학에서 말하는 분열(splitting)은 자아가 긍정적 · 부정적 측면(선과 악, 사랑과 증오 등)을 통합하지 못하고 분리해서 인식하는 원시적 방어기제다. 이 방어기제는 유아의 정상적 발달 과정에서 시작되며 성인기까지 여러 정신병리에서 나타날 수 있는데, 조현병 환자에서도 자신의 어려움이나 스트레스를 처리하기 위해 분열과 같은 원시적 방어기제를 사용하는 경우가 발견된다.

전 세계적으로 조현병의 평생 유병률은 약 1%로, 인구 100명 중 1명이 일생에 한 번 앓을 수 있는 질환이다. 유전적 요인이 중요한 역할을 하는 것으로 알려져 있으나, 유전자가 완전히 동일한 일란성 쌍둥이의 경우, 한 명이 조현병을 앓을 때 다른 한 명에서도 발병할 가능성은 약 50%에 불과하다. 즉, 유전적 요인만으로는 충분히 설명되지 않으며, 뇌의 구조적, 기능적 이상이나 도파민을 비롯한 신경전달물질의 불균형과 같은 생물학적 원인, 그리고 가정환경과 같은 다양한 환경적 요인도 발병에 영향을 미친다. 낮은 사회경제적 지위를 가진 사람들에서 조현병이 상대적으로 더 많이 발생한다는 사실은 사회 · 문화적 환경 요인도 조현병 발병에 중요한 역할을 한다는 것을 시사한다.

주빈(Zubin)과 스프링(Spring)은 스트레스와 개인의 취약성이 상호작용하여 조현병을 포함한 다양한 정신질환의 발병 여부를 결정한다는 스트레스-취약성 모델(stress-vulnerability model)을 제시했다(Zubin et al., 1977). 취약성은 질병에 대한 감수성을 높이거나 낮추는 요인으로, 유전적, 생리적, 심리적 요소들에 의해 결정된다. 이 모델은 각 사람의 취약성과 일상에서 경험하는 스트레스가 상호작용하여 질병의 발생과 재발을 좌우한다고 설명한다. 즉, 취약성이 높은 사람은 작은 스트레스에도 정신질환이 발생할 가능성이 높고, 취약성이 낮은 사람은 상당한 스트레스를 경험해도 발병하지 않을 수 있다. 이 모델은 개인의 능동적 대처 전략과 사회적 지지, 회복탄력성 같은 보호요인 역시 질병의 발병과 경과에 영향을 미치는 중요한 조절변수로 간주한다. 따라서 스트레스-취약성 모델은 정신질환의 예방과 치료, 재발 방지를 위해 취약성 요인 관리(약물치료, 심리치료 등), 스트레스 요인 감소, 대처 능력 및 보호요인 증진이 통합적으로 이루어져야 함을 강조하고 있으며, 임상적 개입의 이론적 근거로 널리 수용되고 있다.

### 6) 수면장애

수면장애는 수면의 시작이나 유지의 장애, 과도한 졸음 같은 수면량의 이상이나, 잦은 꿈이나 얕은 잠 같은 수면의 질과 관련된 문제다. 가장 흔한 수면장애인 불면증은 잠드는 시간이 너무 오래 걸리거나 잠이 들어도 밤에 자주 깨거나 아침에 너무 일찍 깨서 다시 잠들 수 없는 문제가 지속되고, 그로 인한 피로감, 자극 과민, 집중력 저하 때문에 일상적인 기능에도 영향이 받는 것이다. 전체 인구 중 40%가 일생 중에 일시적인 불면증을 경험한다.

불면증의 가장 흔한 원인은 스트레스다. 누구나 걱정거리나 화나는 일이 있으면 쉽게 잠들지 못하고, 잠들더라도 숙면을 취하지 못한다. 실제로 스트레스는 수면 생리에 지대한 영향을 미친다. 불면증 환자들은 교감신경이 과도하게 활성화되어 있고 혈중 코르티솔 수준도 높은데, 이것은 스트레스와 불면증의 직접적인 관계를 보여 준다. 스트레스로 교감신경이 항진되면 심신은 흥분 상태가 되어 쉽게 잠들 수 없게 되고, 과도한 코르티솔 분비도 수면을 방해한다. 불면증 환자는 하루 종일 HPA축이 활성화되어 각성 상태

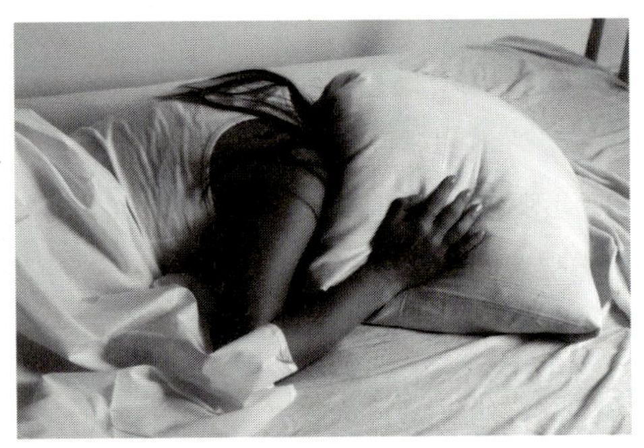

가 지속된다(Vgontzas et al., 2002).

역으로 수면 부족은 코르티솔을 증가시킨다. 수면 부족으로 HPA축의 활동이 교란되면, 아침에는 코르티솔이 정상적으로 분비되어야 하는 양보다 적게 분비되어 기상 후에도 피로감을 느끼고, 낮에는 피로와 졸음 때문에 스트레스 반응이 일어나 정상보다 많은 양이 분비된다. 결과적으로는 코르티솔 분비 곡선이 평탄해지면서 하루 중 전체 분비량은 증가한다.

또 다른 HPA축 호르몬인 CRH도 편도체를 자극하여 불안을 증폭시키고 수면을 방해한다. CRH는 불안, 공포, 각성을 매개하는 신경전달물질이기도 하다. 수면 중인 동물에게 CRH를 투여하면 수면이 억제된다. 스트레스는 수면을 억제하는 각성 호르몬인 오렉신의 작용에도 영향을 미친다. [주: 오렉신에 대해서는 6장 2의 '4) 비만과 섭식장애'를 참고하라.] 잠이 들기 위해서는 오렉신 신경세포 시스템의 작용이 저하되어야 하는데, 스트레스나 불안은 이 신경세포를 흥분시켜 오렉신 분비를 증가시킨다. 오렉신을 만드는 신경세포는 편도체로부터 직간접적으로 많은 입력을 받는다. 편도체의 흥분이 지속되면 불면증이 초래되고, 이런 상태가 지속되면 불면증 자체가 불안과 두려움의 대상이 되어 스트레스가 가중되므로, 불면증은 만성화된다.

수면은 심신의 피로를 회복하고 스트레스로부터 벗어나는 데 가장 중요한 치유 기제다. 불면증은 피로와 스트레스를 적절하게 해소하지 못하게 하여 스트레스에 대한 저항력을 감소시킨다. 결국 스트레스로 인해 수면장애가 오고, 수면장애로 인해 스트레스에 더 취약해지는 악순환이 된다.

### 7) 인지장애와 치매

스트레스는 인지적 효율성을 감소시킨다. 스트레스에 시달리면 자신이 처한 상황에 대한 왜곡된 해석, 편협한 사고, 판단력 저하와 우유부단, 방어적이고 자기중심적인 태도가 나타날 수 있다. 이러한 인지적 효율성의 저하는 다시 스트레스를 만드는 원인이 된다.

단시간의 짧은 스트레스에서는 카테콜아민이 뇌를 각성시키고 기억을 촉진할 수 있다. 코르티솔 또한 낮은 농도에서는 기억을 증가시켜, 위험한 상황을 기억에 잘 저장하고 훗날 참고할 수 있도록 돕지만, 너무 많은 코르티솔은 기억을 손상한다. 부신에서 과도한 코르티솔이 분비되는 질환인 쿠싱증후군(Cushing's syndrome) 환자, 또는 질병 치료를 위해 당질코르티코이드를 장기간 투여하는 환자는 기억력 저하를 겪기도 한다.

스트레스가 기억에 미치는 영향은 스트레스의 종류나 기억의 유형에 따라 다르다. 대체로 정서적 기억(emotional memory)은 강화하고 선언적 기억(declarative memory)과 작업기억(working memory)은 저해한다. [주: 정서적 기억은 감정과 함께 저장된 기억이다. 편도체가 핵심 역할을 하며, 특히 공포기억과 관련이 깊다. 교통사고 후에 자동차만 보면 무서워지는 것이 그 예다. 선언적 기억은 의식적으로 회상하고 언어로 표현할 수 있는 기억으로, 장기기억의 일종이며 해마가 중심적인 역할을 한다. 선언적 기억에는 일화기억(예: 작년에 프랑스에 다녀온 것을 기억하는 것)과 의미기억(예: 프랑스혁명이 1789년에 일어났음을 기억하는 것)이 있다. 작업기억은 암산처럼 정보를 짧은 시간 동안 임시로 저장하고 조작하는 능력이다. 문제 해결, 추론, 언어 이해 등에 관여하며 전전두엽이 주로 활성화된다.] 선언적 기억을 비롯한 인지기능의 손상은 코르티솔이 해마에 미치는 영향으로 초래되는 반면, 정서적 기억이 강화되는 것은 카테콜아민이 편도체에 미치는 영향에 의한 것으로 설명된다.

스트레스는 뇌의 신경세포와 시냅스의 소실을 촉진한다. 만성 스트레스는 배외측전전두엽을 포함한 전전두엽 영역에서 신경세포를 위축시키고 시냅스를 감소시켜 작업기억과 고차원적 인지기능을 손상한다(Woo et al., 2021). 급성 스트레스에서도 배외측전전두엽의 활성이 유의하게 감소하는 것을 fMRI 영상으로 확인할 수 있다(Qin et al., 2009). 여기에는 카테콜아민, 코르티솔 같은 스트레스호르몬이 주로 관여하지만, 스트레스로 인해 증가하는 염증성 사이토카인들도 시냅스 형성과 신경재생을 억제하여 인지기능을 저하시킨다(Koo et al., 2021; Tripathi et al., 2025).

기억과 학습에 관여하는 해마는 코르티솔의 영향을 가장 크게 받는다. 해마가 과도한 코르티솔에 오래 노출되면 신경세포가 점차 위축되거나 사멸하고 새로운 신경세포의 생산도 억제된다(McEwen, 2000; Ohl et al., 2000). 이로 인해 기억과 학습 능력이 저하되고 뇌의 노화가 가속화된다.

해마의 위축은 치매의 주요 징후 중 하나다. 코르티솔은 해마를 손상하는 것 이외의 다른 여러 기제를 통해서도 치매 발생 및 진행을 촉진한다. 코르티솔은 감마-시크레타제(γ-secretase)라는 효소를 활성화시키는데, 이로 인해 알츠하이머병과 관련된 비정상 단백질 조각인 아밀로이드-베타(amyloid-β)가 축적되고, 알츠하이머병의 플라크(plaque) 형성이 가속화된다(Choi et al., 2023). 이뿐이 아니다. 스트레스호르몬들에 의해 상승하는 혈당도 치매 위험을 높인다. 아밀로이드-베타 플라크 형성이 고혈당에 의해 촉진되기 때문이다. 실제로 당뇨병 환자는 치매 위험이 1.5~2배 높다. 이러한 이유로 알츠하이머병을 3형

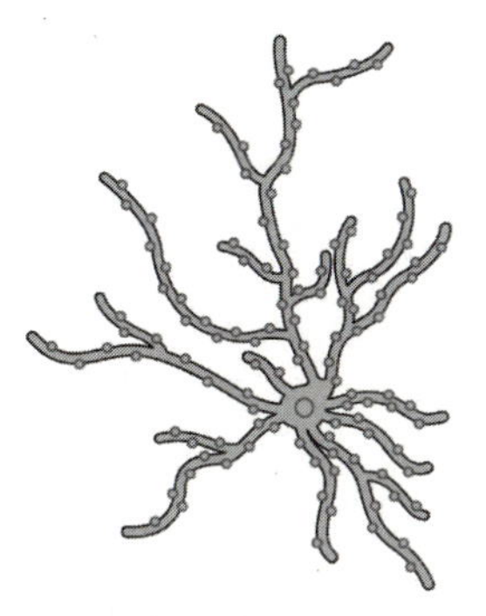

정상 해마 세포

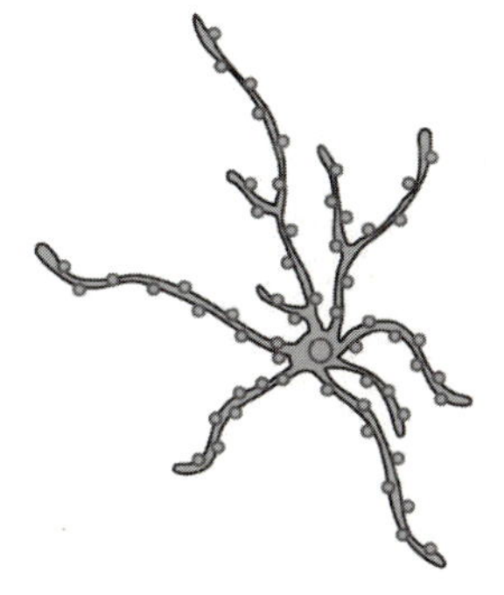

코르티솔에 의해 위축된 해마 세포

[그림 6-4] 코르티솔에 의한 해마 세포의 위축

당뇨병이라 부르기도 한다.

**글상자 6-4 해마와 코르티솔**

해마는 코르티솔 수용체를 많이 가지고 있어 스트레스의 영향을 받기 쉽다. 해마에는 두 가지 종류의 코르티솔 수용체가 있으며, 이들은 코르티솔과의 결합 친화성이 다르다. 친화성이 높은 수용체는 친화성이 낮은 수용체보다 10배 정도 결합력이 강하다. 코르티솔 농도가 낮을 때에는 친화성이 높은 수용체들만 코르티솔과 결합할 수 있지만, 농도가 높을 때에는 친화성이 낮은 수용체들도 결합할 수 있다. 고친화성 수용체가 활성화되면 장기기억이 강화되지만, 저친화성 수용체가 활성화되면 반대 효과가 나타난다. 코르티솔이 해마의 기억 형성에 미치는 영향은 대체로 부정적이지만, 과도하지 않은 수준의 코르티솔은 기억을 강화하는 데 기여할 수도 있음을 의미한다.

두뇌의 일부 영역에서는 신경세포가 재생된다. 해마의 치아이랑(dentate gyrus)도 그 영역 중 하나인데, 이곳은 측두엽 측내실의 뇌척수액으로 운반되는 코르티솔에 가장 많이 노출되므로 새로운 세포 성장이 억제될 수 있으며, 기존 세포들도 세포사에 더 취약해질 수 있다(McEwen et al., 1995; Sapolsky, 1996). 우울증 환자나 쿠싱증후군 환자는 혈중 코르티솔이 상승해 있고, 두 경우 모두 해마 크기의 감소가 나타난다.

해마뿐 아니라 내측전전두엽도 만성 스트레스의 영향으로 시냅스 연결이 감소된다(Wellman, 2001; Wang et al., 2023). 반면, 편도체 기저·외측부의 크기는 증가한다(Vyas et al., 2002). 해마, 내측전전두엽, 편도체는 정서의 생성과 조절에 핵심적인 영역이며, 이상의 변화들은 모두 정서 조절 장애 및 과도한 스트레스 반응으로 이어지는 것이다.

### 8) 행동장애

스트레스와 행동장애의 관계는 심리학과 신경과학 분야에서 오랜 기간 연구되어 온 주제다. 스트레스는 자기조절의 동기와 능력을 손상시키고, 동반되는 부정적인 정서는 자기파괴적 행동을 촉발한다. 따라서 스트레스는 행동장애의 발생, 악화, 지속에 깊이 관여하는 요인이다.

행동장애는 사회적 규범이나 기대에서 벗어난 행동을 반복적, 지속적으로 보이며, 이로 인해 사회적, 학업적, 직업적 기능에 심각한 지장을 초래하는 상태로, ADHD, 품행장애(conduct disorder), 반항성장애(oppositional defiant disorder) 등이 포함된다.

스트레스가 과중한 사람들은 충동적으로 행동하는 경향이 증가한다(Tice et al., 2001). 만성 스트레스는 전전두엽 기능 저하 및 편도체 과잉 활성화를 초래하여 충동 조절, 감정 조절 능력을 저하시킨다. 이는 공격성, 반항, 충동적 행동 등 행동장애의 특징적 증상들로 이어진다. 한편 스트레스는 중뇌의 도파민 경로를 교란하여 보상 민감도를 변화시키는데, 이는 ADHD와 같은 장애에서 보이는 주의 산만과 충동성에 기여할 수 있다.

아동기와 청소년기는 두뇌 발달과 정서 발달이 활발한 시기로, 이 시기의 스트레스는 행동장애 발병 가능성을 증가시킨다. 학대, 방임, 빈곤, 가정불화 등의 스트레스는 행동장애의 강력한 예측 요인이다. 행동장애를 가진 사람은 스트레스 상황에 대해 왜곡된 인지적 해석을 하고 과도한 반응을 보이는 경향이 있는데, 이는 다시 문제 행동을 일으켜 상황을 악화시킨다.

### 9) 중독

5장 3의 '2) 스트레스 대응 행동의 유형'에서 설명한 바와 같이, 스트레스는 중독의 주요 촉발 요인이자 치료 중 재발의 원인이다. 따라서 중독 치료나 예방에서 스트레스 관리는 매우 중요한 요소로 다루어진다.

많은 사람들이 스트레스를 느낄 때 반복해서 찾고 의지하는 물질이나 행위를 한두 가지 가지고 있다. 잠시 자기위로나 기분전환 정도로 사용을 조절할 수 있는 사람도 있지만, 적지 않는 사람들이 심각한 정도의 의존증, 나아가 중독 상태에 있다. '일중독' '사랑중독'처럼 긍정적이거나 감성적인 느낌을 주는 이름의 중독도 마찬가지다. 대상이 무엇이든지, 멈추려 해도 멈출 수 없는 상태, 조절이 불가능한 상태가 중독이다.

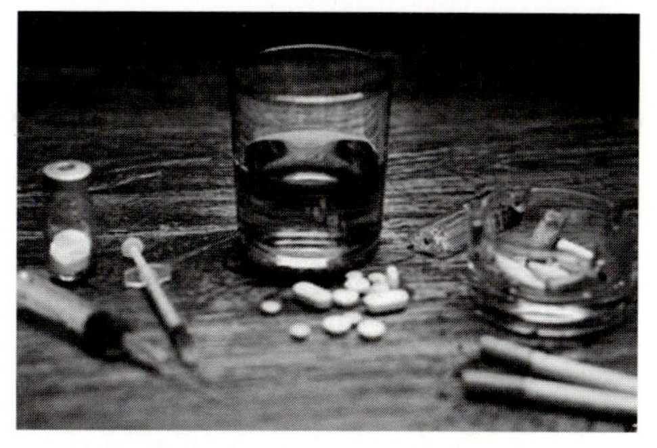

중독은 뇌의 실질적 변화가 동반되는 질병이다. 알코올이든 도박이든 일이든 사랑이든, 모든 중독에는 뇌의 보상회로가 관여하며, 뇌에서 동일한 생리학적 변화를 수반한다. 알코올 중독자가 술을 갈망할 때나 게임 중독자가 게임을 갈망할 때 뇌를 fMRI로 촬영해 보면, 모두 보상회로의 복측피개야(ventral tegmental)가 활성화되어 있고, 사랑중독에 빠진 사람의 뇌를 촬영해도 같은 부위가 활성화된다. 이 부위가 반복적, 지속적으로 활성화되면 보상회로의 기능에 실질적 변화가 나타난다. 반복적인 보상회로 활성화로 도파민이 과도하게 분비되면 신경세포들이 도파민 수용체 수를 감소시키므로, 예전과 같은 수준의 쾌감을 얻으려면 약물이든 행위든 더 강하게 투여해야 한다. 이것이 바로 내성이다. 처음에는 기분이 좋아진다는 이유로 찾지만, 나중에는 하지 않으면 괴로워서 멈출 수 없게 되는 것이 중독이다.

뇌의 중격 부위에 있는 D2형 도파민 수용체는 스트레스를 받으면 더욱 민감해지는데, 중독으로 이미 변형된 뇌가 이로 인해 더 심하게 변형되어 원래 상태를 회복되기가 더욱 어려워진다(Sim et al., 2013). 결국 스트레스는 변형된 뇌가 중독성 자극을 더욱 탐닉하게 만들고 치료 중 재발 가능성을 높이게 된다.

알코올중독, 도박중독, 약물중독(불법약물 이용 및 처방의약품 오남용), 디지털미디어중독(인터넷, 스마트폰, 게임 중독 등)을 4대 중독이라 하는데, 우리나라 국민 8명 중 최소 1명이 4대 중독의 중독자로 추정된다. 2023년 국립정신건강센터가 발표한 자료에 의하면, 가장 오래된 중독 대상인 알코올만 보더라도, 전체 국민 중 11.6%가 평생 한 번 이상 알코올 사용장애를 경험한다.

최근 약물중독과 디지털미디어중독이 급증하면서, 중독은 더욱 심각한 사회적 문제가 되고 있다. 게임과 도박이 오락이나 여가로 확대되고 관련 광고가 도처에 범람하는데, 중독에 가장 취약한 아동 · 청소년들이 무차별적으로 노출되고 있어 한층 더 경각심이 요구된다. [주: 2019년에 사행산업통합감독위원회의 조사 자료에서는 불법도박 시장 규모를, 합법적 사행산업 규모의 4배에 이르는 82조 원으로 추산했다. 여기서 주의할 점은 합법적 사행사업이라 해서 중독의 우려가 없지는 않다는 것이다. 카지노, 경마, 복권 등은 관련법에 따라 허용된 것이지만, 중독 위험을 기준으로 합법과 불법을 나누는 것은 아니다.]

스트레스에서 시작된 탐닉, 의존, 중독이 심신의 질병을 야기하는 것도 문제지만, 더 큰 문제는 이것이 스트레스를 피하는 것이 아니라 삶을 더욱 황폐하게 하는 또 다른 스트레스를 만드는 악순환으로 이어진다는 것이다. 중독의 원인은 알코올, 마약, 도박, 인터넷 자체가 아니라 이러한 것들로 도피하게 하는 다른 어떤 것들이며, 중독은 그것들로부터 파생되는 문제의 단면이다. 알코올을 없애버린다면 더 이상 음주를 할 수 없겠지만, 해결되지 않은 내부의 갈등은 다른 곳에서 다른 형태로 표출될 것이다. 리트(Litt)와 웨스트(West)는 이런 의미에서, 중독을 헤로인 문제, 마리화나 문제 등으로 논하는 것은 자살을 목매달기 문제, 물에 빠지기 문제 등으로 다루는 것과 다름이 없다고 말한다(Litt et al., 2017).

### 10) 분노조절장애

스트레스는 공격성과 충동 조절에 영향을 미치며, 이는 분노 조절의 어려움을 특징으로 하는 여러 정신질환의 원인이 될 수 있다. 대표적인 예로는 간헐적 폭발장애(intermittent explosive disorder: IED), PTSD에서 나타나는 만성적 분노 반응, 분노와 자율신경계 증상이 함께 나타나는 반응성 분노 상태 등이 있다.

분노조절장애는 주로 간헐적 폭발장애를 가리킨다. 이 장애는 충동적인 분노 폭발을 억제하지 못해 파괴적 행동을 보이는 것이 특징이다. 부당함, 모멸감, 좌절감 같은 강한 부정적 정서를 유발하는 사건을 경험한 후, 그 감정이 해소되지 않고 지속될 때 나타날 수 있다. 『DSM-5』의 진단 기준은 지난 3개월 동안 평균 주 2회 이상의 언어적 또는 신체적 공격이 반복되었으나 신체 손상이나 재산 피해는 없는 경우, 또는 지난 12개월 동안 재산 손괴나 신체 손상을 초래한 심각한 폭력적 행동이 3회 이상 있었던 경우다. 이때 나타나는 공격성은 그것을 유발한 스트레스 요인이나 자극의 정도에 비해 명백히 과도하고, 때로는 법적 문제나 심각한 대인 갈등을 초래하기도 한다. 스트레스는 간헐적 폭발장애의 악화 요인으로 작용하며, 스트레스 대처 능력의 부족은 장애의 만성화와 재발 가능성을 높이는 주요 요인 중 하나로 간주된다.

분노조절장애의 유병률은 인구의 약 2~7% 수준이다. 주요 원인으로는 유전적 소인, 전두엽 기능 저하, 세로토닌 불균형 등의 생물학적 요인과 함께, 아동기 학대, 가정불화, 사회적 스트레스 등 환경적 요인이 작용하는 것으로 알려져 있다. 특히 만성적 스트레스는 전전두엽, 편도체 등 감정을 조절하는 뇌 영역의 기능을 변화시켜 분노 억제 능력을 저하시킬 수 있으며, 반복적 좌절과 부당한 대우는 인지적 왜곡을 통해서 공격 행동을 정당화하는 태도를 강화할 수 있다.

스트레스는 분노 수준을 직접적으로 높이며, 일상에서 느끼는 스트레스 수준이 높으면 공격성과 역기능적 분노도 증가한다. 스트레스가 높을수록 분노를 반복적으로 떠올리는데, 이는 분노의 지속과 증폭으로 이어진다. 따라서 분노조절장애의 예방과 치료에서 스트레스 관리는 매우 중요한 요소이며, 임상에서는 마음챙김 훈련, 인지행동치료 같은 심리적 중재법들을 활용하여 스트레스 관리를 돕고 있다.

## 11) 화병과 신체화장애

화병은 울화병의 준말로, 분노를 중심으로 하는 정서장애의 일종이다. 분노 같은 감정이 해소되지 못하여 화(火)의 양상으로 폭발하는 증상이 있는 증후군이다. 내부에 응어리진 분노나 원한의 강도가 점점 심해져 스스로 통제할 수 없을 만큼 깊어지면서 발생한다.

화병은 주로 한국에서 보고되는 문화 특유 증후군이다. 미국정신의학회의 『DSM-IV』에서는 화병을 'hwabyung'이라 표기하고, 한국 문화권에서 주로 나타나며 분노의 억제로 인해 발생하는 증후군이라 설명한 바 있다. 화병은 우리나라 사람들이 분노라는 감정을 처리하는 데 매우 취약하며, 화를 참고 속으로 삭이는 경향이 높다는 것을 잘 보여 준다. 한국인의 심리 · 생리적 기질도 취약성을 제공할 수 있겠으나, 사회 · 문화적 환경이 더 중요한 취약성의 근원으로 여겨진다.

어떤 부당한 대우나 부정적 사건, 충격을 겪으면, 심리적 외상에 대한 즉각적 반응 이후에 일정 기간의 적응 과정을 거치게 된다. 이 과정에서 단기적으로는 급성 스트레스 반응이나 격분 증후군으로 이행할 수 있고, 장기적으로는 스트레스 대처 방식이나 기질, 성격 등에 따라서 신체 증상 중심 혹은 정서 중심의 화병이 나타날 수 있다(김종우 등, 2013).

화병의 유병률은 연구에 따라 편차가 크지만, 인구 중 대략 3~7%에서 나타나는 것으로 조사된다. 남성보다 여성에서 더 많이 발생하며, 특히 중년 여성들에게 많이 나타난다. 화병은 억울하고 분한 마음, 사소한 일에도 화가 치미는 것 같은 심리적 증상들과 더불어, 가슴이 답답하거나 숨막힘, 안면이나 가슴의 열감 같은 신체적 증상들을 동반하는 것이 특징이다.

화병은 우울증과의 공병률이 매우 높다. 화병 증상과 우울증이 번갈아 나타나기도 하고 동시에 나타나기도 한다. 두 질환의 공병률이 높은 만큼 감별도 중요하다. 우울증 환자는 전반적 태도가 침울하고 정신적 증상을 주로 나타내며 우울감을 가장 많이 호소하는 반면, 화병 환자는 적극적으로 자신을 표현하며 신체 증상을 주로 나타내고 분노와 억울함을 더 많이 호소한다.

신체화장애(somatization disorder)는 의학적으로 설명되지 않는 여러 가지 신체 증상이 만성적으로 지속되고, 이로 인해 환자가 상당한 심리적 고통과 기능장애를 겪는 정신장애다. [주: 『DSM-5』에서는 신체증상장애(somatic symptom disorder)로 명칭과 진단 기준이 변경되었다.] 내적 갈등, 억압된 감정, 스트레스와 같은 심리적 어려움이 신체 증상으로 전환되어 나타난다. 스트레스 상황에서 교감신경계가 활성화되면서 여러 신체화 증상이 나타날 수 있지만, 그 자체가 병적인 현상은 아니다. 신체화장애는 그 증상이 과도하고 6개월 이상 지속될 때 진단된다. 신체화장애는 생물학적, 심리적, 환경적 요인이 복합적으로 작용한다. 신경계의 기능 이상, 자율신경계의 과민반응 등이 일부 영향을 미칠 수 있다. 감정 표현이 미숙하거나 감정을 언어로 표현하지 못하는 성향도 위험요인으로 지적된다.

화병과 신체화장애는 정신적 고통이 신체 증상으로 나타난다는 점, 남성보다 여성 환자가 많고 스트레스나 정서적 억압이 주요 원인이라는 점에서 유사성이 있다. 그러나 호소하는 증상에는 차이가 있다. 신체화장애 환자는 두통, 복통, 구토, 마비감 등을 주로 호소하며, 증상에 과도하게 집착하고 지속적으로 건강을 염려한다. 호소 증상이 의학적으로 충분히 설명되지 않고, 실제 의학적 질환이 있더라도 심리적 영향이 과도한 경우에 신체화장애로 진단된다. 환자에게는 실제로 느껴지는 고통이므로 거짓이나 꾀병과는 다르다. 환자가 자신의 증상이 심리적 원인에서 비롯되었다고 믿지 않고, 여러 병원을 다니며 반복적으로 검사와 진료를 요청하는 경우가 흔하다.

신체화장애처럼 의학적 검사에서 신체적 원인이 발견되지 않는 장애를 가진 사람들에게 지출되는 의료비는 엄청나다. 더 근본적인 문제는 그 비용이 정신의학적, 심리적 진료보다는 신체적 진료를 위해 더 많이 쓰인다는 것이다. 의료경제학자 마이클 캐슈너(Michael Kashner)는 이들이 진단과 치료를 위해 반복적으로 의료기관을 찾으면서 지출하는 비용이 평균 의료비보다 10~14배가 높다고 했다. 이들은 자신에게 아무런 의학적 문제가 없다는 진단 결과가 제시되어도 무의미한 의료기관 방문을 중단하지 않는다. 오히려 검사 행위 자체가 증상에 대한 신념을 강화시키고 더욱 주의를 집중하게 만든다. 1980년에 열린 미국 연방 알코올 · 약물 남용 및 정신건강 행정부(Federal Alcohol, Drug Abuse and Mental Health Administration: ADAMHA) 회의에서는 신체적 질병이 없고 스트레스가 원인인 환자들에 대한 건강보험 재정 부담 문제를 지적하고, 이들에게는 심리적 접근법이 필요하다는 결론을 내렸다. 이후 실시된 수많은 연구에서 심리적 치료가 신체 증상을 완화할 뿐 아니라, 의료기관 방문 빈도를 줄여 준다는 것을 확인했다.

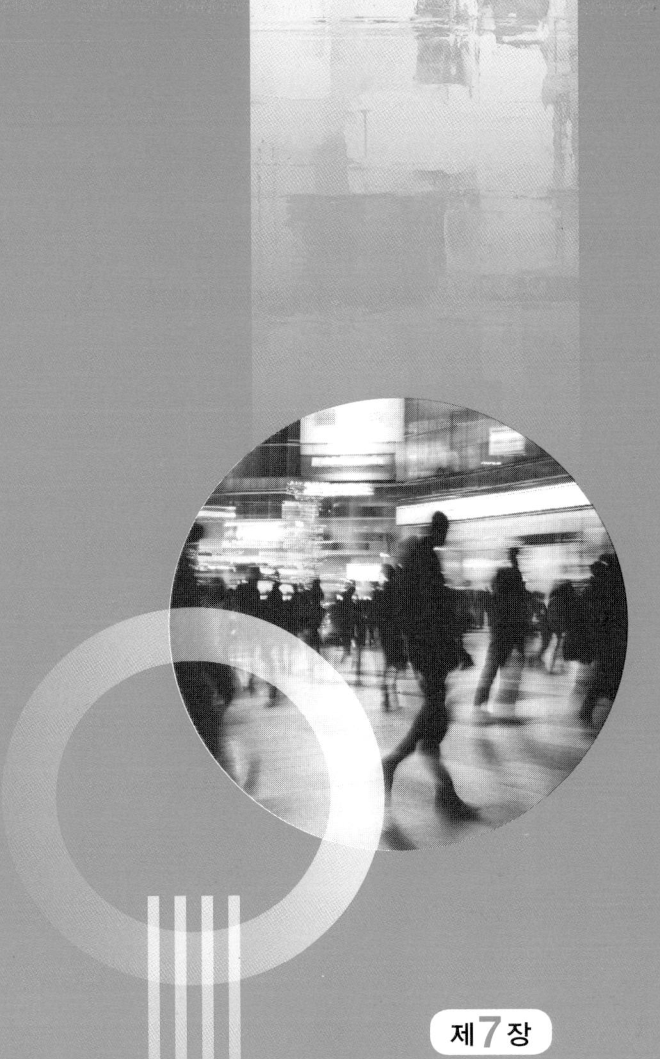

제 7 장

# 스트레스 평가

Stress Assessment

● ● ● 스트레스 진단, 평가에는 스트레스로 인해 나타나는 여러 신체적 지표의 변화를 객관적으로 측정하는 생리적 평가법과 스트레스의 원인, 심리적 취약성, 스트레스 반응 양식 등을 측정하는 심리 · 행동적 평가법이 활용된다.

생리적 평가에는 코르티솔, 에피네프린 같은 스트레스호르몬들을 측정하거나 면역세포들의 양적, 기능적 변화를 측정하는 방법, 뇌파를 측정하는 방법 등이 있다. 더불어 혈당, 혈압, 혈중지질 같은 지표들을 측정하여 장기와 대사 기능 상태를 평가함으로써 스트레스성 질병 발생 위험을 예측할 수 있다. 검사실에서 인위적으로 스트레스를 부여하고 그에 대한 생리적 반응성을 측정하여 스트레스에 대한 취약성을 평가할 수도 있다.

생리적 검사들은 스트레스가 신체에 부담을 주는 정도에 대해 객관적인 정보를 제공하지만, 스트레스의 원인이나 심리적 고통의 정도, 손상된 삶의 영역에 대해 알려 주지는 못한다. 스트레스로 인한 심리적 고통과 삶의 질 저하가 심각한 수준이더라도 생리적 검사에서는 별다른 변화가 관찰되지 않을 수도 있다. 또한 만성 스트레스일수록 생리적 검사의 의미는 제한적일 수 있다. 따라서 생리적 검사와 더불어 심리 · 행동적 검사가 병행되어야 한다. 생리적 검사와 심리 · 행동적 검사는 상호 보완적으로 피검자에 대한 자료를 제공한다.

심리 · 행동적 평가를 통하여 스트레스의 원인과 규모, 스트레스로 인한 주관적 고통, 심리적 취약성, 스트레스 대처자원, 스트레스에 대한 대응 반응, 스트레스로 인해 주로 영향을 받는 삶의 영역 등을 알 수 있다. 심리 · 행동적 검사는 주로 설문지 방식의 자기보고식(self-reported) 또는 관찰자/임상가의 평정에 의한 검사, 면접을 통한 진술, 그림 심리 검사 등으로 이루어진다. 스트레스 평가를 위해 별도로 개발된 척도들을 주로 사용하게 되지만, 필요에 따라서는 미네소타 다면적 인성검사(Minnesota Multiphasic Personality Inventory: MMPI)를 포함하여, 우울이나 불안을 평가하는 별도의 심리 검사들도 병행한다. 학교, 직장, 군부대 등 특정 집단의 스트레스를 평가하기 위해 개발된 지표들도 활용할 수 있다. 이러한 검사를 통해 환자(내담자)의 스트레스를 다면적으로 평가하고, 이를 기초로 각 사람에게 필요한 스트레스 관리 및 치유 전략이 마련된다.

## 1. 생리적 평가

생리적 스트레스 진단, 평가는 스트레스가 신체에 미치는 영향을 직접 측정하는 방법으로, 자율신경계, 내분비계, 면역계 등의 생리적 지표를 확인한다. 이는 주로 주관적인 자기보고에 의존하는 심리적 진단법보다 객관적이고 정량적인 측정이 가능하며, 소아나 인지기능 저하 환자처럼 심리적 자각 능력이 낮거나 의사소통이 어려운 집단에서도 적용이 가능하다.

### 1) 스트레스호르몬 측정

에피네프린과 노르에피네프린은 급성 스트레스의 지표로, 코르티솔은 만성 스트레스의 지표로 이용된다. 검체로는 주로 혈액을 이용하지만, 소변과 타액에서도 측정이 가능하다. 혈액 검사는 특정 시점의 상태를 즉각적으로 평가하는 데 강점이 있으므로 급성 반응을 측정할 때 적합하다. 혈액은 스트레스호르몬 외에도 많은 생리적 지표를 검사할 수 있는 검체지만, 채혈을 위해 주사 바늘을 꽂는 것도 스트레스가 될 수 있다. 소변에서도 에피네프린, 노르에피네프린, 코르티솔 등을 측정할 수 있다. 소변 검사는 장시간의 평균적인 분비량을 평가할 때 유리하다. 다만 수분 섭취, 신장 기능, 수집 정확도 등에 의해 영향을 받을 수 있다. 또한 호르몬 검사를 위해서는 단회뇨가 아니라 하루 동안의 소변을 모은 24시간뇨를 이용하므로 검체 확보가 번거롭고, 채뇨를 하는 데도 심리적 부담이 작용하여 배뇨량에 영향을 줄 수 있다.

타액을 이용한 호르몬 검사도 가능하다. 스트레스에 의해 변동되는 호르몬들 중 타액에서 측정할 수 있는 것으로는 코르티솔, DHEA, 에스트로겐, 프로게스테론, 테스토스테론이 있다. 특히 타액 내 코르티솔 농도는 혈액 내 코르티솔 농도와 높은 상관을 보이므로 타당도가 높다. 타액은 다른 검체보다 채취가 용이할 뿐 아니라 진단 가격도 상대적으로 저렴하다는 장점이 있다.

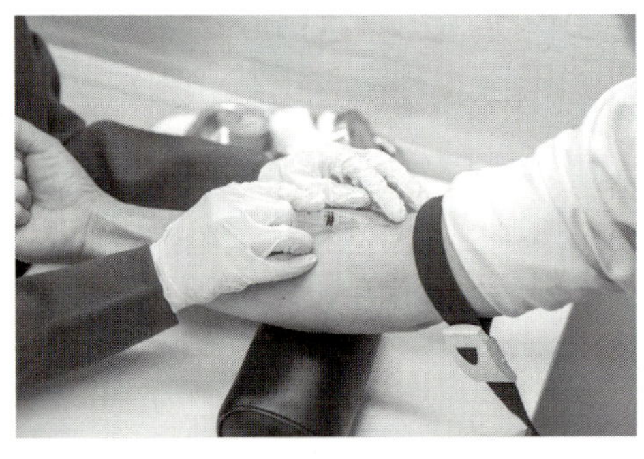

급성 스트레스나 심리적 긴장으로 교감신경계가 활성화되면 타액 내 알파-아밀라아제(α

−amylase) 농도가 빠르게 상승하므로, 알파−아밀라아제도 스트레스를 측정하는 지표가 된다. 타액 알파−아밀라아제 측정은 비침습적이고 간편하게 교감신경계의 활성도와 스트레스 수준을 평가할 수 있는 방법으로 널리 활용된다.

최근에는 타액에서 측정하는 자유라디칼 제거 능력(free radical scavenging activity, FRSA)이 스트레스 및 항산화 상태를 반영하는 새로운 지표로 주목받고 있다. FRSA는 신체가 활성산소를 얼마나 효과적으로 중화할 수 있는지를 나타내는 항산화 능력의 척도다. 스트레스가 지속되면 활성산소가 증가하고, 이에 대응하는 항산화 방어 능력이 소모되기 때문에, FRSA 수치는 신체의 스트레스 적응력과 건강 상태를 간접적으로 보여 준다. FRSA는 스트레스 평가 외에도 건강관리, 만성질환 예방 등 다양한 분야에서 활용 가능성이 연구되고 있다.

모든 생리적 지표는 식사, 운동, 기온, 흡연, 카페인 섭취, 약물 복용 여부 등 다양한 외부 요인의 영향을 받을 수 있다. 스트레스호르몬들은 일주기 리듬에 따라 분비량이 변동한다는 점도 반드시 고려해야 한다. 이상의 요인들을 통제하고 표준화된 조건에서 검체 채취가 이루어져야 정확한 평가가 가능하다. 또한 단일 측정보다는 반복적인 평가가 권장된다.

## 2) 코르티솔 각성 반응 검사

일주기 리듬, 즉 하루를 주기로 하는 인체의 리듬을 결정하는 것은 소위 생체시계(biological clock)라 불리는 시상하부의 시교차상핵(suprachiasmatic nucleus: SCN)이다. [주: 생체시계와 시교차상핵에 대해서는 9장 4의 '3) 자연과 동조된 규칙적인 생활'을 참고하라.] 코르티솔이 일주기 리듬을 가지고 분비되는 것도 시교차상핵에서 제공되는 시간 정보에 의한 것이다. 시교차상핵은 시상하부의 CRH 분비 영역인 실방핵을 자극하여 HPA축을 활성화시킴으로써 부신피질에서 코르티솔이 분비되도록 한다.

코르티솔의 분비 리듬 곡선은 [그림 4−11]과 같이, 기상 직후에 가장 높이 상승하고 취침 전에 가장 낮아지는 형태를 취한다. 보통 기상 후 30~45분 내에 코르티솔 농도가 50~160%까지, 일부 연구에서는 100~300%까지 급격히 상승하는데, 이러한 현상을 코르티솔 각성 반응(cortisol awakening response: CAR)이라 한다. 코르티솔 각성 반응은 HPA축의 활성화와 더불어 시교차상핵, 해마, 편도체 등 뇌 부위들의 상호작용에 의해 조절되며, 성별, 건강 상태, 건강 행동, 스트레스 지각 등 여러 요인에 의해서도 영향을 받는다(Clow et al., 2010; Fries et al., 2009).

코르티솔 각성 반응 검사에서는 기상 직후부터 30~45분 사이의 코르티솔 농도 상승률과 절대치를 분석한다. 만성 스트레스, 만성피로, 부신 기능부전 상태에서는 상승률이 감소하여 분비 곡선 기울기가 완만해지거나 무반응을 보이고, 코르티솔의 최고 농도도 정상 수준보다 낮게 나타난다. 일부에서는 반응이 오히려 커지기도 한다. 예를 들면, 급성 관상동맥 장애를 나타낸 D형 행동유형 환자에서 코르티솔 각성 반응이 상승되어 있다는 연구가 있다(Whitehead et al., 2007).

### 3) 면역기능 평가

혈액을 통하여 면역세포들의 수와 기능, 면역세포가 분비하는 사이토카인들의 수준, B림프구에서 생성되는 항체량의 변화를 측정할 수 있다. 주로 측정되는 면역세포로는 B림프구, T림프구와 그 아형(subtype)들, NK세포 등이 있으며, 이들의 수와 기능, 비율의 변화가 평가된다.

스트레스 반응에서는 염증성 사이토카인이 상승하므로, 이들도 스트레스와 관련된 면역계의 지표로 이용된다. 주요 염증성 사이토카인으로는 인터류킨-1, 인터류킨-6, 인터류킨-12, 인터류킨-18, TNF-α가 있다. 염증성 사이토카인의 증가는 스트레스가 각종 만성질환을 초래하는 과정에서 중대한 역할을 한다. 염증은 수많은 만성질환의 위험을 높이는 요인이며, 이들 만성질환에는 신체적 질병뿐 아니라 정신과적 장애도 포함된다. [주: 2장의 '3. 정신신경면역학'을 참고하라.] 염증성 사이토카인은 암의 진행에도 중요한 영향을 미치기 때문에, 암 환자의 생존이나 암 전이를 예측하는 지표가 되기도 한다(Powell et al., 2013).

항체는 면역세포가 만드는 글로불린(globulin)이라는 단백질, 즉 면역글로불린(immunoglobulin: Ig)이다. 항체는 항원과 결합하여 항원의 작용을 방해하고, 면역세포들을 자극하여 항원을 제거하도록 한다. 스트레스로 인해 면역계가 영향을 받으면 항체 생산이 감소하므로, 스트레스가 심한 상태에서 예방접종을 실시하면 항체가 잘 형성되지 않는다. 항체에는 IgA, IgD, IgE, IgG, IgM 등 다섯 종류가 있으며, 이들은 생산되는 시기, 담당하는 면역 반응, 분포 장소 등에 차이가 있다. [주: 예를 들면, IgM은 병원체(항원)가 신체에 처음 유입되었을 때 나타나는 초기 면역 반응에서 주로 생산되고, 이후 면역계에서 항원에 대한 기억(면역기억)이 형성된 다음에는 주로 IgG가 생산된다. IgA는 점막, 타액, 모유에 풍부하여 국소적인 면역을 담당한다. IgE는 알레르기 반응과 기생충 방어에 관여한다.] 스트레스와 관련해서는 혈액 내 IgG, IgM이 주로 측정되지만, IgA도 중요한 스트레스 지표로 활용된다. 타액의 IgA는 스트레스 반응에서 감소한다.

코르티솔은 면역기능을 억제하고, DHEA는 코르티솔의 면역 억제 효과를 상쇄하거나 조절하는 기능을 가지므로, 이들의 비율은 면역 건강 상태를 반영한다. 따라서 코르티솔/DHEA 비율(cortisol/DHEA-s ratio: CDR)도 스트레스와 관련된 생리적 지표로 이용된다. 높은 CDR은 만성 스트레스와 질병에 대한 대처 능력 저하를 의미한다. 예컨대, CDR이 높을수록 NK세포 활성도는 낮아진다(Suh et al., 2023). CDR를 통해 면역 및 대사 건강 상태, 부신 기능을 평가할 수 있다.

면역계의 각종 지표들은 스트레스 이외의 여러 요인들에 의해서도 영향을 받으며, 스트레스가 진행되는 국면에 따라서도 변동한다. 따라서 면역기능 평가 결과를 곧바로 피검자가 겪는 스트레스의 정도로 해석할 수는 없다. 그러나 면역기능은 감염증, 과잉면역 같은 면역 관련 질환뿐 아니라, 심혈관계 질환, 악성종양, 우울증을 비롯한 심신의 각종 질병과도 밀접한 관계를 가지고 있으므로, 스트레스에 의한 질병 발생 위험을 평가하고 예후를 평가하는 데 의미 있는 지표로 활용될 수 있다.

### 4) 심박변이도 검사

심장의 심박조율기(pacemaker)인 동방결절(sinoatrial node)은 신경계의 통제가 없어도 자발적으로 박동을 발생시키지만, 기본 박동은 자율신경계의 조절을 받는다. 따라서 심박수는 심신의 상태 변화에 민감하게 반응한다.

심박변이도 검사는 연속적인 심장 주기 간의 시간적 변동을 측정하여 자율신경계의 균형을 평가하는 검사다. 심전도(electrocardiogram: ECG)의 주파수 영역 분석을 통해 교감신경과 부교감신경의 상대적 활성을 간접적으로 파악할 수 있다.

일반적으로 교감신경이 우세해지면 심박변이도는 감소하고, 부교감신경이 우세해지면 심박변이도가 증가하여 심박동이 더 유연하고 다양한 변화를 보인다. 심박변이도가 큰 것은 부교감신경의 조절력이 우수하여 교감신경의 항진을 효과적으로 억제할 수 있음을 의미한다. 이처럼 자율신경계의 조절 능력이 뛰어나면 혈압, 체온, 혈중 산소 농도 같은 생리적 지표의 변동에 신속하게 반응하여 항상성을 안정되게 유지할 수 있다. 반면, 심박변이도가 낮은 것은 외부 환경 변화에 대한 생리적 적응력의 저하를 의미하며,

이는 스트레스와 관련된 질환의 발생 위험이 증가하는 것과 관련이 있다. 따라서 심박변이도 검사는 스트레스에 대한 민감도 및 스트레스로부터의 회복력을 평가하는 데 활용된다.

심박변이도는 수명과 건강 상태를 예측하는 지표로도 점차 중요성이 커지고 있다. 심박변이도가 높은 사람은 더 건강할 뿐 아니라 더 오래 산다(Zulfiqar et al., 2010). 건강한 사람일수록 심박변이도가 크고 복잡하게 나타나고, 질병 상태에서는 심박변이도가 감소한다. 높은 심박변이도는 심장이 스트레스, 운동, 감정 변화 등의 자극에 대해 유연하고 안정적으로 반응할 수 있음을 보여 주며, 이는 전반적인 심혈관 건강, 대사 건강, 면역기능이 양호함을 뜻한다. 낮은 심박변이도는 만성 스트레스, 염증 반응, 수면장애, 우울 및 불안장애와 관련이 있고, 전체 사망률 및 심혈관 관련 사망률 증가와도 상관이 있다. 심박변이도가 낮은 심근경색 환자는 심장 돌연사나 재입원 위험이 더 높다.

심박변이도는 호흡과 밀접하게 연결되어 있다. 호흡 주기에 따라 심박수가 주기적으로 변동하는 현상을 호흡성 동성 부정맥(respiratory sinus arrhythmia)이라 하는데, 이는 부교감신경(미주신경)의 활동성과 반응성을 보여 주는 것이다. 대체로 숨을 들이쉴 때는 부교감신경이 억제되기 때문에 심박수가 증가하고, 내쉴 때는 부교감신경의 재활성화로 인해 심박수가 감소하게 되는데, 이 현상은 건강한 사람일수록 더 뚜렷하게 나타난다. 따라서 호흡 조절은 심박변이도를 높이는 효과적인 방법이며, 실제로 이완요법들은 숨을 길게 내쉬는 방식의 호흡법을 권장한다. 느리고 깊은 호흡, 특히 분당 4~6회의 느린 호흡은 부교감신경의 활성과 심박변이도를 향상시킨다. 반대로 얕고 빠른 호흡에서는 스트레스 상황에서처럼 심박변이도가 감소한다. 의도적인 호흡 조절은 심박변이도를 개선하고, 심신의 건강증진에 크게 기여할 수 있다. 심박변이도 기반의 호흡 훈련, 명상, 이완요법은 스트레스 관리 및 심혈관 건강증진에 매우 유용한 방법으로 활용되고 있다.

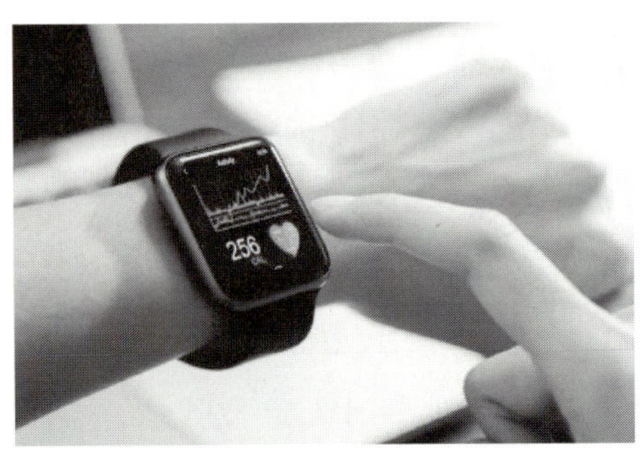


최근 스마트워치(smartwatch)를 포함한 웨어러블(wearable) 기기들이 심박변이도 측정 기능을 탑재하고 있어 건강관리에 이용되고 있다. 그러나 심박변이도의 측정 정확도는 센서 기술과 장비 종류에 따라 상당한 차이를 보인다. 따라서 정확한 임상적 평가가 필요한 경우에는 의료용 심전도 장비를 이용하고, 웨어러블 기기는 보조적 수단으로 이용하는 것이 바람직하다.

## 5) 혈관경직도 검사

동맥의 경직(arterial stiffness)은 심혈관계 질환의 위험요소로, 혈관경직도의 증가는 동맥경화증, 고혈압, 말기 신장질환 등과 명백한 상관관계가 있다. 따라서 혈관경직도 검사는 뇌혈관 질환이나 관상동맥질환의 발생 가능성 및 그로 인한 사망을 예측하는 데 유의미한 지표가 된다.

혈관경직도는 다양한 비침습적 기법을 통해 평가된다. 가장 널리 사용되는 방법은 맥파전달속도(pulse wave velocity: PWV) 측정이다. 이것은 심장에서 발생한 압력파가 동맥을 따라 말초로 전달되는 속도를 산출하는 것이다. 심장박동은 동맥을 통해 전신으로 퍼져 나가는데, 동맥벽이 경화되면 박동이 전달되는 속도가 빨라지므로, 맥파전달속도가 클수록 동맥경화가 현저한 것으로 판단할 수 있다. 박동을 감지하는 센서(sensor)들을 몸에 부착하고, 센서들 사이의 거리와 박동이 도달하는 데 소요되는 시간을 계측하여 맥파전달속도를 구한다.

맥파전달속도의 증가는 심혈관계 장애 위험도의 증가를 반영한다. 증가된 맥파전달속도는 혈관 손상의 지표일 뿐만 아니라 관련 질환의 예후인자이므로 이를 통해서 고혈압, 동맥경화증, 신장질환 정도를 평가할 수 있다. 당뇨병, 이상지질혈증 등 대사성질환에서도 맥파전달속도가 증가한다. 맥파전달속도는 혈관 노화의 지표이기도 하다. 나이가 들수록 맥파전달속도가 높아진다. 최근에는 혈압 측정 커프에 내장된 센서를 활용한 간편한 측정법도 개발, 보급되고 있다.

혈관경직도의 또 다른 지표로는 파형증가지수(augmentation index: AI)가 있다. 이것은 중심동맥 파형에서 반사파 성분과 중심압의 관계를 분석하여 혈관 탄성을 추정한다. 파형증가지수는 주로 요골동맥이나 경동맥에서 측정한다. 초음파를 이용한 혈관 직경 변화 분석도 이용되고 있다. 이 방법은 혈압과 연계하여 특정 부위 혈관의 국소적 경직도를 평가하는 것으로, 전신 혈관 상태를 반영하는 데는 제한이 있다.

발목-상완 혈압지수(ankle brachial pressure index: ABI)는 발목에서 측정한 수축기혈압(systolic blood pressure: SBP)을 상완(팔)의 수축기혈압으로 나눈 비율로, 말초동맥질환의 진단 및 심혈관 위험도 평가에 활용된다. 발목-상완 혈압지수가 낮으면 관상동맥질환이나 뇌졸중 위험이 유의하게 증가한다. 발목-상완 혈압지수와 맥파전달속도를 함께 활용하면 심혈관계 위험도를 보다 정밀하게 평가할 수 있다.

연령이 증가하면서 동맥의 경화가 진행되고, 이에 따라 맥압(수축기혈압과 이완기혈압

[diastolic blood pressure: DBP]의 차이)도 증가하는데, 스트레스는 이 과정을 촉진한다. 스트레스호르몬들은 혈압을 높여 혈관이 받는 물리적 부담을 가중시키고, 혈당과 혈중지질을 증가시키며, 산화 스트레스를 가하여 혈관 내피세포의 기능을 감소시킨다. 또한 혈소판 응집을 증가시켜 혈류를 방해하고 혈관에 미세 염증을 일으킨다. 이러한 작용들이 모두 동맥의 경화를 가속화한다. 따라서 혈관경직도 검사들은 만성적인 스트레스로 인해 초래되는 혈관 손상과 동맥경화의 정도를 간접적으로 보여줄 수 있다. 만성적인 생활 스트레스, 직무 스트레스는 혈관경직도와 유의미한 상관관계가 있다(Kaewboonchoo et al., 2018; Karelius et al., 2021). 건강한 성인을 대상으로 한 연구에서는, 급성 스트레스 역시, 오래 지속되는 혈관경직도 증가를 유도하여 심혈관질환 위험을 높이는 것으로 나타났다(Vlachopoulos et al., 2006).

### 6) 뇌 기능 평가

뇌 기능을 분석하여 뇌의 발달 상태나 정신장애를 진단, 평가하는 방법은 오래전부터 임상에서 이용되었다. 뇌 기능 평가는 스트레스에 인한 뇌의 기능적, 구조적 변화를 진단하거나 예측하는 데도 유용하다. 스트레스에 의해 초래될 수 있는 인지기능의 저하, 자율신경계 균형 변화, 전두엽·해마·편도체의 기능 변화를 추적하고, 우울이나 불안 같은 정신질환을 조기 발견하는 목적으로 시행한다.

주요 뇌 기능 평가 방법으로는 신경심리검사(neuropsychological test), 뇌파검사가 있다. 만성 스트레스로 인해 변화된 뇌 활동 패턴을 분석하거나 특정 자극에 대한 뇌 활성화 패턴을 확인하는 연구에서는 fMRI나 양전자방출단층촬영(positron emission tomography: PET)이 이용되기도 한다.

신경심리검사는 뇌 기능과 연관된 인지적·정서적·행동적 기능을 평가하기 위한 심리 검사로, 스트레스, 외상, 우울, 불안, 신경퇴행성 질환 등으로 인한 인지기능의 손상 여부를 파악하기 위해 실시한다. 전통적인 신경심리검사법은 기본적으로 종이-연필 방식으로, 임상심리사나 전문가가 피검자에게 직접 지시문을 주어 피검자가 말하거나 쓰거나 그리도록 하는 방식으로 수행되는데, 지속적 수행 검사(continuous performance test: CPT)나 뇌파검사처럼 기기를 이용하는 검사도 있다. [주: CPT는 피검자가 컴퓨터 자극에 빠르게 반응하도록 하여 주의력 및 충동성을 평가한다.]

뇌파를 측정하는 방법은 대표적인 뇌 기능 분석법 중 하나다. 신경생리학의 발전과 더불어 뇌파에 대한 연구 결과가 축적되고, 사용이 간편한 소형 장비들도 많이 개발되어 측정이 용이해지면서 검사의 활용 범위가 넓어지고 있다. 뇌파는 신경세포들의 작용에 의해 나타나는 뇌의 전기적 활동 상태에 대한 정보를 제공한다. 두피에 부착한 전극을 통해 뇌파를 감지하고 기계에서 기록하는데, 비침습적으로 뇌 기능을 평가할 수 있어 임상 및 연구에서 널리 사용된다. 스트레스 진단, 치유 현장에서도 심신의 스트레스, 정서나 감정의 불균형 상태 등을 종합적으로 평가하기 위해 이용하고 있다.

뇌파는 주파수에 따라 델타파(δ wave), 세타파(θ wave), 알파파(α wave), 베타파(β wave) 등으로 구분된다. 베타파는 다시 저베타파(low β wave)와 고베타파(high β wave)로 나뉜다. 안정 시에는 주파수 8~12Hz 대역의 알파파가 우세하지만, 각성 상태나 긴장 상태에서는 13~30Hz 대역의 빠른 뇌파(속파)가 우세하다. 속파 중 저베타파는 인지적 작업(학습, 암기, 계산) 같은 정신 활동에서 발생하므로 활동파라고도 한다. 잡념에 빠져 있을 때도 저베타파가 활발해진다. 뇌에 과도한 부하가 발생하면 주파수 20Hz 이상의 고베타파가 나타난다. 분노하거나 흥분한 상태, 스트레스가 높은 상태에서는 고베타파가 현저하다.

좋은 뇌파와 나쁜 뇌파가 정해져 것은 아니며, 맥락과 상황에 따라 해석해야 한다. 예를 들어, 안정된 이완 상태에서 주로 나타나는 알파파가 고도의 집중이 요구되는 상황에서 우세하다면 뇌가 상황에 적절히 반응하지 못하는 것으로 볼 수 있다. 고베타파는 스트레스, 불안 외에도 복잡한 인지활동이나 문제 해결 과정에서 발생하는데, 휴식 중에도 나타난다면 바람직하지 않는 것이다. 수면 상태가 아닌데도 세타파 이하의 서파가 나타나면 인지기능 저하나 뇌 손상 같은 병리적 상태를 시사하는 것일 수 있다. 그러나 명상 상태나 깊은 이완 중에는 세타파 같은 서파도 나타날 수 있다. 일부 명상은 고베타파보다도 주파수가 높은 30~100Hz 대역인 감마파(γ wave)의 출현을 유도한다. [주: 감마파

**표 7-1 뇌파와 의식 상태**

| 뇌파 | 주파수 | 의식 상태 | 구분 |
|---|---|---|---|
| 델타(δ)파 | 0.1~3 Hz | 깊은 수면 상태 | ↑ 서파 |
| 세타(θ)파 | 4~7 Hz | 수면 상태 | |
| 알파(α)파 | 8~12 Hz | 휴식 상태, 안정된 각성 상태 | |
| 저베타(low β)파 | 13~20 Hz | 주의 집중을 요하는 정신 활동 상태 | ↓ 속파 |
| 고베타(high β)파 | 21~30 Hz | 긴장, 흥분, 스트레스 상태 | |

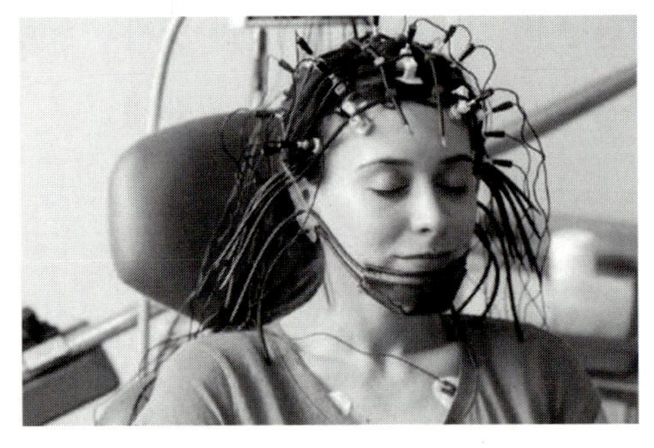

는 다른 뇌파들에 비해 상대적으로 약하게 간헐적으로 나타나며, 고차원적 정신 활동 중에만 일시적으로 강하게 활성화되는 특성을 가진다. 대부분의 사람들은 감마파가 짧고 순간적으로 발생하며 지속적으로 유지되지 않으나, 숙련된 명상가나 고도의 집중을 자주 수행하는 사람은 감마파가 더 자주, 강하게 나타나는 경향이 있다.] 따라서 뇌파의 의미를 일률적 기준으로 판단하는 것은 옳지 않으며, 개인의 심신 상태, 측정 상황의 맥락, 뇌파 출현 위치 등을 종합적으로 고려하여 해석해야 한다.

뇌의 좌우 또는 전후의 대응 영역에서 뇌파의 크기나 패턴이 다르게 나타나는 현상을 뇌파 비대칭(asymmetry)이라 한다. 뇌파 비대칭은 정서나 인지 상태를 반영하는 중요한 지표다. 일반적으로 알파파는 우반구에서, 베타파는 좌반구에서 상대적으로 더 크게 나타난다. 알파파가 좌반구에서 더 우세하게 나타나는 것은 좌측 전전두엽의 기능 저하를 시사하는 것으로, 우울증을 의심할 있다. 반대로 우반구의 베타파가 과도하게 큰 것은 불안이나 긴장 상태와 관련이 있을 수 있다. 이러한 뇌파 비대칭성은 단순한 구조적 차이라기보다는 기능적 활동성의 차이를 반영하는 것이다.

### 7) 스트레스 반응성 검사

스트레스 반응성 검사는 피검자에게 인위적으로 심리적 자극이나 생리적 자극을 가하고, 그 자극에 대한 반응성을 혈압, 심박수 같은 심혈관계 지표의 변화나 스트레스호르몬의 변화로 측정하는 것이다.

트리어 사회적 스트레스 테스트(Trier Social Stress Test: TSST)는 1993년에 독일 트리어 대학의 클레멘스 키르슈바움(Clemens Kirschbaum) 등이 고안한 것으로, 심리·생리적 스트레스 반응을 실험실에서 유도하기 위해 개발된 표준화된 실험 프로토콜이다. 참가자는 면접관 앞에서 즉흥적인 발표와 암산 과제를 수행하는데, 이 과정은 사회적 평가와 통제 불가능성이 결합되어 강한 스트레스를 유발한다. 대부분의 피검자는 스트레스호르몬의 뚜렷한 상승, 심박수 증가 등 명확한 생리적 반응과 함께 불안, 긴장 등 심리적 반응을 일으킨다.

즉흥 발표나 암산 외에도 다양한 과제가 반응성 검사에 이용된다. 심리적 자극을 주는 과제로는 비디오 게임, 대중연설, 반응시간 과제(reaction time task), 철자 재배열 과제(anagram task), 색깔-단어 검사(Stroop color-word test) 등이 있으며, 생리적 자극을 주는 방법으로는 트레드밀 운동부하 검사(treadmill exercise stress test), 자전거 운동부하 검사(bicycle ergometer stress test), 한냉승압 검사(cold pressor test) 등이 있다.

반응시간 과제는 컴퓨터 스크린에 특정 글자가 나타나면 재빨리 버튼을 누르는 것처럼, 어떤 신호가 주어지면 신속히 반응하도록 피검자에게 요구하고 피검자가 신호에 대한 반응을 일으킬 때까지의 시간을 측정하는 것인데, 이러한 과제가 피검자에게 심리적 긴장을 유도하여 스트레스 반응을 일으키게 된다. 철자 재배열 과제는 'areko'처럼 철자가 뒤바뀐 단어에서 원래 단어인 'korea'를 찾아내는 과제다. 색깔-단어 검사는 단어가 의미하는 색깔과 인쇄된 단어의 색깔이 서로 다른 단어들이 쓰인 카드를 주고 그 단어의 색깔을 읽도록 하는 검사다. [그림 7-1]에 예시된 색깔-단어 검사 카드의 경우, 카드 왼쪽 위의 첫 단어는 검정으로 읽지만 마지막 줄 오른쪽 단어는 하양으로 읽어야 한다.

이상의 검사들은 모두 피검자에게 정신적 각성과 긴장을 유도하여 스트레스 반응을 일으킨다. 각 반응성 검사 실시 전과 후에 측정한 스트레스호르몬, 심박수, 혈압 등을 비교하여 반응성을 평가한다. 해석은 검사 도구의 종류와 검사 방법에 따라 다르지만, 대체로 검사 전후 생리적 지표의 변화 정도가 상위 25%에 속하면 스트레스에 대한 반응성이 높은 것으로 볼 수 있다.

스트레스 상황에서는 땀샘의 활동이 증가하면서 피부의 전기전도성이 높아지므로 피부전도도(electrodermal activity: EDA) 검사로 스트레스 반응에 의한 즉각적인 변화를 감지할 수도 있다.

운동부하 검사는 심장과 혈관계의 기능을 평가하기 위해 시행하는 대표적인 생리적 스트레스 검사다. 주로 트레드밀이나 고정식 자전거를 이용하는데, 점차 강도를 높여가며 신체에 운동 부하를 하고 이에 따른 혈압, 심박수, 심전도 등의 변화를 측정한다. 이 검사를 통해 심혈관계의 반응성, 즉 심장이 운동 중 스트레스에 어떻게 적응하는지를 평가할 수 있으며, 숨겨진 협심증, 부정맥, 혈압 이상 반응을 찾아내는 데도 유용하다. 검사 전후

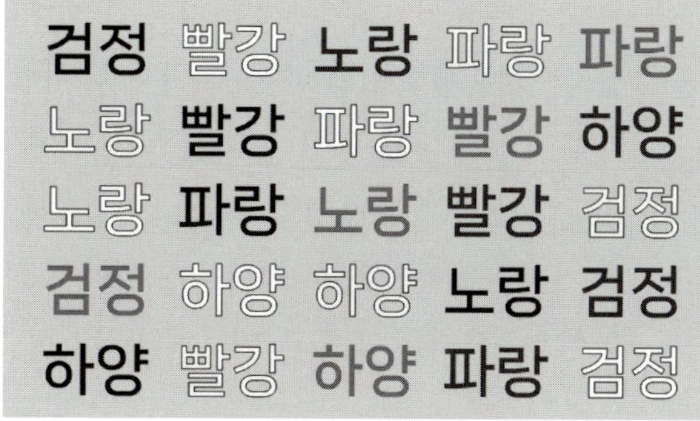


[그림 7-1] 색깔-단어 검사

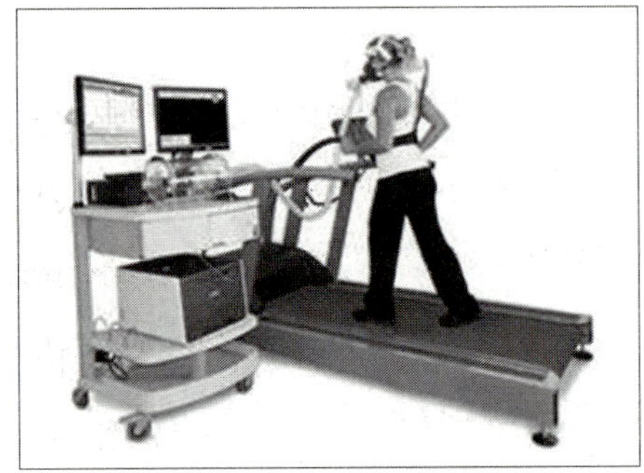

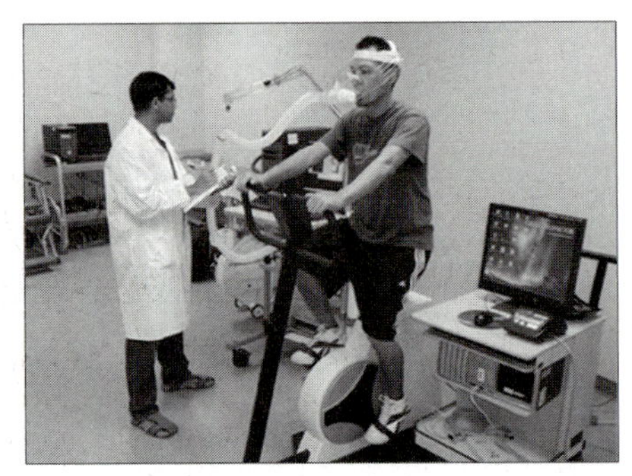

의 생리적 지표 변화뿐 아니라 운동 중 자각 증상이나 심전도 이상 여부도 중요한 해석 기준이 된다.

한냉승압 검사는 자율신경계(교감신경계)의 반응성을 평가하기 위한 검사다. 주요 적용 분야는 레이노병 진단 및 혈관 반응성 평가이며, 스트레스와 관련된 물리적 반응을 수치화하는 검사로도 이용된다. 피검자의 손이나 팔을 찬물에 담그게 한 후, 이때 나타나는 혈압과 심박수의 변화를 측정하여 혈관 수축 반응 및 교감신경 긴장도를 평가한다. 차가운 자극이 가해지면 말초 혈관이 급격히 수축하고 이에 따라 혈압이 상승하는데, 이러한 반응은 혈관운동신경의 기능과 밀접하게 연결되어 있다. 정상적으로는 수축기 혈압이 15~20mmHg 정도 상승하게 되며, 혈압 상승이 정상보다 과도하거나 과소할 경우에는 자율신경계 기능 이상을 의심할 수 있다. 잠재적 고혈압 경향이나 심혈관계 스트레스 반응 사전 예측에 활용될 수 있으며, 비운동성 자극으로 심혈관 반응을 평가할 수 있으므로 운동부하검사가 어려운 환자와 고령자에게 대안적 검사로 이용된다.

심리적 스트레스에 대한 반응성 검사는 평소에 일상에서 경험하는 스트레스가 질병 발생 위험을 증가시키는 정도에 관한 정보를 제공한다. 심리적 스트레스 반응성 검사가 생리적 스트레스 반응성 검사보다, 관상동맥질환이나 그로 인한 돌연사와 같은 심혈관계 질환의 위험을 더 정확하게 예측할 수 있다는 보고도 있다(Jiang et al., 1996). 하지만 심리적 스트레스 반응성 검사에는 몇 가지 한계가 있다. 첫째, 실험실에서 반복적으로 제공되는 과제는 피검자에게 익숙해질 수 있으므로 검사 결과의 정확성과 재현성이 저하될 수 있다. 둘째, 동일한 심리적 과제라도 각 사람의 경험, 성격, 관심, 숙련도에 따라 스트레스 유발 효과가 다를 수 있다. 예를 들어, 수학을 전공하는 대학생에게 암산 과제를 제시하거나, 게임을 즐기는 청소년에게 비디오 게임 과제를 제공할 경우, 해당 과제는 스트레스를 거의 유발하지 않을 수도 있다. 따라서 검사법을 적용하거나 결과를 해석할 때는 이러한 제한점을 염두에 두고, 피검자의 심리적 성향, 기분 상태도 함께 고려해야 한다.

지금까지 7장에서 살펴본 스트레스 평가법 가운데, 생리적 검사법들은 스트레스에 대한 신체 반응을 객관적으로 파악할 수 있게 해 주며, 피검자가 스트레스에 대해 생리적으로 얼마나 취약한지, 스트레스 관련 질병의 발생 위험이 얼마나 높은지 평가하는 데 유용하다. 또한 웨어러블 기기 등 첨단 기술을 도입한 장비들이 개발되고, 사용이 간편하고 소형화된 기기들이 보급되면서 일반 의료기관이나 상담기관에서도 쉽게 활용할 수 있게 되었다. 그러나 생리적 스트레스 검사 결과를 피검자가 실제 상황에서 경험하는 스트레스의 정도로 해석하는 데는 분명히 한계가 있다. 대개의 지표들이 스트레스에 의해서만 특이적으로 변화하는 것이 아니기 때문이다. 예컨대, 스트레스호르몬들은 내분비 질환 때문에 변동할 수 있고, 감염증이 있을 때는 면역세포의 수나 염증성 사이토카인 수치가 크게 달라진다. 그 외에도 피로, 수면 부족, 약물 복용 등 다양한 요인에 의해 생리적 지표들이 증감할 수 있다. 따라서 생리적 검사와 함께 심리 · 행동적 검사를 병행하여 상호 보완적으로 활용해야 한다.

## 2. 심리 · 행동적 평가

심리 · 행동적 평가에서는 스트레스가 인지되는 정도, 스트레스의 원인, 스트레스에 대한 반응 양식, 대처 능력 등에 관한 검사가 이루어진다. 검사를 많이 할수록 좋은 것이 아니라, 피검자에 따라 꼭 필요한 검사를 선택하여 실시하는 것이 중요하다. 또한 필요한 모든 검사를 한꺼번에 해야 하는 것도 아니다. 모든 검사는 심리적 부담이 되어 스트레스를 일으킬 수 있으므로, 검사의 수를 가능한 한 줄이고 쉽게 답할 수 있는 검사지를 사용하는 것이 바람직하다. 문항이 많고 복잡한 검사는 가급적 피하고, 면밀한 평가가 반드시 필요하거나 연구 목적의 검사일 때 한하여 사용하는 것이 좋다.

심리 검사는 반복해서 실시하면 검사의 신뢰도가 크게 감소할 수 있다. 따라서 검사자는 검사 방법을 사전에 완전히 숙지하고 검사 전 피검자에게도 정확히 안내해서, 검사를 반복하는 일이 발생하지 않도록 하고, 재검사를 해야 할 때는 충분한 시간이 경과했는지 확인해야 한다.

### 1) 전반적 스트레스 정도 평가

스스로 지각하는 스트레스 정도를 평가하는 검사법들이 개발되어 정신 건강 평가를 위한 일반 선별검사(screening test)로도 활용되고 있다. 여기서는 간이 스트레스 평가 척도로도 불리는 BEPSI(Brief Encounter Psychosocial Instrument)와 한국인 스트레스 척도(National Stress Scale: NSS)를 소개한다.

BEPSI는 5개의 문항으로 구성된 간략한 스트레스 평가 도구로, 심리·사회적 스트레스 수준을 빠르게 평가할 수 있다. 이 도구는 1988년에 프랭크(Frank)와 지잔스키(Zyzanski)가 개발했으며(Frank et al., 1988), 이를 기초로 배종면 등이 한국형 검사인 BEPSI-K를 제작했다(배종면 등, 1992)(〈표 7-2〉). 정신 건강 및 상담 관련 기관은 물론, 의료기관에서도 신체 증상의 원인을 심리적 요소와 연계하여 파악하기 위해 사용하고 있으며, 산업계에서는 직원 건강검진에서 보조적 심리 평가 수단으로 채택하고 있다. 인구 집단을 대상으로 한 스트레스 연구에서도 이용되며, 스트레스 중재법의 효과를 평가하기 위해 중재 전후에 사용하기도 한다.

BEPSI-K는 자기보고식 검사다. 지난 한 달을 돌아보며 다섯 개 문항에 답하고, 선택한 답안의 숫자(번호)를 합산한 다음, 문항 수인 5로 나누어 평균 점수를 구한다. 평균 1.8점 미만은 저스트레스군, 1.8~2.8점 미만은 중등도 스트레스군, 2.8점 이상은 고스트레스군으로 해석한다.

**표 7-2 간이 스트레스 평가 척도**

1. 지난 한 달 동안 생활에서 정신적으로나 육체적으로 감당하기 힘든 어려움을 느낀 적이 있습니까?
   ① 전혀 없다 ② 간혹 ③ 종종 여러 번 ④ 거의 언제나 ⑤ 언제나 항상

2. 지난 한 달 동안 자신의 신념에 따라 살아가려고 애쓰다가 좌절을 느낀 적이 있습니까?
   ① 전혀 없다 ② 간혹 ③ 종종 여러 번 ④ 거의 언제나 ⑤ 언제나 항상

3. 지난 한 달 동안 한 인간으로서 기본적인 요구가 충족되지 않았다고 느낀 적이 있습니까?
   ① 전혀 없다 ② 간혹 ③ 종종 여러 번 ④ 거의 언제나 ⑤ 언제나 항상

4. 지난 한 달 동안 미래에 대해 불확실하게 느끼거나 불안해 한 적이 있습니까?
   ① 전혀 없다 ② 간혹 ③ 종종 여러 번 ④ 거의 언제나 ⑤ 언제나 항상

5. 지난 한 달 동안 할 일들이 너무 많아 정말 중요한 일들을 잊은 적이 있습니까?
   ① 전혀 없다 ② 간혹 ③ 종종 여러 번 ④ 거의 언제나 ⑤ 언제나 항상

국립정신건강센터는 대한신경정신의학회와 협력하여, 한국의 문화적, 정서적 특성을 반영한 한국인 우울 · 불안 · 스트레스 평가도구를 개발하고 2024년에 공개했다(국립정신건강센터, 2024). 이 평가 도구들은 대한신경정신의학회의 인증을 받은 공인된 도구로서, 임상 진료 현장과 지역사회 평가 현장에서 사용될 수 있는 자기보고식 검사도구다. 우울 척도, 불안 척도, 스트레스 척도 모두, 표준형 척도(11~12문항)와 단축형 척도(3문항)가 마련되어 있다. 표준형 척도는 일반적인 평가 도구로 사용 가능하고, 단축형 척도는 많은 사람을 대상으로 선별검사를 하거나 적은 문항의 평가가 필요할 때 활용할 수 있다.

표준형 한국인 스트레스 척도는 최근 2주간 각 문항에 해당하는 증상을 얼마나 자주 경험했는지를 평가한다(〈표 7-3〉). 총 11문항에 각각 0~3점으로 답하도록 되어 있으므로, 가능한 총점은 0~33점 범위다. 0~10점은 낮은 수준의 스트레스, 11~20점은 중등도 이상의 스트레스, 21~33점은 매우 높은 중증 수준의 스트레스로 해석한다. 11점 이상이면 정신건강의학과의 전문적 평가를 받을 것이 권고되며, 21점 이상이면 반드시 전문적인 평가가 필요하다.

**표 7-3 한국인 스트레스 척도**

| 이 검사는 스트레스 정도를 알아보기 위한 것입니다. 최근 2주간 각 문항에 해당하는 증상을 얼마나 자주 경험하였는지 확인하고 해당하는 번호에 ○표를 하기 바랍니다. | | 0 | 1 | 2 | 3 |
|---|---|---|---|---|---|
| | | 전혀 그렇지 않다 | 가끔 그렇다 | 자주 그렇다 | 거의 매일 그렇다 |
| | | (없음) | (2일 이상) | (1주 이상) | (거의 2주) |
| 1 | 스트레스를 많이 받는다. | 0 | 1 | 2 | 3 |
| 2 | 변화에 적응하기 어렵다. | 0 | 1 | 2 | 3 |
| 3 | 문제가 생기면 직접 처리할 자신이 없다. | 0 | 1 | 2 | 3 |
| 4 | 머리가 아프다. | 0 | 1 | 2 | 3 |
| 5 | 어지럽다. | 0 | 1 | 2 | 3 |
| 6 | 소화가 안 된다. | 0 | 1 | 2 | 3 |
| 7 | 가슴이 답답하다. | 0 | 1 | 2 | 3 |
| 8 | 불안하고 초조하다. | 0 | 1 | 2 | 3 |
| 9 | 쉽게 화가 난다. | 0 | 1 | 2 | 3 |
| 10 | 쉽게 짜증이 난다. | 0 | 1 | 2 | 3 |
| 11 | 뭘 자꾸 먹게 된다. | 0 | 1 | 2 | 3 |

단축형 한국인 스트레스 척도(National Stress Scale-Brief Version: NSS-BV)는 표준형 한국인 스트레스 척도의 11개 문항 중 3개 문항, 즉 2번(변화에 적응하기 어렵다), 8번(불안하고 초조하다), 9번(쉽게 화가 난다)으로 구성된다. 총점은 0~9점 범위이며, 3점 이상일 경우 정신질환 임상군으로 의심할 수 있다.

전반적 스트레스 정도를 평가하는 방법 가운데, 고경봉 등이 개발한 한국형 스트레스 반응 척도는 네 가지 영역의 스트레스 반응(감정적, 신체적, 인지적, 행동적 반응)을 평가할 수 있는 검사법이다(고경봉 등, 2000). 긴장, 공격성, 신체화, 분노, 우울, 피로, 좌절 등 일곱 가지 하위 척도별 점수와 전체 점수를 평가한다. 총 39개의 문항으로 구성되어 있으며, 지난 일주일을 돌아보고 각 문항에 대해 0~4점으로 평가한 후, 하위 척도별로 문항의 합계를 내고 전체 점수도 합산한다. 전체 점수 70점 정도를 평균으로 본다. 90점 이상이면 스트레스가 높은 것으로, 115점 이상이면 스트레스가 매우 심한 것으로 볼 수 있다. 전체 문항은 「스트레스반응척도의 개발」(고경봉 등, 2000)에서 확인할 수 있다.

### 2) 행복지수 평가

스트레스에 관한 가장 흔한 오해 중 하나는, 행복한 사람은 스트레스가 없고 스트레스가 많은 사람은 불행하다는 것이다. 그러나 스트레스 수준이 높은 국가에서 오히려 행복 수준도 높고, 스트레스와 긍정적 감정, 삶의 만족도 사이에 정적인 상관관계가 나타나기도 한다(Ng et al., 2009). 스트레스 지수와 행복지수를 함께 평가해 보면, 스트레스를 느끼는 정도와 주관적 행복감이 반드시 부적 상관을 보이지는 않는다는 사실을 의외로 쉽게 발견할 수 있다. 스트레스가 매우 높은데 행복지수 역시 높은 경우도 있고, 스트레스가 높지 않은데 행복지수가 낮은 경우도 있다. 최근의 연구들은 스트레스성 사건을 대하는 내적 태도가 그 변인이라는 것을 확인하고 있다. 동일한 스트레스 상황에서도 그것을 하나의 도전적 사건으로 여기고, 노력하면 극복할 수 있다는 신념을 가진 사람들은 심신의 에너지가 충만하고 행복지수도 높게 나타난다. 반면, 별다른 스트레스 요인이 없고 평온한 삶을 살고 있는 것처럼 보이지만, 우울감이나 무망감이 높고 행복지수가 매우 낮은 사람도 많다. 놀랍게도 스트레스는 행복과 불행 모두와 연결되어 있는 것이다. 어떤 사람은 스트레스를 행복의 기회로 만들고 어떤 사람은 스트레스가 없는 것을 불행의 기회로 만든다.

스트레스 관리와 치유의 목적은 스트레스 자체를 제거하는 것이 아니며, 그것은 결코 가능하지도 않다. 주관적 행복감과 삶의 질을 향상하는 것이 스트레스 관리와 치유의 목적이므로, 때로는 행복지수를 평가하는 것이 스트레스 평가 못지않은 가치가 있고, 스트레스 치유의 질적 성과를 평가할 때 가장 의미있는 지표가 될 수 있다. 다른 검사에 임하는 피검자의 태도나 응답 성향을 관찰하여, 필요 시 행복지수도 함께 검토한다.

2003년 피트 코헨(Pete Cohen)과 캐롤 로스웰(Carol Rothwell)이 행복지수 산출법을 개발하여 발표했다. 이들은 18년 동안 1,000명의 남녀를 대상으로, 80가지 상황 속에서 자신을 더 행복하게 만드는 다섯 가지 상황을 선택하도록 하는 실험을 했다. 이를 바탕으로 행복은 세 가지 요소에 의해 결정된다고 보고, 행복지수 산출법을 제시했다. 세 가지 요소란 인생관, 적응력, 유연성 등 개인적 특성을 가리키는 P(personal characteristics), 생존의 기본적 요소인 건강, 돈, 인간관계, 소속감을 가리키는 E(existence), 자존감이나 자아실현 같은 고차원적 욕구 상태를 가리키는 H(higher order)다.

코헨과 로스웰의 행복지수 산출법은 네 가지 문항, 즉 P에 관한 2문항, E에 관한 1문항, H에 관한 1문항에 각각 1~10점으로 응답한 다음, 가중치를 곱하여 합산하는 간단한 방법이다(〈표 7-4〉). P의 가중치는 1, E의 가중치는 5, H의 가중치는 3이다. 이를 공식으로 요약하면 '행복=P+(E×5)+(H×3)'이다. 2003년 국내 주간지 『주간동아』의 조사에서, 한국인의 평균 행복지수는 100점 만점에 약 64점으로 나타났다.

코헨과 로스웰의 행복지수 산출법에서는 개인적 특성인 P보다 생존의 기본 요소인 E가 5배 중요하고, 고차원적 욕구인 H는 3배 더 중요한 것으로 보고 있다. 그런데 행복에 영향을 미치는 요소들의 종류와 각 요소가 행복에 기여하는 정도는 사회적 환경, 문

**표 7-4** 코헨과 로스웰의 행복지수

| 영역 | 문항 | 점수(1~10점) |
|---|---|---|
| P<br>(personal characteristics) | 1. 당신은 사교적이고 원기왕성하며 변화를 잘 받아들이는가?<br>2. 당신은 긍정적인 인생관을 가지고 있는가? 실패해도 빨리 일어서는가? 삶을 스스로 잘 통제하고 있는가? | *(가중치: 1)* |
| E<br>(existence) | 3. 건강, 돈, 안전, 선택의 자유, 공동체 의식 등 삶의 기본적 욕구는 잘 충족되는 편인가? | *(가중치: 5)* |
| H<br>(higher order) | 4. 필요할 때 도움을 구할 사람들이 주위에 많이 있는가? 지금 하고 있는 일을 열심히 하는 편인가? 목표를 달성하기 위해 애쓰고 있는가? | *(가중치: 3)* |
| **합계**: (P의 점수×1) + (E의 점수×5) + (H의 점수×3) | | |

화, 가치관 등에 따라 동일하지 않을 것임을 쉽게 추측할 수 있다. 국내에서는 김명소 등이 알더퍼(Alderfer)의 생존-관계-성장(existence-relatedness-growth: ERG) 욕구 위계 이론을 기초로 하여, 한국인을 위한 행복지수 공식을 개발했다(김명소 등, 2006). 알더퍼의 ERG 욕구 위계 이론에서는 행복의 요인을 생존(경제력, 건강 등), 관계(가족 및 사회적 관계), 성장(개인적 성장, 자아실현 등)으로 구분한다(Alderfer, 1972). 한국인을 위한 행복지수 공식은 한국인이 생각하는 행복의 구성요소를 파악하여 16개의 행복 요인을 도출한 후 이들을 생존, 관계, 성장으로 분류하고 가중치를 분석하여 개발되었다. 16가지 하위요소 가운데 생존 요소에 해당하는 것은 경제력, 사회 · 정치 · 문화 · 환경, 외모, 건강이며, 관계 요소에 해당하는 것은 자녀의 바른 성장, 부모 및 친지와의 원만한 관계, 배우자(이성)와의 사랑과 신뢰, 타인과의 원만한 관계, 사회적 지위 및 인정이다. 성장 요소에 해당하는 것은 자기 수용감, 자기계발 및 목표 추구, 자립성, 여가, 긍정적 인생관, 사회봉사, 종교다. 가중치를 적용하여 제시된 공식은 '행복=(생존×2.5)+(관계×2.5)+(성장×5)'이다. 따라서 한국인의 행복감 지각에는 생존 요소와 관계 요소보다 성장 요소가 더 큰 영향을 미친다. 이 연구에서 나타난 한국인의 행복 점수는 평균 57.71이었다.

### 3) 스트레스 요인 및 강도 평가

생활환경의 변화나 심리적 충격의 규모가 심신의 적응 능력을 초과하면 질병으로 이어질 수 있다. 큰 외상성 충격이 아니더라도 일상의 크고 작은 일들이 누적되면 같은 결과를 초래한다. 사실상, 주요 생활사건보다 일상생활에서 생기는 골칫거리와 잔일거리들이 질병 발생과 더 상관성이 높다.

일상에서 경험하는 스트레스의 요인과 강도를 평가하기 위하여 마련된 심리학적 도구들을 이용하여 개인이 경험하는 스트레스의 원인, 빈도, 강도, 지속성 등을 체계적으로 측정할 수 있다. 다양한 자기보고식 평가 도구가 개발되어 있으며, 면접을 통해서도 풍부한 정보를 얻을 수 있다.

린(Linn)이 개발한 스트레스 인자 지각(Global Assessment of Recent Stress: GARS)은 최근의 생활사건에 대한 스트레스 지각을 평가하는 척도다(Linn, 1985). 지난 일주일을 돌아보면서 자신이 받은 스트레스의 양을 평가하여, 스트레스가 발생하는 주요 영역과 그 정도를 확인한다. 직업 및 학업의 부담, 대인관계의 어려움, 결혼 · 사별 등 대인관계 변화, 질병이나 상해, 경제적 문제, 범죄 · 재해 · 사고 등 주요 생활사건에서 느끼는 압박감의 정도를 묻는 8개의 문항에 각각 0~9점으로 평가하도록 되어 있다.

브랜틀리(Brantley) 등이 개발한 일상적 스트레스 평가서(Daily Stress Inventory: DSI)도 널리 활용되고 있는 검사법이다(Brantley et al., 1989). 우리나라에서는 김재진 등이 한국어 척도를 개발했다(김재진 등, 1998). 총 58문항으로 구성되어 있고, 각각 1~7점으로 평가한다. 잠자기 전에 그날 있었던 일을 돌아보고 작성하는 방식이다. 흔히 경험되는 사소한 스트레스 요인들의 수와 상대적 강도를 측정하며, 한 주일간 혹은 한 달간의 스트레스를 매일 연속적으로 측정한다. 문항 수가 많고 일정 기간 동안 매일 작성해야 하므로 선별검사나 일반 진단검사로는 적합하지 않지만, 타당도가 높은 척도이므로 스트레스 연구에서 자주 활용된다.

일상 스트레스 척도(Hassles and Uplifts Scale: HUS)는 라자러스와 포크먼 등이 개발한 것으로, 일상의 사소한 스트레스 사건(hassle)과 긍정적 사건(uplift)을 평가한다(DeLongis et al., 1988). 우리가 매일 접하는 사람들 또는 해야 하는 일들은 즐거움을 주는 날도 있고 스트레스를 일으키는 날도 있다. 이 척도는 자녀, 부모, 직장 동료, 고객, 이웃, 반려동물, 가족과 보내는 시간, 요리, 집안일, 업무량, 투자, 흡연, 음주, 외모, 건강, 날씨, 뉴스 등을 포함한 총 53개의 항목에 대해, 각 항목이 그날 스트레스였는지 한 번 평가하고, 긍정적인 사건이었는지 다시 한 번 평가하는 방식으로 두 번씩 평가한다. 각각 0점(없음)~3점(상당히 느낌)으로 답한다. 잠자리에 들기 전에 그날 하루를 돌아보며 작성한다.

일상 스트레스 척도를 이용하여 실제 생활과 밀접한 스트레스 요인을 파악할 수 있으며, 동일한 사건의 부정적 측면과 긍정적 측면을 함께 평가함으로써 스트레스의 악영향을 상쇄하는 전략도 발견할 수 있다. 예를 들면, 척도 작성을 통해서 그날 가족과 보내는 시간이 부정적인 경험이었는지 긍정적인 경험이었는지, 무엇이 그 원인이었는지, 어떻게 하면 긍정적인 경험이 될 수 있는지 확인할 수 있으므로, 향후 가족과 보내는 시간을 긍정적인 경험으로 만들 수 있는 전략을 발견하는 것은 물론, 그 시간을 스트레스를 완

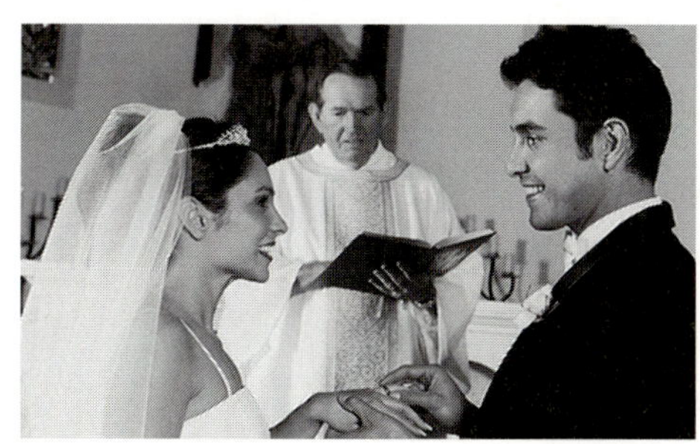

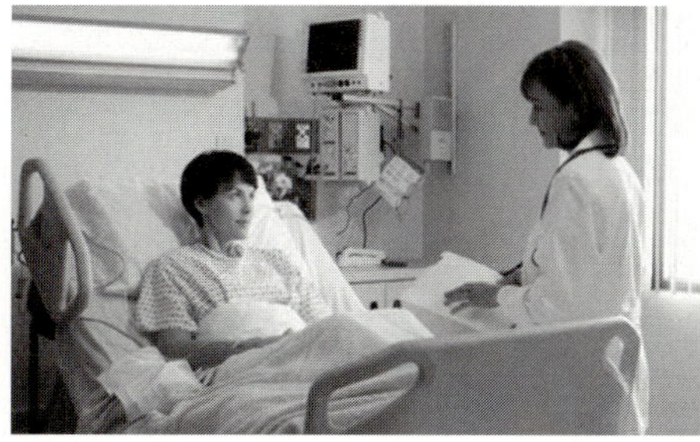

화하는 수단으로 이용할 수도 있게 된다.

스트레스는 적응의 노력을 요구하는 환경의 변화로 정의되기도 한다. 좋은 일이든 나쁜 일이든 우리가 일상에서 만나는 생활사건들은 우리에게 적응의 노력을 요구하는 스트레스다. 따라서 최근에 경험한 생활사건들을 양적으로 평가하여 재적응을 위해 소모된 에너지를 측정함으로써, 질병이나 사고의 위험을 예측할 수 있다.

토머스 홈즈와 리처드 라헤가 개발한 사회 재적응 평정 척도는 가장 널리 알려진 스트레스 진단 도구 중 하나로 임상과 연구에서 폭넓게 활용되어 왔다. 이 척도에서는 지난 1년 동안 겪은 스트레스성 생활사건을 평가하는데, 여기에는 이혼, 질병 같은 부정적 생활사건뿐 아니라 결혼, 출산 같은 긍정적 생활사건도 포함된다. 이혼이나 질병처럼 결혼과 출산도 변화에 적응하기 위한 에너지를 소모시키는 스트레스다. 사회 재적응 평정 척도는 결혼이 주는 스트레스를 50점으로 하고, 이를 기준으로 다른 생활사건들의 상대적 스트레스 점수(가중치)를 부여했다(〈표 7-5〉).

지난 1년 동안에 각 생활사건을 경험한 횟수를 적고 척도에 표시되어 있는 스트레스 가중치를 곱하여 생활사건별 점수를 계산한 다음, 모든 점수를 합산한다. 총점이 300점 이상이면 스트레스가 높은 것으로, 150~300점이면 중간 정도로 본다. 점수가 높을수록 질병이나 사고의 위험이 증가하는데, 점수가 200~300점인 사람들 가운데 절반 이상은 다음 해에 건강에 이상이 나타나고, 300점 이상인 사람들 중 80% 정도는 다음 해에 질병을 앓게 된다는 보고가 있다.

스트레스의 원인이나 그것에 대한 반응 정도가 사람마다 다르듯, 문화와 가치관에 따라서도 스트레스가 되는 생활사건의 종류와 그 사건이 주는 스트레스의 정도는 동일하지 않다. 이러한 이유로 한국형 사회 재적응 평정 척도가 개발되었다(홍강의 등, 1982). 홈즈와 라헤가 개발한 척도에서는 배우자 사망이 1위이고, 1~3위가 모두 배우자와 관련된 내용일 정도로 배우자와의 관계에서 발생하는 문제가 중요한 스트레스성 생활사건이지만, 한국형 척도에서는 자녀 사망이 1위이며, 배우자 외에도 부모, 형제, 자녀, 친척과 관련된 문제가 차지하는 비율이 높다. 스트레스 가중치의 기준이 되는 결혼과 점수가 같거나 높은 사건의 수도 한국형 척도가 훨씬 많다. 또한 가중치 점수가 30점 이상인 항목의 수도 한국형 척도가 2배나 된다. 이를 통해 한국인이 지각하는 스트레스 수준이 미국인들보다 더 높은 것으로 추정할 수 있다.

**표 7-5** 사회 재적응 평정 척도

| 생활사건 | 스트레스 가중치 (a) | 지난 1년간 경험 횟수 (b) | 스트레스 점수 (a×b) |
|---|---|---|---|
| 1. 배우자의 사망 | 100 | | |
| 2. 이혼 | 73 | | |
| 3. 배우자와의 별거 | 65 | | |
| 4. 감옥이나 수용소에 구류 | 63 | | |
| 5. 가까운 가족의 사망 | 63 | | |
| 6. 대형 사고나 질병 | 53 | | |
| 7. 결혼 | 50 | | |
| 8. 직장에서의 해고 | 47 | | |
| 9. 배우자와의 재결합 | 45 | | |
| 10. 퇴직 | 45 | | |
| 11. 가족의 건강 문제 | 44 | | |
| 12. 임신 | 40 | | |
| 13. 성생활의 문제 | 39 | | |
| 14. 새로운 가족이 생김 | 39 | | |
| 15. 직무의 재조정(합병, 구조조정, 파산 등) | 39 | | |
| 16. 재정 상태의 큰 변화 | 38 | | |
| 17. 친한 친구의 죽음 | 37 | | |
| 18. 직장에서 전혀 다른 업무로 바뀜 | 36 | | |
| 19. 배우자와 논쟁 횟수가 크게 변화됨 | 35 | | |
| 20. 저당이나 대부금 부담이 수입의 25% 이상(주택 구입이나 사업 등) | 31 | | |
| 21. 저당물을 찾는 권리의 상실 | 30 | | |
| 22. 직장에서의 책임의 큰 변화(승진, 좌천 등) | 29 | | |
| 23. 자녀가 집을 떠남(결혼, 대학 입학 등) | 29 | | |
| 24. 사위, 며느리 또는 사돈과의 문제 | 29 | | |
| 25. 눈에 띄는 훌륭한 성취 | 28 | | |
| 26. 배우자가 직장 일을 시작했거나 하던 일을 그만둠 | 26 | | |
| 27. 학업을 시작하거나 중단함 | 26 | | |
| 28. 생활 조건의 큰 변화(집수리, 집 주위 환경 변화) | 25 | | |

| | | | |
|---|---|---|---|
| 29. 개인 습관이 바뀜(의복, 태도, 교제 등) | 24 | | |
| 30. 직장 상사와의 문제 | 23 | | |
| 31. 작업 시간이나 조건의 큰 변화 | 20 | | |
| 32. 이사 | 20 | | |
| 33. 전학 | 20 | | |
| 34. 여가 활동의 큰 변화 | 19 | | |
| 35. 종교 활동의 큰 변화 | 19 | | |
| 36. 사회 활동의 큰 변화(사교모임 등) | 18 | | |
| 37. 저당이나 대부금 부담이 수입의 25% 미만(자동차, TV, 냉장고 등 구매) | 17 | | |
| 38. 수면 습관의 변화(수면의 양, 수면 시간 등) | 16 | | |
| 39. 가족 모임 횟수의 큰 변화 | 15 | | |
| 40. 식사 습관의 변화(식사량, 식사 시간 등) | 15 | | |
| 41. 휴가 | 13 | | |
| 42. 크리스마스 등 명절과 휴일 | 12 | | |
| 43. 경미한 법규 위반 | 11 | | |
| 합계 | | | |

진단 도구를 사용하지 않는 비구조화된 면접법은 사전에 정해진 질문 없이 면접자가 내담자의 진술에 따라 자유롭게 질문을 구성하는 방식으로, 스트레스의 원인과 강도뿐 아니라 스트레스 사건의 주관적 의미, 인지적 해석, 정서 반응, 대처 양식 등을 심층적으로 탐색할 수 있다. 이러한 방법은 표준화된 척도에서 포착하기 어려운 개인의 고유한 맥락을 이해하는 데 유용하며, 임상 장면에서 중요한 자료 수집 도구로 활용된다. 다만, 면접자의 숙련도에 따라 정보의 신뢰성과 일관성이 달라질 수 있다는 한계도 존재한다.

### 4) 직무 스트레스 평가

한국은 OECD 국가 중 직무 스트레스가 가장 높은 나라로 여러 조사에서 반복적으로 확인되고 있다. 직무 스트레스는 근로자의 심신 건강은 물론 조직의 생산성을 저하시킨다. 직무 스트레스가 높은 근로자는 직무 만족도와 몰입도가 낮고 의료기관 이용 시간과 산업재해 발생률이 높다. 이는 사회적 부담과 노동생산성 손실로 이어진다. 결근의 원인

중 가장 흔한 것은 질병인데, 질병으로 인한 결근의 30%는 직접적으로 스트레스에 의해 유발된다(Hoel et al., 2001). 스트레스로 인해 발생하는 지각과 조퇴도 근로 시간을 감소시키며, 근무를 하더라도 업무 수행 능력이 저하되어 손실이 발생한다. 한 연구에서는, 직무 스트레스가 중간이거나 높은 집단은 낮은 집단에 비해 노동생산성 손실이 약 20% 포인트 더 큰 것으로 나타났다(Chung et al., 2022). 스트레스성 질병에 지출되는 의료비까지 감안하면 직무 스트레스가 초래하는 사회적 비용은 막대하다. 직무 스트레스로 인한 질병이나 사고는 일정 요건을 충족하면 산업재해로 인정받을 수도 있다.

직무 스트레스의 주요 원인으로는 업무 성과에 대한 압박, 회사의 미래에 대한 불안감, 과도한 업무량, 상사 · 동료와의 인간관계, 낮은 보상 등이 꼽힌다. 일반적으로 심리적 요구도가 높고(예: 콜센터 상담원) 업무의 자기결정권이 낮은 직업일수록(예: 비서) 직무 스트레스가 높다(Karasek et al., 1990).

한국인 직무 스트레스 측정 도구(Korean Occupational Stress Scale: KOSS)는 한국의 조직, 문화 특성을 반영하여 직무 스트레스 요인을 정량적으로 평가할 수 있도록 개발된 도구다(장세진 등, 2005). 신뢰도와 타당도가 검증되어 국내 직무 스트레스 연구와 산업 현장에서 표준화된 도구로 널리 사용되고 있다. 기본형, 단축형, 감정노동 연계형 측정 도구가 마련되어 있다. 기본형은 8개 하위 영역(물리적 환경, 직무 요구, 직무 자율, 관계 갈등, 직무 불안정, 조직체계, 보상 부적절, 직장문화)에 대한 43개의 문항으로 구성되어 있고, 단축형은 7개의 하위 영역(직무 요구, 직무 자율, 관계 갈등, 직무 불안정, 조직체계, 보상 부적절, 직장문화)을 평가하는 24개 문항으로 구성되어 있다(〈표 7-6〉). 각 문항에 4점 척도로 응답하며, 점수가 높을수록 해당 영역에서의 직무스트레스가 높음을 의미한다. 남녀별 평가 참고치가 제시되어 있는데, 참고치와 비교하기 위해서는 각 영역의 점수를 100점 만점으로 환산해야 한다. 〈표 7-6〉에서 점수 환산법과 참고치를 확인할 수 있다.

직무 스트레스는 개인적 요인 외에도 조직의 구조적 문제나 작업 환경 같은 외부 요인에 의해 큰 영향을 받기 때문에, 단순히 복지 프로그램을 확대하는 것으로는 근본적 해결을 기대할 수 없다. 서구에서는 1970년대부터 작업 환경 개선, 심리상담, 여가 활동, 운동 등 다양한 스트레스 관리 프로그램을 도입했으며, 이러한 개입은 투자 대비 2~8배의 경제적 효과를 창출하는 것으로 보고되었다(Quick et al., 1984). 우리나라는 산업안전보건법 및 관련 규정에 따라, 사업주가 근로자의 직무 스트레스로 인한 건강 문제를 예방하기 위해 스트레스 요인 평가, 근로시간 조정, 작업 환경 개선, 건강증진 프로그램 시행 등의 실질적인 조치를 이행해야 할 법적 의무가 있다. 최근에는 근로자 지원 프로그램(Employee

**표 7-6** 한국인 직무 스트레스 측정 도구

| 구분 | 설문내용 | 전혀 그렇지 않다 | 그렇지 않다 | 그렇다 | 매우 그렇다 |
|---|---|---|---|---|---|
| 직무 요구 | 1. 나는 일이 많아 항상 시간에 쫓기며 일한다. | 1 | 2 | 3 | 4 |
| | 2. 업무량이 현저하게 증가하였다. | 1 | 2 | 3 | 4 |
| | 3. 업무 수행 중에 충분한 휴식(짬)이 주어진다. | 4 | 3 | 2 | 1 |
| | 4. 여러 가지 일을 동시에 해야 한다. | 1 | 2 | 3 | 4 |
| 직무 자율 | 5. 내 업무는 창의력을 필요로 한다. | 4 | 3 | 2 | 1 |
| | 6. 내 업무를 수행하기 위해서는 높은 수준의 기술이나 지식이 필요하다. | 4 | 3 | 2 | 1 |
| | 7. 작업시간, 업무수행 과정에서 나에게 결정 권한이 주어지며 영향력을 행사할 수 있다. | 4 | 3 | 2 | 1 |
| | 8. 나의 업무량과 작업스케줄을 스스로 조절할 수 있다. | 4 | 3 | 2 | 1 |
| 관계 갈등 | 9. 나의 상사는 업무를 완료하는 데 도움을 준다. | 4 | 3 | 2 | 1 |
| | 10. 나의 동료는 업무를 완료하는 데 도움을 준다. | 4 | 3 | 2 | 1 |
| | 11. 직장에서 내가 힘들 때 내가 힘들다는 것을 알아주고 이해해 주는 사람이 있다. | 4 | 3 | 2 | 1 |
| 직무 불안정 | 12. 직장 사정이 불안하여 미래가 불확실하다. | 1 | 2 | 3 | 4 |
| | 13. 나의 근무조건이나 상황에 바람직하지 못한 변화(예: 구조조정)가 있었거나 있을 것으로 예상된다. | 1 | 2 | 3 | 4 |
| 조직 체계 | 14. 우리 직장은 근무평가나 승진, 부서배치 등 인사제도가 공정하고 합리적이다. | 4 | 3 | 2 | 1 |
| | 15. 업무수행에 필요한 인원, 공간, 시설, 장비, 훈련 등의 지원이 잘 이루어지고 있다. | 4 | 3 | 2 | 1 |
| | 16. 우리 부서와 타 부서 간에는 마찰이 없고 업무협조가 잘 이루어진다. | 4 | 3 | 2 | 1 |
| | 17. 일에 대한 나의 생각을 반영할 수 있는 기회와 통로가 있다. | 4 | 3 | 2 | 1 |
| 보상 부적절 | 18. 나의 모든 노력과 업적을 고려할 때, 나는 직장에서 제대로 존중과 신임을 받고 있다. | 4 | 3 | 2 | 1 |
| | 19. 내 사정이 앞으로 더 좋아질 것을 생각하면 힘든 줄 모르고 일하게 된다. | 4 | 3 | 2 | 1 |
| | 20. 나의 능력을 개발하고 발휘할 수 있는 기회가 주어진다. | 4 | 3 | 2 | 1 |

| | | | | | |
|---|---|---|---|---|---|
| 직장 문화 | 21. 회식자리가 불편하다. | 1 | 2 | 3 | 4 |
| | 22. 나는 기준이나 일관성이 없는 상태로 업무 지시를 받는다. | 1 | 2 | 3 | 4 |
| | 23. 직장의 분위기가 권위적이고 수직적이다. | 1 | 2 | 3 | 4 |
| | 24. 남성, 여성이라는 성적인 차이 때문에 불이익을 받는다. | 1 | 2 | 3 | 4 |
| 영역 합계 | 직무 요구 | | | | |
| | 직무 자율 | | | | |
| | 관계 갈등 | | | | |
| | 직무 불안정 | | | | |
| | 조직체계 | | | | |
| | 보상 부적절 | | | | |
| | 직장문화 | | | | |
| **전체 합계** | | | | | |

영역별 환산점수 = (실제 점수 − 문항 수) / (예상 가능한 최고 점수 − 문항 수)×100

| 평가 지침(남자용) | | | | | |
|---|---|---|---|---|---|
| 영역 | 참고치 | | | | 점수의 의미 |
| | 하위 25% | 하위 50% | 상위 50% | 상위 25% | |
| 직무 요구 | 41.6 이하 | 41.7~50.0 | 50.1~58.3 | 58.4 이상 | 점수가 높을수록 직무요구도가 상대적으로 높다. |
| 직무 자율 | 41.6 이하 | 41.7~50.0 | 50.1~66.6 | 66.7 이상 | 점수가 높을수록 직무자율성이 상대적으로 낮다. |
| 관계 갈등 | – | 33.3 이하 | 33.4~44.4 | 44.5 이상 | 점수가 높을수록 관계갈등이 상대적으로 높다. |
| 직무 불안정 | 33.3 이하 | 33.4~50.0 | 50.1~66.6 | 66.7 이상 | 점수가 높을수록 직업이 상대적으로 불안정하다. |
| 조직체계 | 41.6 이하 | 41.7~50.0 | 50.1~66.6 | 66.7 이상 | 점수가 높을수록 조직이 상대적으로 체계적이지 않다. |
| 보상 부적절 | 33.3 이하 | 33.4~55.5 | 55.6~66.6 | 66.7 이상 | 점수가 높을수록 보상체계가 상대적으로 부적절하다. |
| 직장문화 | 33.3 이하 | 33.4~41.6 | 41.7~50.0 | 50.1 이상 | 점수가 높을수록 직장문화가 상대적으로 스트레스 요인이다. |
| **총점** | 42.4 이하 | 42.5~48.4 | 48.5~54.7 | 54.8 이상 | 점수가 높을수록 직무스트레스 요인이 상대적으로 많다. |

| 평가 지침(여자용) | | | | | |
|---|---|---|---|---|---|
| 영역 | 참고치 | | | | 점수의 의미 |
| | 하위 25% | 하위 50% | 상위 50% | 상위 25% | |
| 직무 요구 | 50.0 이하 | 50.1~58.3 | 58.4~66.6 | 66.7 이상 | 점수가 높을수록 직무요구도가 상대적으로 높다. |
| 직무 자율 | 50.0 이하 | 50.1~58.3 | 58.4~66.6 | 66.7 이상 | 점수가 높을수록 직무자율성이 상대적으로 낮다. |
| 관계 갈등 | – | 33.3 이하 | 33.4~44.4 | 44.5 이상 | 점수가 높을수록 관계갈등이 상대적으로 높다. |
| 직무 불안정 | – | 33.3 이하 | 33.4~50.0 | 50.1 이상 | 점수가 높을수록 직업이 상대적으로 불안정하다. |
| 조직체계 | 41.6 이하 | 41.7~50.0 | 50.1~66.6 | 66.7 이상 | 점수가 높을수록 조직이 상대적으로 체계적이지 않다. |
| 보상 부적절 | 44.4 이하 | 44.5~55.5 | 55.6~66.6 | 66.7 이상 | 점수가 높을수록 보상체계가 상대적으로 부적절하다. |
| 직장문화 | 33.3 이하 | 33.4~41.6 | 41.7~50.0 | 50.1 이상 | 점수가 높을수록 직장문화가 상대적으로 스트레스 요인이다. |
| 총점 | 44.4 이하 | 44.5~50.0 | 50.1~55.6 | 55.7 이상 | 점수가 높을수록 직무스트레스 요인이 상대적으로 많다. |

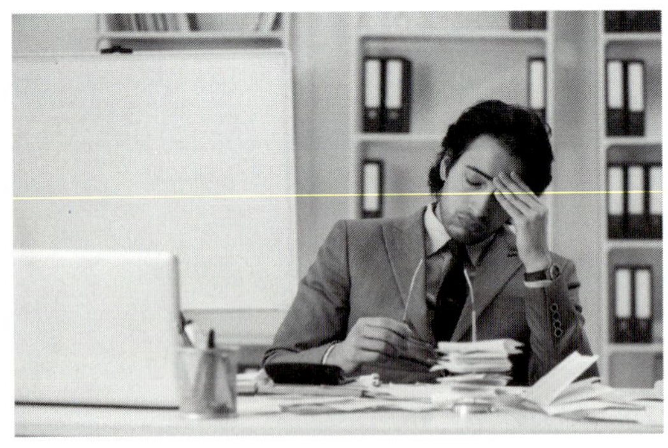

Assistance Program: EAP)을 도입하여 직무 스트레스와 심리적 위험군을 체계적으로 관리하는 기업들도 증가하고 있다. 이 프로그램은 근로자의 정신 건강을 위협하는 생활상의 문제들을 해결할 수 있도록 종합적으로 지원하며, 대개 정신건강의학과 · 산업의학과 의사, 심리학자, 사회복지사 등으로 구성된 전문가 팀과 연계하여 프로그램을 제공한다.

### 5) 스트레스 취약성 및 대처 방식 평가

1985년 보스턴대학교 메디컬센터의 라일 밀러(Lyle Miller)와 알마 스미스(Alma Smith)가 개발한 스트레스 취약성 평가(Stress Vulnerability Scale)는 평소의 라이프스타일, 생활

환경, 대처자원을 전반적으로 검토하여 스트레스에 취약한 정도를 평가한다(〈표 7-7〉). 20개의 문항으로 이루어져 있고, 0~4점으로 응답하도록 되어 있다. 총점이 0~10점이면 스트레스에 잘 대처할 수 있는 조건을 갖추고 있는 것으로 볼 수 있다. 11~29점까지는 대체로 양호한 것으로 평가된다. 30~49점은 다소 취약, 50~74점은 상당히 취약, 75점 이상이면 극도로 취약한 것으로 해석한다.

**표 7-7 스트레스 취약성 평가**

| 문항 | 항상 그렇다 | 대체로 그렇다 | 종종 그렇다 | 그렇지 않은 편이다 | 전혀 그렇지 않다 |
|---|---|---|---|---|---|
| | 0점 | 1점 | 2점 | 3점 | 4점 |
| 1. 최소 하루 한 끼는 따뜻하고 균형있는 양질의 식사를 한다. | | | | | |
| 2. 적어도 일주일에 4일은 7~8시간 수면을 취한다. | | | | | |
| 3. 사람들과 적당히 애정을 주고받고 있다. | | | | | |
| 4. 사는 곳에서 반경 1km 안에 긴급한 도움을 줄 사람이 있다. | | | | | |
| 5. 적어도 일주일에 두 번은 땀이 날 때까지 운동한다. | | | | | |
| 6. 하루 피우는 담배는 반 갑 이하이다. | | | | | |
| 7. 일주일에 음주 횟수는 2회 이하이다. | | | | | |
| 8. 정상 체중을 유지한다. | | | | | |
| 9. 수입은 생활에 지장이 없는 정도가 된다. | | | | | |
| 10. 종교적(영적) 신념이 있으며 그로부터 힘을 얻는다. | | | | | |
| 11. 클럽이나 모임에 정상적으로 나간다. | | | | | |
| 12. 인맥을 어느 정도 유지하고 있다. | | | | | |
| 13. 사적인 문제를 터놓고 의논하는 사람이 있다. | | | | | |
| 14. 카페인이 든 음료를 마시는 횟수는 하루 3회 이하이다. | | | | | |
| 15. 화나거나 걱정이 있을 때 상대방에게 솔직히 말한다. | | | | | |
| 16. 가족들과 집안 문제를 상의하여 결정한다. | | | | | |
| 17. 일주일에 적어도 한 번은 재미있는 일을 한다. | | | | | |
| 18. 나는 내 시간을 효율적으로 사용한다. | | | | | |
| 19. 시력, 청력, 치아 등이 건강하다. | | | | | |
| 20. 매일 잠시라도 혼자 조용히 지내는 시간을 갖는다. | | | | | |
| 합계 | | | | | |

스트레스 취약성 평가는 스트레스 관리나 상담에서 초기 진단 도구로 많이 이용되고 있다. 환자(내담자)의 스트레스에 대한 민감도를 사전에 파악하여 예방적 상담에 이용하거나, 스트레스 관리 방법을 구체적으로 안내하는 데 활용할 수 있다. 무엇보다도, 수면, 식사, 운동, 대인관계 등 평소의 라이프스타일을 폭넓게 점검하는 문항들을 포함하고 있어, 라이프스타일과 관련된 위험요소와 대처자원을 관리하는 데 유용하다.

스트레스에 대한 대처 방식을 평가할 수 있는 도구로, 라자러스와 포크먼의 대처 방식 질문지(Ways of Coping Questionnaire), 데릭 로저(Derek Roger) 등의 대처 방식 질문지(Coping Style Questionnaire), 찰스 카버(Charles Carver) 등의 대처척도(COPE Inventory)를 비롯한 다양한 도구가 개발되어 있다.

라자러스와 포크먼이 평가와 대처 이론을 기초로 개발한 대처 방식 질문지는 총 66개 문항을 이용하여 8개의 하위 영역을 검토한다. 8개 하위 영역은 문제에 직면하기, 거리두기, 자기조절, 사회적 지지 추구, 책임지기, 벗어나거나 회피하기, 체계적 문제 해결, 긍정적 재평가다. 데릭 로저 등의 대처 방식 질문지는 인지적 회피, 정서 조절, 수용, 사회적 지지 추구, 문제 중심 대처 등 5개 하위영역에 해당하는 대처 성향을 살펴본다. 찰스 카버 등의 대처척도는 15개 하위척도로 구성되며, 각 하위척도에 4개 문항이 마련되어 총 60개 문항으로 이루어져 있다. 15개 하위척도는 적극적 대처, 계획 수립, 다른 활동을 미루고 문제 해결에 집중, 참고 기다림, 문제 해결을 위한 사회적 지지 추구, 정서적 위로를 위한 사회적 지지 추구, 상황에 대한 긍정적 재해석과 성장, 수용, 종교에 의지, 정서 인식 및 방출, 부정, 포기, 주의 전환, 술이나 약물에 의존, 유머로 넘김이다.

### 6) A형 행동유형, D형 행동유형 평가

프리드먼과 로젠먼이 정의한 A형 행동유형 성향을 평가하는 도구로는, 보트너(Bortner)의 A형 행동유형 평정 척도, 젠킨스(Jenkins) 활동검사지, 플래밍험(Framingham) A유형 척도지, 찰스워스(Charlesworth)와 네이선(Nathan)의 A형 행동유형 평가지, 로젠먼의 구조화된 면접 기법을 이용할 수 있다.

보트너의 A형 행동유형 평정 척도(〈표 7-8〉)는 상반되는 행동 양식이 좌우에 배치된 14개의 문항으로 구성되어 있다(Bortner, 1969). 문항마다 자신의 행동 양식에 가깝다고 생각하는 칸에 표시한 다음, 선택한 칸에 적힌 숫자를 더해 총점을 구하고, 14로 나누어 평균을 구한다. 평균 점수 15점 이상은 A형 행동유형으로 볼 수 있다. 11~15점은 A형과

B형 행동유형이 혼재되어 있는 것으로, 10점 이하는 B형 행동유형으로 본다.

D형 행동유형을 정의한 요한 데놀레트는 14문항으로 구성된 D형 행동유형 평정 척도(Type D Scale-14: DS14)를 개발했다(Denollet, 2005). 이 척도는 부정적 정서성(negative affectivity)을 평가하는 7문항과 사회적 억제성(social inhibition)을 평가하는 7문항으로 이루어져 있다. 부정적 정서성 영역에서는 불안, 걱정, 불쾌감과 같은 부정적 정서를 자주 경험하는 경향을 평가하고(문항 예: 자주 안달하고 화를 낸다, 자주 어떤 일에 대해서 걱정하게 된다), 사회적 억제성 영역에서는 타인과의 상호작용에서 자신의 감정과 행동을 억제하고, 거부당하는 것에 대한 두려움으로 사회적 활동을 제한하는 경향을 평가한다(문항 예: 사람들과 거리를 두는 편이다, 사교적인 만남에서 어떤 이야기를 해야 할지 잘 모르겠다). 두 영역의 점수가 모두 높으면 D형 행동유형으로 진단한다.

**표 7-8 A형 행동유형 평정 척도**

<table>
<tr><th colspan="25">A형 행동유형 평정 척도</th></tr>
<tr><td rowspan="2">1</td><td colspan="12">약속 시간에 절대로 늦지 않기 위해 최선을 다한다.</td><td colspan="12">약속 시간을 지키는 것에 크게 신경 쓰지 않는다.</td></tr>
<tr><td>24</td><td>23</td><td>22</td><td>21</td><td>20</td><td>19</td><td>18</td><td>17</td><td>16</td><td>15</td><td>14</td><td>13</td><td>12</td><td>11</td><td>10</td><td>9</td><td>8</td><td>7</td><td>6</td><td>5</td><td>4</td><td>3</td><td>2</td><td>1</td></tr>
<tr><td rowspan="2">2</td><td colspan="12">사소한 일에는 경쟁하지 않는 편이다.</td><td colspan="12">모든 상황에서 승부욕을 보이는 편이다.</td></tr>
<tr><td>1</td><td>2</td><td>3</td><td>4</td><td>5</td><td>6</td><td>7</td><td>8</td><td>9</td><td>10</td><td>11</td><td>12</td><td>13</td><td>14</td><td>15</td><td>16</td><td>17</td><td>18</td><td>19</td><td>20</td><td>21</td><td>22</td><td>23</td><td>24</td></tr>
<tr><td rowspan="2">3</td><td colspan="12">다른 사람이 이야기를 끝낼 때까지 기다리지 않는 편이다. 일단 고개를 끄덕이고 상대방의 말을 끊은 후 상대의 말을 요약해 정리한다.</td><td colspan="12">잘 들어주는 편이다.<br>상대의 이야기가 아무리 장황해도 끝까지 들어준다.</td></tr>
<tr><td>24</td><td>23</td><td>22</td><td>21</td><td>20</td><td>19</td><td>18</td><td>17</td><td>16</td><td>15</td><td>14</td><td>13</td><td>12</td><td>11</td><td>10</td><td>9</td><td>8</td><td>7</td><td>6</td><td>5</td><td>4</td><td>3</td><td>2</td><td>1</td></tr>
<tr><td rowspan="2">4</td><td colspan="12">항상 바쁘다. 언제나 시간이 부족하다고 느낀다.</td><td colspan="12">주변 상황이 아무리 급해도 서두르지 않는다.</td></tr>
<tr><td>24</td><td>23</td><td>22</td><td>21</td><td>20</td><td>19</td><td>18</td><td>17</td><td>16</td><td>15</td><td>14</td><td>13</td><td>12</td><td>11</td><td>10</td><td>9</td><td>8</td><td>7</td><td>6</td><td>5</td><td>4</td><td>3</td><td>2</td><td>1</td></tr>
<tr><td rowspan="2">5</td><td colspan="12">인내심 있게 기다릴 줄 안다.</td><td colspan="12">기다리는 것을 잘 참지 못한다.</td></tr>
<tr><td>1</td><td>2</td><td>3</td><td>4</td><td>5</td><td>6</td><td>7</td><td>8</td><td>9</td><td>10</td><td>11</td><td>12</td><td>13</td><td>14</td><td>15</td><td>16</td><td>17</td><td>18</td><td>19</td><td>20</td><td>21</td><td>22</td><td>23</td><td>24</td></tr>
<tr><td rowspan="2">6</td><td colspan="12">목표를 달성하기 위해 최선을 다한다.<br>맡은 일에 끝까지 노력한다.</td><td colspan="12">되는 대로 일한다. 별로 걱정하지 않는다.</td></tr>
<tr><td>24</td><td>23</td><td>22</td><td>21</td><td>20</td><td>19</td><td>18</td><td>17</td><td>16</td><td>15</td><td>14</td><td>13</td><td>12</td><td>11</td><td>10</td><td>9</td><td>8</td><td>7</td><td>6</td><td>5</td><td>4</td><td>3</td><td>2</td><td>1</td></tr>
</table>

| | | |
|---|---|---|
| 7 | 한 번에 한 가지 일을 하며 다른 일을 시작하려면 이전 일을 끝내야 한다. 지금 일에만 집중한다. | 항상 여러 가지 일을 한꺼번에 한다. 다음에 해야 할 일을 생각하며 일한다. |
| | 1 \| 2 \| 3 \| 4 \| 5 \| 6 \| 7 \| 8 \| 9 \| 10 \| 11 \| 12 | 13 \| 14 \| 15 \| 16 \| 17 \| 18 \| 19 \| 20 \| 21 \| 22 \| 23 \| 24 |
| 8 | 말을 할 때 힘차고 단호하다. | 천천히 침착하게 말하며 앞뒤를 생각하며 말한다. |
| | 24 \| 23 \| 22 \| 21 \| 20 \| 19 \| 18 \| 17 \| 16 \| 15 \| 14 \| 13 | 12 \| 11 \| 10 \| 9 \| 8 \| 7 \| 6 \| 5 \| 4 \| 3 \| 2 \| 1 |
| 9 | 내 장점이 다른 사람들에게 인정받기 원한다. | 다른 사람이 어떻게 생각하든 내 만족이 중요하다. |
| | 24 \| 23 \| 22 \| 21 \| 20 \| 19 \| 18 \| 17 \| 16 \| 15 \| 14 \| 13 | 12 \| 11 \| 10 \| 9 \| 8 \| 7 \| 6 \| 5 \| 4 \| 3 \| 2 \| 1 |
| 10 | 나는 모든 것을 빨리 처리한다. | 침착하고 느긋하게 일을 처리한다. |
| | 24 \| 23 \| 22 \| 21 \| 20 \| 19 \| 18 \| 17 \| 16 \| 15 \| 14 \| 13 | 12 \| 11 \| 10 \| 9 \| 8 \| 7 \| 6 \| 5 \| 4 \| 3 \| 2 \| 1 |
| 11 | 모든 것을 침착하게 받아들이고 걱정하지 않는다. | 모든 것을 심각하게 생각하면서 일을 진행해 나간다. |
| | 1 \| 2 \| 3 \| 4 \| 5 \| 6 \| 7 \| 8 \| 9 \| 10 \| 11 \| 12 | 13 \| 14 \| 15 \| 16 \| 17 \| 18 \| 19 \| 20 \| 21 \| 22 \| 23 \| 24 |
| 12 | 내 감정을 침착하고 솔직하게 표현한다. | 감정이나 분노를 과장되게 표현한다. |
| | 1 \| 2 \| 3 \| 4 \| 5 \| 6 \| 7 \| 8 \| 9 \| 10 \| 11 \| 12 | 13 \| 14 \| 15 \| 16 \| 17 \| 18 \| 19 \| 20 \| 21 \| 22 \| 23 \| 24 |
| 13 | 일 외에도 관심거리가 많다. | 일 외에는 관심이 없다. |
| | 1 \| 2 \| 3 \| 4 \| 5 \| 6 \| 7 \| 8 \| 9 \| 10 \| 11 \| 12 | 13 \| 14 \| 15 \| 16 \| 17 \| 18 \| 19 \| 20 \| 21 \| 22 \| 23 \| 24 |
| 14 | 내 일이나 상황에 만족한다. | 나는 야심적이고 사회적 지위가 더 나아지기를 바란다. |
| | 1 \| 2 \| 3 \| 4 \| 5 \| 6 \| 7 \| 8 \| 9 \| 10 \| 11 \| 12 | 13 \| 14 \| 15 \| 16 \| 17 \| 18 \| 19 \| 20 \| 21 \| 22 \| 23 \| 24 |
| 평균 | | |

프리드먼과 로젠먼이 정의한 A형 행동유형의 성격 요소에는 긍정적인 것과 부정적인 것이 혼합되어 있는데, 그중에서 적개심, 분노, 불안은 명백히 해로운 요소들이다. 일반 심리 검사 척도로도 이러한 특성들을 평가할 수 있다. 예를 들어, MMPI를 이용하면 적개심과 불안을 평가할 수 있고, 더불어 우울증이나 강박증 성향도 함께 살펴볼 수 있다. 그러나 문항이 너무 많고 오랜 시간이 소요되므로 분명한 필요가 있는 경우가 아니라면, 스트레스 진단에 이용하기에는 부적합하다. 적개심, 분노, 불안 등 개별적 특성을 평가할 수 있는 간단한 척도들이 개발되어 있다. 적개심과 분노를 평가하는 검사로, 레

드포드 윌리엄스(Redford Williams)가 개발한 적개심 측정법, 레이몬드 노바코(Raymond Novaco)의 분노 유발 검사, 찰스 스필버거(Charles Spielberger) 등이 개발한 분노 표현 척도 등이 있다.

### 7) 불안 평가

불안의 형태와 수준을 평가하는 방법은 매우 다양하다. 흔히 이용되는 것으로는 아론 벡이 개발한 벡의 불안척도(Beck's Anxiety Inventory: BAI), 찰스 스필버거 등이 개발한 상태-특성 불안척도(State-Trait Anxiety Inventory: STAI), 재닛 A. 테일러(Janet A. Taylor)의 현재성 불안척도(Manifest Anxiety Scale: MAS), 맥스 해밀턴(Max Hamilton)이 개발한 해밀턴 불안척도(Hamilton Anxiety Rating Scale: HAM-A) 등이 있다. 이 외에 투사적(projective) 심리 검사도 가능하고, 피부전도, 심박수, 호흡 같은 생리적 지표를 측정하여 불안을 평가하는 방법도 있다.

벡의 불안척도는 임상적 불안의 선별 및 심각도 평가에 가장 많이 활용되는 척도 중 하나다. 21개 문항으로 구성되어 있으며, 인지적, 정서적, 신체적 불안 증상을 평가한다. 스필버거의 상태-특성 불안척도는 불안의 상태(현재 느끼는 불안)와 특성(평소의 불안 성향)을 각각 20문항씩, 총 40개 문항으로 평가한다. 이 척도 역시 임상 및 연구 현장에서 널리 사용되는 척도다. 해밀턴 불안척도는 피검자의 자기보고식 검사 도구가 아니라, 임상가가 평가하는 도구다. 불안, 긴장, 두려움 · 공포, 불면, 인지적 증상, 우울감, 근육계 증상(통증, 근육 긴장 등), 감각계 증상(이명, 시야흐림 등), 심혈관계 증상, 호흡기계 증상, 소화기계 증상, 비뇨기계 증상, 자율신경계 증상, 면담 시 행동 등 14개 영역을 5점 척도로 평가한다.

한국인 불안 척도(National Anxiety Scale: NAS)는 국립정신건강센터가 대한신경정신의학회와 협력하여 개발하고 대한신경정신의학회가 인증한 공인된 도구다(국립정신건강센터, 2024). 최근 2주 동안 불안 관련 증상들을 얼마나 자주 경험했는지를 평가한다. 총 11개 문항으로 이루어져 있으며 각 문항에 0~3점으로 답한다(〈표 7-9〉). 총점이 0~9점이면 정상, 10~16점이면 경증 수준의 불안장애, 17~24점이면 중등도 수준의 불안장애, 25~33점은 중증 수준의 불안장애로 해석한다.

많은 사람을 대상으로 선별검사를 해야 하거나 적은 문항의 평가가 필요할 때는 단축형 한국인 불안 척도(National Anxiety Scale-Brief Version: NAS-BV)를 이용할 수 있다. 단

표 7-9 한국인 불안 척도

| 이 검사는 불안 정도를 알아보기 위한 것입니다. 최근 2주간 각 문항에 해당하는 증상을 얼마나 자주 경험하였는지 확인하고 해당하는 번호에 ○표를 하기 바랍니다. | | 0<br>전혀 그렇지 않다<br>(없음) | 1<br>가끔 그렇다<br>(2일 이상) | 2<br>자주 그렇다<br>(1주 이상) | 3<br>거의 매일 그렇다<br>(거의 2주) |
|---|---|---|---|---|---|
| 1 | 이유 없이 불안하다. | 0 | 1 | 2 | 3 |
| 2 | 안절부절못한다. | 0 | 1 | 2 | 3 |
| 3 | 불안이나 걱정으로 일상생활이 안 된다. | 0 | 1 | 2 | 3 |
| 4 | 나쁜 일이 일어날까 두렵다. | 0 | 1 | 2 | 3 |
| 5 | 걱정이 많다는 것을 알면서도 걱정을 멈출 수 없다. | 0 | 1 | 2 | 3 |
| 6 | 집중하는 것이 어렵다. | 0 | 1 | 2 | 3 |
| 7 | 금방 피로해진다. | 0 | 1 | 2 | 3 |
| 8 | 신경이 날카롭다. | 0 | 1 | 2 | 3 |
| 9 | 근육이 긴장된다. | 0 | 1 | 2 | 3 |
| 10 | 잠들기가 어렵거나 자는 도중 자꾸 깬다. | 0 | 1 | 2 | 3 |
| 11 | 두근거림, 떨림, 입마름 등의 증상이 있다. | 0 | 1 | 2 | 3 |

축형 척도는 표준형 척도의 3개 문항, 즉 2번(안절부절못한다), 5번(걱정이 많다는 것을 알면서도 걱정을 멈출 수 없다), 11번(두근거림, 떨림, 입마름 등의 증상이 있다)으로 이루어져 있다. 3점 이상일 경우 불안장애를 의심할 수 있다.

### 8) 우울 평가

우울증 진단에 이용되는 척도로는 벡 우울 척도(Beck Depression Inventory: BDI), 해밀턴 우울 척도(Hamilton Depression Rating Scale: HAM-D), 환자 건강 설문-9(Patient Health Questionnaire-9: PHQ-9) 등이 있다.

벡 우울 척도는 1961년에 아론 벡이 개발한 자기보고식 척도로, 임상과 연구에서 널리 쓰이고 있다. 21개의 항목으로 구성되어 있으며, 피검자의 주관적 감정과 인지적 왜곡(자기비하, 무가치감 등)을 중심으로 우울 정도를 평가한다. 해밀턴 우울 척도는 1960년 맥스 해밀턴이 개발했다. 자기보고식 척도가 아니라 전문가가 환자와의 면담을 통해 증상의 심각도를 평가하는 관찰자 평정 척도다. 임상 현장에서 약물치료 효과나 우울증의 중증도를 평가하는 데 주로 사용된다. 이 척도는 수면장애, 식욕 감퇴, 자살 사고 등 객관적이고 생리적인 증상에 중점을 둔다. 환자 건강 설문-9은 1999년 로버트 스피처(Robert Spitzer) 등이 개발한 자기보고식 도구로, 『DSM』 진단 기준에 기초한 9개의 문항으로 구성되어 있다. 일차의료, 공공보건, 연구 등 다양한 환경에서 우울증 선별 및 중증도 평가에 활용되고 있다.

한국인 우울 척도(National Depression Scale: NDS)는 국립정신건강센터가 대한신경정신의학회와 협력하여 개발하고 대한신경정신의학회가 인증한 공인된 도구다(국립정신건강센터, 2024). 최근 2주 동안 우울 관련 증상들을 얼마나 자주 경험했는지를 평가한다. 총 12개 문항으로 이루어져 있으며 각 문항에 0~3점으로 답한다(〈표 7-10〉). 총점 0~8점은 정상, 9~18점은 경증 수준의 우울장애, 19~28점은 중등도 수준의 우울장애, 29점~36점은 중증 수준의 우울장애로 해석한다.

단축형 한국인 우울 척도(National Depression Scale-Brief Version: NDS-BV)는 표준형

**표 7-10 한국인 우울 척도**

| 이 검사는 우울 정도를 알아보기 위한 것입니다. 최근 2주간 각 문항에 해당하는 증상을 얼마나 자주 경험하였는지 확인하고 해당하는 번호에 ○표를 하기 바랍니다 | | 0<br>전혀 그렇지 않다<br>(없음) | 1<br>가끔 그렇다<br>(2일 이상) | 2<br>자주 그렇다<br>(1주 이상) | 3<br>거의 매일 그렇다<br>(거의 2주) |
|---|---|---|---|---|---|
| 1 | 하루 종일 우울하다. | 0 | 1 | 2 | 3 |
| 2 | 평소에는 즐겁던 일이 재미없어졌다. | 0 | 1 | 2 | 3 |
| 3 | 죽고 싶다. | 0 | 1 | 2 | 3 |
| 4 | 마음속에서 뭔가 치밀어 오르는 것 같다. | 0 | 1 | 2 | 3 |
| 5 | 사소한 일도 결정하기가 어렵다. | 0 | 1 | 2 | 3 |
| 6 | 자신감을 잃었다. | 0 | 1 | 2 | 3 |
| 7 | 앞으로도 좋은 일이 생길 것 같지 않다. | 0 | 1 | 2 | 3 |
| 8 | 안절부절못하거나 느려졌다는 말을 듣는다. | 0 | 1 | 2 | 3 |
| 9 | 잠을 지나치게 많이 자거나 적게 잔다. | 0 | 1 | 2 | 3 |
| 10 | 식욕이 지나치게 늘거나 줄었다. | 0 | 1 | 2 | 3 |
| 11 | 피곤하고 기진맥진한 상태이다. | 0 | 1 | 2 | 3 |
| 12 | 하루를 생활하기가 버겁다. | 0 | 1 | 2 | 3 |

척도의 3개 문항, 즉 1번(하루 종일 우울하다), 6번(자신감을 잃었다), 12번(하루를 생활하기가 버겁다)으로 이루어져 있다. 3점 이상일 경우 우울장애를 의심할 수 있다.

스트레스, 불안장애, 우울증은 구분하기가 쉽지 않고 흔히 혼합되어 나타난다. 스트레스를 느끼는 것 자체는 심리적 장애가 아니지만, 불안장애나 우울증은 정신과적 장애이므로 이들을 감별하기 위한 검사가 필요한 경우가 많다. 스트레스인 경우에는, 스트레스를 주는 환경에서 벗어나면 대개 증상이 완화된다. 만일 스트레스성 자극이 가까이 있지 않아도 긴장, 불안, 우울 같은 심리적 증상이 계속된다면 면밀한 검사가 필요하다. 무엇보다도 자신의 증상이 스트레스 때문이라고 생각하는 사람들 중에, 실제로는 우울증 환자인 사람이 많다는 점을 기억해야 한다.

## 9) 그림 심리 진단

그림 심리 진단은 투사적 기법의 심리 검사로, 피검자의 내적 세계를 시각적으로 표출하게 함으로써 언어로는 드러나지 않는 정서적, 인지적, 성격적 특성에 관한 풍부한 정보를 제공한다. 이러한 검사는 검사자의 개입이 적고 구조화되지 않은 방식으로 진행되기 때문에, 피검자의 무의식적 갈등이나 심리적 방어기제를 비교적 자유롭게 드러낼 수 있다. 특히 인지기능이 저하된 사람, 언어적 표현력이 낮은 아동, 장애인, 외국인, 노인 등 자기보고식 평가 도구를 활용하기 어려운 피검자에게도 적용 가능하다는 점에서 임상적 활용도가 매우 높다. 또한 언어적 표현보다 심리적 저항을 덜 유발하므로, 일반 성인 피검자도 검사에 대한 부담을 상대적으로 덜 느낀다.

그림 심리 진단 기법 중 하나인 빗속의 사람 그림(Draw A Person in the Rain: DAPR) 검사는 투사적 인물화 검사의 일종으로, 아놀드 애브람스(Arnold Abrams)와 에이브러햄 암친(Abraham Amchin)에 의해 체계화되어 임상 및 심리치료 현장에서 널리 활용되고 있다. 일반적인 인물화 검사와 유사한 방식으로 진행되는데, 비가 오는 상황이라는 특정 맥락을 도입하여, 스트레스에 대한 피검자의 인식과 대처 방식, 정서적 반응 양상, 현실 인식 능력 등을 구체적으로 평가할 수 있도록 고안되었다. 외적인 스트레스 요인을 비라는 상징으로 표현하게 하고, 피검자가 그 안에서 어떻게 행동하는지를 그림을 통해 드러냄으로써, 피검자가 스트레스 상황을 어떻게 지각하고 어떻게 반응하며 어떠한 방어기제를 사용하는지 직관적으로 파악할 수 있다.

빗속의 사람 그림의 해석은 크게 네 가지 영역에서 이루어진다. 첫째, 외적 스트레스 요인의 상징화다. 비, 구름, 번개, 웅덩이 등 환경적 요소의 유무, 강도, 양상은 피검자가 외부 환경을 얼마나 위협적이거나 통제 불가능한 것으로 인식하고 있는지를 나타낸다. 예를 들어, 빗줄기의 양이 많고 굵을수록 스트레스의 강도나 빈도가 높은 것으로 볼 수 있고, 짙은 구름이나 번개는 불안, 분노, 충동성 등의 정서적 요소와 관련하여 해석할 수 있다.

둘째, 자기 보호 및 대처 전략의 시각적 표현이다. 우산, 비옷, 장화, 지붕, 건물, 나무 등 비로부터 자신을 보호할 수 있는 요소의 존재 여부, 수, 크기 및 그림에서 나타나는 기능적 유효성은 피검자의 스트레스 대처 능력 및 자기효능감에 대한 인식을 보여 준다. 보호 도구가 견고하게 그려지고 실질적인 기능을 하는 구조로 표현된다면, 피검자가 스트레스 상황에서도 비교적 안정적으로 자기방어를 실행하고 있는 것으로 볼 수 있다.

셋째, 인물 자체의 묘사 방식이다. 인물의 표정, 자세, 시선, 크기, 위치, 신체 부분의 비율 등은 자아상(self-image), 자존감, 대인관계 양상을 반영한다. 인물이 매우 작게 그려지거나 한쪽 모서리에 치우쳐 있는 것은 위축된 자아상이나 회피적 성향을 의미할 수 있으며, 반대로 지나치게 크고 중심에 위치한 경우는 자기중심성 또는 과장된 자기표현 욕구를 드러내는 것일 수 있다. 표정이 불안하거나 공포에 질린 모습으로 묘사된 경우는 외부 자극에 대한 과민반응, 불안장애, 혹은 심리적 무기력감을 시사하는 것일 수 있다.

넷째, 피검자가 그림을 그리는 방식과 태도에 대한 관찰 및 사후 질문에서 얻는 정보다. 피검자가 그림을 그리는 동안 보이는 모습(집중도, 반복된 수정, 망설임 등), 검사 소요 시간, 그림 그리기 순서 등은 그 사람의 성격적 특성과 문제 해결 방식에 대한 간접적인 정보를 준다. 아울러, 그림 완성 후 실시하는 사후 질문을 통해 피검자가 그림에 부여한 의미를 직접적으로 탐색할 수 있으며, 이는 해석의 주관성을 줄이고 피검자의 실제 내면

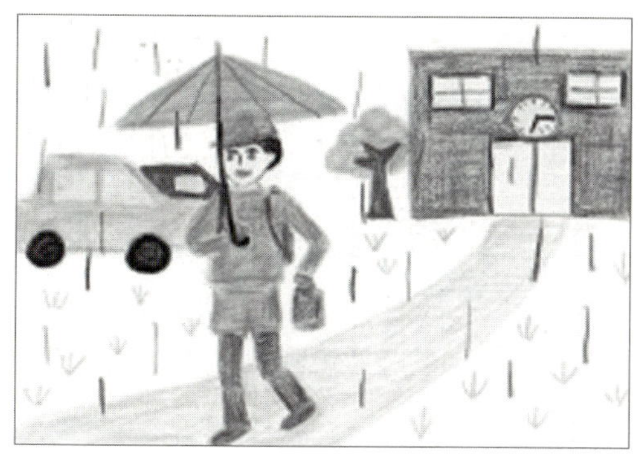
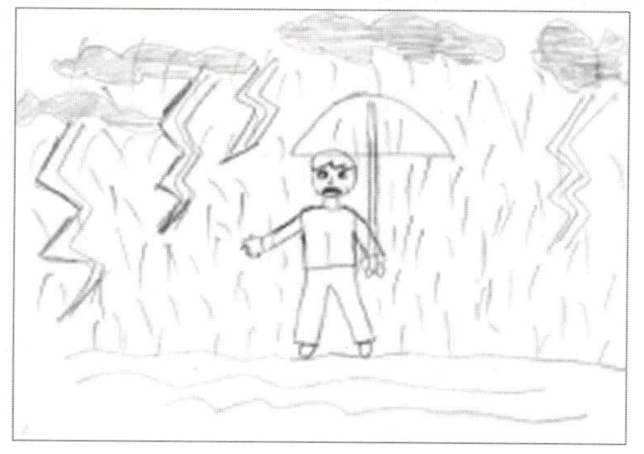

[그림 7-2] 빗속의 사람 그림

과 더욱 일치된 분석을 가능하게 한다. 예를 들어, "비는 언제부터 내리기 시작했는가?" "얼마나 더 오래 내릴 것으로 예상하는가?" "그림 속 인물의 기분은 어떤가?"와 같은 질문은 시간 개념, 미래에 대한 기대, 정서 상태 등에 대한 유의미한 정보를 제공한다.

이 검사는 전통적인 심리 검사와 달리 표준화된 점수 체계나 정량적 기준이 마련되어 있지 않으므로, 해석자의 임상 경험과 역량에 따라 결과가 상이할 수 있다. 따라서 그림 투사 검사에 대한 이론적 이해뿐 아니라, 다수의 사례 분석을 통한 해석 경험의 축적이 필수적이다. 이러한 해석적 민감성을 확보하지 못할 경우, 피검자의 심리 상태를 과도하게 일반화하거나 왜곡할 위험이 있다. 한편, 그림을 해석할 때 피검자의 문화적 배경, 나이, 성별, 지적 수준 등도 반드시 고려되어야 한다. 예를 들면, 그림의 세부적 요소에 대한 과도한 생략은 심리적 방어, 불안, 위축과 같은 특정 정서 상태가 반영된 것일 수도 있지만, 단순히 발달적, 지적 한계 때문일 수도 있다. [주: 6세 아동이 인물을 그릴 때 머리, 몸통, 팔, 다리를 단순한 선으로만 표현하고, 얼굴에서 귀나 코를 생략하는 것은 정상적이므로 발달학적 문제나 심리적 문제로 해석해서는 안 된다. 그러나 성인이 과도하게 단순하고 생략된 그림을 그린다면, 의도적 왜곡, 심리적 방어기제, 불안 등이 반영된 것으로 해석하거나 지적장애를 의심할 수 있다.]

빗속의 사람 그림 검사는 간단한 재료와 절차를 통해 피검자의 내면 심리를 다각도로 탐색하고, 스트레스에 대한 인식과 대처 방식을 직관적으로 파악할 수 있으므로, 임상 심리 평가, 아동·청소년 상담, 학교 심리 서비스, 정신 건강 진단 등 다양한 분야에서 활용할 수 있다. 다만, 표준화된 평가 도구가 아니므로 독립적인 진단 수단으로 이용하기보다는 종합 심리 평가의 일환으로 실시하여 보조적으로 활용하는 것이 바람직하다.

스트레스 진단, 평가를 위해 사용할 수 있는 주관적 평가 척도들은 이상에서 소개한 것 이외에도 매우 많다. 때로는 피검자의 정신병리 전반을 평가하거나 스트레스와 관련된 심리적 증상을 파악하기 위해, 간이정신진단검사(Symptom Checklist-90-Revision: SCL-90-R)나 MMPI 같은 표준화된 심리 검사를 병행할 필요도 있다. SCL-90-R은 우울, 불안, 강박, 신체화 등 9개 하위 척도를 통해 다양한 정신적 증상군을 평가하며, MMPI는 성격 특성과 임상적 증상 전반을 다면적으로 측정한다. 이들 검사는 스트레스와 관련된 심리적 취약성, 정서적 불안정성, 대인관계의 어려움, 신체 증상 등 여러 영역을 동시에 진단할 수 있다는 장점이 있다.

스트레스의 원인, 지각된 스트레스 정도, 심신의 증상, 대처자원, 대응 방식은 사람마다 다르며, 이들을 전체적으로 파악하지 않고는 각 사람에게 적합한 중재 전략을 마련할 수 없다. 따라서 이상의 모든 요소들을 포괄적으로 평가할 수 있도록 검사를 구성하는 것은, 검사를 정확하게 실시하고 바르게 해석하는 것 못지않게 중요하다. 다만 이것은 검사실에서 할 수 있는 모든 검사를 다 해야 한다는 의미도 아니고 검사를 많이 할수록 좋다는 의미도 아니다. 각 요소들에 대한 평가가 반드시 진단 도구에 의존해야 하는 것도 아니다. 유능한 검사자는 짧은 면접만으로도 여러 요소들에 대한 통찰을 얻을 수 있다. 스트레스 평가 도구의 신뢰도와 타당도, 피검자의 특성, 평가의 편이성 및 임상적 활용성까지 고려하여 적합한 진단 · 평가법을 선택하는 것은 검사자가 갖추어야 할 기본 역량 중 하나다.

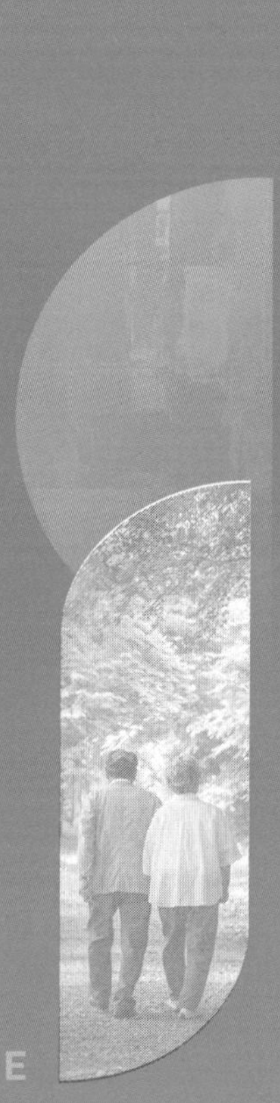

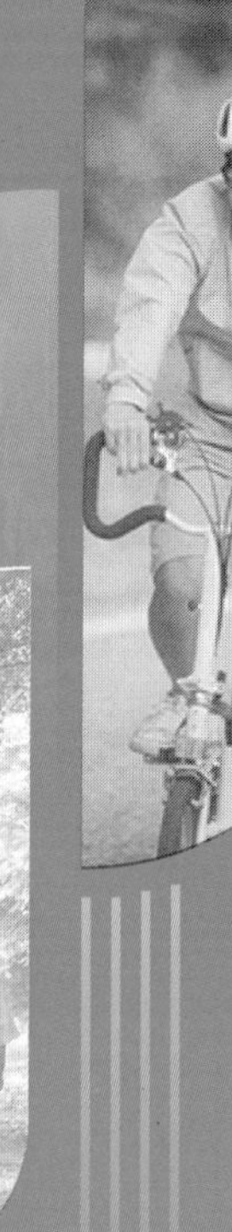

INTEGRATIVE STRESS MEDICINE

# 제 03 부

# 치유와 관리

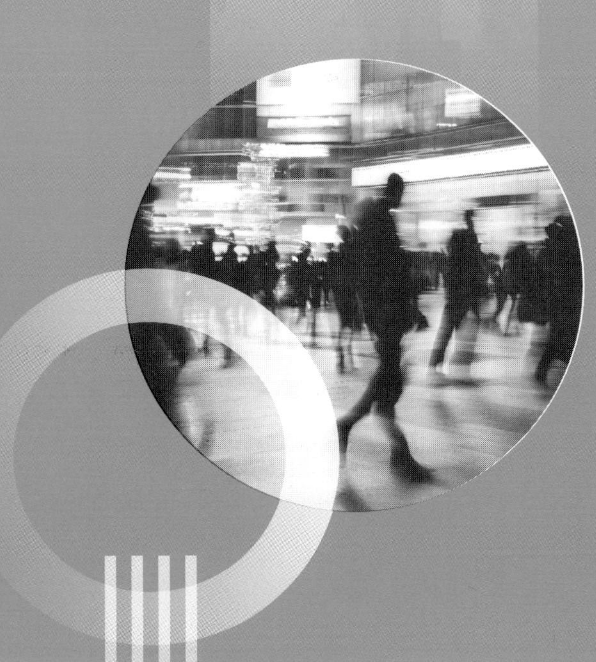

제 8 장

# 전일적 스트레스 관리

Holistic Stress Management

● ● ● 만성질환을 21세기의 질병이라 한다. 심 · 뇌혈관질환, 당뇨병, 암, 비만은 대유행 수준이다. 이제 학자들은 우리가 후기 만성질환의 등장에 대비해야 한다고 말한다. 알츠하이머병, 파킨슨병 같은 퇴행성 뇌질환, 아토피를 비롯한 면역 관련 질환이 그런 것들이다. 그리고 또 하나, 정신질환의 대폭발은 마지막까지 인류를 괴롭힐 것이라고 경고되기도 한다. 우리는 이 모든 질병을 관통하는 요인이 스트레스라는 것을 알고 있다.

점점 많은 사람이 월요일 오전에 심장마비로 사망한다. 이를 검은 월요일 신드롬(black Monday syndrome)이라 한다. 한 조사에 의하면, 50세 미만인 사람의 심장마비를 예측할 수 있는 최고의 지표는 일에 대한 불만족이었다. 국내 사망원인 2위로 등극한 심장병은 10~30대의 젊은 층에서도 발병률이 증가하는 추세다. 심장병 환자의 괴사된 심장조직, 괴사의 원인이 된 막힌 관상동맥, 관상동맥을 손상시킨 염증세포와 콜레스테롤 분자, 이렇게 점점 더 정밀한 수준으로 연구를 하다보면 언젠가는 심장병의 원인이 완전히 규명되고 질병이 정복될 것인가? 그렇지 않다. 심장병에 대한 대규모 연구인 인터하트(INTERHEART)는 심장병에 대한 연구가 스트레스 같은 '원인의 원인(causes of causes)'으로 확대되어야 함을 분명히 밝히고 있다.

건강과 질병은 신체적, 사회적, 문화적, 영적, 생태적 요인 등 수많은 변수들이 복잡하게 연결되어 상호작용하는 가운데 결정된다. 과거에는 질병이 없이 일상생활을 정상적으로 수행하는 것을 건강으로 보았지만, 점차 행복, 심리 · 사회적 웰빙, 삶의 질과 같은 질적 요소들이 고려되기 시작했고, 이제 지지적인 사회적 관계, 삶의 의미와 목적 추구, 스트레스에 대한 회복탄력성 같은 긍정적인 요소들로 논의가 확대되고 있다. 이미 1948년에 WHO는 건강을 "단순히 질병이나 장애가 없는 상태가 아니라 신체적, 정신적, 사회적으로 완전한 웰빙 상태"라고 정의했으며, 1998년에는 이 정의에 영적인 웰빙까지 추가하는 개정안이 제안되기도 했다. 건강의 정의는 최근까지도 계속 변화하고 있는데, 그 핵심은 다중차원의 웰빙(multi-dimensional well-being) 또는 전일적 웰빙(holistic well-being)으로 요약된다. 전일적이란 개인의 몸, 마음과 함께 그 사람과 연결된 사회 · 문화적, 물리 · 생태적 환경까지 고려하는 것이다. 그렇다면, MRI의 해상도를 더 높이고 현미경 배율을 더 올리는 것만으로는 건강 상태를 더 정확히 판단할 수 없을 것이다. 원래 건강이라는 한자어도, 단지 신체에 병이 없는 상태가 아니라 몸의 질(質)이 양호한 건(健)과 마음의 성(性)이 평안한 강(康)을 합쳐 이르는 것이다.

## 1. 스트레스 관리의 원리

건강의 정의는 시대와 사회의 요구에 따라 지속적으로 변화해 왔으며, 최근 들어서는 더욱 포괄적이고 적극적인 개념으로 확장되고 있다. 과거에는 신체에 질병이나 결함이 없는 것을 건강으로 보았으나, 1948년 WHO가 건강을 신체적, 정신적, 사회적으로 완전한 웰빙 상태로 정의함으로써 건강의 총체성과 질을 강조했고, 이후 학자들은 영적 건강, 라이프스타일, 사회적 적응력 등의 요소들을 포함시키며 논의를 확대했다.

인간이 생리적 욕구, 안전의 욕구 외에도 애정과 소속의 욕구, 자존감에 관한 욕구와 같은 심리·사회적 욕구, 자아실현의 욕구와 같은 영적인 욕구를 가지고 있다는 매슬로의 욕구 위계 이론은, 우리가 신체적, 심리적, 사회적, 영적인 차원의 삶을 사는 존재임을 알려준다. 이는 스트레스 관리도 전일적이며 총체적인 관점에서 이루어져야 한다는 점을 상기시키는 것과 다름 아니다. 어떤 차원의 욕구든, 욕구가 충족되지 않은 상태는 스트레스이기 때문이다.

### 1) 전일적 스트레스 치유와 통합적 방법론

스트레스를 유발하는 원인이 사람마다 상황마다 다르다는 사실은, 스트레스 관리에 만병통치약 같은 방법은 없다는 것을 시사한다. 운동이나 근육이완법은 신체적 스트레스 완화에 도움을 주고, 인지치료나 명상은 심리적 스트레스를 완화하는 데 더 효과적이다. 항산화제를 복용하는 것은 세포 수준에서 겪는 산화 스트레스를 감소시킨다. 스트레스가 어느 차원에서 발생하는가에 따라서 관리법이 달라야 하는 것이다. 따라서 전일적 스트레스 관리에는 통합적 방법론이 요구된다.

인간이 신체적, 심리적, 사회적, 영적 차원의 삶을 사는 존재라는 것은, 다양한 스트레스 관리법이 필요하다는 것보다 더 중요한 사실을 내포하고 있다. '몸마음(bodymind)'이라는 단어가 보여 주는 것처럼, 인간의 각 차원은 서로 분리되지 않고 하나로 연결되어 있다. 따라서 어느 차원에서 스트레스가 발생하든지 모든 차원으로 그 영향이 파급된다. 예를 들면, 심리적 스트레스는 요통이나 혈압 상승 같은 신체적 스트레스를 유발하고 세포의 분자 수준에서는 산화 스트레스를 일으킨다. 역으로도 마찬가지다. 바이러스나 알레르기 항원의 침입처럼 우리가 의식할 수 없는 물질 수준의 스트레스가 신체적 스트레

표 8-1 **전일적 스트레스 관리**

| 인간의 여러 차원 | 매슬로의 욕구 위계 | 주요 스트레스 | 스트레스 관리 |
|---|---|---|---|
| 물질 차원 | | 활성산소, 화학약품, 알레르기 항원 | 라이프스타일 개선<br>(예: 항산화물질 섭취, 화학약품 및 약물 사용 최소화) |
| 몸 차원 | 생리적 욕구<br>안전에 대한 욕구 | 신체적 스트레스 | 신체적 스트레스 관리법<br>(예: 운동, 이완요법, 질병의 의학적 치료) |
| 마음 차원 | 애정과 소속의 욕구<br>자존감에 대한 욕구 | 심리 · 사회적 스트레스 | 심리적 스트레스 관리법<br>(예: 정서 관리, 인지치료, 사회적 지지망 확보) |
| 영 차원 | 자아실현의 욕구 | 영적 스트레스 | 영적 스트레스 관리법<br>(예: 실존치료, 종교생활, 봉사활동, 자기계발) |
| 생태 환경 차원 | | 자연 환경과의 분리, 기후위기, 환경오염 | 생활환경 및 라이프스타일 개선<br>(예: 환경 보호. 생태계 보호) |

스 반응을 일으키며, 그 과정에서 우리는 우울, 짜증, 피로감 같은 심리적 스트레스도 경험한다. 그렇다면 여기서, "전일적 스트레스 관리에는 통합적 방법론이 요구된다"는 명제와 배치되는 질문이 제기될 수 있다. 인간의 모든 차원이 연결되어 있다면, 어느 차원에 유효한 스트레스 관리법을 선택하든, 결과적으로는 하나의 관리법으로 모든 차원의 스트레스를 해소할 수 있지 않은가?

한 가지 방법으로 환자(내담자)가 겪는 모든 차원의 스트레스를 완화시키는 것은 매우 제한적인 경우에만 가능하며, 가능하더라도 상당히 비효율적인 전략이다. 대인관계 갈등에서 발생하는 문제가 스트레스의 주된 원인인 경우, 운동을 권하는 것이 나은가, 대인관계 기술을 향상시키는 것이 나은가? 사회적 관계에서 발생하는 스트레스를 신체적 방법만으로 해소하려 한다면, 비록 그것이 일시적으로 심신의 긴장을 해소하고 스트레스 자극으로부터 멀어지는 효과는 있을지라도, 삶의 현장에 되돌아오면 또다시 같은 고통을 반복할 수밖에 없으므로, 결국 스트레스의 원인을 회피 또는 방치하는 것이 된다. 감정을 다스리는 관리법도 스트레스 반응을 완화하여 심신의 부담을 감소시킬 수는 있으나, 그 고통이 강박적 사고로 인해 발생하는 것이라면 인지치료를 통한 내적 태도의 변화가 보다 근본적인 치유법이다. 그러나 안타깝게도 현실에서는 이러한 단순하고도 명백한 원리가 간과되거나 무시되는 경우가 많다. 자신의 스트레스에 대해 제대로 이해하지 못한 상태에서 범람하는 광고나 주변 사람들이 권하는 방법을 무작정 시도하는 경우는 물론이고, 심지어는 치유 현장에서도 환자(내담자)의 스트레스가 어느 차원에 어떻게 발생하는지 정확히 진단하지 않은 상태에서, 또는 진단을 했더라도, 치료자가 선호하는 특정 중재법이 모든 사람에게 일률적으로 적용되기도 한다. 이것은 두통 환자, 소화불량 환자, 외상 환자, 암 환자에게 모두 진통제를 처방하는 것과 다르지 않다. 비록 진통제도 환자들에게 도움이 되기는 하지만, 이 처방에는 진통제보다 더욱 중요한 약이 빠져 있다.

물론 통합적 방법론을 적용할 때도 우선순위는 있다. 신체적 질병 때문에 몸, 마음, 사회적 삶이 모두 고통 받고 있다면 가장 시급한 것은 생의학적 치료다. 이 상황에서 통증을 긍정적으로 재해석하도록 하는 인지치료를 시도하거나 부정적 정서의 완화를 도모하려는 것은, 발에 박힌 가시를 그대로 두고 진통제로 통증만 조절하려 하는 것과 다름이 없다. 몸의 자연치유력에 의해 언젠가 회복될 질병이라면, 병이 나을 때까지 기다리는 데 진통제가 도움이 될 수도 있겠지만, 이것은 빠르고 안전한 길을 두고 멀고 험한 길로 돌아가는 것과 같다.

### 2) 개인별 치유 전략의 구성

스트레스 치유는 각 사람의 신체적, 심리적 특성과 환경적 취약성, 스트레스의 원인, 스트레스 대처 방식 등에 대한 종합적 평가를 기초로 구성되어야 한다. 동일한 원인에 노출되어도 질병이 사람마다, 상황마다 다르게 발생하고, 다르게 경험되고, 다르게 치유되는 이유는 모든 사람이 고유한 유전적 특성과 더불어, 환경과의 상호작용 속에 역동적으로 변화하는 심리적, 생리적 반응성을 가지고 있기 때문이다.

모든 사람에게 모든 상황에서 스트레스가 되는 자극이 없듯이, 모든 사람에게 효과적인 스트레스 관리법도 없고 같은 사람에게 늘 효과적인 스트레스 관리법도 없다. 운동은 대표적인 신체적 스트레스 관리법이자 스트레스에 대한 저항력을 갖추는 데 필수적인 요소 중 하나다. 그러나 평소에 운동을 않던 사람, 기저 질환이 있는 사람에게는 운동이 오히려 독이 될 수도 있다. 사회적 지지망은 대다수의 학자가 동의하는 가장 중요한 스트레스 대처자원이지만, 내향적인 사람이 사회적 모임에 참여하는 것은 그 자체가 커다

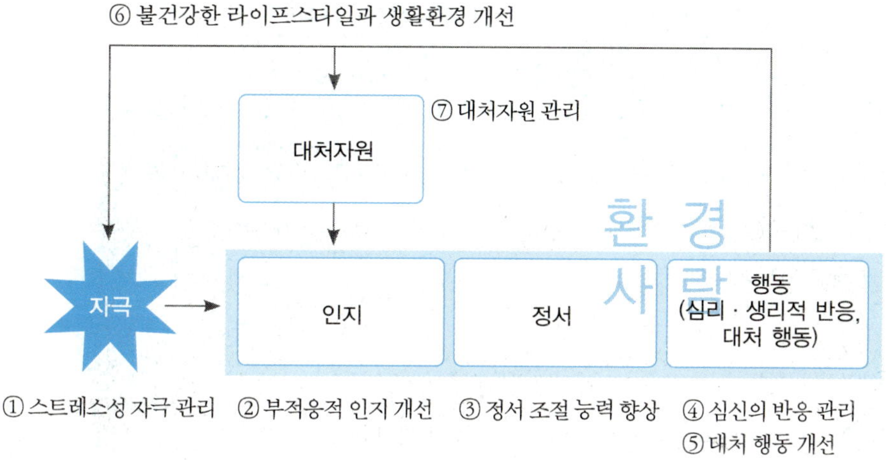

⑥ 불건강한 라이프스타일과 생활환경 개선

대처자원

⑦ 대처자원 관리

환경

사람

자극

인지

정서

행동
(심리 · 생리적 반응,
대처 행동)

① 스트레스성 자극 관리 ② 부적응적 인지 개선 ③ 정서 조절 능력 향상 ④ 심신의 반응 관리
⑤ 대처 행동 개선

[그림 8-1] 스트레스 반응 구성에 영향을 미치는 요인들의 상호작용

란 스트레스가 된다. 직장인의 회식이 좋은 예다. 회식의 주요 목적에는 직원들의 스트레스를 해소하고 친목을 도모하는 것이 포함되는데, B형 행동유형인 사람에게는 회식의 이러한 목적이 충분히 달성될 수 있지만, D형 행동유형인 사람에게는 직장생활에서 겪는 가장 큰 스트레스가 회식이 될 수 있다.

원인의 일반화, 방법의 획일화로 인한 실패를 겪지 않기 위해서 필요한 것은 무엇보다도 환자(내담자)와 그의 환경에 대한 포괄적인 이해다. [그림 8-1]은 포괄적 이해의 범위를 구체화한 것으로, 스트레스 경험에 영향을 미치는 요인들과 그들 사이의 상호작용을 도해하고 있다. 스트레스성 자극이 입수되면 그 자극에 대한 인지적 평가가 이루어지고 그에 따라 긍정적 또는 부정적 정서가 발생하며, 부정적 정서가 발생하면 그 즉시 심리 · 생리적 스트레스 반응과 대응 행동이 나타난다. 그런데 스트레스 자극에 대한 인지적 평가는 자신이 가진 대처자원에 대한 지각에 의해 좌우되며, 스트레스에 대한 대응 행동은 스트레스성 자극을 제거하거나 지속시키거나 증폭시킬 수 있다. 예컨대, 음주, 폭식, 약물 의존, 분노 폭발 같은 불건강한 반응은 만성적 스트레스의 원인이 되어 되돌아온다. 따라서 스트레스 관리는 스트레스성 자극 관리, 부적응적 인지 개선, 정서 조절 능력 향상, 심신의 반응 관리, 대처 행동 개선, 불건강한 라이프스타일과 생활환경 개선, 대처자원 관리라는 일곱 가지 측면을 종합적으로 고려해야 한다. 이상의 일곱 가지 영역에 관한 다면적 평가를 기초로, 각 환자(내담자)의 취약한 부분을 보완할 수 있는 스트레스 치유법을 선택하지 않는다면, 치료자는 자신에게 가장 익숙하거나 선호되는 진단 · 치유법을 모든 환자(내담자)에게 적용하게 될 것이다.

## 2. 스트레스원 관리와 적응력 향상

스트레스의 부정적인 영향을 피하려면 스트레스의 원인을 제거하거나 스트레스에 대처할 수 있는 능력을 향상시켜야 한다. 스트레스 관리든 질병 치료든, 최고의 방법은 원인을 제거하는 것이다. 그러나 실제로는 원인을 제거하는 중재법이 대처 능력을 높이는 중재법에 비해 성공적이지 않은 경우가 많다. 그 이유 중 하나는 원인을 제대로 파악하지 못한 상태에서 중재법을 찾으려 하기 때문이다.

스트레스를 호소하는 사람들은 대부분 자신을 피해자로 여기며 누군가의 부당한 행동이나 자신이 처한 불리한 여건을 설명하려 한다. 그러나 대인관계 스트레스가 자신의 언행에서 비롯되고, 경제적 어려움이 잘못된 소비습관에서 기인하는 것처럼, 실제로는 스스로 원인을 만들고 있는 경우가 많다. 그럼에도 불구하고, 일단 환자(내담자)가 전문가의 도움을 구하고 있다면, 원인을 찾는 일은 환자(내담자)보다는 치료자의 몫이므로 스트레스 진단, 평가에서 반드시 확인되어야 한다. 치료자마저 원인 파악에 실패한다면, 단지 증상을 완화하는 방법을 찾는 데만 주력하게 될 것이다. 이것은 투쟁이나 도피가 가능한 상황에서 포기를 선택하게 하는 것과 같다.

원인을 제거하는 방법이 성공적이기 어려운 데는 더 근본적인 이유가 있다. 홈즈와 라헤의 사회 재적응 평정 척도에 열거된 생활사건 목록에서도 알 수 있듯이, 우리가 살면서 겪는 스트레스들은 피하고 싶어도 피할 수 없는, 또는 피해서는 안 될 일들을 포함하고 있다. 피할 수 없는 스트레스원의 부정적 영향을 피하는 방법은 적응력, 곧 대처 능력

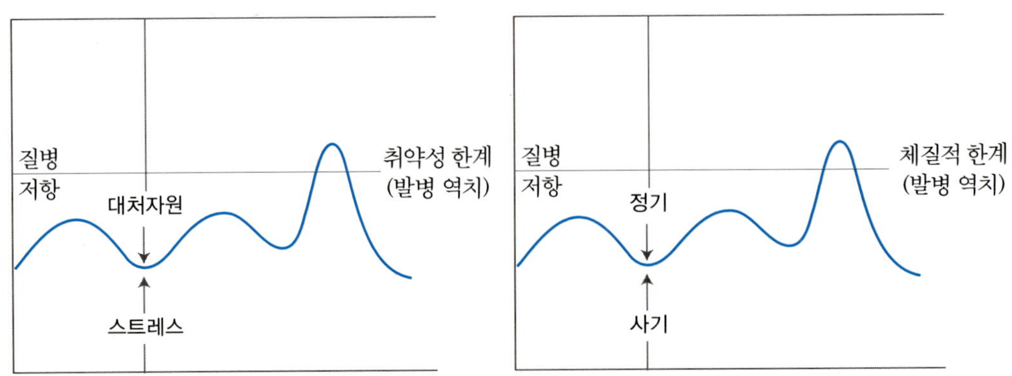


[그림 8-2] 취약성-스트레스-대처자원 모델과 체질-정기-사기 모델

을 향상하는 것이다.

사실상 모든 스트레스 관리법은 스트레스의 원인 관리와 스트레스에 대한 적응력 향상이라는 두 가지 범주에 포함된다. 이것은 한의학의 모든 치법이 보허(補虛)와 거사(祛邪), 즉 정기를 보충하고 사기를 몰아내는 원칙을 중심으로 하는 것과 상통한다. 개인적 특성보다는 공통적인 생리 현상을, 그리고 건강증진보다는 질병 치료를 중심으로 발전해 온 생의학은 거사에 치중해 왔지만, 스트레스 연구 결과가 생의학의 병인론에 수용되면서 개인의 특이성에 관한 이해와 취약성 보완의 중요성이 점차 부각되고 있다. 예를 들어, A형 행동유형과 심장병에 관한 연구는, 전통의학의 체질론이 그러하듯, 사람마다 심리·생리적 반응성과 질병에 대한 취약성이 다르므로 치료적 접근도 달라야 한다는 것을 확인시켜 주었다.

주빈과 스프링의 스트레스-취약성 모델에서는, 취약성이 높은 사람은 낮은 수준의 스트레스에도 정신질환이 발병할 가능성이 높고, 취약성이 낮은 사람은 상당한 스트레스를 경험해도 발병하지 않는다고 설명한다. [주: 6장 3의 '5) 조현병'을 참고하라.] 또한 능동적 대처 전략, 사회적 지지, 회복탄력성 같은 대처자원을 질병의 발생과 경과에 영향을 미치는 주요 조절변수로 간주한다. 스트레스-취약성 모델은 한의학이 사기와 정기의 역동 속에서 질병 발생 여부가 결정된다고 설명하는 방식과 유사하다(신경희, 2013). [그림 8-2]와 같이, 스트레스(사기)와 대처자원(정기)은 취약성(체질)과 함께 건강과 질병을 결정하는 변인이다. 취약성은 유전적 소인을 기초로 생후에 형성된 비교적 안정적인 특질인 반면, 대처자원-스트레스, 정기-사기의 역동은 지속적으로 변동한다. 스트레스성 자극에 대한 통제력은 사회가 복잡해질수록 제한되므로, 대처자원을 관리하여 적응력을 증진하는 전략이 더욱 중요해진다.

건강의 정의는 지속적으로 변화하고 있다. 휴버(Huber) 등은 기존의 정의가 가진 한계를 지적하고 건강에 대한 새로운 개념을 소개했다(Huber et al., 2011). 그 핵심은 두 가지로 요약되는데, 첫째는 스스로의 온전성(integrity), 평형(equilibrium), 웰빙 감각을 회복하고 유지하는 능력(resilience)에 바탕을 두고, 건강을 더욱 동적인 개념으로 전환하는 것이다. 둘째는 건강을 적응과 자기관리 능력으로 바라보는 것이다. 건강이 동적인 것이고 적응과 자기관리 능력이라는 것은 어떤 의미인가? 건강은 지금 측정한 혈압, 혈당 같은 지표를 기준으로 타인으로부터 부여되는 명칭이나 자격 같은 것이 아니다. 건강은 상태가 아니라 방향이며 지금 이 순간도 변동하고 있는 동적 현상이다. 따라서 어떤 특정한 상태를 건강으로 규정할 수는 없다. 1장에서 예시한 바와 같이, 오늘 측정한 공복혈당

120mg/dL의 의미는 1년 전 측정한 200mg/dL에서 계속 감소하고 있는 것인지, 70mg/dL에서 계속 증가하고 있는 것인지에 따라 달라진다.

근본적으로 건강과 질병은 이분법적으로 구분할 수 없으며 하나의 연속선으로 연결되어 있다. 이러한 관점은 존 트래비스(John Travis)에 의해 질병–웰네스 연속체(illness-wellness continuum) 모델로 제안되었고, 아론 안토노브스키의 건강생성모델에서도 등장한다. [주: 1장의 '4. 웰빙, 건강, 스트레스'를 참고하라.] 안토노브스키는 이 모델에서 적응과 스트레스를 인간의 건강과 웰빙을 결정하는 중심적 원리로 포착했다. 스트레스는 변화된 환경에 대해 새로운 적응을 획득하려는 과정에서 경험하는 것이다. 적응력의 향상은 스트레스를 감소시키고 건강과 삶의 질을 향상시킨다.

적응력을 향상시킨다는 것은 대처 능력을 높이는 것이며, 이는 곧 대처자원을 확보하는 것이다. 구체적으로, 문제 상황을 합리적으로 인식하고 해결 계획을 수립할 수 있는 인지적 능력, 스트레스 반응을 지각하고 조절할 수 있는 자각력과 조절력, 실질적인 문제 해결 기술, 자기표현 능력, 신체적 강건함, 우호적인 사회적 지지망, 뚜렷한 삶의 목표와 장애 극복의 동기 등을 대처자원으로 들 수 있다.

대처자원을 확보하는 것은 스트레스의 원인을 관리하는 것과도 관련이 있다. 신체적 강건함이라는 대처자원은 다른 사람에게 과로가 되는 활동을 신체적 스트레스로 느끼지 않게 한다. 반면, 비관적인 인지 양식은 다른 사람들이 스트레스로 느끼지 않는 일도 스트레스로 만들고, 충분히 해결 가능한 사건도 방치하거나 회피하게 하여 만성적인 스트레스로 몰고 간다.

## 3. 인간발달과 스트레스

각 사람의 스트레스를 이해하고 관리 전략을 수립하기 위해 반드시 고려해야 할 또 하나의 요소는 그 사람의 발달 단계다. 사람은 발달 단계에 따라서 누구나 겪는 전형적인 스트레스가 있으며, 동일한 스트레스라도 각 발달 단계에서 미치는 영향은 다르다.

한국 아동 · 청소년의 행복지수는 OECD 국가 중 최하위 수준이다. 2021년 세이브더칠드런(Save the Children)이 실시한 조사에서는 한국 아동의 삶의 질이 조사 대상 35개국 중 31위를 기록했다. OECD가 발표한 아동 · 청소년 행복지수에서도 조사 대상 22개국 중 최하위였다. 반면 스트레스 수준은 OECD 국가 중 최상위권이다. 우리나라 아동 · 청소년에게 유독 행복감이 낮고 스트레스가 높은 이유는 무엇인가? 많은 사람들이 과도한 교육열과 학업 및 입시에 대한 부담 때문이라고 추측한다. 실제로 우리나라 청소년의 주요 스트레스 요인은 학업이다. 학업 성취에 대한 기대와 경쟁 중심의 교육 환경은 심리적 압박을 가하고, 이것은 스트레스와 정신 건강 문제로 이어진다. 그러면 행복지수가 낮은 것은 스트레스가 많기 때문에 나타나는 당연한 현상인가? 학업 부담만 제거되면 스트레스도 없고 행복해질 수 있는가? 이 질문에 대한 답변은 '예'든 '아니오'든 절반만 맞다.

1장의 '4. 웰빙, 건강, 스트레스'에서 설명한 동기상태이론에 따르면, 스트레스는 동기의 좌절 상태나 동기의 좌절이 예상되는 상태다. 그렇다면 우리나라 아동 · 청소년은 다른 나라 아동 · 청소년들보다 이 시기에 충족되어야 할 욕구가 덜 충족되고 더 많은 동기의 좌절을 경험하기 때문에 스트레스가 높고 행복감이 낮다고 해야 할 것이다. 요컨대, 학업이 스트레스의 원인이기도 하지만, 학업 때문에 포기해야 하는 동기 또는 욕구로 인해 스트레스를 겪는 것일 수도 있다. 이것은 우리에게 매우 중요한 통찰을 제공한다. 스트레스는 사람이 전 생애에 걸쳐 새롭게 만나는 발달 과제라는 관점에서 이해되어야 한다는 점이다.

### 1) 심리 · 사회적 발달 단계와 스트레스

발달 단계에 따라 사람이 겪는 스트레스의 유형은 달라진다. 정신적, 신체적 성장과 성숙 자체도 새로운 스트레스를 동반하지만, 그에 따라 달라지는 사회적 역할과 책임도 지속적으로 새로운 적응과 대처를 요구한다. 심리학자 에릭 에릭슨(Erik Erickson)은 모든 사람은 나이에 따라 겪고 극복해야 할 공통의 고유 과제가 있으며, 그 과제를 성공적으로 극복하기 위해 많은 에너지를 필요로 한다고 했다. 에릭슨의 발달사적 위기론이나 프로이트의 정신발달론은 사람이 발달 단계에 따라 겪는 적응 과제, 즉 스트레스가 다르다는 것을 보여 준다.

〈표 8-2〉에 에릭슨의 발달 단계별 과제와 각 단계에 경험하는 전형적인 스트레스가 요약되어 있다. 영 · 유아기와 취학 전 아동기에는 생리적 불편감, 양육자와의 분리, 방임이 주요 스트레스원이다. 초등학교 입학 후에는 또래 관계 형성과 경쟁, 학교생활 적응이 스트레스를 유발하며, 청소년기의 스트레스는 학업 부담과 입시에 대한 압박, 자아 정체성 혼란, 가치관의 갈등 등이 원인이다. 성인 초기에는 군복무, 취업, 결혼, 출산, 자녀 양육 등 연이은 역할 변화에 따른 부담이 크며, 중년기에는 직무 스트레스와 자녀 교

**표 8-2 에릭슨의 심리 · 사회적 발달 단계와 스트레스**

| 나이 | 발달 과제 (실패 시) | 발달 특성 | 주요 스트레스 |
|---|---|---|---|
| 0~1세 | 신뢰감 (불신감) | 양육자와의 신뢰로운 관계 형성을 통해 자기에 대한 신뢰와 타인 및 세상에 대한 기본적 신뢰감 형성 | 생리적 스트레스, 양육자와의 분리 |
| 2~3세 | 자율성 (수치 및 회의) | 자신의 욕구와 부모의 기대 사이의 갈등을 경험 | 불충분한 양육, 방임 |
| 4~5세 | 주도성 (죄의식) | 목표와 계획을 세우고 추진해 나가는 능력 | 가족관계, 질병, 학대, 방임 |
| 초등학교기 | 근면성 (열등감) | 사회생활에 필요한 기본 지식과 기술 습득. 또래 친구를 통해 대인관계 능력 발달 | 또래 경쟁, 학교 적응, 이사 · 전학 등 생활환경 변화 |
| 청소년기 | 자아정체감 (역할 혼미) | 자신의 정체성, 미래에 대한 탐색의 시작 | 학업과 입시, 가치관과 정체성의 혼란, 가족관계, 친구관계 |
| 성인 초기 | 친밀감 (고립감) | 자아정체성에 기초한 진정한 의미의 친밀감 형성 | 결혼, 취업, 출산, 군복무, 직장 스트레스, 자녀 양육 |
| 성인 중기 | 생산성 (침체감) | 자녀나 부하 사원에 대한 배려와 사회적 관심 증가 | 직장 스트레스, 가족 부양, 자녀 교육, 노화로 인한 신체적 변화, 삶에 관한 실존적 고민 |
| 노년기 | 자아통합 (절망) | 신체적 노쇠와 사회적 상실에 대한 심리적 적응. 삶의 불행과 실패를 인정하고 삶으로 통합 | 삶의 회한, 후회, 질병과 노쇠, 가까운 사람과의 사별, 외로움, 빈곤 |

육 문제, 노화로 인한 신체적 변화와 함께 삶의 의미에 대한 실존적 고민이 증가한다. 노년기에는 질병, 노쇠, 배우자나 친구와의 사별, 외로움, 경제적 어려움 등이 주요 스트레스 요인으로 작용한다. 이처럼 발달 단계에 따라 누구나 경험하는 스트레스들은 예측이 가능하므로, 예방하거나 미리 대처자원을 확보하여 그 영향을 감소시킬 수 있다.

발달 단계별 스트레스는 매슬로의 욕구 위계와도 연결된다. [그림 8-3]은 초년기부터 노년기까지 펼쳐지는 욕구의 변화와 강도를 보여 준다. 초년기일수록 생리적 욕구나 안전의 욕구의 충족 실패가 스트레스의 주요 원인이지만, 나이가 들어감에 따라 애정과 소속의 욕구, 자존감의 욕구가 강해지고, 중년기에 이르면 자아실현의 욕구가 뚜렷이 드러난다.

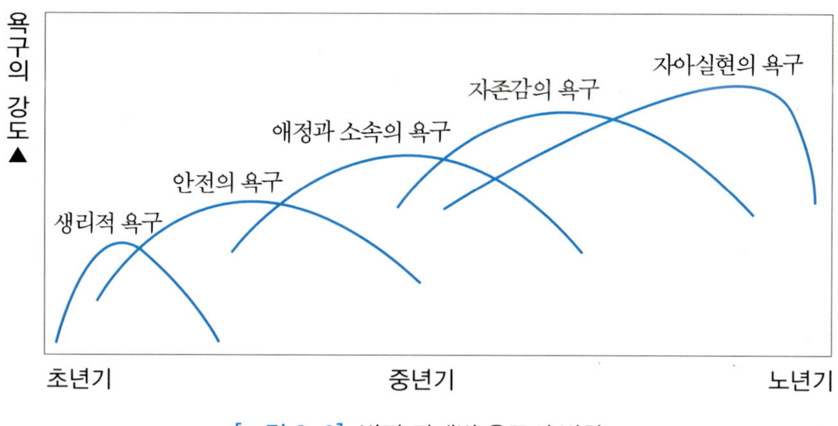


[그림 8-3] 발달 단계별 욕구의 변화

동일한 종류, 동일한 강도의 스트레스 자극이라도 사람의 발달 단계에 따라 의미하는 바가 다르며, 그 사람에게 미치는 영향 또한 다르다. 물론 각 단계에서의 대처 능력도 다르다. 스트레스성 사건을 해석하고 그에 대해 적절히 대처하는 데는 성격, 방어기제의 완성도, 이용 가능한 대처자원 등이 중요한 역할을 하므로 발달 단계에 따라 스트레스의 영향은 다를 수밖에 없다. 예컨대, 부모와의 분리는 아동에게 극심한 스트레스가 될 수 있으나, 성인에게는 더 이상 스트레스가 되지 않는다. 월남전에 참전했던 미군들의 PTSD 발병률이 제2차 세계대전 참전병이나 한국전 참전병의 발병률보다 높았는데, 월남전 참전병의 평균 나이(19세)가 제2차 세계대전 참전병(27세)이나 한국전 참전병(25세)보다 낮았기 때문이라는 해석이 있다. 19세는 25세나 27세에 비해 심리적으로 덜 성숙한 나이이고, 실제로 감정 조절이나 판단력과 관련된 전두엽은 25세 무렵에 완전히 발달한다. 따라서 19세의 군인은 스트레스 상황을 더 위협적인 것으로 해석하고 더 민감하게 반응하여 PTSD의 위험이 높아질 수 있다.

주관적으로도 동일한 종류, 동일한 강도를 느끼는 스트레스라면 어느 시기에 경험하는 것이 더 해로운가? 당연히 대처 능력이 미약한 어릴 나이일수록 스트레스의 영향을 크게 받는다.

## 2) 전 생애 스트레스 관리

사회 · 심리적 발달 이론에서는 출생 이후의 경험을 중점적으로 다루지만, 최근 연구들은 자궁 내 경험이 초기 발달에 미치는 영향에 주목하고 있다. 태아도 감각 능력과 호르몬 매개 자극(모체의 심박동 · 목소리 · 코르티솔 등)에 반응하는 능력이 있으며, 이는 출생 후 애착 형성의 초석이 될 수 있다(Santaguida et al., 2024). 게다가 태아가 겪는 직간접적 스트레스는 평생의 건강을 좌우하기도 한다. 6장 2의 '14) 스트레스의 후성유전학적 영향'에서 살펴본 바와 같이, 출생 전에 모체를 통해 받은 스트레스 정보는 태아의 대사를 형성하는 배경이 된다.

임신부가 겪는 스트레스도 태아의 성장, 발달에 영향을 미친다. 모체의 스트레스호르몬은 태아 순환계로 이동하므로 태아는 모체의 스트레스 신호를 탐지할 수 있다. 예를 들면, 태아의 세포에 있는 코르티솔 수용체는 태아 스스로 만든 코르티솔이든 모체에서 이동한 코르티솔이든 모두 결합하여 생리적 변화를 일으키게 된다. 한편, 임신부의 스트레스는 자궁 내 혈류를 감소시키는데, 이로 인해 태아에게 공급되는 산소와 영양분이 감소하여 태아의 성장, 발달이 저해되고, 저체중아 출산 및 조산 가능성이 증가한다(Arenas et al., 2024; Lund et al., 2025).

임신부가 겪는 임신 전 · 후기 스트레스 종류에 따라 6~12개월 영아의 인지 및 정서 발달에 차이가 나타난다(Shi et al., 2022). 또한 임신부의 스트레스는 태아의 뇌 신경회로 형성 및 구조에 직접적 영향을 미치므로 신경발달장애 위험을 증가시킨다(van den Heuvel, 2022). 핀란드의 인구통계를 이용한 유복자 연구에서는, 출산 전에 남편과 사별한 여성들이 낳은 아이는 알코올 중독, 성격장애, 조현병 같은 문제가 유의하게 더 많았다. 임신 중 불안 수준이 높았던 여성의 자녀는 정서나 행동에 문제를 보일 가능성이 높으며(O'Connor et al., 2002), 청소년기의 충동성 증가, 인지기능 저하 위험도 상승한다(Van den Bergh et al., 2005).

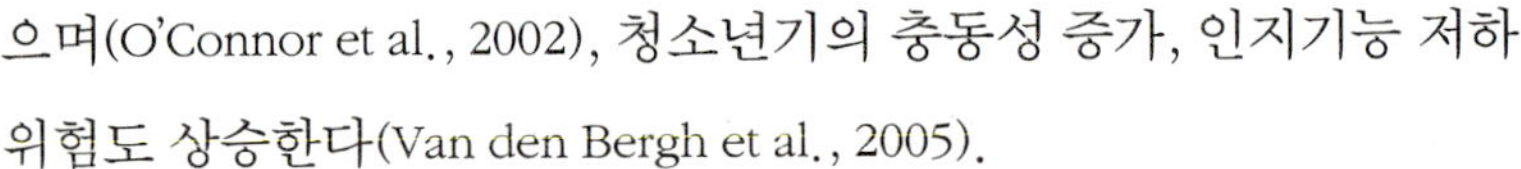

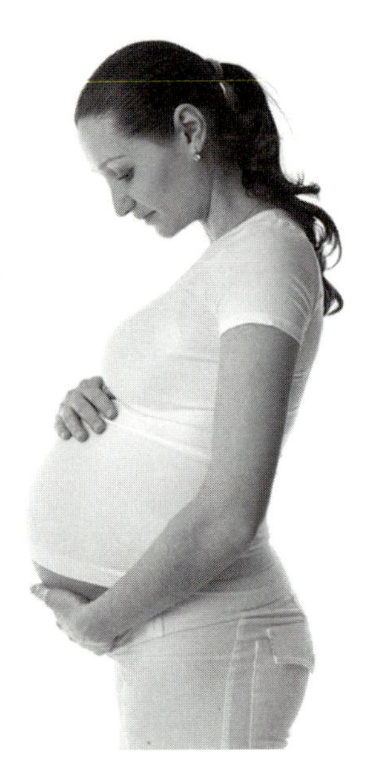

임신부의 스트레스는 태아의 HPA축 기능 형성에 영향을 주어 스트레스 반응 체계를 변화시킬 수 있다. 그 결과, 출생 후에도 기본적인 코르티솔 수준이 상승되어 있고 스트레스에 더 크게 반응하게 된다. 따라서 태아기의 스트레스 관리는 곧 임신부의 스트레스 관리라 할 수 있으며, 이는 태아의 건강한 발달만이 아니라 평생의 건강을 위해서도 지극히 중요한 것이다.

영 · 유아기의 스트레스 또한 전 생애에 지속되는 스트레스 반응성을 형성하는 데 결정적 역할을 한다. 뇌의 변연계는 출생 무렵 기본 구조가 갖추어져 있지만, 기능적 성숙과 세부적 발달은 생후에 진행된다. 특히 스트레스 반응 형성과 조절에 중심적 역할을 하는 편도체와 해마는 생후 1~3세 사이의 환경 자극과 양육의 질에 의해 큰 영향을 받는다. 정서 반응의 자각 및 정서 조절에 관여하는 전두엽은 20대 중반까지도 계속 발달하지만, 폭발적 발달이 일어나는 시기는 대략 3세부터 12세까지다. 이 시기에 과도한 스트레스, 부적절한 양육, 학대나 방임을 경험하면 변연계 발달에 악영향을 주고 정서 조절 능력에도 부정적인 결과가 초래된다. 이 시기에 겪는 가장 큰 스트레스는 양육 결핍이다. 양육 결핍은 세로토닌 결핍을 야기할 수 있으며, 이는 우울이나 불안 같은 부정적 정서, 공격성, 사회적 상호작용의 감소와 관련이 있다. 반면, 애정 어린 관심과 안정된 양질의 양육은 스트레스에 저항성이 강한 뇌를 형성시키고 건강한 정서 발달을 돕는다. 부모의 긍정적인 양육 방식은 자녀에게로 전해져 그 다음 세대를 양육하는 행동으로 이어진다 (Meaney, 2001).

모체의 스트레스가 태아에게 전달되듯이, 자녀를 돌보는 엄마의 스트레스도 아이에게 영향을 줄 수 있다(Waters et al., 2014). 신체에 스트레스 반응이 일어난 엄마에게 다가오는 아이는, 비록 엄마가 아이를 온화하게 대하더라도, 엄마처럼 심장박동이 빨라지고 타인을 회피하는 경향이 증가하는데, 엄마의 스트레스 정도가 심할수록 아이의 반응도 크게 나타난다. 전혀 모르는 사람이 스트레스를 받는 장면을 보는 사람에게도 스트레스 반응이 일어난다. 이처럼 스트레스는 주변 사람에게 전염된다. 그런데 영·유아기 아이들에게 스트레스를 가장 많이 전파하는 사람은 양육자다.

영·유아기에 스트레스를 받거나 큰 불행을 겪은 사람은 우울증, 불안증, 만성피로증후군, 기억력 감퇴 및 인지 능력 손상을 경험할 가능성이 높으며, 불충분한 양육, 학대, 폭력 같은 정신적 충격은 후성유전학적 기제를 통해 유전자 발현 양식을 변화시켜 중추신경계의 스트레스 반응과 생리적 반응 양식을 영구적으로 변경시킬 수 있다(Weaver et al., 2004). 부모의 부부싸움, 엄마의 우울증 같은 고도의 스트레스에 노출되었던 유아의 경우, 4세가 되었을 때 측정한 타액 속 코르티솔 농도가 증가되어 있고 공격성, 충동성, 행동장애를 나타내는 경향이 있으며, 이들이 청소년으로 성장했을 때는 복내측전전두엽과 편도체의 연결성, 즉 전두-변연 연결이 미약한 것으로 나타났다.

영·유아기 스트레스의 주요 요인이 양육의 결핍, 방치, 생리적 불편감 같은 것들이므로, 양육자는 아이가 울거나 불안해할 때 즉시 반응하여 심신이 안정감을 느끼도록 해야 한다. 안거나 토닥이는 등의 신체 접촉을 충분히 하는 것은 영·유아의 정서적 안정에 매우 중요하다. 또한 잦은 환경 변화를 피하고, 음식 섭취, 수면, 놀이 등의 생활 리듬을 유지해야 한다. 세 살 버릇이 여든까지 가는 것은, 영·유아기에 형성된 스트레스 반응성이 평생 가는 것과 궤를 같이 한다.

아동기의 주요 스트레스원으로는 가족관계의 변화(부모의 이혼 · 별거, 동생 출산), 질병, 또래 경쟁, 환경 변화(이사, 전학), 가정의 경제적 어려움, 학대, 방임 등이 있다. 아동기는 심리적 특성의 기초가 완성되는 시기로, 적응적인 성격과 인지 양식을 형성하기 위해서는 양육자 및 또래와의 안정적 관계가 무엇보다 중요하다. 그러나 아동 스트레스의 상당 부분은 부모나 주변 어른들로부터 비롯된다. 또래 관계 역시 중요한 스트레스 요인으로, 친구와의 갈등, 따돌림, 집단 괴롭힘은 아동의 심리 발달에 부정적인 영향을 미쳐 정서적 불안과 낮은 자존감, 사회성 발달 지연 등을 초래할 수 있다. 안정적인 가족 환경과 긍정적인 또래 경험은 아동이 스트레스에 건강하게 대처하고, 자기조절력과 사회성을 키우는 데 기여한다.

아동의 스트레스는 신체적 증상(두통, 복통, 수면장애)이나 정서적 증상(불안, 우울, 짜증)으로 나타날 수 있다. 따라서 부모와 교사는 아동의 감정과 행동 변화를 세심히 관찰하고 스트레스 신호를 조기에 파악해야 한다. 놀이와 신체활동은 아동의 스트레스 해소에 큰 도움이 된다. 규칙적인 생활과 예측 가능한 환경 조성은 심신의 안정성을 유지할 수 있게 한다. 아동기 스트레스 관리가 영 · 유아기 스트레스 관리와 다른 점을 하나 꼽자면, 가정과 학교의 협력이 필수적이라는 것이다.

2025년 한국청소년상담복지개발원의 자료에 따르면, 청소년들의 가장 큰 스트레스 요인은 학업(39.9%), 진로(24.9%), 친구 관계(10.2%), 가족(10.0%) 등으로 나타났고, 스트레스 해소 방법으로는 게임 · 미디어 · 스마트폰 사용(26.7%)이 가장 높은 비율을 차지했다(한국청소년상담복지개발원, 2025). 외모, 경제적 어려움도 청소년기들이 빈번히 호소하는 스트레스 요인이다. 청소년기는 전 생애 스트레스 관리의 측면에서 특별한 의미가 있다. 이 시기에 시작되는 불건강한 스트레스 대응 행동이 평생 지속되기 때문이다. WHO도 청소년기를 건강 습관 형성과 위험 행동의 시작 시기로 정의하고, 이때 형성된 습관이 성인기까지 영향을 미친다는 점을 강조한 바 있다. 실제로 음주, 흡연, 인터넷 및 게임 중독 등은 주로 청소년기에 시작되며, 이는 스트레스에 대한 부적응적 대처 방식으로 고착된다.

주입식 교육과 경쟁적 입시 환경은, 자아정체감과 가치관 형성이라는 청소년기의 핵심적인 발달 과제 달성에 부정적 영향을 미치며, 내면적 혼란과 불안, 우울, 신체적 이상 증상 등 각종 문제를 유발한다. 스트레스가 누적되면 무단결석, 가출, 비행 등 사회적 부적응 행동으로 발전하기도 한다. 성인기에 나타나는 사회적 부적응과 갈등도 청소년기에 적절히 해결되지 못한 발달 과제와 밀접한 관련이 있다.

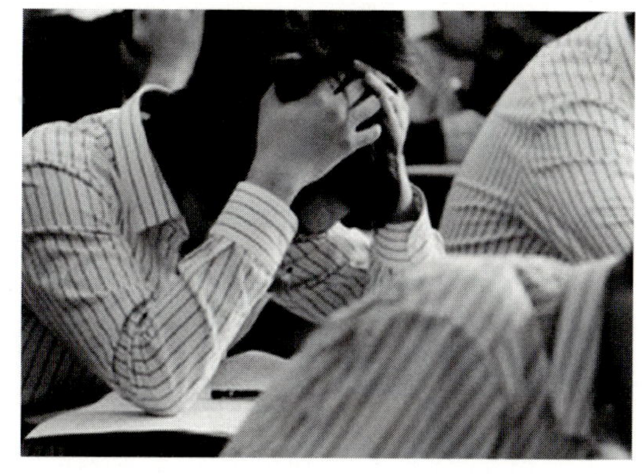

활발한 신체활동은 청소년의 스트레스 해소에 효과적인 방법임이 많은 연구에서 보고되고 있다(이계영 등, 2024; Haapala et al., 2025). 운동은 우울, 불안, 긴장을 감소시키고, 자아존중감 향상에도 긍정적 영향을 미친다. 다만 과중한 학업과 입시 준비로 인해 신체활동 기회를 충분히 갖기 어려운 현실적 한계는 있다. 심신이완 기술은 학업 스트레스와 시간 부족에 쫓기는 청소년들에게 여러 면에서 권장되는 스트레스 완화법이다. 또한 적절한 수면과 영양 섭취에 대해서도 가정과 학교가 함께 관심을 기울이고 바른 습관이 형성되도록 지도해야 한다. 수면 부족이 스트레스에 대한 저항력을 감소시킬 뿐 아니라, 심신의 건강을 손상하고 집중력과 기억력을 떨어뜨려 학업 성취에도 부정적인 영향을 미친다는 점도 유념해야 한다.

청소년은 성인에 비해 스트레스 상황에서 문제 해결 중심의 적극적인 대처를 하지 못하는 경우가 많다. 따라서 어려움이 있을 때 도움을 청하고 정서적 지지를 얻을 수 있는 환경이 학교와 가정 모두에서 마련되어야 한다. 더불어, 청소년 스스로도 스트레스를 인식하고 관리하는 지식과 기술을 습득할 수 있도록 체계적인 교육 프로그램이 제공되어야 할 것이다.

20~30대 성인 전기에는 가정과 사회에서의 지위와 역할 변화로 인하여 수많은 스트레스 사건에 연속적으로 노출된다. 취업, 결혼, 출산, 육아 등 삶에서 가장 중요한 사건들이 이 시기에 집중된다. 직장은 깨어 있는 시간의 60% 이상을 보내는 곳인 만큼, 스트레스의 중대한 근원지다. 직장인의 스트레스는 개인의 건강과 삶의 질 문제를 넘어, 기업의 생산성 손실과 사회적 비용을 초래하므로 기업과 사회 수준에서도 예방과 관리가 이루어져야 한다. 학교가 사회적 탄생을 준비하는 곳이라면 직장은 은퇴 후의 삶을 준비하는 곳이며, 직장에서의 삶이 노년기의 삶의 질을 좌우한다. 따라서 직장에서의 교육은 단순한 직무교육이 아닌 평생교육의 관점에서 폭넓게 제공되어야 하며, 여기에는 건강관리에 관한 교육이 반드시 포함되어야 한다.

젊은 시기의 만성질환은 평생 건강에 영향을 미치므로, 조기 예방과 건강행태 개선의 중요성은 아무리 강조해도 지나치지 않다. 그러나 최근 들어 20~30대 만성질환자가 크게 증가하는 추세다. 질병관리청이 발표한 「2023년 국민건강영양조사」 결과에 따르면, 20대 고혈압 환자는 10년간 1.8배, 당뇨병 환자는 2.2배 증가하여 전 연령 대비 가장 높은 증가세를 보였다. 30대에서도 유사한 증가세가 확인된다. 환자 수 증가도 문제지만, 20~30대는 건강검진과 만성질환 관리의 사각지대에 있어, 질환 인지율과 치료율이 매우 낮은 것은 더욱 큰 문제다. 이들 만성질환은 증상이 거의 없어서 방치되는 경우가 많고, 결국 40~50대에 이르러 심각한 합병증이나 급작스러운 건강 위기로 이어질 수 있다. 서구화된 식습관, 야식, 음주, 신체활동 부족, 스트레스 등 복합적인 요인이 지목되고 있으나, 이 모든 원인들은 결국 스트레스라는 하나의 주제로 수렴된다. 만성질환은 대부분 불건강한 라이프스타일에서 초래되고, 불건강한 라이프스타일을 유도하는 주된 원인은 스트레스이기 때문이다. 따라서 직장인의 스트레스 관리와 자기돌봄(self-care)에 관한 건강소양(health literacy) 교육은 성인교육에서 필수 과정으로 채택되어야 한다. 건강소양 교육은 이른 나이에 시작할수록 더 큰 효과를 낸다. [주: 건강소양이란 일반인들이 스스로의 건강을 지키는 데 필요한 지식과 기술을 말한다. 연구에 의하면, 인구의 50%가 기능적 건강문맹(functional health illiterate)이며, 그 정도는 나이가 들수록 증가한다(Guzys et al., 2015). 건강소양이 부족할수록 건강 상태가 불량하고 의료비도 증가한다. 부족한 건강소양은 수명이 단축되는 것과도 상관성이 있는데(Bostock et al., 2012), 특히 노인에서 건강소양이 낮은 것은 5년 내에 사망할 가능성을 2배로 증가시킨다. 그래서 어떤 이는 건강소양을 또 하나의 활력징후라고 부른다(Heinrich, 2012).]

40~65세 성인 중기에 이르면, 외적으로는 삶이 안정되어 가지만, 내적으로는 건강과 능력에 대한 자신감이 상실되고 실존적 방황이 시작된다. 이 시기에 스트레스가 적절히 관리되지 않으면 질병과 노화가 눈에 띄게 촉진되고 삶의 질도 급격히 저하된다. 칼 융(Carl Jung)은 인생 전반기의 삶을 외부 세계에 적응하고 성취하는 시기로, 후반기의 삶은 내면을 돌아보고 영적인 자기 성찰과 개성화(individuation)를 이루는 시기로 설명했다. 청소년기에 심리적 탄생(psychic birth)이 이루어진다면, 중년기는 내면세계를 향해 힘의 전환이 이루어지는 영적 탄생(spiritual birth)의 시기다. 청소년기에 심리적 방황이 시작되는 것처럼, 중년기에는 영적 방황이 본격화된다. 이 시기들의 스트레스는 모두 심·

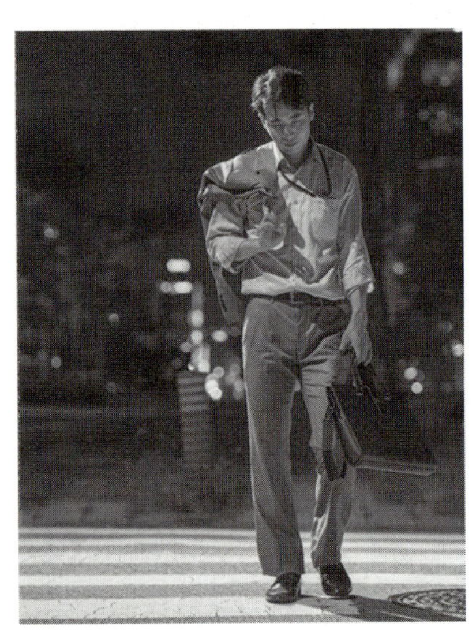

신 · 영이 조화를 이루지 못하고 한쪽이 먼저 우세해지거나 먼저 쇠퇴하면서 일어나는 개인 내적 긴장이 근본 원인이다. 중년기는 앞만 보고 질주하던 삶에서 억압되었던 내면의 욕구들이 표면으로 부상하면서 갑작스러운 성격과 행동의 변화가 일어나기도 한다. 따라서 이 시기에는 심리 · 영적 스트레스를 적극적으로 다루고, 삶의 의미와 가치관을 재정립하여 미래에 대한 새로운 준비를 하는 것이 중요하다.

65세 이상 성인 후기에는 고독, 빈곤, 질병, 역할 상실이 주요 스트레스 요인이다. 신체적 노화와 건강 문제, 경제력 약화, 인간관계의 축소, 배우자나 친구와의 사별, 사회로부터의 소외 등 다양한 변화에 적응하지 못하면 스트레스는 더욱 심화된다. 노화로 인해 생리적 방어 능력이 약화되므로 스트레스로 인한 질병 위험이 상승하고, 우울증이나 인지기능 저하 같은 심리적 장애의 발생률도 높아진다.

가족, 친지, 친구와의 긍정적 관계 유지, 사회적 활동 참여, 꾸준한 신체활동을 통해 스트레스 대처자원을 확보하고 심신의 건강도 향상될 수 있다. 신체활동은 노년기 삶의 질을 결정하는 핵심 요인이다. 나이가 들면 체력이 감소하므로 보신이나 휴양 같은 수동적 건강 관리법을 선호하는데, 연령이 증가할수록 신체활동 비율을 높여 근육량과 골밀도를 유지하고 체력이 감소되지 않도록 해야 한다.

운동은 스트레스를 해소하는 방법일 뿐 아니라, 스트레스 반응을 조절하는 해마의 건강을 유지하는 데도 매우 유익하다. 운동이 뇌유래신경영양인자(brain-derived neurotrophic factor: BDNF)를 증가시키기 때문이다. [주: BDNF는 신경세포의 발생, 성장, 기능 유지, 신경가소성 등에 관여하는 단백질로, 새로운 신경세포 생산과 퇴화된 신경세포의 수복에 관여한다.] 운동 중에 해마와 대뇌 신피질에서 BDNF가 분비되는데, 특히 해마에서 변화가 뚜렷하다. 이것은 해마의 신경가소성에 영향을 미쳐 인지기능을 향상시킨다(Seifert et al., 2010; Vaynman et al., 2004). 알츠하이머병 위험이 높은 변이 유전자(ApoE4)를 가진 노인들을 대상으로 한 연구에서도 운동이 해마 위축을 억제하는 효과가 확인되었다(Smith et al., 2014). 120명의 노인을 대상으로 한 연구에서는, 한 번에 40분씩 매주 3번, 1년 동안 걷기를 한 사람은 해마의 크기가 실질적으로 증가했다(Erickson et al., 2011). 뇌 건강에는 걷기 같은 유산소운동이 더 효과적인 것으로 보이나, 근육량을 높이고 골밀도를 유지하기 위해서는 무산소운동(근력

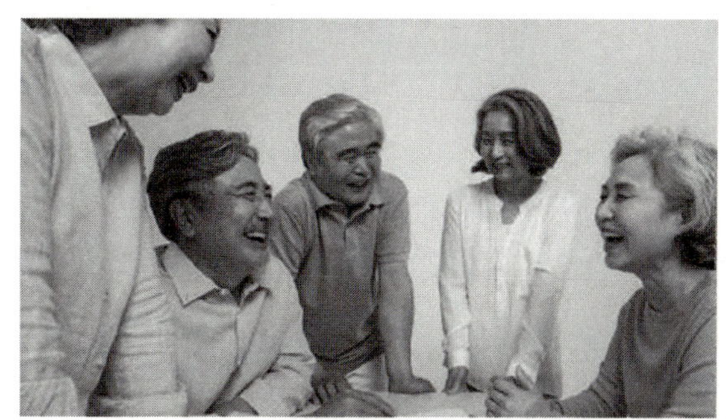

운동)도 필수적으로 병행해야 한다.

자원봉사나 동호회 활동은 사회 활동의 연장으로, 사회적 관계를 형성하고 유지할 수 있는 기회를 제공한다. 글쓰기, 자서전 쓰기 등의 활동은 지나온 삶을 통합하고 스트레스를 건강하게 표출하는 데 매우 효과적일 뿐 아니라, 인지기능 유지에도 대단히 유익한 활동이다.

건강한 전 생애 발달은 전 생애 스트레스 관리와 다르지 않다. 이러한 스트레스 관리는 삶의 어느 한 시점에서 이루어지는 교육으로는 완성될 수 없으므로 학교교육, 사회교육, 직장교육의 유기적 협력하에 평생에 걸쳐 체계적으로 제공되어야 한다.

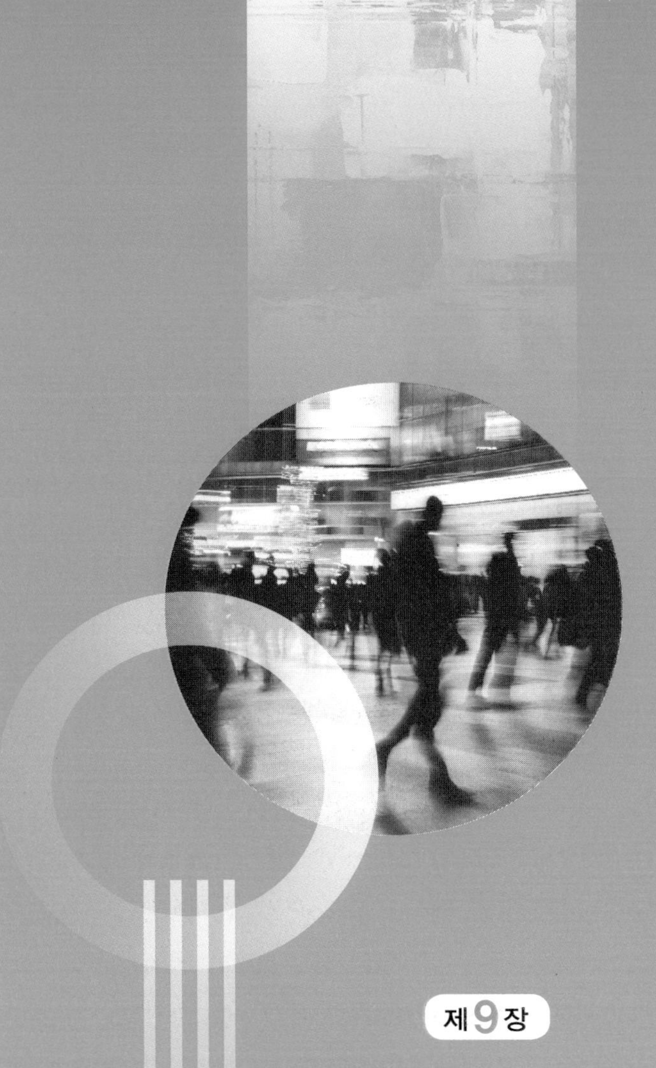

제9장

# 스트레스 관리 기법

## Interventions for Stress Management

● ● ● 이 장에서는 스트레스 치유 및 관리법들을 심리 · 행동적 중재법, 신체적 중재법, 라이프스타일과 생활환경 중재법 등 세 가지 영역으로 나누고, 각 영역에 해당하는 주요 기법들의 원리, 효과, 적용 방법을 소개한다. 많은 기법을 소개하는 이유는 각 기법마다 목적과 효과가 다르기 때문이다. 앞에서도 설명한 바와 같이, 인간의 모든 차원에서 상이한 원인으로 발생하는 스트레스를 전일적으로 치유하기 위해서는 통합적 방법론이 필요하다. 따라서 치료자는 다양한 스트레스 관리법들의 특징과 장단점을 정확히 파악하고 환자(내담자)에게 가장 적합한 방법을 제공할 수 있어야 한다.

어떤 치료자든 자신이 전문성을 확보했거나 특별히 선호하는 치유 기법을 가지고 있기 마련이다. 그래서 불안이 심한 환자(내담자)에 대해, 인지행동치료사는 인지행동적인 치유 기법을 적용하려 할 것이고, 명상 전문가는 명상을 권할 것이며, 의사는 항불안제를 처방하려 할 것이다. 이 모든 방법이 불안 증상 완화에 크든 작든 효과가 있다. 치료자의 입장에서 생각한다면, 이처럼 증상을 완화시킬 것으로 기대되는 방법을 적용하는 것은 타당한 것이다. 그러나 스트레스 치유의 궁극적 목적은 드러난 증상을 완화하는 것이 아니라, 웰빙과 삶의 질을 향상하는 것이다. 웰빙과 삶의 질이라는 주관적 기준에서 성공적인 치유를 하려면 치료자가 아닌 환자(내담자)가 중심이 되어야 한다. 따라서 치료자 자신의 전문성이나 취향은 일단 유보하고, 가능한 한 많은 치유 기법들에 대해 열린 태도로 관심을 가질 필요가 있다.

스트레스 치유를 위해 찾아온 환자(내담자)들은 시력 교정을 위해 안과를 찾아온 근시 환자나 근력을 강화하기 위해 트레이너를 찾아온 운동선수와는 다르다는 것을 기억해야 한다. 즉, 이들은 자신에게 무엇이 필요한지 정확히 알고 가장 적절한 도움을 줄 수 있는 전문가를 찾아온 것이 아니다. 이러한 사실을 고려하지 않는다면, 스트레스에 대한 과학적 지견을 확립하는 것도, 면밀한 진단 · 평가를 시행하는 것도 형식적이고 무의미한 절차에 불과하다.

어떤 스트레스 관리법은 충분한 훈련과 적응 기간이 지나기 전까지는 그 자체가 스트레스가 될 수 있다. 예를 들면, 명상은 누구에게나 도움이 될 수 있지만, "명상을 가장 못하는 사람이 명상이 가장 필요한 사람이다"라는 말이 있듯이, 명상의 효과를 더 많이 누릴 수 있는 사람일수록 명상을 배우고 익숙해지기까지 더 많은 시간과 노력이 필요할 수 있다.

## 1. 스트레스 관리법의 선택

스트레스 치유 및 관리에 활용되는 중재법으로는 심리상담, 인지행동치료, 실존치료(existential therapy), 요가, 명상, 근육이완법, 자율훈련, 마사지, 호흡법, 심상요법(imagery therapy), 마인드컨트롤(mind control), 바이오피드백(biofeedback), 아로마테라피(aromatherapy), 예술치료(arts therapy), 운동요법, 영양요법, 종교생활, 사회적 지지망 확보, 자기주장 훈련, 사회적 기술 훈련, 의학적 개입, 스트레스 교육 등 헤아릴 수 없이 많은 방법이 있다.

만일 불합리하고 왜곡된 인지 양식 때문에 사소한 자극에도 스스로 스트레스를 만들고 있는 경우라면, 부적응적 인지를 개선하는 인지치료가 가장 유효한 중재법이다. 자기표현이 서툴고, 그로 인해 대인관계에서 스트레스를 많이 겪는다면 자기주장 훈련이나 행동치료가 도움이 된다. 반면, 환자(내담자)의 특성이나 스트레스의 원인과 무관하게, 누구에게나 필요한 중재법들도 있다. 바로 이완요법, 건강한 라이프스타일 실천, 신체활동이다. 호흡법, 근육이완법 등의 이완요법들은 잦은 긴장과 스트레스에 시달리는 현대인이라면 하나쯤 익혀야 하는 스트레스 관리 기술이다. 충분한 수면, 금연과 절주, 균형 잡힌 식사, 규칙적인 생활 같은 건강한 라이프스타일 실천은 스트레스에 대한 저항력을 향상시키는 것은 물론, 불건강한 라이프스타일에서 비롯되는 스트레스를 예방하기 위해서도 필수적이다. 신체적 건강 또한 중요한 스트레스 대처자원이다. 게다가 심신의 압박감을 해소하려면 신체활동이 반드시 필요하므로, 각 사람의 연령과 여건에 맞는 신체활동 계획을 수립하여 스트레스 관리 전략에 포함시켜야 한다.

삶의 의미나 방향성의 상실, 신념과 가치관의 혼란에서 기인하는 영적 스트레스는 방치되기 쉽고, 흔히 불안이나 우울 증상을 동반한다. 그러나 이때의 우울과 불안은 단순한 심리적 문제가 아니라, 인간 실존의 구조적 한계에서 비롯되는 것이다. 따라서 일반적인 심리상담보다 실존치료 같은 심층적 중재법이 효과적일 수 있다. 폴 틸리히(Paul Tillich)도, 전통적 심리치료는 신경증적인 불안을 없앨 수는 있지만 존재론적 불안은 없앨 수 없음을 지적했다. 사람에 따라서는 종교가 정서 안정과 삶의 의미 회복에 도움을 줄 수 있다. 다만 환자(내담자) 개개인의 신념과 가치관을 존중하고 그것에 조화되는 방법을 선택하지 않으면 스트레스 관리 자체가 또 다른 스트레스가 된다는 것은 영적 스트레스를 다루는 데 있어서 특히 중요하다.

**표 9-1 스트레스 반응 증상**

아래 항목 중 스트레스를 경험할 때 나타나는 증상에 모두 표시합니다.

| No | 항 목 | 해당 여부 |
|---|---|---|
| 1 | 우울하거나 초조하거나 불안해진다. | |
| 2 | 소화가 안 되거나 화장실에 자주 간다. | |
| 3 | 일에 집중하지 못하고 실수가 많아진다. | |
| 4 | 심장박동이 빨라지거나 혈압이 오르거나 얼굴이 달아오른다. | |
| 5 | 사람들에게 화를 내거나 짜증을 낸다. | |
| 6 | 몸이 떨리거나 긴장이 느껴진다. | |
| 7 | 말과 행동이 거칠어진다. | |
| 8 | 두통, 요통 등 통증을 느끼거나 이미 있는 질병의 증상이 더 심해진다. | |
| 9 | 계속 기분 나빴던 일 또는 걱정되는 일을 생각한다. | |
| 10 | 가슴이 답답하거나 호흡이 거칠어진다. | |

스트레스 진단 · 평가 과정에서 환자(내담자)의 문제가 정확히 확인되지 않을 수도 있고, 필요한 중재법들을 선택했더라도 어떤 것을 먼저 적용해야 하는지 결정하기 어려울 때도 있다. 이런 경우에는 스트레스가 주로 심리 · 행동적 증상으로 경험되는지, 신체적 증상으로 경험되는지 살펴보는 것이 도움이 된다. 문진(history taking)으로도 양질의 정보를 확보할 수 있지만, 간단한 도구를 이용할 수도 있다. 〈표 9-1〉에서, 스트레스를 경험할 때 나타나는 증상에 해당하는 항목에 모두 표시한 다음, 표시한 짝수 항목과 홀수 항목의 개수를 비교한다. 홀수 항목이 더 많다면 심리적 중재법을, 짝수 항목이 더 많다면 신체적 중재법을 우선적으로 고려한다. 짝수와 홀수 항목의 차이가 한두 개에 불과하다면, 가장 심하고 문제가 되는 증상이 무엇인지 확인해야 한다. 그 증상에 대한 중재가 가장 먼저, 집중적으로 이루어져야 하는 경우도 있다.

## 2. 심리 · 행동적 중재법

심리 · 행동적 중재법의 영역은 심리학의 A, B, C, 즉 정서(affect), 행동(behavior), 인지(cognition)를 모두 포함한다. 8장의 '[그림 8-1] 스트레스 반응 구성에 영향을 미치는 요인들의 상호작용'에서 도해한 바와 같이, 인지, 정서, 행동은 연결되어 있다. 이들의 상호작용이 선형적 과정이 아니라 순환적 과정임에도 주목해야 한다. 인지가 정서를, 정서가 행동을 일으키기도 하지만, 행동이 정서와 인지를 변화시키기도 한다.

### 1) 정서적, 인지적 접근의 중요성

사전적으로 마음은 "사람의 지 · 정 · 의(智 · 情 · 意)의 움직임, 또는 그 움직임의 근원이 되는 정신적 상태의 총체"로 정의된다. 신체적 스트레스든 영적 스트레스든, 우리는 그것을 마음의 불편감이나 괴로움과 함께 경험한다. 따라서 마음은 전일적 진단과 치유의 주요 경로가 된다. 그리하여 동서양을 막론하고 전일적 철학에 기초하는 모든 의학들은 마음 건강을 가장 중요하게 여겼으며, 마음을 치료하는 것을 최고의 의술로 평가했다. 세조가 간행한 『의약론(醫藥論)』의 '팔의론(八醫論)'에서도, 마음을 다스려 병을 치료하는 심의(心醫)를 가장 훌륭한 의사로 설명한다. [주: 팔의론은 의사를 심의, 식의(食醫), 약의(藥醫), 혼의(昏醫), 광의(狂醫), 망의(妄醫), 사의(詐醫), 살의(殺醫) 등 여덟 가지로 나눈다. 혼의 이하의 의사는 악의(惡醫)라 하고, 약의 이상의 의사 중에서도 약만 쓰는 약의보다는 음식으로 병을 고치는 식의를, 식의보다는 심의를 더 높이 평가했다.] 『동의보감』에서도 마음이 산란하면 병이 생기고 마음이 안정되면 병도 저절로 낫는다고 적고 있다.

신경과학적으로 마음을 정의하면, 마음은 외부 환경으로부터의 자극과 신체 내부로부터의 자극을 받아들이고, 의식, 정서, 욕구, 기억 등을 참고하는 정보처리 과정을 거쳐 행동으로 표출하는 통합적 생체 활동이다. 이러한 정의도 질병의 발병과 치유에서 마음 작용이 중요하다는 점을 함의하고 있다. 건강한 마음은 통합적 생체 활동을 긍정적이고 적응적인 방향으로 유도하고, 불건강한 마음은 부정적이고 부적응적인 방향으로 유도한다.

심리적 중재법 가운데 정서적 접근법들의 목적은 안정되고 긍정적인 정서 상태를 유지하는 것이다. 정서적 접근법은 모든 사람에게 유효한 스트레스 완화 기법이지만, 아동의 스트레스 관리에 있어서는 더욱 중요하다. 정서를 생성하는 변연계의 완성과 정서를 조절하는 전두엽의 발달이 이 시기에 집중되기 때문이다. 게다가 아동기의 정서적 경험은 성격을 형성하고 심신의 스트레스 반응성을 형성하는 데도 지대한 영향을 미친다. 자신의 정서를 잘 깨닫지 못하거나 정서를 조절하는 능력이 부족한 것은 아동의 심신에 악영향을 줄 뿐 아니라, 성인이 된 후에도 충동적인 행동과 사회적 부적응을 야기할 가능성을 높인다.

정서 조절은 정서를 억제하는 것이 아니다. 지나친 정서 제어도 건강에 부정적 결과를 초래하고, 심지어 정서적 기능을 완전히 위축시킬 수 있다. 또한 인지기능도 손상된 정서 능력에 의해 훼손될 수 있다. 4장의 '5. 심신 스트레스 반응의 통합'에서 살펴본 바와 같이, 순전히 이성에만 의존한 것처럼 보이는 행동도 실제로는 정서에 의존하고 있으므로, 정서 기능이 손상되면 윤리적이고 합리적인 판단에도 문제가 발생할 수 있다.

자신의 내면적 욕구나 정서를 계속 바라보고 돌봄으로써 정서는 조절된다. 일반적으로 정서는 관찰을 받게 되면, 즉 우리가 스스로 그것을 깨닫게 되면 그 강도가 약화되므로, 자신의 정서를 조용히 관찰하거나 대화, 글, 그림, 음악 등을 통해 표현하여 정서를 조절할 수 있다.

철학자 스피노자(Baruch de Spinoza)는 "고통스러운 감정은 우리가 그것을 명확하고 확실하게 묘사하는 그 순간 고통이기를 멈춘다"고 하였는데, 실제로 정서는 표현하는 것만으로도 감소된다. 리버맨(Lieberman) 등은 정서를 표현하면 그 정서가 완화된다는 것을 실험적으로 보여 주었다(Lieberman et al., 2007). 정서 표현은 외상적 기억의 인지적 처리를 촉진하여 정서적, 생리적 안정을 돕는다(Pennebaker, 1993). 외상적 경험에 대한 정서를 글로 표현하는 것은 그 경험을 수용하고 이해할 수 있도록 하며, 사건에 대한 생각에 동반되는 부정적 정서를 감소시킬 수 있다(Pennebaker et al., 1997).

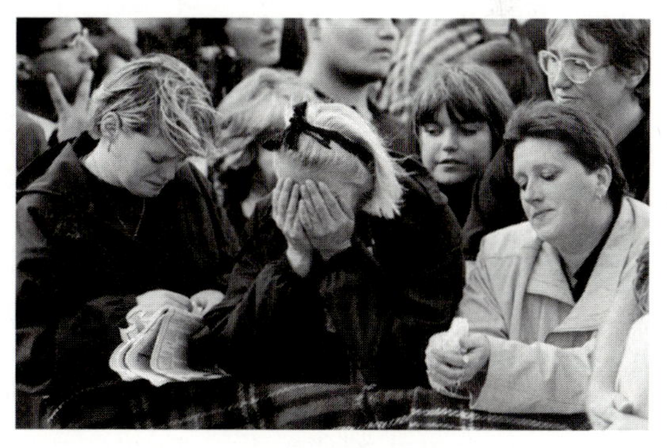

정서를 억압하지 않고 자기를 표현하는 성격은 면역기능과 긍정적 상관이 있다(Fawzy et al., 1993). 울거나 웃는 감정 표현을 잘하는 것은 정신 건강과 신체 건강 모두에 유익하다. 영국의 다이애나(Diana) 전 왕세자비가 사망했을 때 많은 영국인들이 애도하며 눈물을 흘렸는데, 당시 우울증 환자가 절반으로 감소했다. 미국 알츠하이머치료연구센터의 윌리엄 프레이(William Frey)는 남자가 여자보다 평균수명이 짧은 이유 중 하나는 덜 울기 때문이라고 말한다. 울면서 감정의 정화를 느끼기도 하지만, 눈물과 함께 스트레스 반응의 생리적 산물들이 배출될 수 있기 때문이다. 감정 때문에 흘리는 눈물에는 ACTH, 코르티솔, 카테콜아민의 농도가 더 높다. 퍼트(Pert) 등은 정서 표현이 신경펩타이드 수용체 연결망과 기능적 치유 시스템의 균형을 가져오며, 그 자체는 심리 · 영적 생명력의 표지자가 된다고 했다(Pert et al., 1998).

인지적 접근법들은 스트레스성 자극을 해석하고 대처 방안을 마련하여 실천하는 심리적 과정을 적응적으로 재구성하는 것을 목표로 한다. 정도는 다르지만 사람은 누구나 인지적 오류의 경향성을 가지고 있다. 부적응적이고 왜곡된 사고방식 때문에 불필요한 스트레스를 만들거나, 같은 일을 계속 곱씹고 확대하며 자신을 괴롭히는 것이다. 스스로의 노력으로도 어느 정도 개선이 가능하지만, 전문가의 도움을 필요로 하는 사람들도 의외로 많다.

스트레스 관리를 위한 인지적 전략은 인지행동치료의 주요 원리와 기법들을 포함한다. 이들은 스트레스의 근원이 되는 인지적 요소를 체계적으로 검토하고 바람직한 대안을 찾아 실천하도록 한다. 더불어 행동적 전략으로서 대처 기술을 습득한다. 부정적 생활사건의 재평가와 재인식, 자기주장 훈련, 문제 행동 수정, 문제 해결 능력 향상, 사회적 기술 훈련, 부정적 감정 관리, 심신이완 기술 등은 모두 인지행동치료의 범주 안에서 제공되는 방법들이다.

### 2) 기본 정서 훈련

우리나라 사람들이 가장 많이 사용하는 외래어 중 하나가 스트레스일 수밖에 없는 이유가 있다. '괴롭다' '힘들다' '화난다' '긴장된다' '걱정스럽다' '짜증난다' '부담스럽다' 등 웬만한 부정적 정서 상태를 모두 '스트레스 받는다'는 한 가지 표현으로 대신하기 때문이다. 그런데 우리가 '스트레스 받는다'라고 말을 할 때는 미약하나마 신체에서 스트레스 반응이 일어난다. 거울을 보면서 '행복하다'라고 말할 때와 '스트레스 받는다'라고 말할 때, 자신의 표정이 어떻게 달라지는지만 비교해 보아도 알 수 있다. 언어의 발화라는 외현적 행동 변화는 그 내용에 상응하는 내부의 생리적 반응을 수반하기 마련이다. 따라서 스트레스라는 말을 사용하는 만큼 실제로 스트레스를 많이 경험할 수밖에 없다. 더구나 모든 부정적 정서를 스트레스라는 말로 대체하다 보면, 자신의 진실한 정서와는 점점 멀어지고, 정서를 자각하고 돌보는 능력도 퇴화된다.

기본 정서 훈련의 원리와 방법은 단순하다. 매 상황에서 자신의 정서가 어떻게 변화하고 있는지, 그것이 어떤 정서인지, 정확히 인식하고 표현하는 훈련을 반복하는 것만으로도 정서를 제어하는 힘을 키울 수 있다. 정서를 인식한다는 것은 단지 감정을 알아차리는 것을 넘어 그 감정과 동반되는 신체적 변화, 즉 호흡, 근육 긴장, 심장 박동 등을 더불어 알아차리는 것이다.

**표 9-2 정서 목록**

| 긍정적 정서 | 중립적 정서 | 부정적 정서 |
| --- | --- | --- |
| 행복한, 다행스러운, 속시원한, 홀가분한, 벅찬, 감동한, 감사한, 개운한, 고마운, 기대되는, 기쁜, 기운이 솟는, 끌리는, 누그러지는, 느긋한, 들뜬, 두근거리는, 뭉클한, 매혹된, 반가운, 뿌듯한, 상쾌한, 신나는, 안심되는, 용기 나는, 자신만만한, 즐거운, 짜릿한, 통쾌한, 평온한, 포근한, 황홀한, 흐뭇한, 흡족한, 흥분된, 희망에 찬, 힘이 솟는, 가뿐한, 경이로운 | 무덤덤한, 담담한, 덤덤한, 그저 그런, 그러그러한 | 갑갑한, 거북한, 거슬리는, 걱정되는, 겸연쩍은, 곤혹스러운, 귀찮은, 그리운, 긴장된, 낙담되는, 난처한, 당혹스러운, 두려운, 따분한, 막막한, 멋쩍은, 민망한, 분한, 불안한, 비참한, 서글픈, 서러운, 서먹한, 서운한, 성가신, 속상한, 슬픈, 심심한, 쓸쓸한, 아득한, 안타까운, 암담한, 애석한, 야속한, 억울한, 우울한, 절망스러운, 조마조마한, 지겨운, 지친, 질린, 참담한, 창피한, 초조한, 허전한, 혼란스러운, 화가 치미는, |

훈련 방법 중 하나는, 정해진 시간마다 알람이 울리도록 설정하고 알람이 울리면 하던 일을 멈춘 후 "나의 지금 감정은 어떠한가, 몸의 긴장 상태는 어떠한가"를 조용히 바라보는 것이다. 실제 스트레스 상황은 실전 훈련의 기회다. 예를 들어, 중요한 회의에 지각하기 직전인데, 엘리베이터가 눈앞에서 닫히고는 각 층마다 머무르며 올라가고 있는 상황을 생각해 보라. 대부분의 사람들은 바깥에서 벌어지는 일에 사로잡혀 자신의 내부에서 일어나는 변화는 알아차리지 못한다. 하지만 아무리 조바심을 내도, 심지어 엘리베이터 문을 두드리거나 버튼을 반복해서 눌러대도 엘리베이터는 단 1초도 빨리 오지 않는다. 불필요한 스트레스 반응만이 심신에 부담을 주고 있을 뿐이다. 그런 상황에서 즉시, 자신의 굳은 얼굴 근육, 빨라진 심박동, 가쁜 호흡을 감정과 함께 관찰한다. 그 감정이 짜증인지 불안인지 분노인지 살펴본다. 자신의 감정과 몸의 변화를 자각하는 과정에서 몸과 마음의 긴장은 서서히 낮아진다. 일단 안정된 정서를 회복하면, 회의실에 전화해서 자신이 거의 도착했음을 알리고 양해를 구하는 것 같은 합리적 대처 행동을 하게 될 가능성이 높아진다.

〈표 9-2〉에 주요 정서들의 목록이 제시되어 있다. 자신만의 정서 목록표를 만들고 정서 훈련 과정에서 새로 찾아낸 정서를 목록에 하나씩 추가하다 보면, 정서를 구분하는 능

**표 9-3 주의분산법**

- 책장을 펼쳐서 'a' '가' 등의 글자를 찾아 동그라미한다.
- 100부터 7씩 뺄셈을 한다.
- 주변에 있는 건물이 몇 층인지 세어 본다.
- 옆 사람과 가벼운 대화를 시작한다.
- 좋아하는 노래의 가사나 시구를 암송한다.
- 주변에 보이는 사물의 이름으로 3행시, 5행시를 짓는다.
- 시계를 보면서 10초 간격으로 심호흡을 한다.
- 종이접기를 한다.
- 끝말잇기를 한다.
- 기억나는 노래 가사나 시를 왼손으로(왼손잡이는 오른손으로) 쓴다.

력도 점차 향상된다. 치료자는 면담이나 훈련 과정에서 환자(내담자)가 자신의 정서를 정확히 읽고 안전하게 표현할 수 있는 기회를 지속적으로 제공하고, 평소에도 자신의 정서와 가까워지도록 독려해야 한다.

불안이나 긴장이 심한 상태에서는 정서를 자각하는 것이 오히려 그 정서를 더 돋우게 될 수도 있다. 불안 성향이 높은 사람들에게는 주의를 분산하는 기법이 도움이 된다. 이 방법은 주의를 집중시킬 만한 사물이나 행동으로 주의를 돌리는 것이다. 〈표 9-3〉에 몇 가지 주의분산법이 예시되어 있다.

### 3) 인지치료

스트레스는 스트레스성 자극 자체 때문이 아니라, 우리가 그것에 부여하는 의미 때문에 발생한다. 이것은 심리적 스트레스뿐 아니라 생리적 스트레스에도 적용될 수 있다. 추위나 더위는 단지 우리의 주관적 경험일 뿐, 객관적 실체로서 세상에 존재하는 것은 아니다. 세상에 실제로 존재하는 것은 섭씨 10도, 20도 같은 물리적 상태뿐이며, 같은 온도에서도 어떤 사람은 추위를, 다른 사람은 더위를 느낄 수 있다. "내가 그의 이름을 불러주기 전에는 그는 다만 하나의 몸짓에 지나지 않았다. 내가 그의 이름을 불러주었을 때, 그는 나에게로 와서 꽃이 되었다"(김춘수, 「꽃」)라는 시구처럼, 스트레스도 우리가 그것에 의미를 부여하기 전에는 단지 하나의 상태나 사건일 뿐이다.

사람들의 인지적 특성을 살펴보면 합리적이지도 않고 논리적이지도 않으며, 문제 해결에 도움이 되지 않는 부적응적 인지 구조를 가지고 있는 경우가 많다. 〈표 9-4〉에 흔히 발견되는 인지적 오류들이 설명되어 있다. 스트레스 상황에 놓이면 인지적 편협성과 왜곡은 더 커진다.

**표 9-4 인지적 오류의 예**

- 과잉 일반화: 한두 차례의 경험이나 증거에 비추어 모든 상황이 그러할 것이라고 과도하게 일반화하여 결론을 맺는 오류. [예] "지금 나와 점심을 먹을 수 없다고 하는 걸 보니, 저 아이는 나를 싫어하는 거야. 다른 아이들도 역시 그렇겠지. 나는 친구를 결코 사귈 수 없어."
- 이분법적 사고: 흑백논리, 전부 아니면 전무식 사고(all-or-nothing thinking). 완벽주의자의 인지에서 흔히 발견되는 사고의 오류. 연속적 개념보다는 오직 두 가지의 범주로 나누어 상황을 보는 것. [예] "1등을 하지 못하면 실패하는 것이다." "나와 친한 사람이 아니면 모두 적이다."
- 재앙화: 예언적 오류, 비현실적 비관주의. 미래에 대해 보다 현실적인 어떤 다른 고려도 없이 부정적으로 예상하는 것. [예] "공무원 시험에 떨어졌으니 내 인생은 끝장이다. 난 이제 완전히 패배자가 될 것이다."
- 긍정적인 면의 평가 절하: 성공의 경험, 자신의 장점, 타인의 칭찬 등을 고려하지 않고 상황을 부정적으로만 해석하는 것. [예] "내가 100점을 받은 것은 문제가 너무 쉬웠기 때문이다." "부장님이 나를 칭찬했지만, 늘 사람들을 칭찬하는 분이니 별 의미 없다."
- 감정적 추론: 사실의 특정 측면만을 감정적으로 너무 강하게 느끼기 때문에 그 반대되는 증거는 무시하거나 고려하지 않고 자신의 생각이 틀림없는 사실이라고 생각하는 것. [예] "친구가 약속에 늦는 것을 보니 날 싫어하는 것이 분명해." "부장님이 기분이 안 좋은 것을 보니 내가 뭔가 잘못한 게 틀림없어."
- 명명하기: 한 번의 실수나 행동을 근거로 자신이나 타인에게 부정적인 꼬리표를 붙이는 사고 왜곡. 부정적인 자기충족적 예언으로 이어지거나, 낙인에 어울리는 행동을 유도하는 결과를 초래. [예] "나는 패배자야." "너는 구제불능이야."
- 과장 및 축소: 자신이나 타인, 혹은 어떤 상황을 평가할 때, 일부 측면만을 특별히 과장하거나 축소하는 것. [예] "암산을 잘 하는 것을 보니 수학 천재다." "겨우 며칠 지각한 것을 가지고 팀장님이 뭐라고 한다."
- 정신적 여과: 전체 상황을 보지 않고 한 가지 세세한 것에 지나치게 관심을 가지는 것. [예] "다림질을 못하니 살림이 형편없겠군." "삼계탕을 안 먹는 것을 보니 채식주의자가 분명해."
- 독심술: 현실적인 가능성을 고려하지 않고 다른 사람의 생각을 지레 짐작하고 믿는 것. [예] "부장님은 지금쯤 내 보고서를 보고 화를 내고 싶을 거야." "선생님께 다시 질문을 하면 귀찮아서 짜증이 나시겠지?"
- 개인화: 자신과 무관한 사건을 자신과 관련된 것으로 해석하는 오류. [예] "저 사람들이 웃는 것은 내가 입은 옷 때문이야." "동창들이 모임에 나오지 않은 것은 나를 보고 싶지 않아서일 거야."

인지치료는 다음 세 가지 전제를 기초로 한다. 첫째, 인지는 정서와 행동을 결정한다. 둘째, 인지는 검색되고 변화될 수 있다. 셋째, 인지의 변화는 정서와 행동에 변화를 가져온다.

인지적 재구성(cognitive restructuring)은 부정적 정서와 행동의 원인이 되는 사고, 예컨대 흑백논리, 과장이나 축소, 과도한 일반화와 같이 부적응적이고 비합리적인 인지적 책략을 발견하여 적응적이고 합리적인 것으로 대체하는 것이다. 전문가의 도움이 필요할 정도로 인지적 왜곡이 심한 사람도 있지만, 정상적이고 합리적인 사고 능력이 있는 사람은 심하지 않은 인지적 왜곡을 스스로 발견하고 수정할 수도 있다. "나는 '반드시' 그래야 한다" "세상은 '항상' 이런 식이다" "1등을 못 하면 '완전 실패'다"라는 식의 비합리적인 신념이나 경직된 사고방식을, "나는 '가급적' 그래야 한다" "세상은 '종종' 이런 식이다" "1등을 못 하면 '다소 실망'이다"와 같이 좀 더 합리적이고 유연한 것으로 대체하는 것만으로도 고질적인 스트레스의 굴레에서 벗어날 여지가 생겨난다.

어떤 상황에서 자신도 모르게 내뱉는 말이나 내부에서 진행되는 자동적 사고(automatic thought)의 내용을 검토하여, 너무 극단적으로 생각하거나 관계없는 영역으로까지 확대 해석하고 있지는 않은지 살펴보면, 자기 안에 있는 부적응적 인지 체계를 발견할 수 있다. 그리고 이성적으로 그 생각들과 논박해 보면서 그것이 과연 합리적인지, 자신에게 도움이 되는 사고방식인지 분석하고, 보다 나은 방향으로 개선해 간다. 인지적 재구성을 통해 사고가 보다 유연해지면 불필요한 불안, 우울, 자기비난 등 자신을 괴롭히는 감정과 행동에서 점차 벗어날 수 있다. 윌리엄 글레이저(William Glasser)가 선택이론(choice theory)을 통해 지적한 것처럼, 결국 사람들은 자신이 만든 생각의 틀을 가지고 행복과 불행을 스스로 선택하는 것이다(Glasser, 1998).

사고 멈추기(thought stopping)는 원치 않는 부정적 생각이나 자동적 사고가 떠오를 때 의도적으로 그 생각의 흐름을 중단시키고 방향을 전환하는 기법이다. 부정적인 자동적 사고와 내적 독백은 자기도 모르는 사이에 의욕을 저하시키고, 문제 상황에 효과적으로 대처하는 능력도 감소시킨다. 사람들은 끊임없이 자기 자신과 대화를 나눈다. 이 글을 읽는 동안에도 "맞아, 나도 늘 그래" 또는 "이런 방법이 정말 효과가 있을까?"와 같은 생각이 계속 머릿속에 지나가고 있을 것이다. 어떤 불편한 상황이 벌어지고 있을 때 잠시 멈추어서 그 상황에서 이루어지던 내면의 속삭임에 귀 기울여 본다. 그리고 회의적, 부정적, 공격적 속삭임을 희망적, 긍정적, 우호적인 것으로 바꾸어 스스로에게 다시 말을 걸어 본다. 사고 멈추기와 같은 기법은 우울증을 비롯한 여러 심리적 문제의 인지치료에서 활용된다.

자신이 존경하는 사람, 역할모델(role model), 멘토(mentor)를 마음속에 떠올리며, 그 사람이라면 이 상황을 어떻게 받아들이고 어떻게 행동할지, 또는 나에게 어떤 조언이나 위로를 할지 생각해 보는 것도 좋은 방법이다. 이러한 방법으로 새로운 시각에서 상황을 다시 조망하고, 미처 생각지 못했던 해결 방법을 발견하며, 그것을 실행할 수 있는 용기와 에너지를 얻을 수 있다.

필요하다면 전문가의 체계적인 도움을 고려해 볼 수도 있다. 6~15회기의 단기 심리치료를 통해 스트레스에 직면하고 대처하는 방식을 집중적으로 탐색하고, 신체적 증상과 심리적 고통을 완화하는 구체적 기술을 습득한다.

### 4) 실존치료

전일적 건강을 증진하는 것은 몸의 품성인 몸성, 마음의 품성인 심성, 영적 품성인 영성을 더불어 돌보고 성장시키는 것이다. 영은 인간의 여러 차원 중 가장 높은 차원이며, 영성은 인간의 여러 품성 중 가장 높은 차원의 품성이다. 인간은 다른 모든 동물에 비해 가장 영적인 존재이기 때문에 '만물의 영장(靈長)'이라 불린다. 따라서 영적인 욕구도 크고, 영적인 욕구가 충족되지 않아 나타나는 질병도 많다. 우리가 느끼는 심리적 고통의 상당 부분은 사실상 영적인 차원에서 발생한다. 영적 욕구가 충족되지 않을 때의 증상은 흔히 불안, 우울, 무기력, 무망감으로 경험된다. 윌리엄 제임스, 칼 융, 에이브러햄 매슬로, 빅터 프랭클(Victor Frankl), 고든 올포트(Gordon Allport), 어빈 얄롬(Irvin Yalom)을 비롯한 저명한 심리학자들과 정신의학자들은 환자들의 병리가 때로는 영적인 갈등과 결핍에 관련된 것임을 인지했다.

1990년대 후반부터 미국 의학계와 정신의학계에서 영성과 종교적 요소가 환자의 건강과 질병 치료에 미치는 영향에 관한 관심이 증가하면서, 관련 연구와 교육이 확대되기 시작했다. 1998년에는 WHO가 마련했던 건강의 정의(신체적, 정신적, 사회적 웰빙)에 영적 차원을 포함하는 개정안도 제안되었다. [주: 개정안은 WHO 헌장에 공식적으로 채택되지 않았으나, 국제적으로 영적 건강의 중요성이 강조되는 계기를 만들었다.] 다음 해인 1999년에 미국의학대학협회(Association of American Medical Colleges)는 영성을 많은 사람의 건강에 기여하는 요소로 인정했다.

영성이란 무엇인가? 영성은 모든 인간에게 나타나는 보편적인 현상이자 타고난 잠재

표 9-5 영성의 구성 요소

| 영성의 구성 요소 | 준거 |
|---|---|
| 삶의 의미와 목적 (purpose and meaning in life) | 삶의 이유, 삶의 의미, 삶의 목적, 성취 및 미래지향적 성향 |
| 내적인 자원 (innerness or inner resources) | 내적 강인함, 내적 평화, 적응, 자아존중감, 자신에 대한 파악 |
| 통합적 연결성 (unifying interconnectedness) | 봉사, 용서, 화해, 화친, 소속감 |
| 초월성 (transcendence) | 자기치유, 승화, 웰니스 성취, 현실 상황의 초월 |

력이다. 즉, 영성은 특정한 종교, 문화 집단에만 나타나는 것이 아니다. 영성에 대한 다양한 정의를 종합하면, 영성은 "자기라는 경계를 초월하여 자기 밖의 세계와 교류하며 어떤 가치, 의미, 관계 따위를 추구하는 성향"이라 할 수 있다. 가치, 의미, 관계를 추구하는 것, 미지의 것에 대한 호기심, 아직 실현되지 않은 자기 안의 잠재력을 드러내고자 하는 자아실현의 욕구 등은 모두 영성이 발현되는 방식이다.

영성의 구성 요소는 〈표 9-5〉와 같이 네 가지 영역으로 분류할 수 있다(Howden, 1992). 건강한 영성에 대한 학자들의 견해는 자비롭고, 사랑하며, 현명하고, 수용적 · 직관적 · 자발적 · 창조적이며, 영감을 받고, 평온하며, 깨어 있고, 연결된다는 속성을 포함한다는 점에서 대체로 일치한다.

영성을 종교성(religiousness)과 혼동하는 경우가 많지만, 종교성은 영성이 발현되는 한 가지 방식일 뿐이다. 2025년 퓨리서치센터(Pew Research Center)가 발표한 미국인의 영성과 종교성에 관한 조사에 따르면, 미국 성인의 74%가 자신이 영적이라고 응답했는데, 이 중 약 1/3은 자신이 종교적이지는 않으나 영적(spiritual but not religious: SBNR)이라고 답했다(Pew Research Center, 2025). 종교적이지만 영적이지는 않다고 답한 사람도 5%였다. 이는 일반인도 영성과 종교성을 동일한 것으로 간주하지 않는다는 것을 보여 준다. 전 세계적으로 탈종교 현상이 가속화되고 있는 가운데, 자신이 종교적이지 않으나 영적이라고 응답하는 사람들은 꾸준히 증가하고 있으며, 이들은 기존 종교와는 다른 방식으로 의미, 가치, 초월적 경험을 추구한다. 매슬로를 비롯한 많은 심리학자들도 영성은 어떤 종교도 독점적으로 소유하지 않는 보편적인 인간 현상이라고 본다.

종교를 뜻하는 영어 단어 'religion'의 어원은 라틴어 'religio'로, 이 단어는 '다시(re) 결합한다(ligio)'는 의미를 가지고 있다. 그러나 인간이 무언가와 다시 결합하거나 연결되기 위해서 반드시 종교가 필요한 것은 아니다. 영적인 치유가 반드시 종교적 치유를 뜻하는 것도 아니다. 전통적으로 인간의 마음과 영적 치유에 대한 지식과 기술은 종교와 철학의 영역이었지만, 심리학이 발전하면서 영적 문제를 다루는 분야들도 생겨났다. 심리학의 초기에는 인간의 무의식을 동물적 본능과 연관지어 부정적으로 설명했지만, 칼 융이나 빅터 프랭클 같은 학자들은 본능적 무의식뿐 아니라 영적 무의식도 존재한다고 보았다. 영적인 문제를 다루는 데는 실존치료나 의미치료(logotherapy)가 정신역동치료나 인지치료보다 더 효과적이다.

영적 스트레스를 치유하고 영적 건강을 증진하는 방법은 크게 두 가지로 구체화된다. 하나는 지금까지 인식해 온 자아의 경계를 확장하는 것, 다른 하나는 삶의 의미와 가치관을 굳건히 하는 것이다. 자아의 경계를 확장하는 것은, 그 경계에서 발생하는 긴장(스트레스)과 이기적 욕망에서 비롯된 고통을 감소시키며, 삶의 의미와 가치관을 굳건히 하는 것은 현재의 스트레스와 고통을 극복하는 원동력이 된다.

어떤 이는 스트레스를 인간 존재가 고립된 결과 발생하는 것이라 한다. 심리적으로 건강한 사람은 자기중심적인 초점에서 벗어나, 다른 존재들과 깊은 관계를 맺는다. 에드워드 할로웰(Edward Hallowell)은 사람을 진정으로 살아있게 하고, 삶을 풍요롭게 하는 12가지 연결을 제시했다. 12가지란 원가족(family of origin), 가족(immediate family), 친구와 이웃(friends and community), 일 · 사명 · 활동(work · mission · activity. 직업, 자원봉사 등), 아름다움(beauty. 예술, 문학 등), 과거(the past), 자연이나 특별한 장소(nature and special places), 동물(pets and animals), 기관과 조직(institutions and organizations. 학교, 종교단체 등), 아이디어와 정보(ideas and information), 지식 너머에 있는 것(whatever is beyond knowledge. 종교, 영성 등), 그리고 자기 자신(self)이다(Hallowell, 2001).

자신과 다른 존재들 사이의 경계를 낮추고 연결되어 교류하며, 자신을 위하듯 서로에게 봉사하고, 세상을 더 살기 좋은 곳으로 변화시키는 모든 활동들은 영적 충만감과 삶의 활력을 준다.

빅터 프랭클은 삶의 주된 동기는 자아를 찾는 것이 아니라 의미를 추구하는 데 있으며, 이것은 어떤 의미에서는 자아를 잊는 것이라 했다. 실존주의 철학에 의하면, 삶 자체가 불안(스트레스)이며, 스트레스가 없는 것은 곧 삶이 존재하지 않는 상태를 의미한다. 이와 같은 실존적 불안은 삶의 의미를 알지 못하는 데서 비롯되며, 이것은 죽음의 필연성과 그로 인한 미지의 불확실성에 기인하는 것이다. 삶의 의미를 발견하는 것은 삶의 목적을 찾는 것이다. 목적은 삶에 방향성과 동기를 제시하고, 매 순간의 모든 행위에 가치를 부여하여 삶이라는 하나의 작품으로 통합시킨다. 자신의 삶에서 의미를 찾고자 하는 것은 인간이 지닌 일차적 동기이며, 목표를 설정하고 자아를 실현하려는 노력은 단순한 실용적 행동을 넘어, 자기 초월을 지향하는 영적 차원의 행위로 이해될 수 있다.

1957년 WHO 소위원회에서는 "건강이란 주어진 환경 여건하에서 인간이 적절하게 기능하는 상태 수준"이라 했다. 어떤 것의 적절한 기능이란 그것이 존재하는 목적과 의미에 맞게 기능하는 것이다. 아리스토텔레스도 행복이 무엇인지 알기 위해서는 그 사람에게 고유한 일과 기능이 무엇인지를 먼저 살펴보아야 한다고 했다. 그리고 자신에게 고유한 일, 어울리는 일을 탁월하게 수행할 때 사람은 가장 행복해진다고 했다. 요컨대, 자신의 고유한 삶의 목적을 찾아 실현할 때 인간은 행복해지며, 그 목적에 맞는 적절한 기능 상태 수준이 바로 건강이다. 회복을 뜻하는 영어 단어 'remission'은 're-mission', 즉 목적을 되찾거나 재발견한다는 의미를 담고 있는 것일 수 있다. 진정으로 건강한 삶은 자신의 존재 목적과 의미를 찾고 그것을 실현해 나가는 과정이며, 심리학에서는 이것을 자아의 실현, 자아의 성장으로 설명해 왔다.

때로는 건강한 영적 욕구가 심신의 스트레스나 고통으로 나타날 수도 있다. 칼 로저스(Carl Rogers)는 자아실현 경향성 같은 영적 동기는 신체적 긴장을 오히려 증가시킬 수 있다고 했고, 듀에인 슐츠(Duane Schultz)는 사람들 대부분은 현재의 자신보다 나은 사람일 수 있음을 알기 때문에, 즉 실현되지 않은 잠재력이 있기 때문에 불만족을 느낀다고 설명했다. 따라서 영적 스트레스를 돌보는 것은 지속적인 성장 및 자아실현과 연결되는 것이다.

### 5) 심상요법, 최면요법, 마인드컨트롤

의화학의 아버지라 불리는 16세기 스위스의 의사 파라셀수스(Paracelsus)는 인간에게 영은 주인이고 상상력은 도구이며 신체는 재료라 하고, 심상(imagery)의 능력은 질병을 유발하거나 치료할 수 있는 요인이라 했다. 심신의학자 허버트 벤슨도 생각과 상상이 몸에 영향을 미쳐 실질적이고 측정 가능한 생리적 반응을 일으키며, 건강증진을 위해 상상력을 이용할 수 있다고 했다.

뇌는 현실과 상상을 구분하지 못하며, 심상과 지각은 경험적으로나 신경학적으로나 유사한 과정이다. 따라서 뇌는 가상의 상황에 대해서도 실제 상황에서와 같은 심신의 반응을 일으킬 수 있다. 피터 랭(Peter Lang)은 심상을 뇌에서의 구조적이고 기능적인 부호 체계와 과정이라고 설명하는데, 그의 생물정보이론(bio-informational theory)에 따르면, 어떤 자극이 지각 과정을 거치는 동안 그 자극에 대한 감각 탐지가 이루어지고, 이 감각 과정은 장기와 신체에 변화를 일으킨다(Lang, 1979). 이 변화들은 떠올린 심상의 내용과 관련된 것이므로, 만일 햇볕이 내리쬐는 사막을 걷는 상상을 한다면 체온이 상승하고 땀을 흘리게 된다. 운동선수들은 이미지 트레이닝(image training)을 통해 실제 운동을 하지 않고 생각만으로 근력을 강화시킬 수 있고, 최면으로 컬러를 볼 수 있다는 암시를 주면 흑백사진을 볼 때도 색을 담당하는 뇌 영역이 활성화된다. 심상은 경험하고 있는 사람에게는 현실인 것이다.

심상요법은 마음속에 특정한 이미지, 장면, 감각을 떠올리거나 상상하는 과정을 통해 심리적, 정서적 문제를 완화하고 치료 효과를 얻는 심리치료 기법으로, 질병 증상 완화, 통증 조절, 불안 감소 등의 목적으로 이용되고 있다. 1970년대에 오레곤 의대의 방사선 학자 칼 시몬튼(Carl Simonton)은 심상이 면역계에 실제로 영향을 줄 수 있다고 하고, 암 환자에게 면역계가 암세포를 공격하는 이미지를 떠올리도록 하여 치료를 촉진하는 방법을 개발하기도 했다.

심상요법은 방법에 따라 두 가지로 나눌 수 있다. 원하는 목표나 이루고자 하는 소망과 관련된 심상을 떠올려 집중하도록 하는 적극적 심상법과 어떤 이미지든 자유롭게 떠올리도록 허용하여 내면적 갈등과 그것의 의미를 파악하게 하는 수용적 심상법이다. 심신 이완, 스트레스 관리, 질병 증상 완화, 수행 능력 향상 등을 목적으로 하는 심상요법은 대개 특정 이미지를 마음속에 떠올리게 하는 적극적 심상법이다. 예를 들어, 긴장을 해소하기 위해 잔잔한 호수나 푸른 초원을 떠올리는 것, 역도 선수가 대회에 나가 목표한 무게를 들어 올리고 환호하는 모습을 떠올리는 이미지 트레이닝이 여기에 속한다.

심상요법은 상상하는 능력이 있으면 누구나 시도할 수 있으며, 자신의 마음에 긍정적인 느낌을 일으킬 수 있는 심상만 준비되면 시간과 공간의 제약 없이 언제 어디서나 실시할 수 있다. 심상요법의 효과는 자신이 원하는 이미지를 마음속에 떠올리고 그 내용을 원하는 방향으로 바꿀 수 있는 능력에 달려 있다. 떠올리는 이미지가 반드시 실제 사실이거나 과학적 진실이어야 하는 것은 아니며, 자신의 행복한 과거 경험이나 소망일 수도 있다. 또한 시각적 이미지뿐 아니라 냄새, 감촉, 소리 같은 감각 이미지도 심상으로 이용할 수 있다.

심상요법은 먼저 심신을 충분히 이완하는 것으로 시작한다. 머릿속에 원하는 내용을

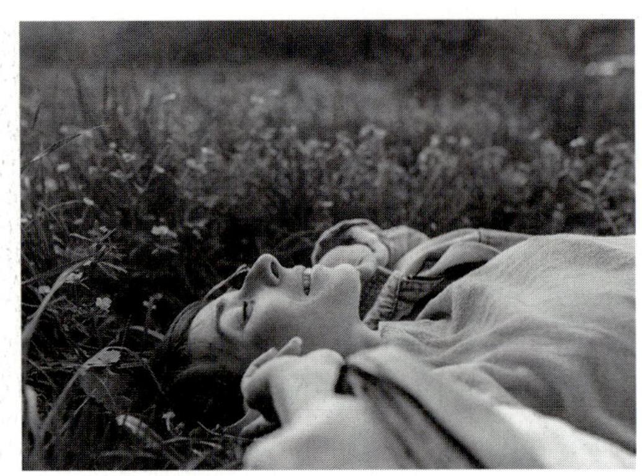

구체적으로 심상화한 다음, 그 심상의 내용을 충분히 경험한다. 이완을 위해서라면 심신에 편안함을 가져올 수 있는 장면, 예를 들면 파도 소리가 들려오는 바닷가 휴양지에서 따뜻한 모래 위를 걷는 것, 초원에 누워 푸른 하늘의 흰 구름을 바라보는 것을 상상해 본다. 심상의 요소들을 최대한 구체적이고 세밀하게 떠올릴수록 효과가 높다. 이상적인 목표를 정하고 긍정적 자기 암시와 심상 훈련을 반복하면 자기 통제력과 효능감이 증가되고 목표 의식도 명확해져 심리·행동적 유능성이 향상된다.

최면요법(hypnotherapy)에서도 심상을 이용한다. 최면의 암시가 대개 심상으로 표현되고 심상만으로도 최면 상태를 유도할 수 있으므로, 최면요법과 심상요법을 완전히 분리하기는 쉽지 않다. 다만 심상요법은 마음의 의식 부분에서 심상을 다루고, 최면요법에서는 무의식이나 낮은 의식으로 들어가는 수단으로 심상을 이용한다.

최면은 고대로부터 많은 문화권에서 종교 지도자, 샤먼, 주술사, 치료사들에 의해 이용되었으며, 3,000년 전 고대 이집트 파피루스의 상형문자에서도 최면의 흔적을 찾아볼 수 있다. 18세기 비엔나의 의사 프란츠 안톤 메스머(Franz Anton Mesmer)에 의해 최면에 대한 근대적 관심이 시작되었고 19세기 말부터는 정신의학 분야에서 활발히 활용되었다.

최면요법은 최면 상태를 유도하여 잠재의식 또는 무의식에 접근하고 심리적, 신체적 문제를 치료하는 심리치료 기법이다. 이 방법은 암시에 대한 수용성이 높아진 특수한 의식 상태, 즉 깊은 이완과 집중의 상태에서 시도된다. 최면 상태는 깨어 있으나 주변 환경에서 의식이 유리되어 느낌, 생각, 상상과 같은 내적인 경험에 매몰되어 있는 상태다. 최면 상태에 있는 동안 환자(내담자)는 치료자의 암시에 반응하여 지각, 기억, 감정을 변화시키고 무의식적 수준의 생리·행동적 변화를 일으킬 수 있다. 스트레스, 불안, 트라우마 치료, 흡연이나 과식 같은 문제 행동 개선, 통증 관리 등에 적용된다.

마인드컨트롤도 심상을 이용하는 심신요법으로, 스트레스 관리, 질병 치료, 자기계발 등의 영역에서 활용되고 있다. 마인드컨트롤에는 여러 방식이 있으나 호세 실바(Jose Silva)가 개발한 실바 마인드컨트롤(Silva Method)이 널리 알려져 있다. 실바 마인드컨트롤은 깊은 이완과 명상 상태에서 긍정적인 심상과 자기암시, 집중력 훈련을 실시한다. 스트레스 해소, 문제 행동 개선, 건강증진, 목표 달성, 자기 치유 등의 목적으로 이용된다.

### 6) 예술치료와 창조적 활동

예술치료는 미술, 음악, 무용, 시, 이야기, 인형극, 연극, 사진, 영상과 같은 다양한 예술 매체를 활용하여 심신의 치유를 촉진하는 심리치료 기법이다. 예술을 창작, 공연, 감상하는 활동을 통해 억눌려 있던 감정과 욕구를 인식하고 안전하게 표현할 수 있도록 함으로써 스트레스를 치유하고 심리적 웰빙을 증진한다. 스트레스호르몬 감소, 면역기능 향상, 통증 감소, 심박수와 혈압 안정 등 신체 증상 개선에도 효과가 있으며, 불면증 완화와 수면의 질 개선에도 도움이 된다. 무용이나 동작 치료는 균형 감각과 운동 능력을 향상하는 효과가 있으므로 신경계 질환 재활치료에도 이용된다. 매체의 특성 및 활동 유형에 따라 뇌의 여러 부위를 자극하고 계발하는 효과도 기대할 수 있다.

예술치료는 원시시대부터 인류의 삶과 밀착되어 있었으며 통합적인 치료 방식으로 행해져 왔다. 고대인들은 일상생활과 제식활동에 노래, 음악, 춤, 그림 등을 이용했고, 예술과 치유와 삶은 하나였다. 전 세계의 토착문화에서 행해지는 치유 행위들은 예술과 통합되어 있는데, 현대에도 원시 부족의 주술적 치료나 무당의 굿에서 미술, 춤, 음악 등 다양한 예술적 요소가 혼합되어 있는 것을 볼 수 있다.

모든 인간에게는 예술적이고 창조적인 활동에 대한 본능이 있으며, 이러한 능력을 되찾고 발현하는 과정에서 자연스러운 치유가 일어난다. 예술 활동은 칙센트미하이(Mihaly Csikszentmihalyi)가 말한 몰입(flow)의 의식 상태를 경험할 수 있는 대표적인 방법이다. 그는 어떤 행위로부터 보상을 기대하지 않고 단지 행위 자체가 좋아서 빠져드는 것을 몰입이라 했는데, 몰입 경험은 이완 상태를 유도하고 일상에서 스트레스에 대처하는 힘을 향상시켜 준다(Csikszentmihalyi, 1998).

예술치료의 스트레스 완화 기제는 정서 훈련의 기제와 유사한 측면이 있다. 억눌려 있던 감정이나 욕구를 그림, 음악, 동작, 글 등으로 표현하는 것은 변연계에서 일어나는 무의식적 활동을 신피질의 의식적 영역으로 끌어올리는 것이다. 이것은 정서를 깨닫고 조절하는 데 관여하는 전두엽의 기능을 향상시키고 전두–변연 연결을 강화한다.

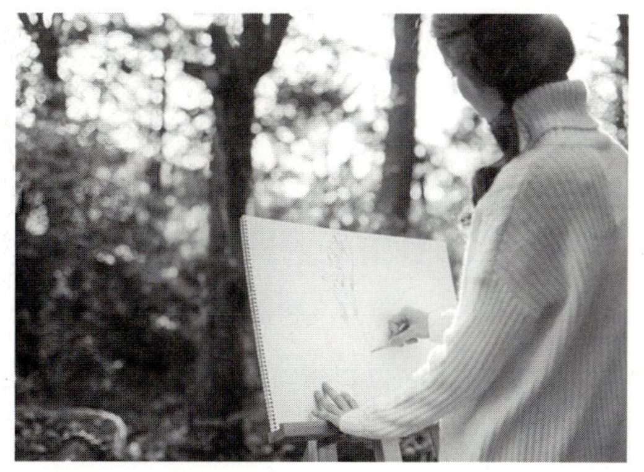

미술치료(art therapy)는 심리학 이론과 미술 활동을 결합한 심리치료의 한 분야다. 미술치

료 이론을 체계화한 엘리너 울만(Elinor Ulman)에 따르면, 미술치료는 시각예술이라는 수단을 통해 인격의 통합 혹은 재통합을 돕는 시도다. 치료 과정에서 내담자는 각종 재료를 이용하여 그리기, 만들기, 콜라주, 접기 등의 기법으로 새로운 창조물을 완성하는데, 언어 중심의 치료가 아니어서 심리적 부담과 저항이 적으므로, 마음속에 숨겨 두었던 감정이나 스스로 인식하지 못했던 욕구까지 안전하게 드러낼 수 있다. 언어로 감정이나 경험을 표현하기 어려운 아동이나 인지기능이 저하된 사람도 자신의 내면세계를 자유롭게 표현할 수 있다. 대부분의 예술치료는 각 사람에게 적합한 프로그램을 구성하기 쉽다는 장점이 있는데, 미술치료 역시 다양한 매체와 기법을 선택할 수 있으므로 거의 모든 사람에게 적용할 수 있으며, 미술에 대한 지식이나 경험이 전혀 없어도 참여가 가능하다.

음악치료(music therapy)는 심신의 건강을 복원, 유지, 향상하기 위해 음악을 사용하는 것이다. 마음을 가라앉히거나 기분 전환을 위해 음악을 듣고 노래를 하는 것은 우리가 일상에서도 흔히 하는 활동이다. 자신의 감정과 비슷한 음악을 듣거나 노래를 부르는 것은 간접적으로 자신의 정서를 느끼고 표현하는 것이 된다.

음악은 신속하고 직접적으로 감정과 행동의 변화를 일으킨다. 예컨대, 느린 음악은 슬플 때와 비슷한 감정을 만들고, 장조의 빠른 음악은 행복할 때와 비슷한 생리적 변화를 유도한다. 실제로 음악은 마음과 몸, 나아가 행동도 변화시키므로 산업계에서도 음악을 광범위하게 이용하고 있다. 마트나 패스트푸드점에서 들리는 4박자 계열의 경쾌한 리듬은 인간의 에너지 흐름을 생각하는 것에서 행동하는 것으로 변화시켜 구매 가능성과 좌석 회전율을 높인다. 의료계에서도 음악을 이용하는데, 통증클리닉, 치과, 수술환자 회복실 등에서 배경 음악을 사용하는 것은 통증 감소 효과가 있는 수용적 음악치료(receptive music therapy)다. 수술 전후에 환자에게 음악을 들려주어 불안감을 감소시키고 근육의 긴장과 통증도 완화할 수 있다.

음악치료에는 수동적 방법인 음악감상 외에도 노래하기, 악기연주 같은 능동적 음악활동이 이용된다. 대상자의 음악적 소질은 중요한 요소가 아니며, 음악 활동 속에서 무엇을 어떻게 느끼는지가 중요하다. 생활 속에서도 음악을 활용할 수 있다. 평소에 자신이 좋아하는 음악을 많이 접하는 것도 긍정적 정서를 유지하는 데 도움이 된다. 자신에게 필요한 음악을 직접 찾기 어렵다면 전문가의 도움을 받을 수도 있고, 주제별로 음악들을 모아 놓은 음원을 이용할 수도 있다.

그림을 그리거나 글을 쓰는 것 같은 창조적 활동은 고차원적 인지기능과 감각·운동기능을 모두 필요로 하는 것으로, 전두엽을 포함한 대뇌피질의 여러 영역을 동시에 활성화시킨다. 일기, 시, 자서전 등의 글을 쓰는 활동은 자신의 삶을 성찰하고 경험을 통합하는 데 도움을 줄 뿐만 아니라, 감정 표현과 정서 조절, 자기이해와 자존감 향상에도 상당한 효과가 있다. 글쓰기는 노인의 인지기능 보존에 매우 유익한 활동이다.

글쓰기의 효과는 스트레스 치유 분야에서도 오랜 기간 연구되어 왔다. 자신의 감정이나 경험, 특히 충격적이거나 힘들었던 경험을 글로 솔직하게 표현하는 감정표현 글쓰기(expressive writing)는 스트레스의 부정적 영향을 줄이고 심리적 건강을 향상시킨다. 대학생을 대상으로 했던 연구에서는, 자신이 겪은 충격적인 사건에 대해 글쓰기를 한 학생들은 일반적인 주제에 대해 글쓰기를 한 학생들에 비해 면역세포의 기능이 더 활성화되는 등 신체 건강과 관련된 긍정적 변화를 보여 주었다(Pennebaker et al., 1988). 사별이나 이혼을 겪은 사람들에서는 감정표현 글쓰기가 심박수를 감소시키고 심박변이도를 증가시켰는데, 이는 감정표현 글쓰기에 스트레스 완화는 물론, 질병 위험을 감소시키는 효과가 있음을 시사한다(Bourassa et al., 2017). 이 외에도 감정표현 글쓰기는 불안 및 우울 감소, 수면의 질과 삶의 질 향상, 신체적 질병의 증상 완화 등의 효과가 있다(Kupeli et al., 2019; Gerger et al., 2022).

일상에서 꾸준히 글쓰기를 실천하는 것만으로도 심리적 안정과 건강증진에 큰 도움이 된다. 최근에는 필기도구를 이용하여 시, 소설, 경전을 옮겨 쓰는 필사의 심리 치유 효과도 주목되고 있다. 필사는 타이핑보다 뇌의 운동, 시각, 언어 영역을 더 폭넓게 활성화하고 여러 뇌 영역들 사이의 연결성을 높이며, 장기기억 형성을 돕는 효과도 있다(Van der Weel et al., 2024).

### 7) 명상

명상은 주의 집중을 높이고 정신 상태를 의식적으로 조절하기 위해 마음을 훈련하는 방법이다. 명상은 요가, 심상요법, 이완요법, 태극권 등과 함께 대표적인 심신요법으로 꼽힌다. 이러한 심신요법들은 교감신경의 흥분을 가라앉히고 부교감신경을 활성화하여 이완을 유도하는 효과가 우수하므로 스트레스성 긴장을 완화하는 방법으로 널리 활용되고 있다. 그러나 이완은 명상의 많은 유익 중 하나일 뿐이다.

명상은 단순한 이완을 넘어, 통찰력을 계발하고 질병의 증상을 개선하며 심신의 건강을 증진하는 것을 돕는다. 로저 월쉬는 명상 치료의 궁극적 목적이 정신 과정, 의식 상태, 주체성 및 현실에 대한 깊은 통찰력을 발달시키고, 최적의 심리적 웰빙과 의식 상태를 발전시키는 데 있으며, 정신치료적 효과와 정신생리적 효과를 매개시킬 목적으로 사용된다고 기술했다(Walsh, 1983). 명상이 불안, 우울 등 심리적 증상의 개선은 물론, 신체적 질병의 증상을 완화하고 치료를 돕는다는 것이 수많은 연구를 통해 확인되면서, 심리치료뿐 아니라 의료 분야에서도 명상을 도입하고 그 적용 범위를 확대해 왔다. 심리치료 영역에서는 내담자의 자아성찰과 심리적 성장을 도모하는 목적으로도 명상을 이용한다.

명상이 스트레스를 완화하는 효과가 우수하고, 집중력과 창의력을 높여 생산성을 향상시키므로 산업계에서도 명상을 적극 도입하고 있다. 구글(Google)의 서치인사이드유어셀프(Search Inside Yourself) 프로그램은 명상을 자기 인식과 감정 조절, 공감 능력을 키워 업무 효율과 혁신을 촉진하는 데 성공적으로 적용한 사례다.

사전에서는 명상을 "고요히 눈을 감고 깊이 생각함. 또는 그런 생각"으로 정의한다. 이러한 정의는 앉아서 사색하는 정적인 모습을 연상시킨다. 그러나 명상은 눈을 뜨고도 할 수 있고 생각을 멈춘 상태에서도 할 수 있으며 움직이면서도 할 수 있다. 걷는 명상을 걷기명상 또는 경행(經行)이라 하며, 요가나 태극권은 움직이는 명상이라 불린다.

여러 형태의 명상이 있지만, 모든 명상의 요체는 방법이나 내용이 아니라 경험 자체다. 즉, 내면에 주의를 기울이고 자각을 높이는 체험이 명상이다. 요가 수행자 스와미 사치다난다(Swami Satchidananda)는 "우리는 파도를 멈추게 할 수는 없지만 파도 타는 것을 배울 수는 있다"고 했다. 파도는 바다의 본래 모습이 아니라 바다와 바다 밖 세상의 경계일 뿐이다. 우리의 일상이 쉼 없이 일렁이는 세상의 물결, 곧 세파에 감각적으로 반응하고 있는 서퍼(surfer)의 모습과 같다면, 명상은 바다 안으로 들어가 바다와 하나가 되어 있는 스쿠버다이버의 모습에 비유할 수 있다. 요컨대, 사람과 그 사람 밖에 있는 세계를 연결하는 것이 감각이라면, 명상은 사람을 그의 내면세계와 연결한다. 여기서의 내면세계는 단지 마음의 세계를 가리키는 것이 아니다. 캔더스 퍼트는 명상을 몸의 내부에서 이루어지는 대화 안으로 들어가는, 달리 말하면 몸의 생화학적 상호작용에 의식적으로 개입하는 방법의 하나라고 하고, 스트레스를 줄이는 가장 효과적인 방법이 명상이라 했다(Pert, 1997). 명상은 여러 방식으로 우리 몸에 고착되어 생화학물질들(신경전달물질, 호르몬, 사이토카인)의 원활한 흐름을 교란하는 부정적 감정들을 의식의 자각 없이 방출할 수 있게 하기 때문이다.

현대 명상은 요가와 불교의 수행 전통으로부터 큰 영향을 받았다. 현대 사회에 가장 널리 알려진 명상 기법으로는 초월명상(Transcendental Meditation: TM)과 마음챙김명상을 들 수 있다. 초월명상은 1960년대에 인도의 마하리시 마헤시(Maharishi Mahesh)가 요가 수행법을 변형하여 개발한 것이다. 초월명상은 만트라(mantra, 짧은 소리나 단어)를 반복하는 명상법으로, 깊은 휴식과 내면의 평화를 경험하도록 돕는다. 초월명상은 비틀즈(The Beatles) 같은 유명인들이 심취했던 것이 알려지면서, 전 세계적으로 큰 관심을 끌었다. 1968년 허버트 벤슨이 초월명상의 생리적 효과를 연구하고 학계에 보고한 것을 계기로, 명상의 대중화와 과학화는 중대한 전기를 맞는다.

마음챙김명상은 불교의 전통적인 수행법으로, 주의를 한곳에 집중하는 명상법들과 달리, 마음속에 떠오르는 어떠한 생각이나 느낌도 무시하거나 억제하려 하지 않으며, 판단하거나 분석하지도 않는다. 단지 그것들이 떠오르고 사라지는 것을 바라보면서 '지금 여기' 일어나고 있는 모든 일에 자신을 개방한다. 마음챙김은 매 순간을 자각하는 것이므로 일상의 모든 활동이 명상의 대상이 될 수 있다. [주: 마음챙김에 대해서는 5장 2의 '4) 마음챙김'을 참고하라.]

마음챙김명상은 1979년에 매사추세츠 의대 메디컬센터의 존 카밧진이 만성질환자들의 스트레스 감소를 위해 개발한 마음챙김-기반 스트레스 감소, 즉 MBSR 프로그램을 통해 서구에 널리 알려졌다. MBSR은 앉아서 하는 명상(좌선), 걸으면서 하는 명상(경행), 누워서 하는 명상(바디스캔, bodyscan) 등 다양한 명상 기술들을 배우고 실습하는 8주간의 프로그램으로 구성되어 있다.

명상은 스트레스 관리 기술의 대명사로 자리 잡고 있다. 스트레스 반응은 자극에 대한 인지, 정서, 심신의 반응이라는 과정을 거쳐 외부로 표출되는데, 명상은 두 번째 단계인 정서만 조절하는 것이 아니라, 첫 번째 단계인 인지를 변화시키고 세 번째 단계인 심신의 반응 양식도 개선한다. 명상은 인지적 융통성을 향상시키고, 비합리적인 동기나 경직되고 왜곡된 인지적 틀에서 벗어나게 하여 불필요한 스트레스 반응이 일어나지 않도록 한다. 어떤 이는 모든 명상의 핵심은 자기와 세계에 대한 인식의 틀을 변화시키는 것이라고 하고, 어떤 이는 인식의 틀이 아닌 경험 내용 자체를 변화시킨다고 말한다. 다만 일반 심리치료와 달리, 어떤 의도된 형태로 마음이나 생각을 수정하려 하지 않는다. 심신의 반응 조절과 관련해서는, 스트레스 반응 시스템의 활성화를 억제하고 부적응적인 대응 행동이 발생하지 않도록 한다.

명상 중의 뇌는 부위에 따라 활성이 증가하거나 감소하는데, 활성이 증가하는 부위는 주로 긍정적 정서 및 사고와 관련된 곳이고, 활성이 감소하는 부위는 부정적 정서나 고통과 관련된 곳이다(Davidson et al., 2003). 명상은 스트레스 상태와 대비되는 두뇌 활동을 유도하여 외적인 자극에 대해서는 덜 민감해지고 내적인 각성은 향상되도록 한다. 대

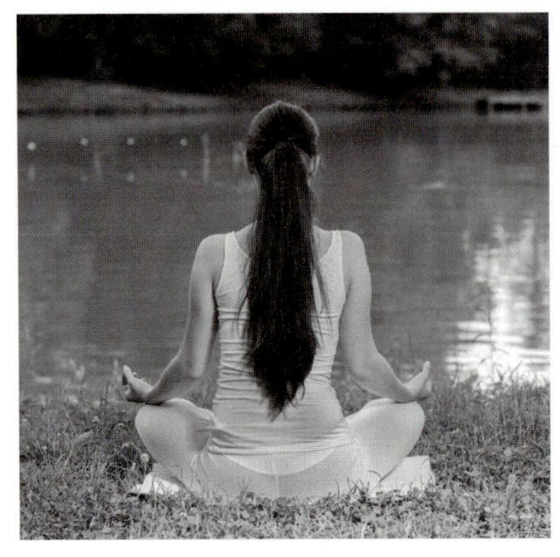

개의 명상은 긴장과 흥분의 뇌파인 베타파를 감소시키고, 안정과 휴식의 뇌파인 알파파나 세타파를 증가시킨다. 뇌파가 안정되면서 정신적으로 맑은 각성과 함께 심신의 이완이 일어난다. 깊은 이완 상태에 도달했을 때 출현하는 세타파는 산화질소(nitric oxide)의 생산과 밀접한 관련이 있는데, 산화질소는 스트레스호르몬인 노르에피네프린의 작용에 대응하고 광범위한 치유의 능력을 발현시킨다. [주: 기체인 산화질소는 뇌의 시냅스에서 신경전달물질로 작용하여 기억과 학습 기능을 향상시킨다. 도파민, 엔도르핀 같은 신경전달물질들의 출력을 향상시키는 신경조절물질로도 작용하여 기분을 긍정적으로 바꾼다. 혈관을 확장시키므로 혈압을 낮추고 뇌졸중, 협심증 같은 뇌와 심장의 허혈성 질환 치료에도 효과가 있다. 명상이나 깊은 이완 상태에서 일어나는 자아초월적 경험이나 정신적 통찰과도 관련이 있다.]

명상은 뇌에 실질적인 해부학적, 기능적 변화를 가져온다. 만성 스트레스를 받은 사람들은 편도체의 밀도와 활성이 증가하고, 편도체의 흥분을 조절하는 전전두엽의 여러 영역들과의 연결이 약화되는데, 명상은 편도체의 밀도와 반응성을 낮추고 전전두엽의 밀도와 기능을 향상시키며, 전전두엽과 편도체의 연결을 강화한다. 전두-변연 연결이 강화되면서 정서를 자각하고 제어할 수 있는 능력이 향상된다. 한편, 만성 스트레스는 편도체를 견제하는 해마의 크기를 감소시키는데, 명상은 해마의 크기도 증가시킨다. 명상을 통해 확대되는 것으로 확인된 뇌 부위로는 뇌섬엽, 체성운동영역, 그리고 안와전두엽을 포함한 전전두엽의 여러 부위가 있다(Fox et al., 2014).

명상과 뇌에 관한 최근의 연구는 마음챙김명상에 집중되어 있다. 마음챙김명상이 뇌를 구조적, 기능적으로 변화시킨다는 증거는 2005년에 처음 확인되었다(Lazar et al., 2005). 오랜 기간 동안 명상을 한 사람은 전두엽과 뇌섬엽의 두께가 더 두껍다. 또한 긍정적 정서와 관련된 좌측 전두엽의 활성이 유의하게 증가하는데, 이는 면역기능의 향상을 동반한다(Davidson et al., 2003). 마음챙김명상 프로그램에 참여한 사람들의 지각된 스트레스 정도가 유의미하게 감소되는 것은 편도체의 밀도 감소와 정적 상관이 있다(Britta et al., 2009). 또한 마음챙김명상은 복내측전전두엽의 두께를 변화시키는데, 이 부위는 정서 조절, 공포 감소, 통찰, 공감, 도덕성, 직관과 관련된 곳이다. 이상과 같은 변화는 스트레스에 대한 지각과 스트레스 조절 능력의 실질적 변화를 뒷받침하는 해부 · 생리학적 증거다.

마음챙김명상을 통해 변형되는 뇌 신경회로에는 스트레스에 대한 저항성과 회복력을 지원하는 회로 외에도, 연민과 공감을 담당하는 회로, 주의 집중을 담당하는 회로, 자아의식(sense of self)과 관련된 회로가 있다. 마음챙김명상은 전대상회, 뇌섬엽, 측두-두정엽 접합부, 전두-변연 연결, 디폴트모드네트워크(dafault mode network: DMN)의 신경가소성 변화와도 관련이 있다(Holzel et al., 2011). [주: 자아의식과 관련된 회로, DMN에 대해서는 '〈글상자 9-1〉 명상과 디폴트모드네트워크'를 참고하라.]

명상은 부교감신경을 활성화하여 호흡, 심박수, 대사 활동을 낮추고, 피로물질이라 불리는 대사 부산물인 젖산을 감소시킨다. 명상의 통증 완화 효과는 수많은 연구에서 확인되었는데, 명상 중에는 통증 조절을 담당하는 뇌 영역의 활성이 변화하는 것을 확인할 수 있다(Zeidan et al., 2011). 명상은 면역기능을 향상시키고(Davidson et al., 2003; Fang et al., 2010), 피부질환, 고혈압, 고지혈증, 심혈관계 질환을 개선하며(Astin, 2004; Freeman, 2009), 정서장애와 인지적 증상을 개선한다(Kabat-Zinn et al., 1992; Tang et al., 2007; Teasdale et al., 2000). 암 환자의 기분을 조절하고 수면장애를 개선하며 삶의 질을 향상시킨다(Carlson et al., 2007; Witek-Janusek, 2008). 또한 노화에 따른 뇌 세포의 사망률과 뇌의 위축을 감소시켜 인지기능을 보호하고 치매를 억제한다. 마음챙김명상을 포함한 각종 마음챙김 기반 중재법들(mindfulness-based interventions: MBIs)은 면역 기능 향상, 염증 감소, 텔로미어 보호 및 텔로머라제 활성 증가 등의 효과가 있다(Dunn et al., 2022; Oyler et al., 2023).

여러 가지 명상법이 있으나, 여기서는 호흡을 관찰하는 마음챙김명상을 소개한다.

### 호흡을 관찰하는 마음챙김명상

- 가급적 조용하고 방해받지 않는 공간을 찾아, 너무 어둡거나 밝지 않도록 조명을 조절한다.
- 척추를 쭉 펴고 앉는다. 턱이 들리지 않도록 하고 허리에 긴장 없이 자연스러운 곡선이 만들어지도록 한다.
- 굳이 다리를 겹쳐 가부좌나 반가부좌를 하지 않아도 되며, 바닥에 앉기가 불편하면 의자에 앉아서도 실시할 수 있다. 손은 무릎이나 허벅지 위에 가볍게 얹는다.

- 집중을 위해 눈을 감는 것이 도움이 된다. 눈을 감는 것만으로도 평소에 들어오는 자극의 80%가 차단된다. 다만 졸음이 온다면 반쯤 눈을 뜬 상태에서 두 걸음 정도 앞의 바닥에 시선을 둔다.
- 호흡은 코로 한다. 편안히 호흡을 시작하면서 온몸이 이완된 상태를 느낀다. 호흡을 무리해서 천천히 하거나 깊이 하려고 하지 않는다.
- 들숨과 날숨을 편안하고 깊게 반복하면서, 호흡에 따른 배의 움직임에 집중한다. 또는 코 주변에서 일어나는 공기의 흐름에 집중한다.
- 숱한 생각과 감정들이 머릿속에 떠오르고, 주변의 소음이나 몸의 감각도 떠오를 것이다. 그것들이 떠오르는 것을 알아차릴 때마다 깊이 생각하려 하거나 떨쳐내려 애쓰지 말고, 하늘에 구름이 흘러가듯 지나가게 놓아두고 다시 호흡에 집중한다.
- 집중이 어렵다면 속으로 숫자를 센다. 하나에서 다섯, 혹은 하나에서 열까지 반복해서 숫자를 세면서 숫자 하나에 한 호흡을 한다. 들이쉴 때 "하나-둘-셋-넷-다섯", 내쉴 때 "하나-둘-셋-넷-다섯" 하는 방식으로 숫자를 세면 집중에 좀 더 도움이 된다.
- 처음에는 3~5분으로 시작해서 익숙해지면 20분 정도, 매일 이른 아침과 잠들기 전에 실시하고 하루 중 가능한 때는 언제든지 실시한다.
- 명상을 하면서 새롭게 경험하는 느낌과 감각을 호기심을 가지고 바라보면 명상이 즐거워지고 명상 시간도 차츰 늘어나게 된다.

### 글상자 9-1 명상과 디폴트모드네트워크

우리가 느끼는 피로의 상당 부분은 육체 활동이 아닌 두뇌 활동의 과부하에서 온다. 뇌는 무게가 체중의 2%에 불과하지만 전체 산소 소비량의 20%를 사용할 정도로 많은 에너지를 소모한다. 그런데 이 비율은 우리가 무엇을 하든, 심지어 아무것도 하지 않아도 거의 일정하게 유지된다. 아무것도 하지 않을 때도 뇌는 무엇인가 하고 있다는 것이다. 실제로 뇌에는 우리가 아무것도 하지 않을 때 활성화되는 곳이 있는데, 힘든 인지적 작업을 할 때보다 더 활성화되기도 한다. 이 영역은 어떤 작업에 집중해 있을 때는 오히려 활성화되지 않는다. 우리가 어떤 작업을 시작하면 그 작업과 관련된 뇌 부위가 활성화되고, 이 영역의 활동은 크게 감소한다. 디폴트모드네트워크(DMN)라 불리는 이 영역은 내측전전두엽, 후측 대상피질, 두정엽 등으로 구성되며 변연계와도 연결되어 있다.

우리가 아무 일도 하지 않는 동안 DMN은 대체 무엇을 하는가? DMN의 역할에 대한 설명은 다양하다. 예상치 못한 일이 일어날 때를 대비하여 뇌의 예열 상태를 유지한다거나 창의성을 지원한다는 것이 그것인데, 그중에서도 주목할 것은 이 네트워크가 '나'라는 정체성을 만드는 것과 관련이 있다는 설명이다. 즉 우리가 '나'라는 정체성을 가지고 살아가는 것은 DMN이 작동하기 때문이다.

아무것도 하지 않을 때 우리 마음은 방황하면서 자기 자신에 대한 이야기를 만들어 낸다. "나는 그때 무엇을 했나?" "이제 나는 무엇을 할까?" "그러면 나는 어떻게 될까?" 이렇게 자신에 대한 생각과 감정을 반추하고 고민하며 '나'에 관한 이야기를 계속 만드는데, 이 과정에서 우리는 지금, 여기에서 벗어나 그곳, 저곳, 과거, 미래를 헤매게 되는 것이다.

명상을 하면 뇌의 전반적인 신경 활동이 낮아지며, 이는 주로 DMN의 활동이 억제되기 때문이다(Ramirez-Barrantes et al., 2019). 명상을 오래할수록 배외측전전두엽과 DMN 사이의 연결이 활성화되는데, 이를 통해 전전두엽 조절 회로가 DMN을 억제하여 '나'에 관한 이야기를 멈추게 된다. 그 결과 자기중심적인 생각, 감정, 집착이 줄어든다.

마음챙김명상은 DMN의 활동을 억제하지만, 모든 명상이 DMN의 활동을 억제하는 것은 아니다. 어떤 이들은 소위 '멍 때리기'가 명상과 유사한 것이라고 하는데, 이때는 오히려 DMN이 활성화된다. 명상을 하다가 잡념에 빠질 때도 DMN이 활성화된다.

DMN의 활동 자체가 해로운 것은 아니다. DMN은 평소에 잘 연결되지 않는 뇌 부위들을 연결해 준다. 그래서 아무 생각도 않고 멍하게 있는 동안 갑자기 창의적 아이디어나 통찰이 떠오르기도 한다. 또한 DMN 상태의 뇌는 불필요한 정보를 삭제하고 이전에 입력된 정보를 정리하여 뇌의 저장 공간을 최적화한다. 그러나 DMN에는 부정적인 측면도 있다. DMN이 과도하게 활성화되어 '나'에 대한 반추가 심해지면 우울 증상을 유발할 수 있다. 또한 쉬다가 어떤 작업을 다시 시작하려면 DMN의 활동은 멈추고 작업과 관련된 회로가 활성화되어야 하는데, 이러한 전환이 제대로 되지 않으면 작업 효율이 감소한다. 나이가 들면 DMN에 대한 통제력이 약화되는 경향이 있으며, 이로 인해 일을 해도 DMN의 활동이 일종의 잡음으로 계속 남게 된다. 나이가 들수록 일을 할 때 집중하기가 점점 더 어려워지는 이유다.

### 8) 웃음요법

웃음은 카테콜아민과 코르티솔을 낮추어 스트레스의 해로운 영향을 감소시킬 뿐 아니라, 긴장이나 분노 같은 부정적 정서를 완화하는 효과가 우수하다. 각종 질병에 대한 저항성을 증진시키고 치료를 촉진하며, 사회적 삶을 건강하게 하는 효과도 있다.

흔히 웃음을 만병통치약이라 하는데, 웃음의 이로움에 대한 인식은 동서양의 모든 문화권에서 보편적이다. '소문만복래(笑門萬福來, 웃으면 많은 복이 온다)' '일소일소 일로일

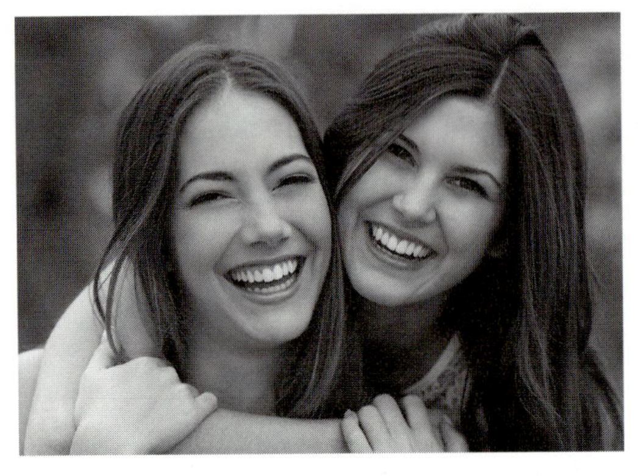

로(一笑一少 一怒一老, 한 번 웃으면 한 번 젊어지고, 한 번 노하면 한 번 늙는다)'라는 말이 있다. 구약성서의 「잠언」에는 "마음의 즐거움은 양약이라"고 적고 있으며, 셰익스피어(William Shakespeare)도 "그대의 마음을 웃음과 기쁨으로 감싸라. 그러면 천 가지 해로움을 막아 주고 생명을 연장시켜 줄 것이다"라고 했다. 영국 의학의 아버지라 불리는 17세기의 의사 토머스 시든햄(Thomas Sydenham)은 "마을에 좋은 광대들이 오는 것은 당나귀 20필에 실은 약보다 건강에 더 유익하다"라고 하였으며, 『멜랑콜리의 해부(The Anatomy of Melancholy)』를 쓴 영국의 작가 로버트 버튼(Robert Burton)도 "웃음은 피를 깨끗하게 하고 젊음과 활기를 주어 건강을 증진시킨다"고 하여, 웃음에는 실제로 치유 효과가 있음을 설명했다.

수십 년 전부터 웃음의 생리적 효과에 관한 연구 결과들이 발표되면서, 웃음은 건강한 사람에게는 각종 질병의 예방 수단으로, 환자들에게는 치유를 촉진하는 보조적 기법으로 이용되기 시작했다. 웃음요법의 선구자인 노먼 커즌스(Norman Cousins)는 자신의 지병이던 강직성척추염 투병 과정에서 유머와 웃음의 힘을 직접 경험하고, 책을 집필하여 그 내용을 상세히 보고했다. 현재 우리나라의 많은 의료기관에서도 환자의 질병 치유를 돕고 심리적 고통을 완화하려는 목적으로 웃음요법을 도입하고 있다.

웃음은 우울증 같은 심리적 증상을 개선하고 자존감과 사회성을 향상시킨다. 그러나 웃음의 효과는 심리적인 것에 국한되지 않는다. 15초 동안의 박장대소는 100m 달리기만큼의 운동 효과가 있다. 꾸준히 실시하면 심폐 기능이 향상되고 복부 장기의 기능이 활발해지며 체내에 축적된 여분의 열량도 소모된다. 베타-엔도르핀을 증가시켜 통증을 완화하며, 심장질환, 아토피피부염, 악성종양을 포함한 질병의 예방과 관리, 면역력 강화, 수명 연장에도 도움이 된다.

억지로 웃는 웃음도 건강에 도움이 되는가? 윌리엄 제임스는 행동이 감정을 따르는 것 같지만 행동과 감정은 병행하므로, 의지로 통제되는 행동을 조정함으로써 감정을 조정할 수 있다고 하고, "우리는 행복하기 때문에 웃는 것이 아니고 웃기 때문에 행복하다"고 했다. 즉, 웃을 일이 없더라도 의도적으로 웃으면 기쁨, 희망, 사랑, 신뢰 같은 긍정적 감정이 생겨나고, 긍정적 감정은 긍정적인 생리적 변화를 동반하게 된다. 웃을 수 있는 일이 있을 때는 몸과 마음으로 아낌없이 웃고, 매일 잠시라도 일부러 웃는 시간을 만드는 것만으로도 스트레스 완화는 물론, 심신의 건강과 활력을 증진하고 주변 환경도 밝게 변화시킬 수 있다.

### 9) 내적 태도 변화

서양에는 "고양이도 근심 가운데 있으면 말라 죽는다"는 속담이 있다. 고양이처럼 병에 잘 걸리지 않고 생명력이 강한 동물도 근심과 걱정에는 버티지 못한다는 뜻이다. 그렇기 때문에 예로부터 마음을 건강하게 돌보는 것이 모든 치료법의 근본으로 여겨졌다. 부정적이고 경직된 사고방식, 일과 대인관계에 악영향을 주는 성격처럼 내부에서 스트레스를 만들어 내는 과정을 해결하지 않으면 외적 상황이 바뀌어도 고질적으로 스트레스가 재생산된다.

우리가 하는 걱정은 대개 불필요한 습관이다. 걱정의 내용을 검토해 보면, 85%는 일어나지 않을 일이고 10~12%는 이미 지난 일이거나 충분히 대처할 수 있으므로 걱정이 필요하지 않은 일이며, 나머지는 걱정해도 소용없는 일이다. 과거와 미래를 오가며 불필요한 걱정을 하는 습관을 현재에 집중하는 습관으로 전환하는 것은 걱정 때문에 겪고 있는 스트레스로부터, 그리고 현재에 충실하지 못함으로 인해 발생하게 될 스트레스로부터 벗어나게 한다.

감정을 통제할 수 있는 사람에게는 감정이 일종의 표현 수단이자 공격과 방어의 무기가 된다. 일이나 대인관계에서 스트레스를 전혀 겪지 않을 수는 없고, 그로 인해 부정적 정서도 발생하게 된다. 부정적 정서를 억누르는 것은 자신에게도 해롭지만, 갈등을 해결하는 데도 도움이 되지 않는다. 상대방이 수용할 수 있는 방식으로 정서를 표현하면, 이 과정에서 스스로의 부정적 정서가 완화되고, 상대방도 상황을 객관적으로 다시 살펴보게 되어 갈등 해소의 실마리를 찾을 수 있다. 다른 사람에게 자신의 생각과 감정을 알리고 이해와 공감을 얻으려면, 자신이 먼저 그 생각과 감정을 이해하고 수용할 수 있어야 하며, 그것을 절제되고 합리적인 방식으로 표현할 수 있어야 한다. 편협하거나 왜곡된 생각을 통제되지 않은 감정과 함께 표출하는 것은 넋두리나 화풀이에 불과하고, 상황을 자신에게 더욱 불리하게 만든다. 이것은 상대방에게도 스트레스가 되고, 결국은 자신에게 다시 스트레스로 돌아온다.

웃음이 긍정적 정서를 만들고 심신의 건강과 치유에 유익한 것처럼 유머도 그러하다. 웃음은 본능적이며 생리적인 반응이지만 유머는 인간에게만 허락된 가장 고차원적인 정서적, 인지적 능력이다. 유머는 자기 자신이나 자신이 처한 상황을 거리를 두고 객관적으로 바라볼 수 있을 때만 가능하기 때문이다. 의미치료의 창시자 빅터 프랭클도 유머는 자기이탈이라 불리는 특별한 인간적 능력을 입증하는 것이라고 했다. 냉소적이지 않은 유머 감각을 키우는 것은 힘든 상황들로부터 심리적 거리를 둘 수 있게 해 준다.

자신이 스트레스에 취약한 A형 행동유형이라면 B형 행동유형의 요소들을 계발하기 위해 의도적으로 노력하는 것이 좋다. 비록 성격이 근본적으로 바뀌기는 어렵더라도, 그러한 노력 자체가 사회생활에서 경험하는 갈등과 스트레스의 발생 빈도를 크게 감소시킨다.

스트레스는 객관적으로 존재하는 것이 아니라 우리가 부여하는 의미에 의해 선택되는 것이며, 스트레스의 영향력을 결정하는 것 또한 그 사건에 대한 우리의 해석과 평가다. 결국 스트레스를 만드는 기제는 우리 안에 있으며, 스트레스 관리에서 가장 큰 동지도 우리 자신이다. 그런 자신을 아는 것은 심리적으로 가장 강한 힘이 된다. 그러나 헨리 소로우(Henry Thoreau)의 말처럼, 자신을 안다는 것은 고개를 돌려 자신의 등을 보는 것만큼 어려운 일이다. 그래서 우리에게는 타인의 눈이 필요하다. 뒷모습만이 아니라 자기 자신을 온전히 모두 알기 위해서는 더 많은 타인들의 도움이 필요하다. 그리고 그 도움을 받기 위한 전제조건은 용기와 수용적인 태도다.

### 10) 일상의 사소한 일 관리

사별, 재난, 사고 같은 주요 생활사건보다 대인관계, 업무, 학업, 가사, 육아 부담 같은 일상의 골칫거리들 또는 배경 스트레스원들(background stressors)이 질병이나 사망률과 더욱 큰 상관관계가 있다(Aldwin et al., 2014). 이와 같은 사건들의 빈도는 우울, 불안 등 심리적 증후의 출현과도 명백한 상관관계가 있다.

라자러스 등은 일상의 골칫거리를 여덟 가지 영역, 즉 집안일, 건강 문제, 시간의 압박, 고독이나 허무 같은 내적 문제, 오염이나 소음과 같은 물리적 환경, 경제적 문제, 직장에서의 문제, 미래에 대한 걱정과 불안으로 구분했다(Lazarus et al., 1985). 이러한 요인들이 우리가 겪는 만성 스트레스의 대부분을 차지하지만, 삶에 너무도 밀착되어 있기 때문에 오히려 방치되고 관리의 사각지대에 놓이기 쉽다. 비록 개별적으로는 사소한 것이지만 하나씩 쌓이면서 심신 건강에 지대한 영향을 미치게 된다(DeLongis et al., 1982; Eckenrode, 1984).

**표 9-6 일상의 사소한 일**

| 짜증스러운 일 | 즐거운 일 |
|---|---|
| 1. 체중 | 1. 배우자나 연인과 좋은 관계 유지 |
| 2. 가족의 건강 | 2. 친구와 좋은 관계 |
| 3. 물가 상승 | 3. 일의 완성 |
| 4. 가사 | 4. 좋은 건강 |
| 5. 너무 할 일이 많음 | 5. 충분한 잠 |
| 6. 물건을 잃어버림 | 6. 외식 |
| 7. 마당이나 집 건물 관리 | 7. 책임을 다함 |
| 8. 세금이나 재산 문제 | 8. 방문, 전화, 편지쓰기 |
| 9. 범죄 | 9. 가족과 함께 지내기 |
| 10. 외모 | 10. 쾌적한 집(실내) |

그리 심각하지 않고, 단지 성가시고 귀찮은 사건들이 심신 건강에 영향에 줄 수 있다는 사실은, 이 사건들의 영향이 누적된다는 것을 암시한다. 평소에도 늘 겪으며 지나쳤던 사소한 일에 대해서 어느 순간 갑자기 폭발적인 감정 반응을 하는 경우가 종종 있다. 바로 이때가, 사소한 사건들이 만든 부정적 정서가 조금씩 누적되다가 결국 견딜 수 있는 한계치를 넘어서는 순간이다. 짜증스러운 일들을 피할 수 있다면 피하는 것이 최선이지만, 이러한 스트레스들이야말로 삶을 영위하자면 피할 수 없는 것들이다. 이들이 초래하는 악영향을 감소시키려면, 그 반대의 전략을 선택하면 된다. 사소하지만 좋은 사건들에 자신을 많이 노출시키는 것이다. 짜증스러운 사건들로 인해 누적된 부정적 정서는 그와 대조되는 즐거운 사건들(uplifts)이 생성하는 긍정적 정서에 의해 상쇄된다.

라자러스 등은 사람들이 일상에서 호소하는 짜증스러운 일과 즐거운 일들의 항목을 〈표 9-6〉과 같이 정리했다(Kanner et al., 1981). 각자 자신의 목록을 작성하고 점차 목록을 늘리며 정교화할 수 있다. 이것은 짜증스러운 일을 경험할 때 스스로 불편한 상황에 있음을 신속히 깨닫게 하여 정서 관리에 도움을 줄 수 있고, 자신이 좋아하는 일들을 접할 기회를 의도적으로 증가시키는 데도 도움이 된다.

## 11) 문제 해결 능력과 의사소통 기술

현대인은 생애 주기에 따라 새롭게 부과되는 발달 과제와 사회적 역할들을 감당해야 할 뿐 아니라, 급변하는 사회 환경에 적응하기 위해서도 끊임없이 새로운 지식과 기술들을 배우고 익혀야 한다. 역할 변동과 생활환경 변화에 따른 적응의 요구는 삶의 안정성을 교란하는 주요 원인이며, 적응력이 부족하면 그것들은 모두 스트레스원이 된다. 삶에서 부딪히는 각종 문제를 해결하고 새로운 환경에 적응할 수 있는 능력을 배양하는 것은 스트레스를 감소시키고 성취감과 행복감은 증가시킨다. 이를 위해서는 다양한 경험에 대한 개방적 태도와 새로운 기술을 익히는 것에 대한 적극적 자세가 요구된다.

사람들이 상담소를 찾는 가장 흔한 원인은 대인관계 문제다. 직장인들이 가장 큰 어려움으로 꼽는 것 중 하나가 대인관계이고, 학생들의 스트레스도 또래 관계, 선생님이나 부모와의 갈등 같은 대인관계 문제가 주요 원인이다. 대인관계에서 발생하는 스트레스를 감소시키기 위해서는 자신의 의견을 주장할 수 있는 능력, 우호적이고 공감적인 대화법, 사람마다 다른 성향을 받아들일 수 있는 유연한 태도를 두루 갖춘 의사소통 기술이 필요하다. 상대방에게 자신의 생각을 전달하고 우호적인 반응을 이끌어 내려면, 먼저 자신의 정서를 정확히 파악할 수 있는 능력을 길러야 한다. 그리고 그것을 감정적으로 표출하지 않고 객관적으로 표현하는 대화술이 필요하다. 때로는 전문가의 도움이 필요할 수도 있지만, 스스로의 관심과 노력에 의해서도 개선될 수 있는 부분은 있다. 관련된 서적은 물론, 온·오프라인 교육 프로그램들도 많이 개발되어 있다.

바뀐 생활환경이나 새로운 과제에 적응하지 못하는 문제도, 필요한 기술과 지식을 학습하는 것이 최선의 방안이자 유일한 해법이다. 외국인 회사에 근무하면서 외국어가 늘 스트레스라면 언어를 습득하는 것 외에는 문제를 해결할 수 있는 방법이 없다. 외국어를 공부할 수 없는 분명한 사유가 있다면 직무를 변경하거나 직장을 옮기는 것도 문제 해결 방법이다. 공부도 소홀히 하고 직무나 직장을 바꾸는 것도 고려하지 않으면서 계속 스트레스를 받고 있다면, 결국 스트레스는 자기 자신이 만들고 있는 것과 다름이 없다. 치료자는 이러한 문제들을 환자(내담자)가 직시하게 하고, 필요한 기술과 지식을 획득할 수 있도록 독려하고 안내해야 한다.

직장이나 학교에서 따돌림, 성희롱, 불공평한 처우, 과중한 업무, 지나친 요구 등의 문제로 고통 받으면서도 혼자 고민하거나 참으면서 해결을 포기하는 경우가 많다. 그러나 이러한 문제들도 회피하지 않고 적극적으로 대처하기로 한다면 크든 작든 도움이 될 방법이 있기 마련이다. 혼자 해결할 수 없는 문제가 있을 때 상담소를 찾거나 동료, 상사, 부모, 선생님 등 타인에게 도움을 청하는 것은 결코 소극적이거나 비겁한 대처가 아니며, 그런 도움을 찾는 것이야말로 용기이자 적극적인 문제 해결 기술이라는 것을 환자

(내담자)와 보호자 모두에게 주지시켜야 한다.

### 12) 행동치료

질병이나 스트레스를 일으키는 절대적인 원인이 따로 있지는 않다. 우리는 감기의 원인이 감기 바이러스라고 생각하지만, 똑같이 감기 바이러스에 노출되어도 감기에 걸리지 않는 사람은 분명히 있다. 개인 위생관리를 하지 않아 바이러스에 쉽게 감염되고, 불건강한 라이프스타일 때문에 면역기능이 저하된 경우라면, 감기의 원인은 감기에 걸리는 사람 자신에게도 있다. 스트레스도 마찬가지다. 많은 사람들이 대인관계나 학업 때문에 스트레스를 받지만, 그중에는 다른 사람들에게 피해를 주는 언행을 해서 갈등을 일으키는 사람, 수업을 게을리해서 성적이 형편없는 사람도 있다. 이런 경우에는 자신의 문제행동을 인식하고 수정하는 것만이 스트레스에서 벗어나는 길이다. 모든 심리 · 행동적 치료에서 근본적 변화가 일어나는 시점도 자기 자신에 대한 깨달음의 순간이다. 그러나 자신을 객관적으로 바라보고 스스로 변화한다는 것은 결코 쉬운 일이 아니다. 스스로 깨닫기도 힘들지만, 주변에서 아무리 알려주어도 자신에게 문제가 있다는 것을 받아들이지 못하는 사람들이 많다. 그렇기 때문에 전문가의 체계적인 도움이 필요한 경우가 있다.

인지행동치료에서는 부적응적 행동을 소거하고 적응적인 행동으로 대체하는 다양한 방법들을 제공한다. 타인에게 불쾌감을 주는 행동을 처벌과 보상의 원리에 따라 교정하기도 하고, 발표 같은 특정 자극에 대한 지나친 반응성을 체계적 둔감화(systematic desensitization) 기법으로 감소시키기도 한다. 인지행동치료는 단지 인지를 개선하고 행동을 수정하는 것만을 목표로 하지 않는다. 인지, 정서, 행동은 연결되어 있는 정보처리 체계이므로 인지 변화나 행동 변화는 정서의 변화를 동반한다. 윌리엄 제임스의 말처럼, 의지의 직접적인 통제하에 있는 행동을 조정함으로써 의지의 직접적인 통제하에 있지 않은 감정을 조정할 수 있다.

때로는 당면한 문제로부터 심리적 거리를 두는 방법도 스트레스를 완화하고 문제 해결 방안을 발견하는 데 도움이 된다. 모리타 심리치료(Morita psychotherapy)에서는 스트레스를 경험할 때 땀 흘려 일하거나 평소 미루어 두었던 일을 처리하는 등 자신의 행동을 변화시켜 더욱 생산적인 다른 일에 몰두하도록 한다. [주: 모리타 심리치료는 일본의 모리타 쇼마(森田 正馬)가 개발한 심리치료법으로, 선불교(Zen) 철학을 바탕으로 한다. 이 치료는 감정이나 신체적 감각을 억제하거나 통제하려 하지 않고 자연스럽게 흘러가도록 두며, 주의를 실제 행동과 환경으로 돌리게 한다. 치료 과정은 휴식, 가벼운 반복 활동, 도전적 활동, 사회적 통합의 네 단계로 구성된다.]

### 13) 스트레스 면역 훈련

스트레스 면역 훈련(Stress Inoculation Training: SIT)은 1980년대에 심리학자 도널드 마이켄바움(Donald Meichenbaum)이 인지행동치료 이론을 기반으로 개발한 심리치료 기법이다(Meichenbaum et al., 1988). 이 훈련은 감염증에 대해 예방접종을 하여 실제 감염이 일어났을 때 면역계가 효과적으로 대응할 수 있도록 하는 것과 같은 원리로, 스트레스 상황에 대한 대처 능력과 통제력을 높인다.

이 훈련은 크게 세 단계로 구성된다. 첫 번째 개념화 단계에서는 내담자가 자신의 스트레스 상황과 그에 대한 반응을 객관적으로 탐색한다. 두 번째 기술 획득 및 시연 단계에서는 이완 훈련, 인지 재구조화, 자기 진술 조절, 부정적 사고 멈추기와 같은 인지 · 행동적 대처 기술을 배우고, 역할극이나 이미지 트레이닝을 통해 실제 스트레스 상황에 적용하는 훈련을 한다. 마지막 적용과 수행 단계에서는 내담자가 배운 대처 기술을 실제 생활에서 반복적으로 적용하면서 점차 더 강한 스트레스 자극에도 견딜 수 있는 내성을 기른다. 요컨대, 스트레스 면역 훈련은 내담자가 자신의 인지적 경향성을 수정하고, 자기 관찰과 자기 강화, 환경 상황 수정 등 전략을 통합적으로 활용함으로써 스트레스 상황에서의 적응력과 심리적 면역력을 증진시키는 체계적인 치료법이다. 마이켄바움은 스트레스 면역 훈련이 비교적 약한 스트레스 자극부터 노출시켜 성공 경험을 쌓게 하고, 이후 더 큰 스트레스 상황에서도 효과적으로 대처할 수 있도록 회복탄력성과 자기효능감을 높인다고 하고, 이 과정에서 자기 진술의 변화와 인지 재구조화가 핵심적 역할을 한다고 설명했다.

스트레스 면역 훈련은 우울, 불안, 시험 불안, 대인관계 문제 등 다양한 심리적 어려움을 가진 사람들에게 적용될 수 있다. 암 환자들을 대상으로 한 연구에서는, 실존적 불안을 유의미하게 감소시키고 회복탄력성을 향상시키는 데 효과적인 것으로 확인되었다(Ahmadi et al., 2023).

## 3. 신체적 중재법

신체적인 스트레스 중재법들은 크게 두 가지 범주로 나눌 수 있다. 하나는 스트레스 반응 자체를 감소시키는 것이고, 다른 하나는 스트레스 반응에서 생성된 생리적 산물들을 소모시키는 것이다. 전자의 경우에는 호흡법이나 근육이완법처럼 이완반응(relaxation response)을 일으키는 방법이 속하고, 후자의 경우에는 운동요법이 대표적이다. 여기서는 이완반응을 유도하는 것을 목표로 하는 이완요법들을 좀 더 비중 있게 다룬다.

이완반응이란 투쟁-도피 반응과 반대되는 생체의 반응이며, 이완요법은 이완반응을 일으켜 이완 상태를 유도하는 방법을 말한다. 이완 상태란 정신적 각성 상태를 유지하면서 신체적으로는 편안함을 동반하고 있는 상태로, 수면 상태와는 다르다. 이완반응에 대한 학문적 관심의 시작은 스위스의 생리학자 월터 헤스(Walter Hess)의 1930~1940년대 연구로 거슬러 올라간다. 월터 캐넌이 교감신경계에 의해 매개되는 에너지 소모 반응인 투쟁-도피 반응을 정의한 반면, 헤스는 부교감신경계에 의해 매개되는 에너지 흡수 반응(trophotropic response)을 정의했다. 헤스는 동물의 시상하부를 자극하여 투쟁-도피 반응에 반대되는 반응을 유도하고, 이것을 과도한 스트레스에 대항하여 회복을 촉진하는 보호 기제라고 설명했다(Hess, 1957). [주: 시상하부의 다른 부위를 자극하면 스트레스 반응, 즉 투쟁-도피 반응이 일어난다.] 이 보호 기제는 심신의 안정, 근육 이완, 혈압 및 호흡률 저하와 같은 변화를 유도한다. 부교감신경의 활성화를 동반하는 이러한 일군의 변화들을 이완반응이라 한다.

이완반응이 심신에 가져오는 치유와 회복의 효과가 다각도로 확인되면서, 수많은 이완요법들이 스트레스 관리, 질병 치료, 심신 건강증진을 목적으로 이용되고 있다. 이완요법들은 몸이 이완되면 마음도 이완되고 마음이 이완되면 몸도 이완된다는, 단순하지만 명백한 원리에 입각하여, 심리적 긴장이나 신체적 긴장을 최대한 감소시키는 기술들을 제공한다.

호흡법, 근육이완법은 누구나 쉽게 배워서 언제 어디서나 적용할 수 있는 효과적인 이완 기술이다. 앞에서 심리 · 행동적 중재법으로 설명한 심상요법, 명상도 적용 방식에 따라 깊은 이완을 유도할 수 있다.

### 1) 호흡법

호흡 조절은 모든 이완요법의 기본이며, 호흡법 자체도 매우 효과적인 이완법이다. 호흡은 자율신경계에 의해 조절되는 네 가지 활력징후 중 하나지만, 다른 활력징후들과 달리 의식적인 조절도 가능하다. 누구나 흥분하면 호흡이 가빠지고 안정되면 호흡이 느려지며, 몸에 통증이 있으면 호흡이 얕아지고 통증이 사라지면 호흡이 깊어지는 것을 경험한다. 심신의 동요가 호흡에 반영되듯이 호흡을 조절하면 심신의 반응도 조절할 수 있다는 것이 호흡법의 원리다.

호흡은 자율신경계의 균형 상태에 따라 변동하는데, 호흡의 빈도는 교감신경계 우세와, 호흡의 깊이는 부교감신경계 우세와 연결되어 있다. 교감신경계가 항진되면 호흡의 빈도가 높아지고 깊이는 얕아진다. 역으로 호흡 빈도와 깊이는 자율신경계에 일종의 신호가 되므로, 호흡을 조절하여 교감신경계의 흥분을 가라앉힐 수 있다. 문제는 우리의 일반적인 호흡 방식이 교감신경계의 흥분을 가라앉히는 신호가 아니라는 점이다. 성인은 분당 15회 정도 호흡을 하며, 때로는 분당 20회까지도 정상 호흡으로 간주되는데, 이것은 자율신경계에 스트레스 상태로 해석된다. 잦거나 얕은 호흡은 만성적인 교감신경계 항진의 원인이다. 환기가 되지 않는 실내에 오래 머무는 것도 호흡을 증가시켜 교감신경 우세 상태를 만든다. 예로부터 동양에서는 호흡이 건강의 초석이라고 했다. 하지만 성인 10명 중 9명은 부적절하게 호흡을 하며, 그로 인해 건강을 해치고 불안이나 우울을 악화시키고 있다.

호흡법에서 가장 중요한 것은 흉부와 복부를 나누는 근육막인 횡격막이 호흡과 함께 충분히 움직이도록 하는 것이다. 폐 자체에는 근육이 없기 때문에 폐의 수축과 확장은 늑골근과 횡격막의 움직임에 따라 수동적으로 일어난다. [그림 9-1]에서와 같이, 횡격막이 이완되어 위로 올라올 때는 폐가 수축되어 폐 안의 기체가 밖으로 나가고, 횡격막이 수축하여 아래로 내려갈 때는 폐가 확장되면서 외부의 기체가 폐 안으로 들어온다. 이러한 횡격막의 움직임은 부교감신경을 자극하여 심신을 이완시킨다.

횡격막을 충분히 움직이는 호흡에서는 아랫배도 따라 움직이면서 자연스럽게 복식호흡이 된다. 아기 때는 주로 복식호흡을 하지만 성장하면서 흉식호흡이 늘어나고, 긴장하거나 흥분하면 더욱 호흡이 얕아진다. 흉식호흡에서는 산소와 이산화탄소의 교환이 충분히 이루어지지 않아 혈중 이산화탄소 농도가 증가하고 불안과 피로를 느끼게 된다. 뇌는 이 상태를 스트레스로 인식하므로 교감신경계가 항진되고, 교감신경계가 항진되면

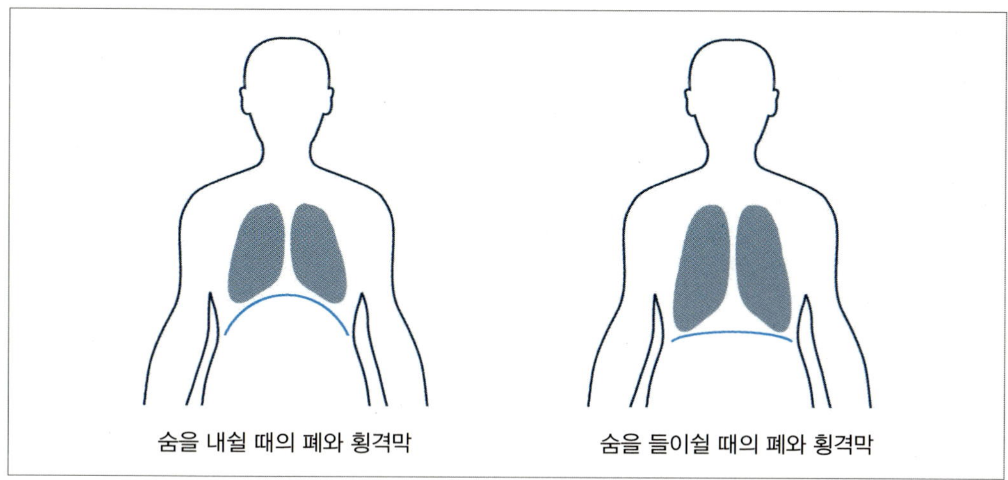


[그림 9-1] 폐와 횡격막

다시 심신이 긴장하여 호흡이 얕아지는 상태가 이어진다.

간단한 호흡법을 소개한다. 스트레스, 흥분, 불안, 긴장을 느낄 때 단 몇 분만 실시해도 심신이 이완되는 것을 경험할 수 있다. 매일 규칙적으로 실시하면 스트레스 반응성 감소, 집중력 향상, 혈압 조절, 수면의 질 개선, 폐 기능 향상 등의 효과를 기대할 수 있다.

### 호흡법

- 호흡법은 어디서나 실시할 수 있지만, 가능하면 강한 빛이나 소음을 피할 수 있는 장소가 좋다. 앉은 자세, 선 자세, 누운 자세 등 어느 자세에서도 가능하다.
- 목, 가슴, 배를 압박하는 옷을 느슨하게 한다.
- 척추를 쭉 편다. 등만 펴고 목이나 허리는 구부리지 않았는지 확인한다.
- 천천히 깊게 숨을 들이쉬고 내쉬면서 복부(횡격막)의 움직임에 집중한다. 숨을 너무 깊게 많이 마시거나 호흡을 참으면서까지 천천히 하려고 하면 오히려 몸이 더 긴장되고 두통이나 현기증이 올 수 있다. 편안하지 않은 호흡은 이완을 유도할 수 없다.
- 들이쉴 때는 공기가 몸속으로 충분히 들어와 몸 전체로 퍼지는 것을 느끼고, 내쉴 때는 다음에 새 공기가 들어올 수 있도록 충분히 내쉰다. 단, 너무 무리해서 완전히 내쉬려고 하지 않는다.
- 들이쉴 때 "하나–둘–셋–넷–다섯", 내쉴 때 "하나–둘–셋–넷–다섯"하고 속으로 숫자를 세면 집중이 더 잘 되고 들숨과 날숨의 길이를 맞추는 데도 도움이 된다.

- 이완을 위해서는 날숨을 충분히 하는 것이 중요하다. 그러나 굳이 날숨을 길게 하지 않고, 들숨과 날숨 길이를 동일하게 해도 무방하다.
- 두 손을 겹쳐서 아랫배에 올리고 배의 움직임에 집중하거나, 한 손은 가슴에 한 손은 아랫배에 두고 가슴과 배의 움직임에 집중하면 좋다.
- 양손을 깍지 끼어 뒤통수에 대고 똑바로 누운 자세에서 실시하면 복부의 움직임이 더 자연스럽게 일어난다. 복식호흡이 잘되지 않을 때는 이 자세에서 연습하면서 복부의 움직임과 호흡이 일어나는 감각을 익힌다.

## 2) 이완반응

1970년대에 하버드 의대의 허버트 벤슨은 초월명상의 생리적 효과를 연구한 후 이를 기초로, 이완반응을 유도하는 간단한 기법인 이완반응(Relaxation Response)을 개발했다(Benson et al., 1974; Benson et al., 1976). 벤슨은 이완반응을 임상에서 환자들에게 적용하고 그 효과를 널리 소개했다. 이완반응은 매우 단순하고 누구나 쉽게 따라 할 수 있는 이완법이다. 벤슨에 따르면, 이완반응은 백의고혈압(white-coat hypertension) 환자에게 특히 효과가 있을 수 있다. [주: 백의고혈압 환자는 실제 고혈압이 아니지만 진료실을 방문하거나 의료진과 함께 있는 상황에서 혈압이 상승하는데, 고혈압 환자 중 1/4이 백의고혈압이라는 연구가 있다. 이들은 고혈압으로 진단을 받고 불필요한 항고혈압제 투여를 계속하면서 두통, 저혈압, 권태 같은 각종 부작용에 시달리기도 한다.]

이완반응을 1회 10~20분씩 하루 2회 정도 이른 아침과 저녁에 실시한다. 아침 식사 전은 이완반응을 실시하기에 가장 좋은 시간이다. 시각적 심상을 함께 이용할 수도 있다. 이완이 된 상태에서 1~2분 정도 평화롭고 아름다운 장면을 떠올리면 마음이 더욱 고요해지고 이완의 효과가 배가된다.

이완반응을 꾸준히 실시하면 이완반응을 유도하고 있지 않은 시간에도 노르에피네프린에 대한 신체의 반응성이 감소한다(Hoffman et al., 1982). 이것은 심박수나 혈압이 상승하려면 과거보다 더 많은 노르에피네프린에 노출되어야 한다는 것을 의미한다. 스트레스 완화뿐 아니라 불안, 고혈압, 불면증 등에도 효과가 있다.

### 이완반응

- 먼저 집중을 하기 위해 반복할 소리를 준비한다. '사랑'이나 '평화' 같은 단어, 혹은 성경의 성구, 좋아하는 시의 구절도 이용할 수 있다. 허버트 벤슨이 사용한 '옴' 같은 소리도 좋다. '옴'이라는 소리는 생각을 차단하는 데 효과적이다. 여기서는 '옴'으로 소개한다.
- 주변 소음이 적고 방해받지 않는 장소에서 편안한 자세를 취한다.
- 눈을 감고 천천히 호흡을 한다.
  숨을 내쉴 때 '옴'하고 마음속으로 말한다. 이를 10~20분 반복한다.
- 도중에 다른 생각이 들면 알아차리고 다시 '옴' 소리에 집중한다.
- 10~20분이 지나면 눈을 감은 상태에서 1분간 주변 상황을 머리에 떠올리며 훈련을 마칠 준비를 한다. 1분 후 천천히 눈을 뜨고 일상 활동을 시작한다.
- 아침 식사 전과 저녁 식사 전 10~20분 정도 매일 꾸준히 실시한다.

## 3) 점진적 근육이완법

점진적 근육이완법(Progressive Muscle Relaxation: PMR)은 에드먼드 제이콥슨(Edmund Jacobson)에 의해 1938년에 처음 소개된 것으로, 온몸의 근육을 부위별로 차례로 이완시키며 심신의 긴장을 완화하는 방법이다. 제이콥슨이 개발한 원래 방법은 길고 복잡하므로 현재는 간략히 변형된 방법이 활용된다.

제이콥슨은 불면증 환자들에게서, 환자 자신은 이완되어 있다고 생각하는 상태에서도 근육에 잔류해 있는 긴장이 있음을 발견하고, 근육을 이완시켜 심신의 긴장을 완화하는 방법을 개발했다. 처음에는 이완하겠다는 의지만으로 근육이 충분히 이완되지 않는다. 그러나 훈련을 하면 근육이 이완된 상태와 긴장된 상태를 명확히 구별할 수 있게 되고, 점차 근육의 긴장과 이완을 조절할 수 있는 능력을 갖게 된다. 훈련에서는 수의근인 골격근의 이완에 초점을 맞추지만, 불수의근인 내장 근육도 함께 이완되고 더불어 마음도 이완된다.

점진적 근육이완법은 스트레스, 불안, 불면증, 우울증, 피로, 근육 경련, 통증, 수술 전 긴장 완화의 목적으로 임상 현장에서도 널리 사용되고 있으며, 스포츠 심리 분야에서도 선수들의 경기력 향상과 불안 감소를 위해 활용하고 있다.

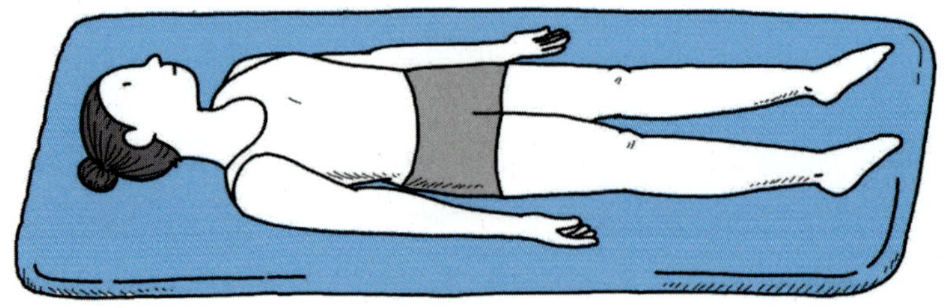

[그림 9-2] 점진적 근육이완법의 기본 자세

점진적 근육이완법은 조용한 장소에서 누운 자세로 실시하는 것이 가장 좋다. 등을 바닥에 대고 똑바로 누워 팔을 몸통 옆에 내려 놓는다. 작은 베개를 무릎 아래와 허리 아래에 두면 자세가 더 편안해진다. 이 상태에서 3분 정도 예비 휴식을 취한 다음 점진적 근육이완법을 시작한다. 눕는 것이 여의치 않다면 편안한 의자에 앉아서 발이 바닥에 완전히 닿도록 의자 높이를 조절한다. 의자에 목받침이 없으면 의자를 벽 쪽으로 붙이고 벽에 머리를 기댈 수 있도록 한다.

몸을 조이는 옷이나 장신구를 풀고, 눈을 감은 상태에서 호흡법에서와 같은 방법으로 복식호흡을 시작한다. 온몸이 편안해진 상태를 2~3분 동안 느낀 다음, 지도자의 안내에 따라 부위별로 근육을 긴장시켰다가 이완한다. 근육을 긴장시키는 정도는 최대한 긴장시킬 때의 70% 정도가 적절하다. 긴장 상태를 5~8초 정도 유지한 다음 이완한다.

여기서는 의자에 앉아 실시하는 점진적 근육이완법의 지시문을 소개한다. 훈련 지도자는 훈련 참여자가 지시문의 내용을 충분히 경험할 수 있도록, 문장 사이에 적절한 간격을 두고 천천히 안내한다. 환자(내담자)가 진료실(상담소)에서 지도자로부터 정확한 방법을 익힌 후에는, 녹음된 지시문을 이용하여 가정이나 직장에서 혼자 훈련할 수 있다. 완전히 익숙해지면 지시문이 없어도 실시 가능하다.

### 점진적 근육이완법

두 눈을 감고, 지금부터 안내에 따라 호흡을 합니다.

숨을 깊게 들이마십니다. 하나, 둘, 셋, 넷. 숨을 깊게 내쉽니다. 하나, 둘, 셋, 넷.

숨을 깊게 들이마십니다. 하나, 둘, 셋, 넷. 숨을 깊게 내쉽니다. 하나, 둘, 셋, 넷.

숨을 깊게 들이마십니다. 하나, 둘, 셋, 넷. 숨을 깊게 내쉽니다. 하나, 둘, 셋, 넷.

오른손 주먹을 꽉 쥡니다. 더욱 세게 꽉 쥡니다. 더욱더 세게 꽉 쥡니다.

오른손의 긴장을 느껴 봅니다.

꽉 쥐었던 오른손 주먹을 서서히 폅니다. 펴진 오른손을 더욱 편안하게 합니다.

더욱더 편안하게 합니다.

이완된 오른손의 편안함을 느껴 봅니다.

왼손의 주먹을 꽉 쥡니다. 더욱 세게 꽉 쥡니다. 더욱더 세게 꽉 쥡니다.

왼손의 긴장을 느껴 봅니다.

꽉 쥐었던 왼손의 주먹을 서서히 폅니다. 펴진 왼손을 더욱 편안하게 합니다.

더욱더 편안하게 합니다.

이완된 왼손의 편안함을 느껴 봅니다.

양손의 주먹을 꽉 쥡니다. 더욱 세게 꽉 쥡니다. 더욱더 세게 꽉 쥡니다.

양손의 긴장을 느껴 봅니다.

꽉 쥐었던 양손의 주먹을 서서히 폅니다. 펴진 양손을 더욱 편안하게 합니다.

더욱더 편안하게 합니다.

이완된 양손의 편안함을 느껴 봅니다.

오른쪽 팔을 구부립니다. 더욱 세차게 구부립니다. 더욱더 세차게 구부립니다.

오른팔의 긴장을 느껴 봅니다.

이제 오른팔을 폅니다. 펴진 오른팔을 더욱 편안하게 합니다. 더욱더 편안하게 합니다.

이완된 오른팔의 편안함을 느껴 봅니다.

왼쪽 팔을 구부립니다. 더욱 세차게 구부립니다. 더욱더 세차게 구부립니다.

왼팔의 긴장을 느껴 봅니다.

이제 왼팔을 폅니다. 펴진 왼팔을 더욱 편안하게 합니다. 더욱더 편안하게 합니다.

이완된 왼팔의 편안함을 느껴 봅니다.

이마를 찡그려 주름을 잡아 봅니다. 더욱 찡그려 이맛살을 찌푸립니다. 더욱더 찌푸립니다.

이마의 긴장을 느껴 봅니다.

이제 이마의 주름을 폅니다. 더욱 편안하게 주름을 폅니다. 더욱더 편안하게 주름을 폅니다.

이완된 이마의 편안함을 느껴 봅니다.

두 눈을 꼭 감습니다. 더 힘주어 꼭 감습니다. 더욱더 꼭 감습니다.
두 눈의 긴장을 느껴 봅니다.
감았던 두 눈을 편안하게 합니다. 더욱 편안하게 합니다. 더욱더 편안하게 합니다.
이완된 두 눈의 편안함을 느껴 봅니다.

윗니와 아랫니를 붙이고 악물어 봅니다. 더욱 꽉 물어 봅니다. 더욱더 꽉 물어 봅니다.
이와 턱의 긴장을 느껴 봅니다.
악물었던 이를 편안하게 합니다. 더욱 편안하게 합니다. 더욱더 편안하게 합니다.
이완된 이와 턱의 편안함을 느껴 봅니다.

혀를 입천장에 대고 입천장을 밀어 누릅니다. 더욱 세게 누릅니다. 더욱더 세게 누릅니다.
혀의 긴장을 느껴 봅니다.
이제 혀를 제자리로 둡니다. 제자리에서 편안하게 합니다. 더욱더 편안하게 합니다.
이완된 혀의 편안함을 느껴 봅니다.

목을 뒤로 젖힌 다음 오른쪽으로 돌립니다. 왼쪽으로 돌립니다.
목이 가슴에 닿을 정도로 앞으로 쭉 늘어뜨립니다. 목에 힘을 빼고 더 쭉 늘어뜨립니다.
더 쭉 늘어뜨립니다.
이완된 뒷목의 편안함을 느껴 봅니다. 이제 목을 세웁니다.

왼쪽 어깨를 들어 올려 귀에 닿도록 합니다. 오른쪽 어깨를 들어 올려 귀에 닿도록 합니다.
양쪽 어깨를 귀에 닿도록 쭉 들어 올립니다. 완전히 귀에 닿도록 더 들어 올립니다.
어깨의 긴장감을 느껴 봅니다.
이제 어깨를 편안하게 내립니다. 더욱 편안하게 어깨를 내립니다.
더욱더 편안하게 어깨를 쭉 내립니다.
이완된 어깨의 편안함을 느껴 봅니다.

숨을 깊게 들이마십니다. 깊이 마신 상태에서 그대로 멈춥니다. 이제 '후'하고 깊게 내쉽니다.
다시 한번 숨을 깊게 들이마십니다. 그대로 멈춥니다. '후'하고 깊게 내쉽니다.

배를 앞으로 힘껏 내밀어 봅니다. 더 힘껏 내밀어 봅니다. 더욱더 힘껏 내밀어 봅니다.
배의 긴장감을 느껴 봅니다.
이제 배를 편안하게 합니다. 더욱 편안하게 합니다. 더욱더 편안하게 합니다.

편안해진 배의 느낌을 느껴 봅니다.

양쪽 무릎을 구부립니다. 더욱 꽉 구부립니다. 더욱더 꽉 구부립니다.
다리의 긴장감을 느껴 봅니다.
이제 구부렸던 무릎을 폅니다. 더욱 편안하게 쭉 폅니다. 더욱더 편안하게 쭉 폅니다.

### 4) 자율훈련

아우토겐 트레이닝(Autogenic Training)이라고도 불리는 자율훈련은 독일의 요하네스 슐츠(Johannes Schultz)가 개발한 자기최면을 통한 이완법이다. 심신을 이완하면서 심상을 통해 몸이 묵직하고 따뜻해지는 것을 경험한다. 말초혈관으로의 혈류가 증가하여 손발이 따뜻해지고 혈압이 감소하며 근육이 이완되어 신체가 편안해진다.

자율훈련은 눕거나 의자에 앉아서 한다. 모든 이완요법은 너무 밝거나 어둡지 않은 곳에서 실시하는 것이 좋은데, 자율훈련에서는 조명을 좀 더 어둡게 한다. 매트에 누울 때는 손바닥을 위로 향하게 하고 팔은 몸통에서 주먹 하나 들어갈 정도의 공간을 두고 내려놓는다. 다리는 약간 벌리고 양발이 바깥쪽으로 자연스럽게 벌어지도록 한다.

훈련은 총 6단계로 진행된다. 각 단계를 30초씩 2회 진행한다. 하루 두세 번 훈련하는데, 한 단계에 익숙해진 후에 다음 단계를 훈련한다. 처음에는 오른팔부터 훈련하고 익숙해지면 두 팔을, 다음에는 다리를 함께 훈련한다. 왼손잡이는 왼손부터 훈련한다. 충분히 이완된 상태에서 하늘, 바다, 초원 같은 시각적 심상이나 풀 향기, 물소리 같은 후각적, 청각적 심상을 떠올리며 머문다. 훈련을 끝낼 때는 갑자기 종료하지 않고 이완된 근육을 다시 각성시키는 과정을 실시한다. 두 달 정도 꾸준히 훈련하면 전체 과정에 익숙해지고, 장소에 상관없이 원하는 곳에서 이완을 할 수 있다. 처음 훈련은 짧게 하고 앉은 자세에서 하는 것이 좋다.

여기서는 앉은 자세에서 훈련할 때의 지시문을 소개한다. 훈련 지도자는 훈련 참여자에게 훈련의 기본 원리(지시문 참고)를 숙지시키고, 훈련 중에는 지시문의 내용을 충분히 경험할 수 있도록, 문장 사이에 적절한 간격을 두고 천천히 안내한다. 가급적 녹음된 음원을 이용하지 않는다. 충분히 이완이 된 상태에서 편안한 심상을 떠올리며 머물도록 한다. 처음에는 제시된 기본 방식에 충실하되, 훈련 참여자가 숙달되면 자신에게 맞는 방

## 자율훈련

**[기본 원리]**

1. 팔과 다리에서 느껴지는 무거운 감각에 집중한다.
2. 팔과 다리에서 느껴지는 따뜻한 감각에 집중한다.
3. 심장 부위에서 느껴지는 따뜻하고 무거운 감각에 집중한다.
4. 호흡에 집중한다.
5. 복부의 따뜻한 감각에 집중한다.
6. 이마의 시원한 감각에 집중한다.

**[지시문]**

나는 지금 편안하다.
오른쪽 팔이 무겁다. (6회 반복)
오른쪽 팔이 따뜻하다. (6회 반복)
오른쪽 팔이 무겁고 따뜻하다.
왼팔이 무겁다. (6회 반복)
왼팔이 따뜻하다. (6회 반복)
왼팔이 무겁고 따뜻하다.
두 팔 모두 무겁고 따뜻하다. (6회 반복)
오른발이 무겁다. (6회 반복)
오른발이 따뜻하다. (6회 반복)
오른발이 무겁고 따뜻하다.
왼발이 무겁다. (6회 반복)
왼발이 따뜻하다. (6회 반복)
왼발이 무겁고 따뜻하다.
두 발 모두 무겁고 따뜻하다. (6회 반복)
두 팔과 두 다리가 모두 무겁다.
나는 지금 아주 편안하다.
심장이 조용하게 규칙적으로 뛰고 있다. (6회 반복)
나는 지금 아주 편안하다.
호흡이 조용하게 들어오고 나간다. (6회 반복)

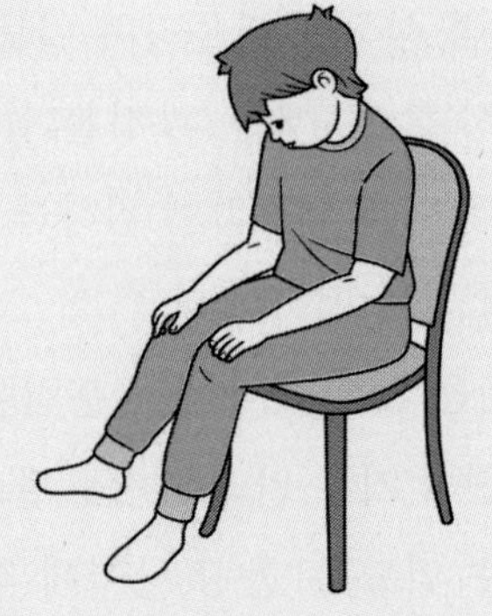

나는 지금 아주 편안하다.

태양빛이 조용하고 따뜻하게 온몸에 퍼지고 있다. (6회 반복)

나는 지금 아주 편안하다.

이마가 시원하다. (6회 반복)

나는 지금 아주 편안하다.

나는 지금 아주 편안하다.

(충분히 이완된 상태에서 편안한 심상을 떠올리고 한동안 머물도록 안내한다.)

평화로운 장면을 마음에 떠올리고, 그 안으로 들어가 머물러 봅니다.

**[마무리]**

눈을 감은 상태에서, 지금 있는 방 안을 그려 봅니다.

숫자를 다섯부터 하나까지 거꾸로 세면서 눈을 뜹니다.

심호흡을 한 다음 양손을 깍지 끼어 머리 위로 올리면서 기지개를 켭니다.

다시 한번 심호흡을 하고 일어납니다.

법을 개발하여 적용할 수 있다.

## 5) 요가니드라와 바디스캔

요가니드라(yoga nidra)는 요가의 특별한 수행법으로, 의식은 또렷이 깨어 각성을 유지하지만 몸은 잠들어 있는 상태를 유도하는 것이다. 훈련자는 편안한 상태에서 안내자의 지시문에 따라서 내면세계를 경험한다. 요가의 사바사나(savasana) 자세(송장자세. 등을 바닥에 대고 누운 자세)에서 시행하므로 누구나 가능하고, 앉은 자세에서도 실시할 수 있다. 대개 40분 정도 지도자의 안내에 따라 진행하는데, 훈련 대상에 따라 짧게 진행할 수도 있다. 지시문 내용도 어린이, 직장인, 환자 등 대상에 맞게 구성할 수 있다.

요가니드라는 준비 단계, 소망을 세우는 단계, 의식의 순환 단계, 호흡의 자각 단계, 감각과 느낌의 자각 단계, 소망 확인 단계, 마무리 단계 등 7단계를 기본으로 한다.

여기서는 직장인들의 스트레스 해소를 위하여 개발한 지시문을 소개한다. 이 지시문은 점심시간이나 휴식시간을 이용하여 25~30분 동안 의자에 앉아서 실시할 수 있도록

## 직장인을 위한 요가니드라

### 1. 준비 단계

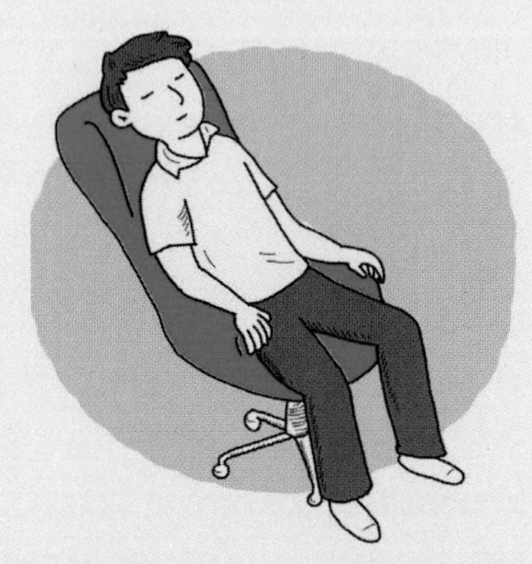

요가니드라를 시작합니다. 안경과 시계를 벗고 넥타이와 벨트를 느슨하게 합니다. 누울 수 있는 분은 등을 바닥에 대고 눕습니다. 의자에 앉아 있는 분은 발이 바닥에 닿도록 의자를 낮춘 다음, 팔걸이에 팔을 올리고 온몸을 의자에 맡깁니다. 머리와 몸이 일직선이 되게 한 상태에서 몸과 마음이 최대한 편안해질 수 있도록 하십시오. 요가니드라를 하는 동안 몸을 움직이지 않습니다. 지금 불편한 곳이 있다면 몸을 조금 움직여서 좀 더 편안한 자세를 취합니다.

이제 눈을 감고, 감은 눈 속의 눈동자를 서서히 아래쪽을 향해 내려서 쉬게 합니다. 호흡이 들어오고 나감에 따라 배가 일어났다 사라지는 감각을 느껴 봅니다. 흙탕물이 가득한 웅덩이를 떠올려 봅니다. 흙이 가라앉으면서 맑은 연못이 모습을 드러내는 것처럼, 나의 머리와 마음을 맴도는 숱한 생각과 감정이 주위에 가라앉고 있는 것을 느껴 봅니다…… 서서히 가라앉고 있는 것을 느껴 봅니다.

이제 의식을 몸에 두고, 머리에서부터 발끝까지 몸 전체를 느껴 보십시오. 몸 전체를 온전히 느껴 보십시오. 이제 온몸에 힘을 주어 모든 근육을 긴장시켜 봅니다. 머리끝부터 발끝까지 온몸의 근육과 피부가 수축하고 있습니다. 온몸의 혈관도 팽팽히 당겨지고 있습니다. 움직이면 끊어질 것 같은 팽팽한 긴장이 온몸에 가득합니다…… 이제 숨을 마시고 내쉴 때, 이 긴장이 눈처럼 녹아내릴 것입니다. 숨을 마시고 내쉬면서 온몸의 긴장이 한꺼번에 녹아내립니다. 한 번 더 깊이 마시고 내쉴 때 남은 긴장이 모두 사라집니다.

이제 이완된 목과 머리의 편안함을 느껴 보십시오. 얼굴 근육이 더욱더 이완되면서 편안해지는 것을 느낍니다. 다물었던 턱도 힘이 빠지면서 턱이 살며시 벌어지는 것을 느낍니다. 눈썹 사이 미간이 편안히 풀어지면서 이마 전체까지 환해지는 것을 느낍니다. 어깨와 양팔의 긴장이 더욱 풀리고 이완되는 것을 느껴 봅니다. 가슴과 배, 등의 긴장이 더욱 풀리고 이완되는 것을 느껴 봅니다. 양다리와 양발의 긴장이 더욱 풀리고 이완되는 것을 느껴 봅니다. 몸 전체에 아지랑이 같은 가벼움과 부드러움만 남아 있습니다. 숨을 깊이 마시고 깊이 내쉬면서, 내 안에 피로와 근심, 걱정도 아지랑이처럼 빠져나가는 것을 느껴 봅니다. 숨을 깊이 마시고 깊이 내쉬고, 다시 깊이 마실 때 몸 안에 새로운 에너지가 들어와 퍼지는 것을 느껴 봅니다. 이제 머릿속은 가을 하늘 같은 청명함과 신선함으로 가득합니다. 가슴은 햇살 같은 따뜻함과 밝음으로 가득합니다.

이제 당신의 몸은 잠든 것처럼 깊은 휴식을 취하고 있지만, 의식은 맑게 깨어서 안내자의 목소리를 꾸준히 따라갈 것입니다. 당신의 의식은 요가니드라를 하는 동안 잠들지 않습니다. 의식은 또렷이 깨어서 잠들지 않습니다.

의식을 호흡에 두고, 자연스럽고 편안하게 호흡을 이어 나갑니다…… 마시고 내쉴 때 일어났다 사라지는 배의 움직임을 느껴 봅니다…… 마시고 내쉴 때 일어났다 사라지는 가슴의 움직임을 느껴 봅니다…… 마시고 내쉴 때 목구멍을 지나는 공기의 흐름을 느껴 봅니다.

### 2. 소망 세우기

이제 당신이 진정으로 이루고 싶은 소망을 떠올려 하나의 간결한 문장으로 만들어 봅니다. 지금 당신의 마음 가장 따뜻하고 밝은 곳에 이 소망의 씨앗을 심을 것입니다. 소망의 문장을 천천히 다짐해 봅니다. 한번 더 다짐합니다. 한번 더 다짐합니다. 이제 이 소망은 여러분의 삶 속에서 반드시 싹을 틔우고, 열매를 맺을 것입니다.

### 3. 의식의 순환

이제 고요히 쉬고 있는 당신의 몸을 느껴 봅니다. 지금부터는 안내하는 신체 부위로 의식을 옮기면서 그곳에서 일어나는 감각을 알아차립니다. 먼저 몸의 오른쪽을 느낍니다. 오른쪽 엄지손가락으로 의식을 가져갑니다. 두 번째 손가락, 세 번째 손가락, 네 번째 손가락, 다섯 번째 손가락, 손바닥, 손목, 아래팔, 팔꿈치, 위팔, 오른쪽 어깨, 겨드랑이, 옆구리, 오른쪽 허리, 골반, 넓적다리, 무릎, 종아리, 발목, 발바닥, 오른쪽 엄지발가락, 두 번째 발가락, 세 번째 발가락, 네 번째 발가락, 다섯 번째 발가락, 오른쪽 몸 전체…… 오른쪽 몸 전체를 느껴 봅니다.

이제 몸의 왼쪽을 느껴 봅니다. 왼쪽 엄지손가락으로 의식을 가져갑니다. 두 번째 손가락, 세 번째 손가락, 네 번째 손가락, 다섯 번째 손가락, 손바닥, 손목, 아래팔, 팔꿈치, 위팔, 왼쪽 어깨, 겨드랑이, 옆구리, 왼쪽 허리, 골반, 넓적다리, 무릎, 종아리, 발목, 발바닥, 왼쪽 엄지발가락, 두 번째 발가락, 세 번째 발가락, 네 번째 발가락, 다섯 번째 발가락. 왼쪽 몸 전체…… 왼쪽 몸 전체를 느껴 봅니다.

이제 등으로 의식을 옮깁니다. 등 전체, 목덜미, 뒤통수, 정수리, 이마, 미간, 양쪽 관자놀이, 양쪽 눈썹, 양쪽 눈, 양쪽 귀, 양쪽 뺨, 코, 윗입술, 아랫입술, 아래턱, 혀, 목구멍, 가슴, 배, 몸통 전체…… 몸통 전체를 느껴 봅니다. 두 팔 전체를 느껴 봅니다. 두 다리 전체를 느껴 봅니다. 목과 머리 전체를 느껴 봅니다. 몸통 전체를 느껴 봅니다. 머리끝부터 발끝까지 몸 전체를 느껴 봅니다.

### 4. 호흡의 자각

다시 의식을 호흡에 두고, 자연스럽고 편안하게 호흡을 이어 나갑니다…… 이제 호흡과 함께 숫자를 헤아려 보겠습니다. 열하나부터 거꾸로 헤아립니다. 숨을 마시고 내쉬면서 열하나, 마시고 내쉬면서 열, 마시고 내쉬면서…… 계속 이어 갑니다…….

### 5. 감각과 느낌의 자각

몸 전체의 감각과 느낌에 온전히 의식을 집중합니다. 이제 당신의 몸이 발끝부터 서서히 무거워지기 시작합니다. 발끝부터 위쪽으로 점점 굳어지면서 돌덩이처럼 무거워지고 있습니다. 양다리가 무거워지고 있습니다. 허리…… 몸통까지 무거워집니다. 양팔과 어깨, 머리까지 무거워지고 있습니다. 이제 몸 전체가 완전히 굳어져 움직일 수가 없습니다. 몸 전체가 마치 바윗덩어리가 된 것 같습니다. 손가락 하나도 움직일 수 없을 만큼 온몸이 무겁습니다. 온몸이 너무나 무겁습니다.

이제 살며시 숨을 마시고 내쉬어 봅니다. 좀 더 깊이 숨을 마시고 내쉬어 봅니다. 다시 한번 깊이 마시고 내쉴 때 온몸에 따뜻한 공기가 스며들면서, 몸이 점점 부드러워지고 가벼워집니다. 숨을 쉴 때마다 몸 전체에 가벼운 공기가 차오릅니다. 숨을 쉴 때마다 몸 전체에 가벼운 공기가 차올라 하늘로 곧 떠오를 것 같습니다. 온몸이 너무나도 가볍습니다. 온몸이 너무나도 가볍습니다.

이제 최근에 나를 슬프거나 불쾌하게 했던 기억을 한 가지 떠올립니다. 선명하게 떠올려서 그 경험 속으로 담대히 되돌아가 봅니다. 그때의 내 몸과 마음을 생생하게 느껴 봅니다. 불쾌한 마음과 몸의 긴장을 그대로 다시 한번 느껴 봅니다. 심장이 조여들고 몸이 뻣뻣해지는 것을 생생하게 느껴 봅니다.

이제 그 몸과 마음을 거기에 두고, 의식은 그 장면 밖으로 한 걸음 물러납니다. 한 걸음 더 물러납니다. 한 걸음 더 물러납니다. 모든 것은 지나갑니다. 아무리 세차게 나무를 흔드는 바람도 가지에 걸려 남아 있지 않습니다. 나를 힘들게 했던 이 기억은 어쩌면 다시는 내게 기억되지 않을지도 모릅니다. 모든 것은 지나갑니다. 지나가고 있습니다.

이제는 나를 기쁘거나 즐겁게 했던 기억을 하나 떠올려 봅니다. 그때의 기억을 선명하게 떠올려서 다시 한번 생생하게 체험해 봅니다. 지금 나의 몸과 마음으로 그때의 벅찬 심장과 날아오를 듯한 몸의 흥분감을 생생하게 느껴 봅니다. 생생하게 체험해 봅니다. 이제 그 마음과 몸을 거기에 두고 의식은 그 장면 밖으로 한 걸음 물러납니다. 한 걸음 더 물러납니다. 한 걸음 더 물러납니다. 조약돌이 강물 위에 만든 동그란 물결이 서서히 퍼지며 사라지듯이, 이 경험 또한 내게서 점점 흐려지고 있습니다. 어쩌면 다시는 내게 기억되지 않을지 모릅니다. 모든 것은 지나갑니다. 지나가고 있습니다.

### 6. 시각화

이제 다시 호흡을 바라봅니다. 자연스럽게 들고 나는 호흡을 바라봅니다. 의식을 양 눈썹 사이 미간에 옮겨 놓습니다. 그곳에 하얀 스크린이 펼쳐지는 것을 봅니다. 안내자의 제시에 따라서 스크린에 떠오르는 이미지들을 편안히 바라보겠습니다.

봄날의 밤에 흩날리는 벚꽃, 봄날의 밤에 흩날리는 벚꽃, 봄날의 밤에 흩날리는 벚꽃, 교정에 핀 붉은 장미, 교정에 핀 붉은 장미, 교정에 핀 붉은 장미, 사막을 걷는 낙타, 사막을 걷는 낙타, 사막을 걷는 낙타, 남극의 설원, 남극의 설원, 남극의 설원, 연못에 떨어지는 빗방울, 연못에 떨어지는 빗방

울, 연못에 떨어지는 빗방울.

계속해서 의식을 미간에 두면서 지금부터의 이야기가 실제로 당신에게 일어나고 있음을 체험합니다.

나는 동틀 무렵 이른 아침에 완만한 산길을 오르고 있습니다. 연한 회색의 어둠이 남아 있는 초가을의 이른 아침에 완만한 산길을 오르고 있습니다. 걸음을 걸을 때마다 풋풋한 솔잎의 향기가 온몸을 감쌉니다. 호흡을 할 때마다 솔잎의 향기로 허파 깊숙이 물드는 것을 느낍니다. 상쾌한 바람결 사이로 멀리 산사의 풍경소리가 들려오고 있습니다. 쭉 뻗은 나무 사이로 갑자기 아침 햇살이 비치면서 주위가 환해집니다. 나뭇잎에 매달린 이슬방울이 햇빛을 머금고 모습을 드러냅니다. 이름 모를 산새들이 날아오르며 경쾌하게 지저귀기 시작합니다.

나는 아무런 두려움도 걱정도 없이 아침의 생명감이 가득한 산길을 걷습니다. 저 앞에 작은 샘물이 있는 산 정상이 보입니다. 온 산의 정기를 모아 솟아오르는 샘물이 보입니다. 먼저 와 있는 사슴과 새들이 보입니다. 그 곁으로 한 걸음, 한 걸음, 걸음을 옮깁니다. 샘물가에 다가가 앉습니다. 두 손을 모아 시원한 샘물을 떠서 한 모금 마십니다. 온몸에…… 시원하고 힘찬 에너지가 퍼지는 것을 느낍니다. 온몸에…… 시원하고 힘찬 에너지가 퍼지는 것을 느낍니다. 이제 가슴을 활짝 펴고 맑은 공기를 마십니다. 아침 햇살의 따뜻함이 내 몸 전체를 감싸는 것을 느껴 봅니다. 내 몸 안의 모든 세포들이 살아서 꿈틀대고 있습니다.

멀리 파란 하늘에서 하얀 종이비행기 하나가 날아오는 것이 보입니다. 비행기가 내 어깨 위에 살며시 놓입니다. 나는 비행기를 펼쳐서 그곳에 쓰인 낯익은 시구를 소리 내어 읽어 봅니다.

"성공이란 무엇인가? 자주 그리고 많이 웃는 것, 현명한 이에게 존경을 받고, 아이들에게 사랑을 받는 것. 정직한 사람들의 진실된 찬사를 듣고, 믿었던 친구의 배반을 담담히 참아 내는 것, 아름다움을 아름답다고 식별할 줄 알며, 나를 힘들게 하는 사람에게서조차 장점을 발견하고 인정하는 것. 건강한 아이를 낳든 작은 정원을 가꾸든, 내가 태어나기 전보다 세상을 조금이라도 살기 좋은 곳으로 만들어 놓고 떠나는 것. 한때 내가 이곳에 살았음으로 해서 단 한 사람의 인생이라도 행복해지는 것. 이것이 진정한 성공이다."

이제 종이비행기를 다시 접습니다. 그리고 자리에서 일어나 또 다른 누군가를 향해 날려 봅니다. 비행기가 산등성이를 부드럽게 날며 시야에서 천천히 멀어지고 있습니다. 하나의 점이 되어 사라지는 종이비행기를 끝까지 바라봅니다.

### 7. 소망 확인

이제 앞에서 다짐했던 나의 소망을 다시 한번 다짐합니다. 다시 한번 다짐합니다. 한 번 더 다짐합니다. 이제 나는 세 걸음 더 그 소망에 다가서 있습니다.

**8. 마무리**

이제 미간 사이에 펼쳐졌던 스크린이 서서히 접히고 있습니다. 의식을 호흡에다 둡니다. 당신의 자연스러운 호흡을 느껴 봅니다. 이완되어 쉬고 있는 몸 전체를 느껴 봅니다. 눈을 감은 채로 지금 당신이 있는 공간을 마음에 그려 봅니다. 몸과 닿아 있는 바닥이나 의자를 느껴봅니다.

양손의 손가락을 천천히 움직여 봅니다. 두 손을 맞잡고 두 팔을 위로 뻗습니다. 양다리도 모아서 쭉 뻗으며 기지개를 켭니다. 다시 한번 활짝 기지개를 켭니다. 이제 눈을 감은 채, 등을 곧게 세우고 앉습니다. 두 손바닥을 서로 비벼 따뜻함이 일어나면 손바닥을 눈꺼풀 위에 둡니다. 다시 한번 손바닥을 비벼 따뜻해진 손으로 머리를 앞에서 뒤로 쓸어내립니다.

이제 요가니드라는 끝났습니다. 눈을 뜨고 당신을 기다리는 일상과 다시 만나십시오.

개발되었다. 준비 단계에는 근육이완법을 병행하여 이완 효과를 높였으며, 후반에는 심상요법의 시각화 기법을 이용하여 정서적 정화를 돕는 단계를 추가했다. 참여자가 지시문의 내용을 내면적으로 충분히 경험할 수 있도록 문장 사이에 적절한 간격을 두고 천천히 안내한다.

MBSR 프로그램의 바디스캔은 요가니드라의 세 번째 단계인 의식의 순환과 유사하다. 바디스캔은 주의를 기울이는 신체 각 부위에서 일어나는 실제 느낌을 체험하는 과정, 불편감이나 통증을 호흡으로 내보내는 상상의 과정 등 두 영역으로 이루어진다.

요가니드라에서와 같이 사바사나 자세로 누워서 발끝부터 위쪽으로 의식(주의)을 이동하며 신체 각 부위에서 일어나는 감각을 확인한다. 먼저 왼발의 발가락에 의식을 집중하고 천천히 발등, 다리로 옮겨 가면서 그곳에서 일어나는 감각을 느끼고, 이와 함께 호흡이 들고 날 때 일어나는 감각을 느낀다. 왼쪽 골반까지 이르면 오른쪽 발가락으로 주의를 옮겨 발등과 다리를 거쳐 골반까지 온다. 골반에서 몸통, 허리와 배, 등과 가슴, 어깨로, 다음에는 양손 손가락 끝, 양팔, 어깨로 와서 목과 목구멍, 얼굴, 후두부, 정수리까지 이르게 한다. 정수리에 하나의 숨구멍이 있다고 상상하고 이곳을 통해 들어온 공기가 몸 전체를 거쳐 발끝으로 나가고, 발끝으로 들어온 공기는 몸 전체를 지나 정수리 구멍으로 나간다고 상상한다.

바디스캔을 할 때는 잘하려고 지나치게 애쓰거나 선입견, 기대감을 갖지 않도록 한다. 단지 의식을 집중하는 부위에서 일어나는 감각을 온전히 느끼고, 그 감각에 대해 생각하거나 분석하지 않는다. 생각이나 잡념이 너무 많아지면 잠시 호흡에 주의를 기울여 배가 일어나고 사라지는 것을 관찰하다가 다시 신체 부위로 주의를 옮긴다. 녹음된 지시문을 이용하여 연습하다가 익숙해지면 안내 없이도 실시할 수 있다.

요가니드라와 바디스캔은 몸의 이완을 통해 마음의 이완을 가져온다. 훈련 중에 잠들지 말 것을 주문하는데, 이것이 역설적으로 수면을 촉진하여 불면증 완화에 도움이 되기도 한다.

## 6) 아로마테라피

아로마테라피는 향기치료, 향기요법을 뜻하는 용어다. 향기 나는 식물에서 추출한 에센셜 오일(essential oil)을 이용하는 자연치유법으로, 심신의 안정, 질병의 예방과 치료, 건강증진, 미용 등 활용 범위가 넓다.

아로마테라피에 이용되는 에센셜 오일은 식물의 꽃, 줄기, 잎, 열매, 수액 등에서 추출한 휘발성이 높은 방향성 물질이다. 이것은 식물의 성장과 번식을 돕고, 병을 치유하거나 상처를 낫게 하려고 식물이 스스로 생산하는 물질이다. 이 물질을 증류, 압축, 용제 추출법을 이용하여 고농축으로 추출해서 이용하는데, 추출되는 양은 매우 적지만 몇 방울만으로도 큰 효과를 발휘할 수 있다. [주: 에센셜 오일이라는 용어와 자주 혼용되는 아로마 오일(aroma oil)은 식물에서 추출한 천연 원료뿐 아니라 인공적으로 합성한 원료까지 포함한다. 아로마 오일은 주로 방향제로 사용하고, 치유 목적의 아로마테라피는 에센셜 오일을 이용한다.]

아로마테라피의 역사는 수천 년 전 고대 이집트까지 거슬러 올라가며, 고대 중국이나 인도에서도 향을 이용한 기록이 있다. 이집트에서는 미라의 방부제로도 사용했고, 그리스에서는 종교 의식의 예물로 이용하기도 했다. 살균과 피부 미용 효과가 있어 위생약품이나 화장품 재료로도 이용되었다. 클레오파트라(Cleopatra)도 미용을 위해 로즈 오일, 라벤더 오일 등을 사용했다는 기록이 있다. 중세에는 페스트나 콜레라 같은 전염병 억제에도 이용했는데, 에센셜 오일을 대량 추출하는 기술이 발전하면서 약제사들의 주요 치료 수단이 되었다.

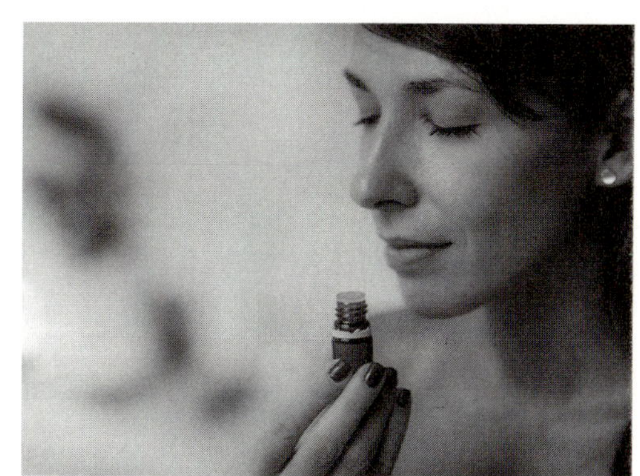

1930년경 프랑스의 르네 모리스 가뜨포세(Rene Maurice Gattefosse)가 라벤더 오일의 화상 치유 효과를 발견하여 에션셜 오일에 대한 본격적인 연구를 시작했고, 그 후 에센셜 오일을 이

용하여 심신의 건강을 증진하는 자연의학은 아로마테라피라 불리게 된다. 아로마테라피는 스트레스 해소, 정서 안정, 불면증 개선, 기억력·집중력 등 인지 능력 향상 효과가 있으며, 감염증 예방 및 피부질환, 소화기질환, 호흡기질환의 증상 개선에도 도움이 된다. 에센셜 오일은 코에서 후각신경을 자극하여 중추신경계의 신경전달물질 분비를 조절하거나, 피부로 흡수되어 내분비 호르몬의 작용을 변화시키거나, 직접적으로 살균, 항염 효과를 내는 등 다양한 방식으로 작용한다.

아로마테라피에 사용되는 에센셜 오일은 300종 이상이며, 이 중에는 신경계를 안정시켜 스트레스를 완화하고 심신의 이완과 안정을 돕는 오일도 많다. 제라늄은 스트레스, 우울, 불안 해소에 효과적이고 기분을 고양시킨다. 레몬 오일은 머리를 맑게 하여 기분을 개선하고 집중력을 높인다. 로즈 오일은 항우울 효과가 있고, 로즈마리와 페퍼민트는 기억력과 집중력 향상, 정신적 피로와 무기력감 완화에 효과가 있다. 라벤더는 우울증, 불면증을 개선하고 신체를 이완시킨다. 재스민은 우울증을 완화하고, 캐모마일은 불면증을 개선한다. 로즈우드, 시더우드, 샌들우드 등 우드 계열의 아로마들은 신경 안정 효과가 있다. 이처럼 많은 에센셜 오일들이 마음을 가라앉히고 집중을 돕는 효과가 있으므로, 종교 의식에서도 에센셜 오일을 많이 이용해 왔다.

에센셜 오일은 휘발성이 크고 가벼워서 호흡기나 피부를 통하여 쉽게 흡수되므로 흡입법, 마사지법, 목욕법, 족욕법, 습포법 등 여러 방법으로 적용할 수 있다. 향기는 후각신경을 통해 변연계를 자극하여 스트레스 반응을 완화하고 정서적 안정을 유도하는데, 후각신경은 반응 속도가 매우 빠르므로 흡입과 거의 동시에 효과가 나타나기도 한다. 명상이나 이완요법과 병행하면 치유 효과가 배가될 수 있다.

### 7) 바이오피드백

바이오피드백은 몸과 마음을 조화롭게 하여 심리·생리적 안정과 균형을 돕는 심신요법이다. 피드백이란 시스템의 수행 결과를 그 시스템에게 알려 주어 시스템 스스로가 수행 상태를 조절, 통제하도록 하는 것이다. 바이오피드백은 근전도, 심박수, 혈압, 체온, 뇌파 같은 생리적 지표의 변화를 측정한 후 환자(내담자)가 파악할 수 있는 시각적 신호나 청각적 신호로 제공함으로써, 자신의 심신 상태를 반영하는 생체 신호들에 대한 감수성을 증가시키는 훈련이다.

1950년대 후반까지도 자율신경계의 기능은 의식적으로 통제할 수 없다고 생각했다.

그러나 1960년에 들어서면서 닐 밀러(Neal E. Miller)에 의해 의식적 조절이 가능하다는 것이 확인되어 바이오피드백의 이론적 기초가 마련되었다. 바이오피드백의 기제는 조작적 조건화(operant conditioning)의 원리, 즉 특정 생리적 반응이 일어날 때마다 긍정적인 피드백을 제공하여 그 반응을 학습하고 조절할 수 있도록 하는 원리로 설명할 수 있다. 바이오피드백 훈련을 통해 평소에는 알 수 없었던 자율신경계의 변화를 인식하고, 긴장과 이완 상태에서의 신체 변화도 자각할 수 있게 되면서 조절도 가능해진다.

신체로부터의 메시지를 파악하지 못하여 몸과 마음이 단절된 상태가 지속되면 질병이 발생할 가능성이 높아진다. 게리 슈워츠(Gary Schwartz)는 시스템이론(system theory)에 근거하여, 유기체의 조절에 관여하는 심리 · 생물학적 과정들을 서로 연결하는 자기-주의(self-attention)라는 개념을 제시했다. 자신에 대한 주의, 곧 자기-주의에 장애가 생기면 심신 과정에 단절이 일어나는데, 이렇게 부주의(disattention)로 인하여 단절(disconnection)이 생기면 단절은 부조절(disregulation)을, 부조절은 무질서(disorder)를, 무질서는 질병(disease)을 부른다. 역으로 치유의 맥락에서는, 자기-주의를 회복하면 그 주의(attention)가 연결(connection)을, 연결은 조절(regulation)을, 조절은 질서(order)를, 질서는 건강(ease)을 가져오게 된다(Schwartz, 1989).

바이오피드백은 스트레스 관련 장애, 긴장성 두통, 편두통, 과민성대장증후군, 불안 등 심신의 긴장 및 흥분 상태를 완화하는 데 도움이 된다. 이완요법들과 병행하면 치료효과를 높일 수 있다. 목표에 따라 근전도 바이오피드백, 온열 바이오피드백, 호흡 바이오피드백, 피부전기반응 바이오피드백, 심박변이도 바이오피드백 등이 있다. 이상의 바이오피드백 기법들은 대개 전문가의 지도 아래 실시되지만, 일상에서도 체온계나 혈압계, 또는 스마트워치나 스마트밴드 같은 웨어러블 기기를 이용하여, 자신의 생리적 반응을 꾸준히 관찰하고 자각력과 조절력을 높이는 훈련을 시도해 볼 수 있다.

최근에는 뇌파를 이용한 바이오피드백인 뉴로피드백(neurofeedback, EEG biofeedback)이 심신 이완과 질병 증상 완화를 목적으로 널리 활용되고 있다. 뉴로피드백의 기초는 1960년대 조 카미야(Joe Kamiya)의 연구에서 마련되기 시작했다. 그는 피험자들이 시 · 청각적 피드백을 통해 뇌파를 조절하고 알파파를 증가시키는 방법을 학습할 수 있음을 실험

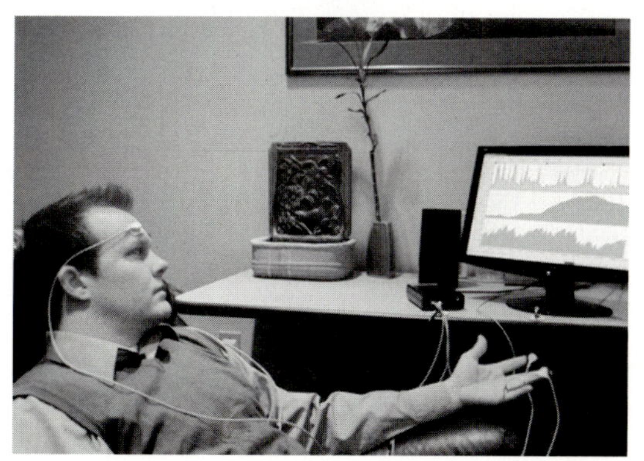

적으로 보여 주었다. 이후 바바라 브라운(Barbara Brown) 등의 연구자들에 의해 뉴로피드백의 임상적 적용이 확대되었으며, 뇌전증(간질), ADHD와 주의력결핍장애(attention deficit disorder: ADD), 학습장애, 약물중독 등 다양한 분야에서 보조적 치료법으로 연구 및 임상 적용이 이루어지고 있다.

### 8) 하타요가와 스트레칭

하타요가(hatha yoga)와 스트레칭은 경직된 근육을 풀어 주고 유연성을 증가시키며, 근육과 뼈를 튼튼하게 하고 심신의 활력을 증진한다. 요가는 수천 년 전부터 전승되어 온 인도의 전통적 수행 체계로, 존재의 통합과 본질에 대한 자각을 지향한다. 'Yoga'라는 용어가 '잇다' '결합하다'라는 의미의 산스크리트어 'yuj'에서 유래했다는 점에서도 알 수 있듯이, 요가는 몸과 마음의 합일, 또는 존재의 본질(참나, 진아)과의 완전한 일치를 이룬 상태를 가리키며, 이와 같은 경지를 실현하기 위해 실천하는 수행법들도 요가로 통칭된다.

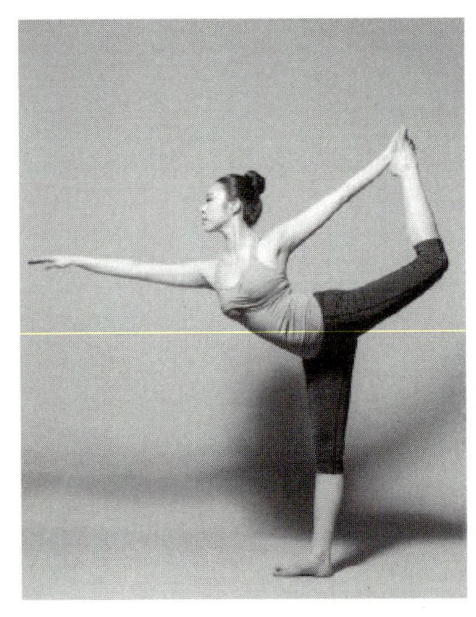

요가 수행법은 그 관점과 수행 방식에 따라 여러 갈래로 분화되어 있다. 대표적인 것으로는, 지혜를 통한 깨달음을 중시하는 즈나나요가(jnana yoga), 무욕의 실천을 강조하는 카르마요가(karma yoga), 신에 대한 사랑과 헌신을 중심으로 하는 박티요가(bhakti yoga), 신성한 소리를 통한 수행인 만트라요가(mantra yoga), 신체 수련을 중심으로 하는 하타요가 등이 있다. 현대 서구 사회에 가장 널리 알려진 요가는 하타요가다. 이로 인해 현대 요가는 "신체의 건강과 심신의 안정을 주목적으로 인도 고대의 신체 수련법에서 행해진 다양한 자세를 취하는 것"으로 이해되고 있다.

하타요가는 자세 수련과 함께 호흡 조절(프라나야마, pranayama), 명상 등을 통해 몸과 마음의 균형을 추구한다. 하타요가 수련은 근육과 관절의 유연성을 증가시키고 근력을 향상하며, 척추와 골반을 바로잡아 자세를 바르게 한다. 호흡 기능을 개선하고 내부 장기의 활동을 원활하게 하며 혈액 순환을 촉진하는 효과도 있다. 또한 스트레스, 긴장, 불안, 우울 해소 및 수면의 질 향상에도 도움이 된다.

단순한 스트레칭이나 일반적인 이완요법들과 달리, 하타요가는 자각(awareness)을 수반한다는 특징이 있다. 신체에 대한 자각이 증가하면 심신의 긴장 상태도 더 예민하게 분별할 수 있으며, 그 긴장이 어떻게 일어나고 얼마나 지속되는지도 알 수 있다. 자각이 증가하면서 자신의 몸, 마음, 행동을 더 잘 조절할 수 있게 된다.

하타요가의 수련 자세들을 아사나(asana)라 한다. 전통적으로 약 84가지 기본 아사나가 있으며, 여기에서 변형된 수백 가지 아사나가 있다. 여기서는 초보자도 따라 할 수 있는 여섯 가지 아사나로 구성된, 스트레스 해소를 위한 10분 요가 루틴을 소개한다. 방해받지 않는 조용하고 편안한 장소에서 실시한다. 요가 매트가 없으면 담요나 수건 위에서 해도 좋다. 각 아사나를 호흡에 집중하면서 천천히 진행한다. 호흡 조절은 하타요가에서 매우 중요한 요소다. 단순히 동작만 따라 하지 말고, 아사나를 취할 때 느껴지는 몸의 감각에 집중하면서 그 아사나 속에 있는 자신의 몸과 마음 상태를 충분히 경험해야 한다.

직장인과 학생에게는 업무나 학업에서 기인하는 스트레스도 있지만, 실내에 오래 앉

### 스트레스 해소를 위한 10분 요가 루틴

1. 발라사나(balasana): 어린이 자세(child pose)라고도 불리는 이 자세는 뇌와 신경계를 진정시켜 스트레스와 불안감을 완화한다. 또한 깊은 호흡을 돕고 산소 공급을 원활하게 하며 신체 전반의 긴장을 풀어준다. 무릎을 꿇고 앉아 이마를 바닥에 대고, 팔은 앞으로 쭉 뻗거나 몸 옆에 놓는다. 호흡에 집중하며 2분간 자세를 유지한다.

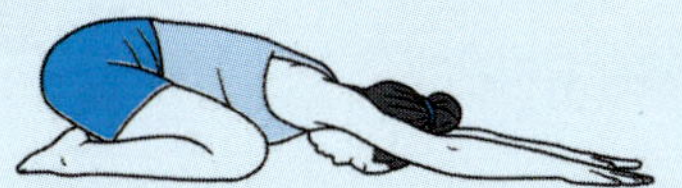

2. 마르자리아사나-비틸라사나(marjaryasana-bitilasana): 고양이-소 자세(cat-cow pose)라고도 하며, 스트레스 해소 및 척추의 긴장을 완화하는 효과가 있다. 네 발로 길 때의 자세로 시작한다. 숨을 내쉬면서 척추는 위로 올리고 머리는 아래로 숙여 고양이 자세를 취하고, 숨을 들이쉬면서 척추는 아래로 내리고 머리는 위로 들어 소 자세를 취한다. 2분 동안 10회 반복한다.

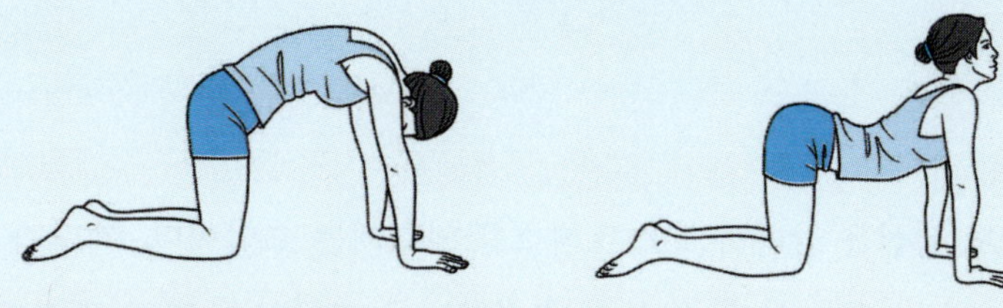

3. 아도 무카 스바나사나(adho mukha svanasana): 아래를 향한 개 자세(downward-facing dog)로도 불리는 이 자세는 전신의 스트레칭과 피로 회복 효과가 있다. 네 발로 기는 자세에서 엉덩이를 위로 들어 올려 역 'V'자 모양을 만든다. 손과 발은 바닥을 단단히 누른다. 다리를 완전히 펴기 어려우면 무릎을 살짝 굽혀도 좋다. 천천히 호흡하며 1분 동안 자세를 유지한다.

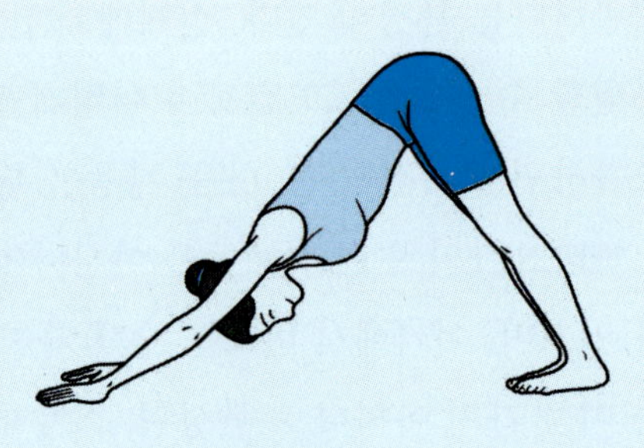

4. 우타나사나(uttanasana): 서서 앞으로 굽히는 자세(standing forward bend pose)다. 심장과 폐를 쉬게 하면서 에너지를 공급하고, 긴장과 스트레스를 완화한다. 불면증이나 우울증 완화에도 도움이 된다. 두 발을 모으고 서서 숨을 내쉬며 천천히 상체를 앞으로 굽힌다. 척추와 허벅지를 늘려 펴준다. 손이 바닥에 닿지 않을 때는 무릎을 구부리지 말고 손으로 다리를 짚는다. 1분간 유지한다.

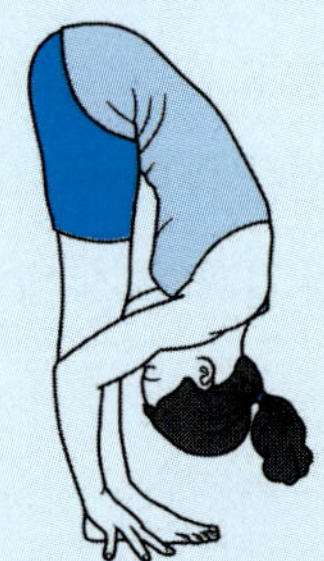

5. 아파나사나(apanasana): 누워서 다리 껴안기 자세(kees-to-chest pose)다. 마음의 안정과 편안함을 가져오며 분노와 불안을 감소시킨다. 허리와 골반을 이완시켜 요추의 통증을 완화하고 하체의 피로 회복을 돕는다. 혈압을 낮추는 효과도 있다. 등을 바닥에 대고 누운 상태에서 무릎을 가슴 쪽으로 끌어안는다. 1분간 자세를 유지한다.

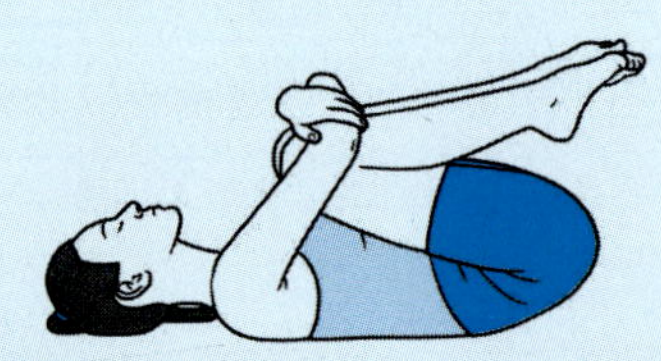

6. 사바사나(savasana): 송장 자세(corpse pose)라고도 불린다. 등을 바닥에 대고 누워 전신의 힘을 뺀다. 눈을 감고 코로 천천히 호흡한다. 몸 전체가 바닥에 녹아내린다고 상상한다. 3분간 유지한다.

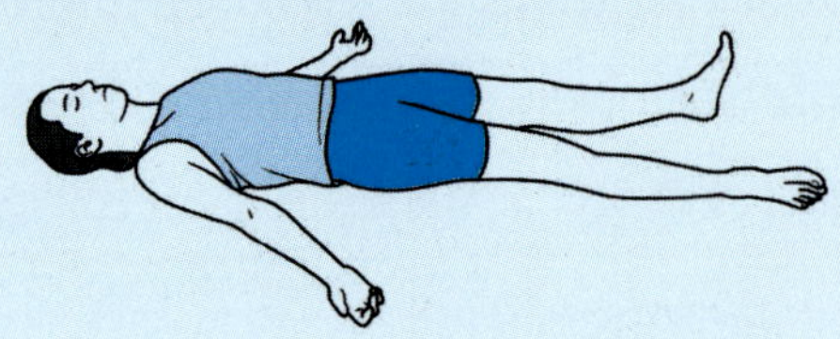

아 있는 것 자체도 심신을 압박하고 스트레스를 일으키는 요인이다. 게다가 장시간 앉아 있으면 목, 어깨, 허리, 손목 등 특정 부위에 긴장이 집중되어 두통, 어깨결림, 요통, 손목

통증이 나타나기 쉽다. 스트레칭은 심신의 긴장을 완화하고 혈류를 촉진하며, 뇌에 산소 공급을 증가시켜 집중력도 높여준다. 앉은 자세에서도 전신의 근육을 자극할 수 있는 스트레칭 동작을 익히고 주기적으로 실시함으로써, 심신의 피로를 풀고 스트레스를 완화할 수 있다.

### 의자에 앉아서 하는 스트레칭

1. 목 돌리기
   의자에 바르게 앉아 고개를 천천히 시계 방향, 반시계 방향으로 돌린다.
   5회 반복한다.
   이 동작은 목 근육의 긴장을 풀고 두통을 완화한다.
2. 어깨 올리기와 회전
   어깨를 귀 가까이 들었다가 툭 떨어뜨리고, 앞뒤로 천천히 원을 그리듯 돌린다.
   5회 반복한다.
   어깨와 등 근육의 경직을 해소한다.
3. 허리 비틀기
   허리를 곧게 펴고 앉아서 오른쪽 다리를 들어 발목을 왼쪽 무릎 위에 올린 후, 왼손으로 오른쪽 무릎을 잡고 상체를 천천히 오른쪽으로 돌린다.
   이 동작은 척추와 골반의 긴장을 완화한다.
   다리를 바꾸어 반대 방향으로도 한다.

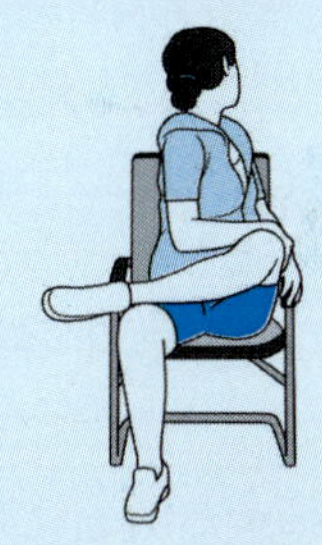

4. 다리 펴기
   의자를 책상에서 조금 뒤로 빼고, 다리를 모아 앞으로 길게 편다.
   발끝이 아닌 뒤꿈치를 앞으로 내밀어 종아리와 허벅지 뒤 근육에 자극이 느껴지도록 한다.
   하체 혈액 순환과 근육 이완에 효과적인 동작이다.

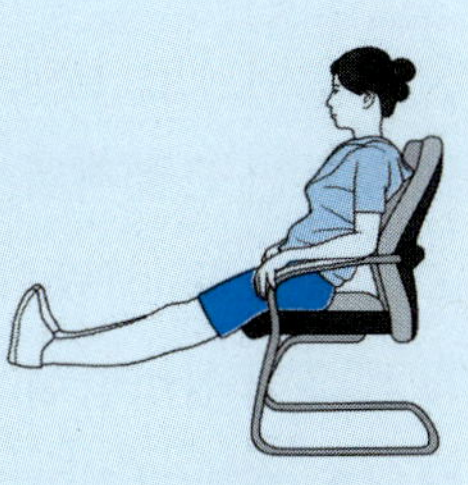

5. 고관절 스트레칭
   오른쪽 다리를 들어 발목을 왼쪽 무릎 위에 올린 후, 올린 다리를 손으로 짚고 상체를 앞으로 숙인다.
   10초간 자세를 유지한다.
   다리를 바꾸어 반복한다.
   하체 혈류를 개선하는 데 도움이 되는 동작이다.

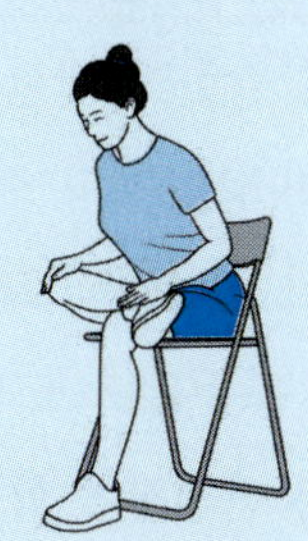

6. 가슴 펴기

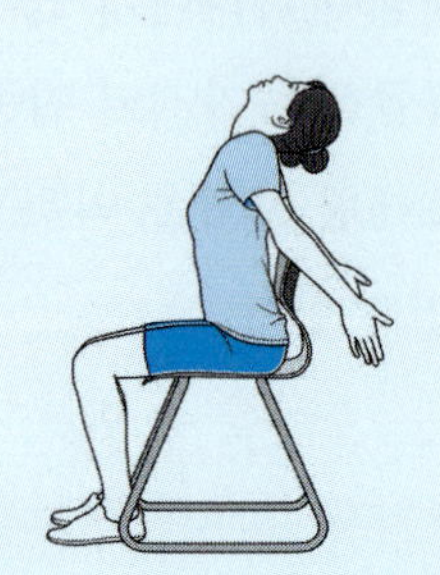

깍지 낀 손을 머리 위로 쭉 뻗으며 상체를 앞으로 내민다.

등 뒤로도 깍지를 끼고 가슴을 앞으로 내민다. 뒤로 깍지 끼는 것이 쉽지 않으면 팔을 뻗어도 좋다.

각각 10초씩 자세를 유지한다.

이 동작은 둥근 어깨(round shoulder)와 거북목을 예방한다.

7. 손목과 손가락 스트레칭

양손을 활짝 펴고 팔을 앞으로 뻗은 다음, 손목을 위아래로 10회 젖힌다.

주먹을 쥐고 펴기를 10회 반복한 후 손을 10회 턴다.

키보드와 마우스 사용으로 굳어진 손 근육을 풀어주는 동작이다.

8. 눈 스트레칭

시선을 위–아래–좌–우로 천천히 움직이는 것을 3~4회 반복한 후, 시계방향, 반시계방향으로 3~4회 회전한다.

눈을 감고 10회 심호흡한다.

눈의 피로를 줄이고 뇌가 휴식하게 하는 동작이다.

### 9) 운동과 걷기

운동과 신체활동은 스트레스 관리에 필수적으로 포함되어야 하는 요소다. 스트레스 반응이 일어나면 혈액 속에 당분이나 지방산이 증가하는데, 이것을 신체활동으로 소모하지 않으면 근골격계에 긴장과 피로, 통증이 발생할 수 있다. 신체활동 부족은 그 자체가 스트레스다. 사람의 몸은 본래 움직이도록 만들어져 있어서, 몸을 움직이지 않으면 몸과 마음에 압박감이 쌓인다. 그 압박감을 건강한 방식으로 해소하지 않으면 폭언이나 과잉행동 같은 과격하고 왜곡된 방식으로 표출될 수도 있다.

활발한 신체활동과 운동으로 심혈관계와 근골격계가 강화되면 스트레스성 질환의 위험이 낮아지고 스트레스에 대한 생리적 대처 능력은 향상된다. 한편 운동은 편도체를 견제하는 해마의 크기와 기능을 향상시키므로 스트레스 반응을 더 잘 조절할 수 있게 해 준다. 운동은 스트레스로 인한 텔로미어 단축을 상쇄하는 효과도 있다.

정신건강을 향상시키는 가장 효과적인 방법 중 하나가 운동이다. 운동 중 증가하는 노르에피네프린은 집중력과 주의력을 향상시킨다. 운동은 행복감을 주는 엔도르핀, 쾌감과 창의력을 높이는 도파민을 증가시킨다. 행복호르몬인 세로토닌도 증가하여 편안하고 긍정적인 정서를 만든다. 실제로 운동은 우울증 치료에 매우 효과적이다. 심지어 항우울제에 반응하지 않는 환자도 걷기와 같은 유산소운동으로 증상이 개선된다. 걷기는 불안을 조절할 수 있는 가장 쉽고 간단한 방법이기도 하다. 대학생을 대상으로 진행한 연구에서는, 주 2회의 유산소운동만으로도 정신 건강 증진과 스트레스 및 우울 완화에 유의한 효과가 나타났다(Herbert et al., 2020).

운동에는 여러 유형이 있으며 각각의 장단점과 주의할 점이 있다. 따라서 다른 사람이 하는 모습이 좋아 보인다거나 주변 사람들이 효과를 경험한 운동이라는 이유로 따라하기보다는, 운동에 관한 기본 지식을 숙지한 후 자신에게 맞는 유형의 운동을 선택해야 한다.

운동생리학에서 말하는 신체적 건강이란 근육의 강도, 지구력, 유연성, 심장과 폐의 기능 등으로 구성되는 복잡한 조건이다. 이러한 조건을 만족시키기 위해서는 유산소운동, 근력운동(무산소운동), 기술운동을 골고루 해야 한다. 유산소운동은 신체의 대근육이 일정 시간 동안 규칙적으로 반복되는 움직임이다. 사용하는 근육에 적당량의 산소를 공급하는 속도로 운동하기 때문에 유산소운동이라 하며, 지구력운동이라고도 부른다. 걷기, 조깅, 등산, 수영, 자전거 타기가 대표적인 유산소운동이다. 심장을 빠르게 움직이게 하고 지치지 않는 상태에서 20~45분 정도 지속할 수 있다. 유산소운동 강도는 자신의 최대심박수(220−나이)와 안정심박수(기상 후 심박수)를 이용해서 계산한다. [안정심박수+(최대심박수−안정심박수)×0.6]~[안정심박수+(최대심박수−안정심박수)×0.85]의 범위가 적절한 유산소운동 강도다. 근력운동은 골격근의 크기와 힘을 증가시키는 운동으로, 역기나 아령을 이용한 운동, 팔굽혀펴기, 윗몸일으키기, 턱걸이, 스쿼트, 런지, 전력질주, 줄넘기 등이 있다. 대부분의 근력운동은 무산소운동이다. 유산소운동처럼 한번에 오래 지속할 수도 없지만, 매일 고강도의 전신 근력운동을 반복하는 것도 좋지 않다. 근육이 회복되고 성장하기 위한 휴식시간이 필요하기 때문이다. 기술운동은 유연성, 균형, 협응력 같은 요소들이 포함되는 형태의 운동이다. 요가, 스트레칭, 골프, 테니스, 배구 등이 이러한 요소들을 발달시킨다.

유산소운동과 근력운동의 종류를 나열하기는 했지만 이들을 나누는 기준은 운동의 종류가 아니라 운동의 강도다. 걷기, 조깅, 전력질주는 모두 같은 유형의 활동이고 단지 강도가 다를 뿐이다. 계단오르기는 유산소운동이지만 숨이 찰 정도로 빠르게 뛰어오른다면 상당한 강도의 근력운동이 된다. 또한 같은 강도의 운동이라도 운동하는 사람의 체력에 따라서 유산소운동이 근력운동이 될 수도 있다.

대부분의 운동이 세 가지 중 둘 이상의 요소를 포함하고 있기 때문에 운동 계획을 수립하는 것이 그리 복잡하지는 않다. 걷기, 계단오르기만 잘 활용해도 유산소운동과 근력운동을 동시에 할 수 있고, 여기에 체조나 스트레칭을 더하면 세 가지 운동을 효과적으로 수행할 수 있다. 모든 운동이 신체적, 심리적 이득을 주고, 스트레스에 대한 저항력을 향상시킨다.

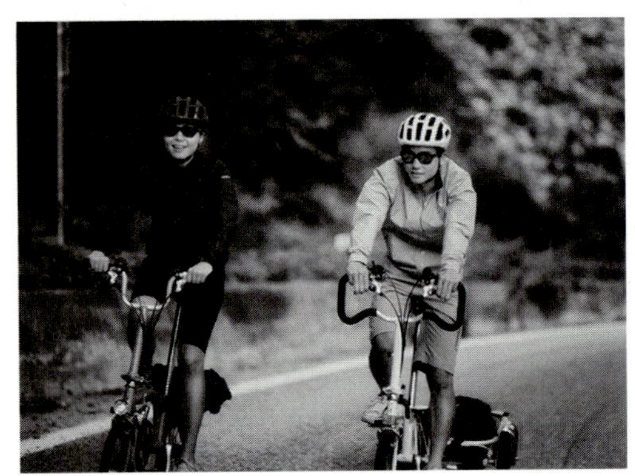

보건복지부와 한국건강증진개발원이 개발한 『한국인을 위한 신체활동 지침서』를 참고하면, 각 사람에 맞는 신체활동 계획을 체계적으로 수립할 수 있다(보건복지부 등, 2023). 이 지침은 아동 · 청소년(만 6~18세), 성인(만 19~64세), 노인(만 65세 이상)으로 구분하여, 각 연령대에 필요한 중강도 · 고강도 유산소운동 및 근력운동의 종류, 실시 방법, 주의사항을 안내한다.

아동 · 청소년은 중강도 이상의 유산소운동을 매일 한 시간 이상 실시하고, 매주 최소 3일 이상 고강도 신체활동을 한다. 뼈 성장에 도움이 되는 신체활동(줄넘기, 농구, 트램펄린 타기 등)을 일주일에 3일 이상 하고, 근력운동은 일주일에 3일 이상 수행한다. 또한 하루 중 앉아 있는 시간을 가능한 한 최소화해야 한다. 성인과 노인은 중강도 유산소운동을 일주일에 150~300분 실시하거나 고강도 유산소운동을 일주일에 75~150분 실시한다. 근력운동은 일주일에 2회 이상 수행한다. 성인과 노인도 앉아 있는 시간을 가능한 한 최소화한다. 노인은 평형감각 향상과 낙상 예방을 위해 일주일에 3일 이상 평형성운동(태극권, 요가, 외발서기 등)을 한다.

지침서에서 권장하는 아동 · 청소년, 성인, 노인의 신체활동 유형이 〈표 9-7〉에 요약되어 있다. 구체적인 실천 사례와 더불어, 유아(만 3~5세), 임산부, 만성질환자, 장애인에게 적합한 신체활동도 지침서에서 확인할 수 있다.

스트레스가 되는 일을 생각하면서 운동을 하면 스트레스호르몬, 염증물질, 산화 스트레스가 증가한다. 운동을 어쩔 수 없이 하는 것으로 생각해도 역효과를 낸다. 운동에 대해 건강한 사고를 가진 사람은 때로 운동을 쉬는 것도 자연스럽게 받아들인다. 강박적으로 운동을 하거나 계획대로 운동을 하지 않았을 때 죄책감이나 열패감을 갖는 사람들도 있는데, 이런 운동은 약이 될 수 없다.

걷기는 언제 어디서나, 특별한 도구나 기술이 없어도 실천할 수 있는 신체활동이며, 어떤 형태의 운동보다도 자연스러운 운동이다. 또한 운동 강도 조절이 용이하여 남녀노

**표 9-7 연령대별 신체활동**

| 구분 | | 아동 · 청소년<br>(만 6~18세) | 성인<br>(만 19~64세) | 노인<br>(만 65세 이상) |
|---|---|---|---|---|
| 유산소 신체 활동 | 중강도 | –빠르게 걷기(6km/h 이상)<br>–줄넘기<br>–방 청소(청소기 돌리기, 걸레질 등)<br>–반려동물과 활발하게 놀기<br>–반려동물 목욕시키기<br>–수영 연습<br>–자전거 타기(16km/h 미만)<br>–태권도, 합기도 등 무술 연습<br>–가볍게 춤추기<br>–스마트 기기를 이용한 게임형 스포츠 | –빠르게 걷기(6km/h 이상)<br>–집안일(걸레질, 청소기 돌리기, 욕실 청소 등)<br>–아이나 반려동물 목욕시키기<br>–반려동물과 활발하게 움직이며 놀기<br>–등산(낮은 경사)<br>–자전거 타기(16km/h 미만)<br>–골프<br>–테니스, 배드민턴, 탁구 등 라켓 스포츠 연습<br>–가볍게 춤추기(왈츠, K-pop댄스 연습 등)<br>–수영 연습<br>–스마트 기기를 이용한 게임형 스포츠 | –집안일(걸레질, 청소기 돌리기, 욕실 청소 등)<br>–아이나 반려동물 목욕시키기<br>–반려동물과 활발하게 놀기<br>–빠르게 걷기(6km/h 미만)<br>–등산(낮은 경사)<br>–계단 오르기<br>–자전거 타기(16km/h 미만)<br>–골프, 게이트볼<br>–테니스, 배드민턴, 탁구 등 라켓 스포츠 연습<br>–가볍게 춤추기<br>–수영 연습 |
| | 고강도 | –상자나 가구 등 무거운 물건 옮기기<br>–달리기<br>–축구, 농구 등 격렬한 스포츠 시합<br>–수영 시합<br>–격하게 춤추기<br>–태권도, 합기도 등 무술 시합<br>–자전거 타기(16km/h 이상) | –상자나 가구 등 무거운 물건 옮기기<br>–달리기<br>–등산(높은 경사 혹은 무거운 배낭)<br>–자전거 타기(16km/h 이상)<br>–테니스, 배드민턴, 탁구 등 라켓 스포츠 시합<br>–격하게 춤추기<br>–복싱<br>–수영 시합<br>–고강도 인터벌 트레이닝<br>–크로스핏<br>–스피닝 | –달리기<br>–등산(높은 경사 또는 무거운 배낭)<br>–자전거 타기(16km/h 이상)<br>–테니스, 배드민턴, 탁구 등 라켓 스포츠 시합<br>–수영 시합<br>–격하게 춤추기 |

| | | | |
|---|---|---|---|
| 근력운동 | –팔굽혀 펴기, 턱걸이, 스쿼트 등의 맨몸 운동<br>–탄력밴드 또는 근력운동 기구를 이용한 운동<br>–요가, 필라테스<br>–계단 오르기<br>–클라이밍(암벽등반) | –계단 오르기<br>–팔굽혀 펴기, 턱걸이, 플랭크, 스쿼트, 런지 등 맨몸운동<br>–클라이밍(암벽등반)<br>–요가, 필라테스<br>–크로스핏 | –계단 오르기<br>–장보기 등의 짐 옮기기<br>–팔굽혀 펴기, 턱걸이, 플랭크, 스쿼트, 런지 등 맨몸 운동<br>–탄력밴드 또는 근력운동 기구를 이용한 운동<br>–요가, 필라테스 |
| 뼈 성장 운동 | –줄넘기<br>–달리기<br>–농구<br>–배구<br>–트램펄린 타기<br>–체조<br>–점프 밴드 | – | – |
| 평형성 운동 | – | – | –외발서기<br>–요가<br>–태극권<br>–기구(밸런스 패드, 반원 짐볼 등)을 이용한 균형 감각 향상 운동 |

소를 불문하고, 질병이 있든 없든, 그날그날 컨디션에 맞게 실시할 수 있다. 게다가 걷기가 심신의 건강에 주는 효과는 다른 어떤 운동과 비교해도 뒤지지 않는다. 걷기는 체중을 감소시키고 심혈관질환 위험을 낮춘다. 특히 복부비만 감소에 매우 효과적인데, 히포크라테스도 산책이 복부비만을 방지한다고 했다. 매일 10분 정도 활기차게 걷는 것만으로도 관절염에 의한 신체 기능장애를 예방할 수 있다(Dunlop et al., 2019). 주당 5회 30분씩 걸으면 조기사망율이 20% 감소하고, 60분씩 5회 걸으면 31%나 감소한다(Arem et al., 2015). 앞에서도 설명한 바와 같이, 걷기는 인지기능 향상은 물론 우울증, 불안증 해소에 매우 효과적이다. 걸으면 세로토닌 같은 행복호르몬도 증가하지만 염증물질도 감소하는데 염증의 감소 또한 우울증의 제반 증상을 완화시킨다(Berk et al., 2013; Bhatt et al., 2023).

보통 하루 1만 걸음을 권장하지만 체중에 따라 적절한 걸음 수가 다르고, 우울이나 불안 증상의 유무에 따라서도 다르다. 체중 80kg 이하의 보통 성인은 매일 8,500보 이상 걷고 1주일에 10만 보 이상 걷는 것을 목표로 한다. 체중이 80kg를 초과하는 사람은 목표

걸음 수를 줄여서 시작하고 체중이 감소하는 정도에 따라 걸음 수를 늘린다. 우울이나 불안이 있는 사람도 처음부터 1만 보를 걷는 것은 부담이 될 수 있다.

걷기라는 운동이 요구하는 단 하나의 기술은 바른 자세다. 잘못된 걸음걸이는 운동 효과를 감소시키고 근골격계에 무리를 준다. 등을 곧게 세우고 골반을 조금 앞으로 기울여 등허리에 'C'자 곡선이 자연스럽게 형성되게 하면, 골반이 제 위치를 찾고 고관절과 무릎에 무리가 가해지는 것도 막을 수 있다.

걷기가 줄 수 있는 모든 혜택을 누리려면 영상을 보거나 음악을 들으면서 걷는 행동은 피하는 것이 바람직하다. 러닝머신 위에서 TV나 스마트폰을 보면서, 또는 오디오북을 들으면서 걸으면 세로토닌 분비 효과가 감소된다. 머릿속을 비우고 걸어야 세로토닌 분비 효과가 커지기 때문이다. 사실상 걷기는 그 자체가 하나의 명상법이다. 불교에서는 걷기명상을 경행 또는 행선(行禪)이라 하고, 오래전부터 수행의 일환으로 삼았다.

승려들의 전통적인 경행처럼, 자연 속에서 걷는 것은 더할 나위 없이 좋다. 연구에 의하면, 러닝머신 위를 걸을 때보다 야외에서 걸을 때 더 빠른 속도로 걷고 더 긍정적인 생각을 하며 힘들다고 느끼지도 않는다. 그 결과, 열량을 더 소모하면서도 피곤함은 덜하고 행복감은 커진다. 도시의 길을 걸으면 즐비한 쇼윈도우와 번쩍이는 전광판, 상점의 스피커에서 울려대는 요란한 음악에 눈과 귀를 빼앗기게 된다. 이미 우리 뇌는 학교에서든 직장에서든, 심지어 집에서도 매 순간 쏟아지는 정보를 처리하느라 잠시도 쉴 틈이 없다. 이렇게 혹사된 뇌는 쉽게 분노와 충동성을 일으킨다. 반면 자연의 자극들은 우리의 모든 감각이 깨어있게 하면서도 인지적 피로를 야기하지 않는다. 이것은 명상 상태와 유사한 것이다. 몸보다 머리를 많이 쓰는 현대인에게 자연 속에서의 걷기는 무엇과도 비교할 수 없이 유익한 심신치유법이다. 자연에 마음챙김하면서 녹지에서 신체활동을 하는 것은 심리치료 방식으로도 활용되고 있다.

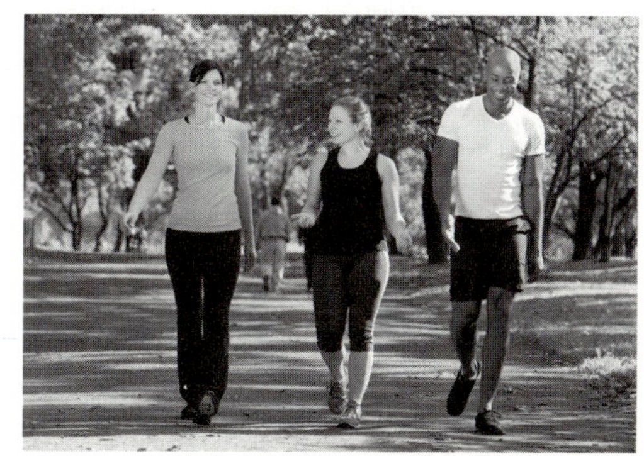

## 10) 야외활동

우리가 웰빙이라는 단어에서 연상하는 이미지들은 대부분 자연을 포함하고 있다. 인간은 본래 자연에서 살던 동물이다. 그래서 평생을 도시에서 살아온 사람이라도 자연에 대한 타고난 친근함과 끌림을 가지고 있다. 에드워드 윌슨은 본래 우리의 유전자가 자연과 공존하도록 프로그램되어 있기 때문에 자연과 함께하는 삶에서 멀어지게 되면 스트레스가 발생한다고 했다. 자연은 우리에게 먹거리나 자원만 주는 것이 아니다. 우리의 생존에 필수적인 다른 어떤 것들도 제공한다.

자연은 우리의 건강과 웰빙에 구체적으로 어떤 영향을 미치는가? 자연과의 접촉이 결핍되면 자연결핍장애(nature deficit disorder)가 일어난다. 다만 이 장애에 주어지는 실제 진단명은 스트레스, 불안장애, 우울증, ADHD 등 우리에게 더 익숙한 다른 것들이다. 자연결핍장애는 아동에게 특히 심각하며 ADD(주의력결핍장애)와 유사한 문제를 야기한다(Louv, 2009). 녹지에서의 활동은 인공 환경에서의 활동보다 ADHD와 ADD를 더 낮춘다. 연구에 의하면, 공원을 산책한 아동의 인지기능은 가장 많이 판매되고 있는 ADHD 약물을 복용했을 때만큼이나 향상된다. 어린 시절에 자연과 많이 접촉하는 것은 스트레스에 대한 방어력을 증가시키며, 강하고도 유연한 면역계가 형성되는 데 크게 기여한다. 큰 도로 근처에 사는 것은 알츠하이머병, 파킨슨병 등 신경퇴행성 질환의 위험을 높이는 반면, 녹지 가까이 사는 것은 이들 질환에 대한 보호 효과가 있다(Yuchi et al., 2020). 이뿐이 아니다. 주변에 녹지가 많을수록 우리는 더 많이 걷고 더 많은 햇볕을 누리고 더 많은 사람들과 만난다.

자연은 우리가 생명을 유지하는 데 필수적인 영양소라는 의미에서 비타민G라 불린다. 자연은 두 가지 면에서 비타민G다. 즉 'G'는 'green(초록, 녹지)'과 'ground(땅)'의 첫 글자다. 2006년, 페터 그뢰네베겐(Peter Groenewegen) 등은 녹지의 치료적 효과를 일컬어 비타민G로 명명했다. 녹지 공간이 건강에 미치는 영향에 관한 연구는 헤아릴 수 없이 많다. 한 연구에서는, 녹지에서 1km 이상 떨어져 사는 사람은 녹지 가까이 사는 사람에 비해 스트레스 수준이 더 높고, 전반적인 심신의 건강 및 활력과 관련된 지표들이 더 불량한 것으로 나타났다. 도시에 살더라도 집 근처에 가로수가 많으면 우울증 위험이 낮아진다(Marselle et al., 2020). 도시에 거주하는 것은 시골에 거주하는 것보다 노화 과정에서 인지기능을 다섯 배나 더 훼손하는 위험인자다(Sanchez-Rodriguez et al., 2006). 이미 의료계에서도 녹지, 정원, 숲에서 시간을 보내고 신체활동을 하는 방식의 비타민G 처방을 확대하고 있다.

두 번째 비타민G는 지구의 전자기장이 가진 에너지를 가리킨다. 땅과의 접촉(grounding, earthing)은 지구 표면에 흐르는 전자기 에너지에 몸을 연결하여 신체 에너지를 안정화시키는 방법이다. 이 방법이 불안과 스트레스, 그리고 그에 동반되는 두통, 고혈압, 부정맥 등 신체 증상을 완화시킨다는 것이 확인되면서(Chevalier et al., 2012; Oschman et al., 2023), 땅의 에너지와 접촉하는 것을 돕는 기기들도 개발되었다. 지구가 가진 전자기파의 주파수는 자율신경계를 안정화시키고 심신의 이완을 유도하는 파장대와 일치한다. [주: 최근에는 슈만공명(Schumann's resonance)의 효과에 대한 연구도 활발하다. 슈만공명은 지표와 전리층 사이 공간이 현악기 몸통처럼 공동 공진기 역할을 하고, 번개 에너지가 현의 울림 같은 역할을 하면서 발생하는 극초저주파 공진이다. 대략 1~40Hz 사이에서 변동하며, 평균 주파수는 약 7~10Hz로, 안정 뇌파인 알파파 대역의 주파수와 유사하다.]

자연은 일종의 시각적 신경안정제다. 스트레스 반응을 일으키는 편도체는 인공적인 도시 환경에서는 활성화되고 자연에서는 안정된다. 자연 풍경을 보는 것은 뇌파 중 알파파를 증가시키는데, 이 상태에서는 이완호르몬인 세로토닌 분비가 증가한다. 따라서 자연은 스트레스의 부정적 영향을 감소시킨다. 자연 풍경은 분노와 공격성을 감소시키지만 도시 풍경은 증가시킨다. 한편, 자연의 풍경은 전대상회와 뇌섬엽을 크게 활성화하는데, 이 영역들이 활성화되는 것은 공감이 향상되는 것과 관련이 있다. 전대상회의 활성화가 부족한 것은 주의력 결핍과도 연결되어 있다. 자연 풍경은 중독과 보상을 담당하는 뇌 영역도 활성화시킨다. 이것은 자연경관이 모르핀처럼 진통 효과와 쾌감을 일으킬 수 있고, 중독을 치료할 때 도파민 대체제 혹은 해독제가 될 수 있음을 시사한다.

식물을 시각적으로 접촉하는 것만으로도 통증을 견디는 힘이 증가하고 질병으로 인한 괴로움도 완화된다. 병실에서 나무를 볼 수 있던 환자들은 입원 기간이 더 짧고, 수술 후 통증을 덜 느껴서 마약성 진통제 대신 아스피린이나 타이레놀 같은 일반 진통제를 더 많이 처방받았다(Ulrich, 1984). 실제 식물이 아닌 식물의 사진도 질병 예방 효과가 있다. 사무실 책상에 식물 사진을 놓으면 직원들의 병가 비율이 크게 감소한다. 많은 사람이 컴퓨터 바탕화면에 자연의 사진을 띄워 놓는 것은, 그것을 보기만 해도 스트레스가 감소하는 것을 은연중에 느끼기 때문일 것이다. 교실에 식물을 두면 학생들의 학업 성적도 상승한다. 자연 풍경은 긍정적인 사고도 촉진한다. 심상요법에서처럼, 마음속으로 자연을 떠올리는 것만으로도 스트레스호르몬이 감소하고 면역지표가 개선된다. 이처럼 우리의 몸과 마음이 자연을 느끼도록 하는 모든 일들이 스트레스 반응을 감소시키고 치유를 촉진하며 능률을 향상

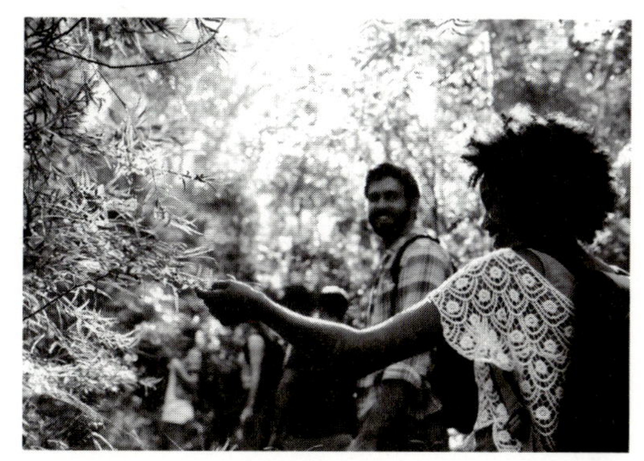

시킨다.

간접적으로 자연을 접하는 것도 치유 효과가 있지만, 자연과 직접 접촉하는 것에 비할 수는 없다. 자연이라는 벽이 없는 공간은 우리에게 심리적 해방감을 줄 뿐 아니라, 인공적으로 조성된 환경에서는 기대할 수 없는 수많은 치유의 요소를 제공한다. 자연의 경관, 자연의 소리, 맑은 공기와 자연의 향기, 자연 광선, 음이온은 심신을 안정시키고 신체의 치유 기제를 활성화한다. 숲과 같은 자연 속에서의 활동은 우리를 몸과 마음이 형성되던 원초적 환경으로 돌아가게 하고 잠들어 있던 감각들을 되살려 준다. 후각 자극은 매우 빠르게 변연계를 자극하여 심신 변화를 유도하기 때문에 자연의 향기는 신속히 전신의 호르몬 균형을 조절하고, 몸이 기억하는 오래된 감각을 떠올리게 하면서 심신의 이완을 유도한다. 따라서 숲에 가면 자신도 모르는 사이에 숨을 깊이 들이쉬게 되면서 호흡이 길어지고 편안해지는 것을 경험한다.

나무에서 분비되는 각종 피톤치드(phytoncide)들은 다양한 생리 활성을 발휘한다. 피톤치드는 식물이 세균, 해충, 곰팡이 등에 저항하기 위해 분비하는 휘발성 물질로, 항산화, 항염증, 항균 작용이 있어 심신의 치유와 회복을 촉진하고, 이완을 유도하여 스트레스 반응을 상쇄한다. 바람 소리, 물 흐르는 소리 같은 리드미컬한 소리는 이완 뇌파인 알파파를 증가시킨다. 숲이나 흐르는 물 근처에 풍부한 음이온은 알파파를 증가시키며 부교감신경을 자극하여 이완을 촉진하고 스트레스, 우울, 불안을 완화한다. [주: 우울증, 불안증, ADHD가 겨울철에 더 악화되는 것은 겨울에 음이온이 감소되는 것과도 관련이 있는 것으로 보인다.]

자연이 주는 가장 큰 혜택은 단연 햇빛이다. 햇빛은 인공조명이 결코 대신할 수 없는 치유력을 가지고 있다. 2000년 전 로마의 의사들은 정신장애 환자에게 정원을 산책하게 하고, 우울증이나 만성 소화장애 환자에게는 햇빛이 풍부한 곳에서 생활하도록 했다. 햇빛이 많이 드는 병실에 있는 환자는 회복 속도가 더 빠르고 사망률도 낮다. 또한 수술 후 통증을 덜 느껴 진통제 사용량이 적고 스트레스도 덜 느낀다. 햇빛은 세로토닌의 생산을 증가시켜 우울감을 감소시키고 스트레스를 완화시켜 준다. 또한 칼슘 대사에 필수적인 비타민D의 합성을 증가시켜 뼈를 튼튼히 하는 데 도움이 된다. 자연광이 잘 드는 사무실과 교실 환경은 집중력 향상, 스트레스 감소, 생산성 및 학업 향상에 기여한다. 충분한 자연광 채광은 수면의 질 향상, 기분 안정, 전반적인 건강 증진에도 긍정적 영향을 미치므로, 실내 채광은 주거용 건축 설계에서도 중요한 부분으로 여겨진다(Mahmoud et al., 2023).

자연 속에서 걷는 것과 실내에서 러닝머신 위를 걷는 것은 소설책과 빈 공책만큼이나 큰 차이가 있다. 자연에는 이야기가 있고, 건강과 웰빙을 구성하는 풍부한 소재들이 담겨 있다. 걷는 행위 하나면 놓고 보더라도, 평지보다는 산길이나 자갈길처럼 굴곡이 있는 땅 위를 걷는 것이 더 효과적이다. 굴곡이 있는 표면 위를 걸으면 평소에 사용하지 않던 다리와 발목 근육을 사용하게 되므로 하체의 혈액이 상체로 잘 순환하게 되고 심혈관계 부담이 감소한다. 한편, 자연 속의 신체활동을 통해 우리 몸은 수많은 미생물과 접촉하게 되는데, 이 중 상당수는 우리가 유익균이라 부르는 것으로, 신체적 건강뿐 아니라 심리 · 행동적 건강에도 광범위한 영향을 준다. [주: '〈글상자 9-2〉 스트레스와 장내미생물'을 참고하라.]

주거지 근처에서 자연환경을 접하기 어렵다면 원예도 훌륭한 대안이다. 원예 프로그램은 제1차 세계대전 말에 군인들의 PTSD 치료를 위한 보조 수단으로 도입되었고, 곧이어 병원원예치료사라는 직업도 공식 등록되었다. 원예활동은 우울증 치료와 노인의 인지기능 유지에도 매우 유익하다.

## 4. 라이프스타일과 생활환경 중재법

건강은 특정 위험인자의 유무나 몇몇 생리적 지표의 증감으로 판단할 수 있는 것이 아니다. 건강은 수많은 변수들이 시공간적으로 상호작용하는 패턴이다. 300mg/dL라는 높은 혈당은 식사의 영향으로만 설명할 수 없다. 부족한 수면, 앉아서만 지내는 생활, 스트레스, 야식을 즐기는 가정 분위기, 잦은 회식, 건강검진 시스템이나 당뇨병에 대한 대중교육의 부재, 췌장 · 갑상선 · 부신의 질병이 모두 혈당을 상승시키는 원인이 될 수 있다.

1974년 캐나다의 보건부 장관이던 마크 라론드(Marc Lalonde)가 낸 보고서는 기존의 의료 패러다임을 건강의 다요인적 접근 패러다임으로 전환한 획기적인 문서로 평가된다(Lalonde, 1974). 이 보고서에서 따르면, 건강을 결정하는 요인은 유전과 같은 생물학적 요인, 보건의료 시스템, 라이프스타일, 생활환경 등 네 부분으로 나눌 수 있는데, 이 가운데 가장 큰 영향을 미치는 것은 라이프스타일이고 그 다음은 생활환경이다.

스트레스는 음주, 흡연, 수면 부족, 폭식 등 불건강한 라이프스타일을 유도하는 직접적인 원인이다. 그런데 스트레스와 라이프스타일의 관계는 그리 단순하지가 않다. 스트레스가 불건강한 라이프스타일을 만들기도 하지만, 스트레스의 상당 부분은 불건강한 라이프스타일이 유발하기 때문이다. 예를 들면, 커피, 담배, 밤낮이 바뀐 생활은 신체에 스트레스 반응을 일으키며, 야식과 음주도 수면을 방해하고 피로를 유발하여 스트레스를 만든다. 그리고 그 스트레스가 다시 불건강한 행동의 원인이 된다. 따라서 라이프스타일을 돌보지 않는 스트레스 관리는 모래 위에 집을 짓는 것과 같다.

21세기에 등장한 현대 의학의 새 분야인 라이프스타일의학(lifestyle medicine)은 질병의 예방, 치료, 관리 및 건강증진과 삶의 질 향상을 위해 건강한 라이프스타일을 주된 중재법으로 채택하는 근거중심의학으로 정의된다(신경희, 2022). 스트레스 관리는 식생활, 신체활동, 건강한 수면, 사회적 지지망 확보 등의 영역과 더불어 라이프스타일의학의 가장 기본적인 중재 영역 중 하나다.

### 1) 식생활

파키스탄의 훈자 마을은 120세에도 노동을 하고 90세에도 아이를 낳는다고 했던 세계적인 장수촌이었지만, 1970년부터 서구식 식문화가 침투한 후 상황이 달라졌다. 장수 국가인 일본 안에서도 대표적인 장수촌이었던 오키나와 역시 2000년대 들어 일본의 다른 지역과 평균수명의 차이가 없어졌다. 특히 남성의 평균수명은 2000년 조사에서 20위 밖으로 밀려나고, 당뇨병과 간질환 사망률이 전국에서 가장 높은 것으로 나타나기도 했다. 역시 급속한 서구식 식생활의 확산이 원인으로 분석된다.

'의사들의 의사'라고 불리는 조엘 펄먼(Joel Fuhrman)은, 질병의 90%는 먹는 것 때문에 생기므로 건강한 음식을 먹으면 충분히 예방할 수 있고, 설령 만성질환이 있더라도 약 대신 음식으로 치료해야 부작용이 없다고 설명한다. 현대의 질병들은 과거처럼 못 먹어서 생기는 것이 아니라, 먹어서 생기는 것들이다. 비만, 당뇨병 같은 질병은 말할 것도 없고, 고혈압, 고지혈증, 지방간, 위염 등 만성질환도 먹어서 생긴 식원병이다. '암(癌)'이라는 한문 글자에는 '입 구(口)'자가 세 개나 들어 있는데, 뜻을 풀어보면 음식을 산처럼 쌓아놓고 먹어서 생기는 병이라는 의미다. WHO 산하 국제암연구소(International Agency for Research on Cancer: IARC)의 보고서에 따르면, 암의 30%는 음식에 의해 발생한다.

우리가 음식을 통해 먹는 것은 단지 영양소가 아니다. 음식은 물리적 실체로서 우리의 신체를 만드는 재료이기도 하지만, 감정적, 사회적, 나아가 영적인 것이기도 하다. 우리는 빈 위장을 채우기 위해서도 음식을 먹지만 마음이 허전하거나 외로울 때도 음식을 먹는다. 이와 같이 실제로는 배가 고프지 않지만 감정이나 기분에 따라서 음식을 섭취하는 것이 정서적 섭식이다. 소울푸드(soul food)는 아프거나 고단할 때 몸은 물론 마음의 기운을 차리게 해 주는 음식을 가리키는 말이다. "밥 한번 먹자"는 말은 사회적 관계를 돈독히 하자는 의미이고, 성찬식에서 떡과 포도주를 먹는 것은 신앙을 확인하는 행위다. "냉장고를 보여 주면 다 보여 주는 것이다"라는 말이 있을 만큼, 식생활은 한 사람의 라이프스타일에 대한 정보가 집약된 곳이기도 하다. 이처럼 음식은 우리 삶에서 광범위하고 통합적인 기능을 한다.

우리가 먹는 음식이 정말 마음과 행동에도 영향을 미칠 수 있는가? 19세기 말 미국의 의사 피터 레먼디노(Peter Remondino)는 범죄가 어느 정도는 부적절한 영양 때문이라고 주장했는데, 2002년에 그것이 사실임을 확인한 연구가 발표되었다. 교도소 재소자 231명에게 매일 종합비타민, 미네랄, 필수지방산(오메가-3 포함) 등 영양보충제를 제공하자, 폭력과 같은 심각한 규율 위반 행위가 37%나 감소했던 것이다(Gesch et al., 2002). 이 효과는 영양보충제 제공을 중단하자 사라졌다. 오메가-3 지방산을 더 많이 먹는 국가일수록 살인율이 낮고, 아동기에 설탕을 많이 섭취한 사람은 성인이 되어 난폭한 범죄를 저지르는 경향이 유의하게 높다. 빵, 쿠키, 칩 같은 가공식품을 많이 섭취하면 우울증 위험이 증가하며, 시장의 설탕 소비량 증가는 향후 우울증 증가를 예측할 수 있는 지표다.

우리가 스트레스를 느낄 때 찾는 음식들은 대개 달고 기름지고 자극적인 것이다. 그런데 이런 음식들은 오히려 부정적인 감정을 증가시키며, 중독성이 있어 과식을 유발하고 비만과 만성질환의 위험을 높인다. 정제된 곡물로 만든 빵·과자·케이크, 주스와 가당 음료, 사탕, 아이스크림 같은 것들은 더욱 문제가 된다. 이들은 당지수(glycemic index: GI)가 높아서 쉽게 혈당을 상승시키는데, 이로 인해 인슐린 분비가 증가되고 결국 인슐린저항성을 야기하여 대사증후군 위험이 높아진다. 인슐린 분비가 증가하면 교감신경이 자극되어 신체는 스트레스 상태가 된다. 정제된 탄수화물은 만성염증을 증가시키는데, 하루 한 캔의 청량음료를 섭취하는 것만으로도 염증지표가 상승한다. 염증이 증가하면 우울증 위험도 증가한다. [주: 2장의 '3. 정신신경면역학'을 참고하라.]

한때는 사탕이나 청량음료를 브레인 푸드(brain food)라 광고했고, 일부 학자들은 이런 식품이 뇌 기능을 효율적으로 유지시킨다고 주장했다. 비록 단순당이 즉각적으로 혈당을 올려서 뇌 기능을 촉진할 수는 있더라도, 이 효과는 잠깐만 나타나는 것이고 이후의 상황은 다른 방향으로 전개된다. 혈당이 갑자기 상승하면 췌장이 즉시 인슐린을 분비하여 혈당을 떨어뜨리게 되고, 혈당의 빠른 감소는 또다시 단 음식을 갈망하는 상태를 만든다. 단 음식을 섭취하면 다시 혈당이 치솟고 이어서 인슐린 분비가 뒤따르면서 혈당이 감소하는 악순환, 즉 당사이클이 반복된다. 앞에서도 언급한 바와 같이 단순당이 잠시 동안 정신적 강장제 효과를 내는 것은 마약이 작동하는 방식과 그다지 다르지 않다.

당분과 지방 함량이 높은 가공식품들은 체내 비타민B를 소모하고 활성산소를 많이 생산하여 피로감을 일으킬 수 있다. 가공식품에 들어 있는 방부제, 발색제, 감미료, 산화방지제 등의 식품첨가물은 소화기장애, 아토피를 비롯한 피부질환의 원인이 되어 스트레스를 높인다. 가공식품에 많이 함유된 트랜스지방도 활성산소를 증가시켜 산화 스트레스를 유발한다. 트랜스지방을 많이 섭취하면 기억력이 감소된다는 보고도 있는데, 트랜스지방이 유발하는 산화 스트레스가 해마에 해로운 영향을 주기 때문인 것으로 해석된다(Golomb et al., 2015).

스트레스로 인해 신체에서 대사가 항진되면 비타민, 미네랄, 항산화성분이 고갈되기 쉽다. 과일과 채소는 비타민과 미네랄이 풍부할 뿐 아니라, 비타민C, 비타민E, 카테킨(catechin), 레스베라트롤(resveratrol), 케르세틴(quercetin) 등 다양한 항산화물질을 포함하고 있으므로 충분히 섭취하는 것이 좋다. 세로토닌을 활성화시키려면 비타민$B_6$가 필요한데, 이 역시 스트레스로 인해 부족해질 수 있으므로 식품을 통해 충분히 섭취해야 한다. 비타민$B_6$는 닭고기 · 돼지고기 등 육류, 참치 · 연어 · 고등어 등 생선류, 병아리콩 · 렌틸콩 · 강낭콩 등 콩류, 현미 · 귀리 등 통곡물, 시금치 · 브로콜리 등 채소에 함유되어 있으며, 과일 중에는 바나나의 비타민$B_6$ 함량이 높은 편이다.

우리가 먹는 음식에는 세포의 신호전달 시스템을 교란하는 가짜 전령물질들이 들어 있다. 신경전달물질, 호르몬, 사이토카인과 비슷하게 생긴 이들 가짜 전령물질에 의해 몸과 마음이 조종되는 것을 이종조절(xenohormesis)이라 한다. 동물호르몬, 식물호르몬, 항생제, 농약, 식품첨가물 등 헤아릴 수도 없고, 식품성분표에 전혀 표시되지도 않는 물질들이 가짜 신호로 작용하여 유전자 발현 방식을 바꾸고 이종조절을 일으킨다. 이러한 물질들은 주로 육류와 가공식품을 통해 인체에 유입된다. 미국라이프스타일의학회(American College of Lifestyle Medicine: ACLM)는 동물성 식품과 가공식품을 모두 피하고 식물-기반 전체식품(whole food plant-based: WFPB)을 섭취할 것을 권장한다. 각 사람의 건강 상태를 불문하고, 질병을 예방, 중단, 역전(reverse)시키고 노화를 늦추는 가장 좋은 식단이 WFPB라는 증거는 매우 강력하며 지속적으로 늘어나고 있다. [주: 전체식품은 최소한으로 가공 처리한

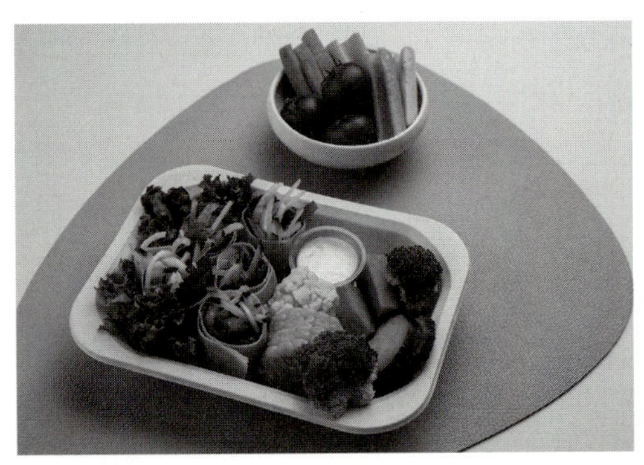

**글상자 ⑨-2 스트레스와 장내미생물**

장내미생물은 신체적 건강만이 아니라 정서와 인지에도 영향을 미친다. 2017년 아일랜드 연구진은 장내미생물이 스트레스를 조절할 수 있다는 연구 결과를 발표했다(Foster et al., 2017). 연구진은 실험쥐를 두 그룹으로 나누고 한 그룹에는 섬유질이 적은 먹이를 주어 장내미생물이 서식하기 어렵게 하고, 한 그룹에는 섬유질이 풍부한 곡물과 채소 위주의 먹이를 제공한 후, 두 그룹에게 반복적, 지속적으로 스트레스를 주었다. 미생물 서식이 방해된 그룹은 스트레스에 따른 불안, 우울 증상을 보인 반면, 다른 그룹은 그러한 증상을 보이지 않았다.

장내미생물이 심신의 건강과 노화에 미치는 영향이 속속 확인되면서, 프로바이오틱스 시장은 엄청나게 성장했다. 그러나 프로바이오틱스를 섭취하는 것보다 더 중요한 것은 그들이 장에서 생존할 수 있는 환경을 조성하는 것이다. 세균에 의해 일어나는 발효와 부패는 생화학적으로 똑같은 과정이다. 그 결과물이 우리에게 유익하면 발효되었다고 하고, 그렇지 않으면 부패했다고 한다. 기온이 섭씨 36.5도까지 치솟은 한 여름에 갓 버무린 김치와 소고기 한 덩어리를 밖에 내두면 하룻밤 사이에 김치는 발효되고 소고기는 부패한다. 김치에는 발효균 또는 유익균이라 불리는 세균이, 소고기에는 부패균 또는 유해균이라 불리는 세균이 증식한 결과다. 우리가 김치와 소고기에 세균을 직접 접종하지 않아도, 세균들은 늘 주변에 있다가 자신들의 먹이가 있는 곳에 자리를 잡고 증식한다. 그 세균들은 우리 몸 안에도 있다. 여름날 김치와 소고기에 벌어진 일이 우리가 채식을 하거나 육식을 했을 때 장에서 벌어지는 일이다. 유익균, 곧 프로바이오틱스를 섭취하는 것보다 그들의 먹이가 될 음식을 섭취하는 것이 더 중요한 이유다.

사람의 장은 육식동물보다는 초식동물의 장을 닮았고, 적어도 장내미생물과 관련해서 보면 육식 위주의 식생활은 사람에게 이득이 되기보다는 해가 되는 면이 크다. 예를 들면, 죽상동맥경화증을 유발하는 TMAO(trimethylamine N-oxide)의 경우가 그렇다. 적색육을 비롯한 동물성 식품을 통해 섭취되는 콜린과 L-카르니틴(L-carnitine)은 장내미생물에 의해 대사 되어 TMA(trimethylamine)가 된다. TMA는 다시 간에 존재하는 FMO3(flavin monooxygenase 3)에 의해 TMAO로 변환된다. 혈액 안에 TMAO 농도가 증가하는 것은 주요 심혈관질환의 발병 및 그와 관련된 병리적 지표의 상승과 상관관계가 있다. 대장암을 비롯한 암과 당뇨병의 위험도 상승시킨다.

장내미생물은 우리 몸속의 내부 환경이다. 이 내부 환경을 'invironment'라 부르기도 한다. 내부 환경은 음식, 스트레스, 신체활동, 다른 사람과의 접촉, 자연과의 접촉 같은 라이프스타일에 의해 조성된다.

식품이다. 과자와 맥주, 백미밥과 막걸리만 먹어도 채식이 되지만, 정제곡물이나 알코올은 가공된 식품이며 건강한 채식이 아니다. WFPB는 건강한 채식이다. 건강 식단의 대명사인 지중해식단(Mediterranean diet)과 전통 한식은 WFPB에 가까운 식단이다.]

## 2) 수면

우리는 인생의 1/3이나 되는 시간 동안 잠을 잔다. 그래서 잠을 잘 자는 것은 인생의 1/3을 완벽하게 사는 방법이라고도 한다. 잠을 잘 잔다는 것은 심신이 건강하다는 것을 보여 주는 지표이자 젊다는 증거다. 잠을 잘 잔 후에는 우울감과 불안감도 사라지고 행복감은 증가한다.

수면 부족은 고혈압, 심장병, 뇌졸중을 비롯한 심·뇌혈관질환과 대사증후군, 당뇨병 등 대사질환의 발생 위험과 사망률을 증가시킨다. 당뇨병을 예로 들면, 5시간 이하 수면은 당뇨병 위험을 2.5배 높인다. 건강한 사람이라도 수면이 부족하면 혈당 관리에 어려움을 겪게 된다. 불충분한 수면으로 인해 면역기능이 손상되면 각종 감염증이 증가하고 암 발생 위험도 상승한다. 수면 시간이 감소하면 수명도 짧아지는데, 6~8시간 이하의 수면은 조기사망 위험을 12%나 증가시킨다. 만성적인 수면 부족은 우울증, 불안증, 물질사용장애, 자살 시도 같은 문제와도 강한 상관이 있다.

잠을 자지 않으면 기억과 학습에도 문제가 발생한다. 우리가 낮에 경험한 일은 뇌에 기억으로 저장된다. 생리학적으로 기억이라는 것은 신경세포들이 특정 패턴으로 연결되어 동시에 흥분할 수 있게 되는 현상이다. 잠을 자는 동안 이 연결이 다시 활성화되면서, 일종의 복습 또는 반복학습이 일어난다. 신경세포 사이의 연결이 다시 활성화되면 그 연결은 더욱 강해진다. 이런 식으로 기억이 굳어지고 장기기억이 형성되는 것이다. 따라서 잠을 자지 않으면 낮에 만들어졌던 신경세포 간의 연결이 끊어지고 새로 배우거나 경험한 것들은 쉽게 잊혀진다. 만성 불면증 환자는 인지기능이 현저히 감소하는데, 잠자는 동안의 기억 다지기가 이루어지지 않는 것도 원인이지만, 잠이 부족하여 낮에 주의력과 집중력이 떨어지는 것도 문제를 증가시킨다.

수면 중에는 뇌에 쌓인 노폐물도 청소된다. 알츠하이머병 환자의 뇌에 축적되는 아밀로이드-베타는 각성 중에 증가하고 자는 동안 감소한다. 뇌 안에는 아밀로이드-베타를 비롯한 노폐물을 배출하고 뇌 세포에 영양을 공급하는 순환 시스템이 있다. 글림프시스템(glymphatic system)이라 불리는 이 시스템은 주로 수면 중에 작동한다. 따라서 수면이 부족하면 알츠하이머병 발병 위험이 높아진다. 알츠하이머병은 타우(tau)라는 단백질이 침착되는 것도 특징이다. 노인만이 아니라 젊은 성인 역시, 단 하루만 잠을 자지 않아도 타우 단백질이 증가한다(Benedict et al., 2020).

나이가 들면서 수면시간이 적어지는 것을 자연스럽게 생각하는 사람이 많지만, 연령 불문하고 7~8시간의 수면이 필요하다. 그 이상이거나 이하면 각종 원인으로 인한 사망, 심・뇌혈관질환, 당뇨병 위험이 증가한다. 취침시간과 기상시간을 일정하게 하는 것도 중요하다. 평소보다 늦게 자더라도 같은 시간에 일어나야 한다. 이것은 주말과 휴일에도 적용되어야 하는 규칙이다.

잠을 잘 자려면 야식을 피하고 저녁식사와 취침시간 사이에 3~4시간 정도 간격을 둔다. 배가 고프면 오렉신 시스템의 활동이 활발해져서 잠들기 어려워진다. 하지만 잠자기 직전에 식사를 하면 소화 과정에서 발생하는 열 때문에서 숙면을 취하기 어렵다. 식사로 인한 고혈당도 수면을 방해한다. 또한 잠자기 전에 먹는 습관을 들이면 생체리듬이 그 습관에 맞추어져서 잠을 자야 하는 시간에 몸의 각성 수준이 높아진다. 카페인 음료, 담배, 알코올 등 수면을 방해하는 물질은 피한다. 잠을 자기 위해 알코올을 찾는 사람들이 많은데, 알코올은 잠이 빨리 들게는 하지만 2단계 수면을 방해하고 수면 후반에 자주 깨게 하여 수면의 질을 저하시킨다.

좋은 수면을 위해서는 좋은 수면 환경을 만들어야 한다. 야간에 광원에 노출되는 것은 수면 호르몬인 멜라토닌 분비를 감소시킨다. 대개 가정의 실내조명은 밝기가 500~700럭스인데, 그보다 낮은 밝기에서도 멜라토닌 분비가 영향을 받는다. 400럭스 조명에 30분 노출되거나 300럭스 조명에 두 시간만 노출되어도 밤에 멜라토닌 수준이 크게 감소한다. 따라서 잠자기 전에는 거실이든 침실이든 최대한 조명을 낮추는 것이 좋다. 조명보다 더 주의해야 하는 것은 잠자리에서까지 스크린 기기를 사용하는 습관이다. TV, 스마트폰, 태블릿, 컴퓨터 등 디지털 기기 화면을 응시하거나 사용하는 총 시간을 스크린 타임(screen time)이라 하는데, 스크린 타임 증가는 수면의 양과 질을 감소시키고 스트레스 수준을 증가시킨다. 특히 과도한 스마트폰 사용은 수면 문제 외에도, 심신의 건강, 학습 및 인지기능, 뇌 구조에 이르기까지 광범위한 영역에서 문제를 야기한다(Wacks et al., 2021). 한편, 낮에는 밝은 곳에서 지내는 것이 밤에 잘 자는 데 도움이 된다. 밝은 빛은 세로토닌 생산을 증가시키는데, 세로토닌은 멜라토닌의 전구물질로, 어두워지면 세로토닌이 멜라토닌으로 전환된다.

사람에 따라서는 음식이나 영양제가 수면에 도움이 되기도 한다. 칼슘은 중추신경계에서 진정작용을 하므로 칼슘 부족으로 불면증이 초래될 수 있고, 자다가 자주 근육에 쥐가 나는 것도 칼슘 부족이 원인일 수 있으므로, 이런 경우에는 칼슘 섭취가 도움이 된다. 천연의 신경안정제라 불리는 마그네슘은 칼슘을 흡수하는 데 필요한데, 만성적으로 스트레스를 받으면 마그네슘이 고갈될 수 있다. 비타민B군은 세로토닌, 멜라토닌 합성에 반드시 필요한 물질이므로, 수면 및 정신 건강과 밀접한 관계가 있다. 비타민B군이 결핍되면 불면증, 수면의 질 저하, 불안, 우울 등의 증상이 나타날 수 있다.

이상의 영양소들이 모든 사람에게 도움이 되는 것은 아니다. 수면장애가 영양소 결핍 때문에 발생한 것이 아니라면, 별도로 더 섭취하더라도 수면장애가 개선되지 않을 것이다. 음식이든 영양제든, 무언가를 더 먹어서 해결하려는 태도는 모든 것을 약으로 해결하려는 태도와 별반 다르지 않다. 사실 수면장애는 약물보다 심리 · 행동적인 측면에서 치료되어야 하는 경우가 많다. 스트레스가 불면증의 가장 흔한 원인이라는 사실을 고려하면 이는 당연한 것이다. 따라서 만성불면증 1차 치료에는 각종 이완요법과 인지행동치료가 권장되고 있다.

위와 같은 방법으로도 수면장애가 해소되지 않고 그로 인해 일상생활이 지장을 받는다면 수면제 사용을 고려해 볼 수도 있을 것이다. 하지만 반드시 의사의 처방에 따라 정해진 양을 사용해야 하고 작용시간이 짧은 수면촉진제를 단기간만 복용해야 한다. 수면제에 의해 유도된 수면은 정상 수면과 다를 수 있다. 약의 도움으로 빨리 잠이 든다고 해도 그것이 질적으로 좋은 수면을 보장하는 것은 아니다.

### 3) 자연과 동조된 규칙적 생활

시간에 대한 강박은 현대인의 가장 흔한 스트레스원 중 하나다. 효율적으로 시간을 관리할 수 있는 기술을 습득하는 것만으로도 일상의 스트레스는 상당히 감소될 수 있다. 규칙적인 생활은 효율적 시간 관리의 기본 원칙이다. 규칙적인 생활은 심신에 예측가능성과 통제가능성을 높여 스트레스를 감소시킨다. 인위적으로 라이프스타일을 자주 변경하는 것은 심신에 커다란 스트레스가 된다. 주야 교대근무는 비만, 심혈관질환, 대사질환, 암 발병률 증가와 상관이 있다(Soltanzadeh et al., 2024).

규칙적인 생활의 중요성을 보여 주는 좋은 예가 월요병(monday blues)이라는 현상이다. 월요병은 전 세계 사람들이 월요일에 공통적으로 경험하는 심신의 피로감인데, 이것을 사회적 시차증(social jet lag)으로 설명하기도 한다. 즉, 주말 동안 평소와 다른 생활을 하게 되면서 신체 시계와 생활 시계가 어긋나게 되어 피로를 경험하게 된다는 것이다. 휴일에 평소보다 2시간 더 자는 것만으로도 한 주 동안의 신체 리듬이 깨져서 월요병이 발생할 수 있다.

많은 사람들이 규칙적인 생활을 하지 않는 것도 문제지만, 그 규칙이 반드시 자연의 규칙에 동조되어야 한다는 점이 간과되는 것은 더 큰 문제다. 최근 시간생물학(chronobiology)이 의학계의 화두로 부상했다. 시간생물학은 생물체의 생리적 기능과 행동의 주기적 변화에 대해 연구하는 학문이다. 태양은 지구에 있는 모든 생명체의 생체시계 조절에서 가장 중요한 정보 제공자, 즉 자이트게버(zeitgebers)다. 자이트게버는 시간 제공자(time giver)라는 뜻으로, 생체의 생물학적 리듬을 지구의 24시간 명암주기나 12개월 연주기에 동기화시키는 신호를 가리킨다. 수면을 예로 들면, 우리가 매일 잠을 자고 깨는 리듬은 기본적으로 해가 뜨고 지는 시간에 맞추어져 있고, 하절기에 덜 자고 동절기에 더 자는 일 년 주기의 리듬은 햇빛의 양에 의해 변동한다. 태양 이외의 자이트게버로는 달, 온도, 기압, 소리 같은 환경적 요인, 그리고 음식물 섭취, 운동 같은 행동적 요인이 있다.

생체시계는 거의 모든 세포에 존재하며 계층적으로 조직화되어 있다. 세포들은 자이트게버를 이용하여 생체시계를 동기화한다. 시상하부의 시교차상핵은 중추시계(central clock, master clock)이며 일종의 표준시계다. 시교차상핵 세포에서 발신되는 신호를 표준시간으로 하여 전신의 세포가 동일한 시간 정보를 받는다. 아침에 빛 정보가 시교차상핵에 전달되면서 중추시계가 수정되는데, 이를 광동기화라 한다. 주로 햇빛에 의해 조절되는 중추시계와 달리, 말초 조직에 있는 말초시계(peripheral clock, slave clock)들은 온도, 수면 및 시차 변화, 식사, 운동의 영향도 받는다. 따라서 불규칙적인 라이프스타일로 인해 중추시계와 말초시계들 사이에 불일치가 발생할 수 있고, 이는 대사 시스템의 일주기 항상성에 혼란을 초래하게 된다.

중추시계와 말초시계들이 오케스트라 연주처럼 조화롭게 작동하기 위한 전제조건은 수면, 식사, 운동을 비롯한 라이프스타일을 자연환경 변화에 맞추어 규칙적으로 실천하는 것이다. 불규칙한 수면이 건강에 해로운 것처럼, 불규칙한 식사나 불규칙한 운동도 마찬가지다. 또한 규칙적인 것 못지않게, '언제' 규칙적으로 하는가도 중요하다. 예를 들면, 당뇨병은 식사, 운동, 수면을 비롯한 라이프스타일과 밀접하게 관련된 질환이고, 식사, 운동, 수면 모두 일주기 리듬의 자이트게버다. 생체시계들이 제각각 움직이고 생체리듬이 교란되면 혈당 조절에 관여하는 호르몬 분비와 유전자 조절에 혼란이 빚어지고, 이는 인슐린저항성, 췌장 베타세포의 기능 저하, 염증반응을 야기하여 당뇨병의 병리적 과정을 촉진한다. 연구에 따르면, 야간 근무자는 주간 근무자보다 당뇨병 발병률이 44%나 높고, 비만과 과체중도 더 많다. 늦게 자고 늦게 일어나는, 소위 저녁형(late chronotype) 사람은 일찍 자고 일찍 일어나는 아침형(early chronotype) 사람보다 당뇨병 위험이 2~2.5배 상승한다. 섭식을 조절하는 호르몬인 렙틴의 혈중 농도는 새벽 2시경 가장 높고, 인슐린에 대한 세포의 민감성은 오후보다 오전이 높다. 해가 진 후 금식을 하는 것만으로도 한 달 만에 체중을 3kg 감량할 수 있다. 이런 사실들은 수면이나 식사를 규칙적으로 해야 한다는 점과 더불어, 먹거나 자는 데 좋은 시간과 좋지 않은 시간이 있다는 것을 알려준다.

아침형이든 저녁형이든 규칙적으로만 생활하면 된다는 생각은 사회 전반에 만연한 그릇된 통념이다. 아침형 사람을 위한 태양과 저녁형 사람을 위한 태양이 따로 뜨는 것이 아니기 때문이다. 규칙적인 생활은 자연의 질서와 인체의 질서가 동조화되었을 때 최고의 효과를 발휘한다. 저녁형 사람은 아침형 사람에 비해 우울증이 발병할 가능성이 2배 정도 높다고 알려져 있는데, 저녁형인 사람이 1시간만 일찍 자고 일찍 일어나도 우울증 발병 가능성이 크게 감소한다. 새벽 1시에 잠자리에 드는 사람이 자정에 잠자리에 들면 우울증 위험이 23% 감소하고, 한 시간 더 당겨 11시에 잠자리에 들면 40%까지 낮아진다(Daghlas et al., 2021). 아침 운동은 전립선암이나 유방암으로부터 보호하는 효과가 있는데, 이 효과는 아침형 사람보다 중간형과 저녁형에서 더 두드러지게 나타난다(Weitzer et al., 2021). 이들은 운동의 효과와 함께 생활 시간 조절의 효과를 얻게 된다. 많은 사람들이 자신은 저녁형이지만 건강에 문제가 없다고 말한다. 그러나 저녁형 사람도 자연의 시계에 생체리듬을 맞추면 잠재된 건강과 능력을 더 많이 실현할 수 있다.

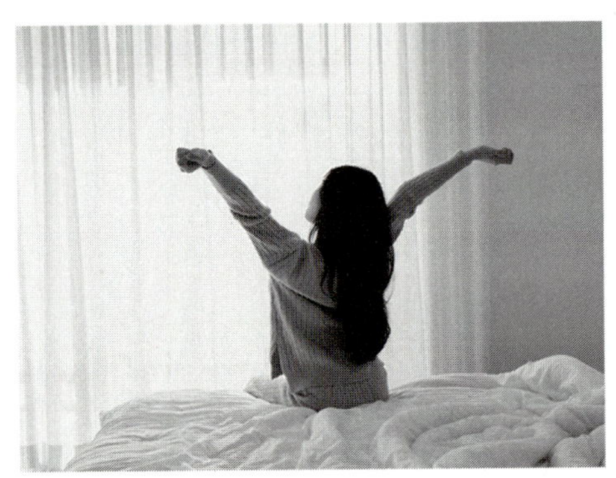

일찍 일어나는 사람들에게 우울증이 적은 이유로는, 이들이 햇빛을 더 많이 누린다는 점을 빼놓을 수 없다. 인간은 전구가 발명되기 전까지 해가 뜨면 일어나고 해가 지면 잠자리에 드는 아침형 사회에서 살았다. 저녁형 사람은 자연의 시계뿐 아니라 사회적 시계와도 맞지 않는 부자연스러운 상태에서, 스스로 심신의 스트레스, 나아가 사회적 스트레스를 만들고 있는 것일 수 있다.

### 4) 금연, 절주, 카페인 제한

술, 담배, 커피는 가장 흔히 이용하는 스트레스 완화 수단이지만 실제로는 스트레스를 유발하는 원인이다. 스트레스 증가와 흡연 증가는 상관관계가 있으며, 스트레스는 금연을 하던 사람이 다시 흡연을 하게 만드는 가장 위험한 요인 중 하나다. 비록 흡연에 일시적 진정 효과가 있더라도, 흡연은 스트레스 반응과 같은 생리적 반응을 일으킨다. 게다가 심리적인 진정 효과에 대해서도 상반된 연구 결과들이 많다. 한 보고에 의하면, 비흡연자보다 흡연자의 약물중독이 3.4배나 되고, 자살률도 흡연자가 3배나 높다. 이것은 흡연할 때 느끼는 진정 효과가 궁극적인 심리적 안정으로는 이어지지 않는다는 것을 시사한다. 흡연은 정신병(psychosis) 발병 위험도 높일 수 있다(Gurillo et al., 2015). [주: 〈글상자 9-3〉을 참고하라.]

흡연과 관련된 질병으로는 폐질환이 가장 먼저 떠오르지만, 니코틴은 강력한 혈관 수축 효과를 가지고 있어서 심혈관계에 더 직접적이고 치명적인 결과를 초래할 수 있다. 니코틴의 혈관 수축 작용에 의해 관상동맥이 받는 저항은 20%나 증가한다. 스트레스 상황에서는, 카테콜아민에 의해 상승한 혈압이 흡연 때문에 더 높아지므로 심장의 부담은 더욱 커지고 협심증 발생 위험도 증가한다. 스트레스도 위궤양의 위험요인이지만 흡연도 위궤양을 악화시킨다. 담배에 들어 있는 발암물질들이 폐암을 비롯한 여러 악성종양을 일으킨다는 것은 주지의 사실이다. 미국에서는 전체 사망의 1/5이 흡연에서 기인하고, 미국인이 참가한 모든 전쟁에서 사망한 사람보다 10배 이상 많은 사람이 흡연으로 인해 사망한 것으로 분석된 바 있다.

흡연자 중 2/3 이상은 지난 1년 동안 금연을 생각해 본 적이 있고, 1/2은 지난 1년 동안 실제로 금연을 시도했었지만 성공한 사람은 많지 않다. 혼자 힘으로 금연에 성공하는 경우는 5%도 되지 않는다. 많은 흡연자들이 자신의 금연 능력을 과신하는 것이 오히려 장애가 된다. 담배를 끊기 어렵다는 것을 처음부터 명확히 알고, 주변의 지지와 전문적 도움을 동원하는 종합적 전략을 마련해야 한다. 금연치료를 하면 금연 성공률이 크게 상승하고, 건강보험에서 금연치료 비용을 지원하고 있음에도 불구하고, 금연치료에 참여하는 사람은 생각보다 적다. 우리나라 금연프로그램은 세계 최고 수준이다. 보건소와 병의원의 금연클리닉, 금연상담전화, 지역 금연지원센터에서 운영하는 금연캠프 등 누구나 도움을 받을 수 있는 기회가 가까이에 있다.

콩거(Conger)는 긴장감소가설(tension-reduction hypothesis)에서 알코올이 스트레스,

**글상자 9-3 흡연과 정신병**

흡연이 건강에 해로운 것은 알지만, 스트레스를 완화하고 심리적 안정과 위로를 주는 긍정적 효과도 있다는 것이 흡연자들 사이에 널리 퍼져 있는 믿음이다. 하지만 그러한 통념과는 반대로 흡연과 정신과적 장애들은 정적인 상관이 있다.

조현병을 비롯한 정신병 환자 가운데 흡연자 비율이 높다는 것은 오래전부터 알려져 있었다. 흡연과 정신병 중 어느 것이 원인이고 어느 것이 결과인지에 대해서는 의견이 분분했지만, 흡연이 정신분열 증세를 감소시키고 항정신병 약물의 부작용을 완화하는 데 도움이 되며, 무엇보다도 심리적 안정을 가져오기 때문에 정신병 환자의 흡연이 높아지는 것이라는 해석이 설득력 있게 받아들여졌었다. 그런데 이러한 해석을 뒤집는 연구 결과가 발표되었다. 영국 킹스칼리지(King's College) 연구팀은 1980~2014년 사이에 전 세계에서 진행된 61개의 연구들을 메타분석하여, 처음 정신병 증상을 보인 사람 중 흡연자 비율이 일반인 흡연자 비율보다 3배 높고, 매일 흡연하는 사람은 비흡연자보다 정신병 발병 시기가 1년 정도 빨랐음을 밝혀냈다(Gurillo et al., 2015). 요컨대, 정신병이 흡연율을 높이는 것이 아니라, 흡연이 정신병 발병에 선행한다는 것이다. 연구자들은 과도한 니코틴이 도파민 분비를 증가시켜 정신병을 유발할 수 있다는 가능성을 제시했다.

불안, 긴장을 완화하는 보상 효과가 있어서 사람들이 음주를 계속하게 된다고 설명했다(Conger, 1956). 하지만 우리가 '술'이라는 단어에서 연상하는 것들이 '숙취' '음주운전' '폭력'처럼 거의 부정적인 것이라는 사실은, 술이 궁극적으로 심리적 이득을 가져다주지 않는다는 것을 암시한다. 음주 중에는 잠시 스트레스를 잊을 수 있지만, 음주와 관련된 행동들과 음주 후에 벌어지는 상황을 보면, 결과적으로 알코올은 스트레스 해소나 문제 해결에 도움이 되지 않고 오히려 문제를 더욱 악화시키는 요인이 된다.

흡연으로 인한 사회적 피해보다 음주로 인한 사회적 피해가 훨씬 더 크다. 단순히 치료비용만 비교해도 음주의 사회적 비용이 흡연의 3배를 넘는다. 담배가 발암물질이라는 것을 모르는 사람은 없지만, 알코올이 1군 발암물질이라는 사실은 모르는 사람이 많다. 적당량의 알코올이 심혈관계 건강에 유익하다는 것이 오랫동안 정설처럼 여겨져 왔으나, 알코올의 이점에 대한 연구 결과들은 모두 철회되는 중이다. 유익한 음주량은 고사하고 안전한 음주량이라는 것도 없다. 건강을 해치지 않는 안전한 음주량은 '0'이다(Anderson et al., 2023). 국립암센터의 암 예방 수칙도 "한두 잔의 소량 음주도 피하기"를 명시하고 있다.

우리가 마시는 술은 알코올의 한 종류인 에탄올(ethanol)이다. 에탄올은 간에서 아세트알데히드(acetaldehyde)라는 독성물질로 바뀐다. 아세트알데히드는 간에서 나와 심장을 거쳐 온몸으로 퍼진다. 아세트알데히드가 체내에 축적되면 숙취가 나타난다. 뇌는 우리 몸 장기 중에서 가장 많은 혈액을 받아들이는 곳이므로 아세트알데히드의 영향을 특히 더 받는다. 반복적, 지속적인 음주는 뇌를 황폐화시켜 기억력 저하, 사고력 저하 등 돌이킬 수 없는 장애를 가져온다. 가장 심각한 합병증은 뇌 위축으로 인한 뇌의 전반적 기능 저하인데, 심한 경우에는 알츠하이머병과 구별되지 않는 알코올성 치매가 발생하기도 한다. 임신부의 지속적 음주는 태아에게 신체적 기형과 정신적 장애가 나타나는 태아알코올증후군(fetal alcohol syndrome) 같은 치명적인 결과를 초래할 수 있다. 한편, 아세트알데히드는 간의 지방을 파괴하여 과산화지질을 만드는데 이것이 간에 축적되면 알코올성 지방간이 되고, 더 진행되면 간염과 간암으로 이어질 수 있다.

알코올이 교감신경계를 자극하고 수분 배출을 억제하여 혈압을 상승시키고, 아세트알데히드가 심장 근육세포를 손상하기 때문에 음주는 고혈압, 심장병 위험도 증가시킨다. 따라서 음주와 스트레스는 심혈관계 건강에 있어서 대단히 해로운 조합이다. 대개 음식은 위를 통과한 후 소장에서 흡수되지만 알코올은 약 30%가 위에서 바로 흡수되기 때문에 위염이 생기거나 위산이 역류하여 역류성식도염이 발생할 수 있다. 알코올은 신체가 에너지를 천천히 소비하게 하고 대사능력을 감소시켜 체중을 증가시킨다. 게다가 아세트알데히드가 산화작용을 하기 때문에 음주는 노화도 촉진한다. 일주일에 8잔 이상 음주하는 사람은 치매 위험이 2배 이상 증가하며, 평균 수명도 13년 가까이 단축된다는 연구 결과도 있다(Justo et al., 2025). 요컨대, 음주는 스트레스를 해소하는 방법이 아니라, 스트레스의 온갖 악영향을 증폭시키고 새로운 스트레스를 만드는 원인이다.

카페인은 섭취하면 신속히 뇌로 전달되어 뇌의 제동 시스템 역할을 하는 아데노신(adenosine)의 활동을 차단함으로써 정신을 명료하게 한다. 하지만 스트레스 때 기분 전환을 위해 카페인 음료를 찾는 것은 좋은 방법이 아니다. 카페인이 체내에 흡수되면 부신을 자극하여 에피네프린과 노르에피네프린을 분비시키고, 스트레스를 받을 때처럼 심신의 각성 수준을 높인다. 카페인에 대한 반응은 사람마다 차이가 있지만, 과다 섭취하면 심장박동이 상승하고, 불안, 초조감, 우울증, 불면증, 메스꺼움, 떨림 등의 부작용이 나타난다. 카페인의 각성 효과 때문에 고카페인 음료를 자주 마시는 학생과 직장인이 많은데, 오히려 다음날 낮잠과 졸음을 증가시킬 수 있다. 특히 고카페인 음료는 청소년에게 우울증을 비롯한 정신질환 위험을 증가시키며, 알코올이나 약물의 남용과도 정적인 상관이 있다.

무엇보다 카페인은 수면물질인 아데노신의 작용을 방해하여, 스트레스로부터 심신을 회복하는 데 매우 중요한 기제인 수면을 방해한다. 커피를 마셔도 잠드는 데 문제가 없다고 말하는 사람들이 있지만, 실제로는 숙면이 방해되어 수면의 질이 떨어진다. 카페인은 커피 외에도 차, 탄산음료, 초콜릿 등 여러 음식물을 통해 섭취되기 때문에, 기호식품을 통한 카페인 섭취에도 주의해야 한다. 카페인의 반감기는 대략 5~6시간이고 완전히 소실되려면 25~30시간이 필요하므로, 정오 이후에는 카페인이 들어 있는 음료와 간식을 피하는 것이 좋다.

스트레스와 피로를 느낄 때 카페인 음료나 탄산음료를 찾는 것도 문제지만, 갈증을 느낄 때조차 물 대신 그러한 음료들을 마시는 것은 건강에 해로운 습관이다. 탈수를 야기하고 불필요한 당분이나 염분을 과다 섭취하게 되기 때문이다. 스트레스를 완화하고 건강에도 도움이 되는 차들이 많이 있다. 녹차에 함유된 L-테아닌(L-theanine)은 신경을 안정시키고 집중력을 높이며 스트레스를 완화하는 효과도 있다. 녹차에도 카페인이 포함되어 있지만 커피보다 함량이 적고, L-테아닌이 카페인의 각성 효과를 완화한다. 캐모마일은 진정 효과가 있는 대표적인 허브다. 차로 마시면 불안과 스트레스 감소, 신경 안정, 숙면에 도움이 된다. 라벤더차도 심신을 진정시키는 효과가 있고 스트레스, 두통, 불면, 긴장을 완화시킨다. 페퍼민트차도 정신적 피로와 두통 완화에 효과적이다. 국화차는 신경 안정, 혈압 조절, 두통 완화 등의 효과가 있다. 대추차는 긴장 완화와 안정 효과가 있어 불안과 불면증을 완화하고 심신의 피로 회복을 돕는다.

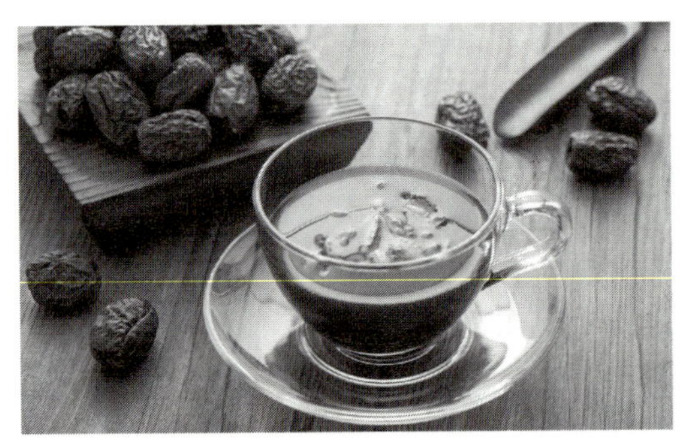

## 5) 건강하고 풍부한 사회적 관계망

대부분의 스트레스 학자들이 동의하는 가장 중요한 스트레스 대처자원은 우호적이고 지지적인 사회적 관계다. 사회적 관계에는 배우자(연인), 가족, 친척, 친구, 이웃, 직장, 동호회, 종교 모임 등 여러 유형의 관계가 포함된다. 지지적인 사회적 관계는 실질적이고 직접적인 도움을 주기도 하고, 문제 해결에 간접적 도움이 되는 정보를 주기도 하며, 위로나 공감 같은 정서적 후원을 제공하는 등 다방면으로 긍정적 역할을 한다.

연구에 의하면, 스트레스를 받을 때 다른 원숭이가 곁에 있던 원숭이의 혈중 코르티솔은 그렇지 않은 원숭이에 비해 절반밖에 상승하지 않았으며, 다섯 마리의 원숭이와 함께 있을 때는 코르티솔이 증가하지 않았다. 사회적 지지는 HPA축과 SAM축의 작용을 감소시키고, 중추신경계의 옥시토신 작용을 증가시켜 스트레스에 대한 회복력을 향상시킨다(Ozbay et al., 2007). 유방암 환자들을 대상으로 한 연구에서는, 지지집단(집단치료) 프로그램이 환자들에게 심리적인 이익을 주는 것은 물론, 생존율도 증가시켰다(Spiegel et al., 1989). 또 다른 연구에서는, 사회적 소속감과 지지에 대한 자각이 높은 암 환자들은 타액의 코르티솔 농도가 낮고 면역기능이 더 높은 것으로 나타났다(Turner-Cobb et al., 2000). 심지어 반려동물과 함께 있는 것도 스트레스 상황에서 위로와 진정 효과를 주고, 환자의 생존율을 높일 수 있다(Friedmann et al., 1980; Siegel, 1990).

에드 디에너(Ed Diener)와 마틴 셀리그먼은 매우 행복한 사람들과 덜 행복한 사람들을 비교한 연구에서, 두 그룹의 유일한 차이가 풍부하고도 만족스러운 사회적 관계에 있음을 발견했다(Diener et al., 2002). 다른 사람과의 연결(connection), 친밀감(closeness)은 우리가 생존하는 데 꼭 필요한 또 하나의 비타민C다. 인간은 사회적 동물이며 사회 안에서만 인간으로서 생존할 수 있다. 매슬로의 욕구 위계 중 어떤 욕구도 사회를 떠나 홀로 충족시킬 수 없다. 가장 기본적인 욕구인 의식주조차 해결할 수 없고, 그보다 더 높은 안전의 욕구, 사랑과 소속의 욕구, 자존감이나 자아실현의 욕구도 마찬가지다.

음식에 대한 욕구가 충족되지 않을 때 배고픔이라는 고통을 느끼는 것처럼, 사회적 관계의 결핍도 우리에게 고통을 준다. 뇌는 몸이 아플 때의 통증과 사회적으로 소외되어 있을 때의 고통을 구별하지 못한다. 사회적 분리나 사회적 소외를 경험할 때 마음으로 겪는 고통은 신체적 고통을 겪을 때와 동일한 신경학적 경로를 통해 경험된다(Eisenberger, 2012). [주: 시험문제를 풀게 된다고 예상할 때도 신체적 고통을 감지하는 뇌 영역이 활성화될 수 있다.] 그렇다면, 지지적인 사회적 관계가 진통제를 대신할 수도 있는가? 그렇다. 사회적 지지를 더 많이 받은 사람은 출산 중 고통을 덜 느끼고 수술 후 통증이나 암 투병 중의 고통을 덜 경험한다.

사회적 관계는 건강에 지대한 영향을 미친다. 2017년 미국 공중위생국장(Surgeon General)은 미국에서 외로움이 유행병 수준이라고 선언했고, 2018년 영국에서는 사회적 고립으로 인한 개인의 건강 문제와 사회적 문제를 해결하기 위해 외로움장관(minister of loneliness)을 임명했다. 사회적 고립감은 면역기능을 저하시키며, 외로움은 염증을 15%나 증가시킨다. 면역기능을 저하시키고 염증을 높인다면, 외로움은 흡연이 그러하듯 대부분의 만성질환에 영향을 미칠 것이다. 심지어 외로움을 연구하는 사람들은 외로움이 흡연보다도 해롭다고 말한다. 외로움은 만성적인 정서적 스트레스와 교감신경계의 과도한 활성화를 야기한다(Cacioppo et al., 2015; Nersesian, 2018). 사회적 고립과 조기사망의 관계는, 흡연과 사망의 관계나 고지혈증과 사망의 관계만큼이나 높은 통계적 유의성이 있다(House et al., 1988). 반면, 양질의 사회적 관계는 심장병, 뇌졸중, 암을 포함한 만성 질환의 발병 위험 감소와 명백하게 연결되어 있다.

사회적 관계는 수명에도 영향을 미친다. 레너드 사임(Leonard Syme) 등은 일본인 이민자에 대한 연구에서, 사회적 연결 정도에 따라 남성은 최대 2.3배, 여성은 최대 2.8배 사망률 차이가 있다는 것을 확인했다(Berkman et al., 1979). 148개의 연구를 메타분석한 연구에서는, 강한 사회적 관계를 갖는 것이 생존율을 50%나 증가시키는 것으로 나타났다(Holt-Lunstad et al., 2010).

그럼에도 불구하고, 우리는 대인관계를 가장 큰 스트레스의 원인으로 꼽는다. 이러한 역설적 현상은 현재의 사회적 관계가 목적이 아닌 수단, 협력이 아닌 경쟁 관계이기 때문에 발생한다. 3장 1의 '4) 생존위협과 생존경쟁'에서 살펴본 바와 같이, 본래 인간의 사회적 관계는 협력, 신뢰, 친절 같은 태도를 기반으로 형성된 것이었고, 이와 같은 태도는 심신의 건강과 수명에 실질적인 기여를 한다.

스피노자는 선한 행동은 그 자체가 보상이라 했는데, 실제로 다른 사람을 돕는 행위는 뇌의 보상회로를 활성화하여 행복감을 느끼게 하고, 각종 이완호르몬을 분비시켜 치유를 촉진한다. 장애 아동을 돌보는 자원봉사자의 뇌에서는 옥시토신의 작용 부위가 활성화되는데, 이는 봉사 행위 자체가 행위자에게 보상과 치유가 된다는 것을 의미한다(Beauregard et al., 2009). 자원봉사자 3,000명을 대상으로 한 연구에서는, 정기적으로 봉사하는 사람 중 95%가 헬퍼스 하이(helper's high, 남을 도울 때 느끼는 즉각적 행복감)를 경험했고, 봉사 후에는 콜레스테롤과 혈압이 감소했으며, 행복호르몬인 엔도르핀의 분비가 촉진되고 스트레스호르몬은 감소했다(Luks, 2001). 봉사는 수명을 연장시키고, 더 건강하고 더 행복한 삶을 살게 해 준다. 환자를 사랑으로 보살피는 테레사 수녀의 이야기처럼, 자선을 베풀거나 착한 일을 한 이야기를 듣거나 보기만 해도 행복감이 증가하고 항체가 증가하는 등 건

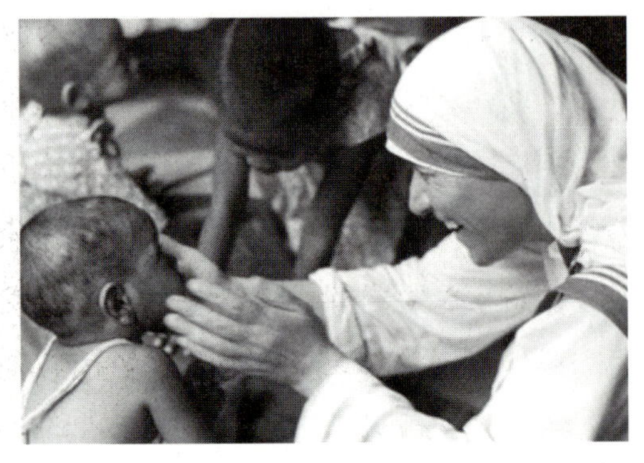

강에 유익한 변화가 나타나는데, 이를 마더 테레사 효과(Mother Teresa effect)라 한다. 자원봉사를 하는 노인은 그렇지 않은 노인보다 사망률이 낮고 심신의 건강도 더 양호하며(Filges et al., 2020), 관용과 나눔이 활발한 국가의 국민은 그렇지 않은 국가의 국민보다 장수한다(Vogt et al., 2020).

다른 사람을 도운 경험이 있는 사람과 그렇지 않는 사람을 비교했던 연구에서, 매우 의미심장한 결과가 나타났다. 사회적 활동에 활발히 참여하거나 사회적 지지를 많이 받는 것보다도 건강과 웰빙을 더 잘 예측하는 변인이 드러난 것이다. 그것은 바로 다른 사람을 돕는 것이었다. 이 연구의 연구자들은, 사회적 관계는 다른 사람에게 혜택을 줄 기

**글상자 9-4 반려동물**

반려동물은 사회적 관계의 욕구를 충족시켜 주고 사회적 지지를 제공한다. 피험자에게 스트레스를 주는 과제를 수행하게 하고, 피험자 혼자 과제를 수행하는 경우, 곁에 친구가 있는 경우, 곁에 반려견이 있는 경우를 비교하면, 반려견이 곁에 있을 때 과제를 가장 잘 수행한다(Allen et al., 1991). 심리치료를 하는 동안 반려견이 옆에 있으면, 내담자가 치료사를 더 호의적으로 평가하고 사적인 이야기도 더 잘 한다. 우리는 동물과 함께 있는 사람을 더 좋은 사람으로 느끼고, 동물이 있는 가정을 더 행복하고 안정된 가정으로 보는 경향이 있다. 어려서부터 반려동물과 함께 한 사람은 동물의 고통에 대한 민감성뿐 아니라 인간에 대한 공감적 태도도 높다. 이러한 심리적 효과 때문에 심리치료에서도 동물을 이용하는 동물매개치료(animal assisted therapy: AAT)가 늘고 있다.

반려동물이 심신의 건강과 수명 증진에 미치는 영향에 대한 연구는 수없이 많다. 심장마비나 협심증으로 입원치료를 받은 환자들을 1년 동안 추적한 연구에서는, 반려동물이 없던 사람 중 28%가 1년 안에 사망했지만 반려동물이 있던 사람은 6%만 사망한 것으로 나타났다(Friedmann et al., 1980). 반려견을 키우는 사람들은 심혈관질환이나 뇌졸중으로 인한 사망 위험이 더 낮은데, 이것은 반려견이 주인을 더 많이 움직이게 하기 때문만은 아니다. 주인이 몸을 움직이지 못하는 경우에도 반려견은 주인을 보호하는 효과가 있다. 한편, 반려견과의 상호작용은 이완 상태와 같은 뇌파를 발생시키고, 반려견을 쓰다듬는 행동은 사람과 반려견 모두에서 옥시토신을 증가시킨다.

운동과 신체활동이 스트레스 관리에 필수적으로 포함되어야 하는 이유는 '3. 신체적 중재법'에서 설명했다. 그런데 정신의학자 마르틴센(Egil Martinsen)은, 어떤 운동기구를 구입할지 고민하는 사람들에게 흥미로운 제안을 한다. 바로 반려동물이다. 우리는 공원이나 산책로에서 사람들을 끌고 다니며 운동을 시키는 반려견들을 쉽게 볼 수 있다. 그래서 어떤 이는 반려견을 '털 있는 운동기구(exercise machine with hair)'라고도 한다.

회가 되는 한도에서만 유익하다는 결론을 내렸다(Poulin et al., 2013).

행복한 사람들에 둘러싸여 사는 사람은 행복해질 가능성이 높아진다. 행복한 친구를 가까이 둔 사람은 그렇지 않은 사람보다 행복해질 가능성이 25% 높고, 친구가 알고 있는 행복한 친구는 10%, 친구의 친구가 알고 있는 행복한 친구는 6%씩 행복해질 가능성을 증가시킨다(Fowler et al., 2008). 도스토예프스키(Fyodor Dostoevskii)는 "불행은 전염병이다. 더 이상 병을 전염시키지 않기 위해, 불행한 사람과 병자는 떨어져 살 필요가 있다"고 했는데, 너무 많은 사람들이 불행하거나 불건강하다고 느끼고 있다면, 그들 모두와 떨어져 사는 것은 불가능하다. 이런 사회에서는 나를 포함한 주변 사람들이 함께 행복하고 건강해지도록 노력하는 것이 더 현실성 있는 선택지다. 자신만이 불행으로부터 벗어나려는 노력은, 모두가 같은 목표를 향해 같은 방식으로 살아가는 세상에서는 영원히 실현 불가능한 몸부림이다. 이것은 양동이에 들어 있는 게들이 서로 탈출하려고 아우성인 상황에 불과하다. 게 한 마리가 양동이에서 나가려 하면 다른 게들이 서로 잡아당기며 끌어내려서 결국 한 마리도 나가지 못하게 되는, 소위 '물통 속의 게들(crabs in a bucket)'과 같은 상황에서는 서로의 희생만 강요하면서 의미 없는 경쟁으로 삶을 낭비할 뿐이다. 나의 행복을 추구하는 것은 다른 사람의 행복과 연결되어 있고, 다른 사람의 불행 역시 나의 불행과 연결되어 있기 때문에, 다른 사람의 행복을 훼방하는 방법으로는 결코 자신이 행복해질 수 없다.

### 5) 종교생활과 영적 활동

영성이란 '나'라고 느끼는 경계를 넘어 보이지 않는 가치, 의미, 관계를 추구하는 품성이다. 따라서 사랑과 자비의 실천, 봉사, 기도, 종교생활, 삶에 대한 성찰은 영성의 발현이라 할 수 있다. 영성 평가 척도를 이용하여 스트레스와 영성 및 삶의 질 사이의 상관관계를 분석한 연구들은, 영성이 스트레스와 유의한 부적 상관을 보이며, 삶의 질과는 정적 상관을 갖는다는 것을 보여 준다. 또한 영성이 높을수록 스트레스에 대한 긍정적 대처가 촉진되는 것으로 나타난다. 영적인 활동들은 심신의 건강 및 수명에도 명백히 영향을 미친다.

인류가 버드나무를 약으로 이용한 것은 4,000여 년 전 수메르 점토판 기록에서도 볼 수 있을 만큼 오래되었다. 당시 사람들은 버드나무에 약효가 있다는 것은 알았지만 어떻게 효능이 발휘되는지는 전혀 알지 못했다. 19세기 말에 버드나무에서 유효 성분을 찾아내 만든 아스피린(Aspirin) 역시, 그 작용 기제가 규명되지 않는 채로 70여 년간 판매되었다. 20세기 초에 페니실린이 발견되어 의학사에 거대한 이정표가 만들어졌지만, 페니실린이 가진 항균작용의 원리 또한 한참 뒤에야 밝혀졌다. 이처럼, 작용 기제를 모르는 물질이라도 치료 효과가 있고 중대한 부작용이 없다면 치료제로 선택되는 데 문제가 없다. 하지만 최근까지도 우리는, 단지 과학적으로 설명되지 않는다는 이유로 영적인 활동의 의학적 가치를 인정하지 않았고, 그와 관련된 진지한 연구조차 터부시하며 관심을 두지 않았다. 그러나 이제 상황은 달라졌다. 종교적 신념이나 영적 활동의 치유 기제가 정신신경면역학 같은 학문을 통해서 현대 생리학의 언어와 원리로 설명되고 있기 때문이다. 명상, 기도 같은 종교적 수행 방식은 일종의 이완의학적 효과를 가지고 있고, 절대자나 경전에 대한 강한 믿음은 플라세보 효과를 통해서든, 또는 알려지지 않은 다른 기제를 통해서든 치유 효과를 나타낼 수 있다. 감각적 쾌락을 멀리하며 마음을 지키고 자비와 사랑을 행하는 것에 대해서도 수많은 연구가 그 효과를 입증하고 있다.

종교나 영적 활동의 치유 기제를 설명하는 주요 이론 중 하나는 플라세보 연구로부터 제공된다. 물론 기대나 신념 같은 요소들이 다른 치료법보다 더 효과적이라거나 기적적인 회복을 일으킨다고 주장할 수는 없다. 하지만 이러한 요소들이 단 1%만이라도 질병의 경과에 영향을 준다면 치료 결과는 완전히 달라질 수도 있다. 그리고 현재 의과학에서 플라세보가 단 1%도 질병 치료에 영향을 미치지 않는다고 주장하는 사람은 없다. 특정 종교의 교리를 수용하고 그 종교의 신이나 경전의 가르침을 지키는 것이 아니라도, 어떤 초월적인 힘이나 질서에 대한 믿음, 또는 우주나 자연의 섭리와 연결되어 있다는 믿음 역시, 이상의 기제들을 통해 심신의 건강을 증진하고 삶의 역경에 희망적으로 대처하여 극복할 수 있도록 돕는다.

종교를 가진 사람들은 그렇지 않은 사람들보다 더 건강하고 더 오래 살며 더 행복하다(Christopoulos, 2023; Koenig, 2012; Levin et al., 1998). 종교와 건강의 관계를 연구한 학자들은 종교적 믿음과 종교 활동이 건강에 긍정적 영향을 미친다는 것에는 의심의 여지가 없다고 단언한다(Rabin, 2002). 많은 연구에서, 예배 참석률이 높은 사람은 질병 발생률과 사망률이 유의하게 낮음을 확인했다. 이것은 특정 종교에서만 나타나는 현상이 아니다. 어떤 종교의 예배든 정기적으로 참석하는 사람은 질병 발생률이 낮고 더 오래 산다. 암 생존자들은 종교와 같은 치료 외적 요소가 자신의 생존에 영향을 미쳤다고 보고한다. 암 환자를 대상으로 했던 한 연구에서는, 90%의 환자가 자신에게 종교가 중요하다고 응답했다(Silberfarb et al., 1991). 암 환자의 종교성 · 영성 수준과 신체적 · 기능적 안녕감 및 신체적 증상 감소에는 뚜렷한 상관관계가 있다(Jim et al., 2015).

종교는 삶에 대한 실존적 불안을 해소시켜 긍정적 정서가 유지되도록 하고, 사회적 지지망을 확보하는 경로가 되어 스트레스를 극복할 수 있는 능력을 향상시킬 뿐 아니라, 건강한 라이프스타일 실천을 장려하여 건강을 실질적으로 증진시킨다. 게다가 기도, 묵상, 명상 같은 종교적 행위들은 심신의 치유와 회복을 돕는 심신요법으로 이미 활용되고 있다. 종교적 충만감이나 영적 체험을 할 때는 뇌의 보상회로도 활성화된다(Ferguson et al., 2018). 담배든 게임이든 오래된 습관을 끊으려 할 때 갈망을 통제하기가 매우 어려운데, 기도나 명상이 생리적 보상이 되어 대체제 역할을 할 수도 있음을 암시한다.

종교는 무엇보다도 일관성의 감각(sense of coherence: SOC)의 원천이다. 안토노브스키는 일관성의 감각을 삶의 스트레스에 대처하고 스트레스로부터 회복하는 데 기여하는 인자로 설명했다(Antonovsky, 1979). 일관성의 감각이란 세상을 의미 충만한 것으로 생각하고 모든 일이 합리적으로 진행될 것이라는 굳은 신념을 가지는 것으로, 삶에서 만나는 다양한 역경에 대처하고 벗어날 수 있는 자원이다(Antonovsky, 1987). 실망스럽거나 억울한 일이 있어도 '하나님의 계획' '사필귀정(事必歸正)'이라는 강한 신념이 있으면, 희망을 잃지 않고 그 계획에 순종하고 정도(正道)를 추구하며 최선을 다하게 된다. 일관성의 감각은 정신 건강과 웰빙을 결정하는 변수이며(Potier et al., 2018), 신체 건강 지표와도 정적인 상관을 보인다(Lv et al., 2023).

일관성의 감각은 이해가능함(comprehensibility), 관리가능함(manageability), 의미있음(meaningfulness)이라는 세 요소로 구성된다. 이해가능함은 인지적 측면에 관한 것으로, 어떤 사건이 합리적, 이성적으로 이해될 수 있다고 생각하는 정도를 말한다. 관리가능함은 행동적 측면을 말하며, 당면한 상황을 대처할 수 있는 자원이 자신에게 있다고 느끼는 정도다. 그 자원에는 사회적 지원(social service)이나 의료인 같은 공식적인 자원, 가족이나 친구 같은 비공식적 자원이 포함된다. 상황을 해결할 수 있는 자원이 있고, 그래서 그 상황이 관리 가능하다고 느낄수록 당면한 문제를 위협이 아니라 도전으로 여기고, 문제에서 벗어나기 위해 적극적으로 나서게 된다. 동기부여 측면인 의미있음은 자신의 삶과 죽음에는 의미가 있다고 느끼는 정도와 관련이 있다. 강한 종교적 신념을 가진 사람들이 극심한 고통을 담대히 견뎌내는 것, 순교자들이 죽음도 기꺼이 받아들일 수 있는 것은 그 고통과 죽음에 분명한 의미가 있다고 믿기 때문이다. [주: 구약성서의 욥(Job)은 가족, 건강, 재산 등 모든 것을 잃는 엄청난 시련을 겪으면서도 하나님의 지혜와 계획에 대한 믿음을 지키고, 마침내 모든 역경을 극복한 인물로 그려진다. 남수단 톤즈(Tonj)에서 의료와 교육 봉사를 하

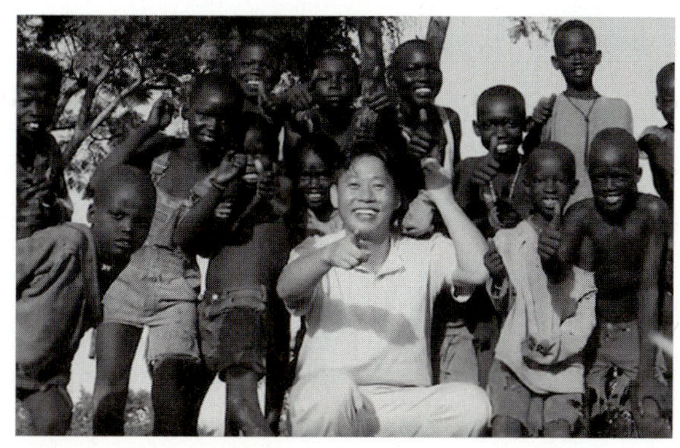

다가 대장암 투병 중 사망한 이태석 신부는 대장암 진단을 받고 하나님의 선물이라 말했다. 병을 통해 더 많은 사랑을 배우고 하나님과 더 가까워질 수 있기 때문이라는 것이다. 그러한 감사와 평화의 마음으로 끝까지 헌신하면서, 밝은 모습으로 삶을 마무리하는 모습은 사람들의 마음속에 깊은 울림을 주었다.]

요컨대, 일관성의 감각은 심리적 대처 자원의 총합체라 할 수 있다. 강한 일관성의 감각을 가진 사람은 삶에서 만나는 각종 시련과 고난을 도전과 자기성찰의 기회로 받아들이고 성공과 성장의 기회로 만들 수 있다. 극심한 스트레스나 외상적 사건을 겪은 후, 심리적으로 더 성숙하고 삶에 긍정적인 변화를 이루는 현상을 외상후성장(post-traumatic growth)이라 한다.

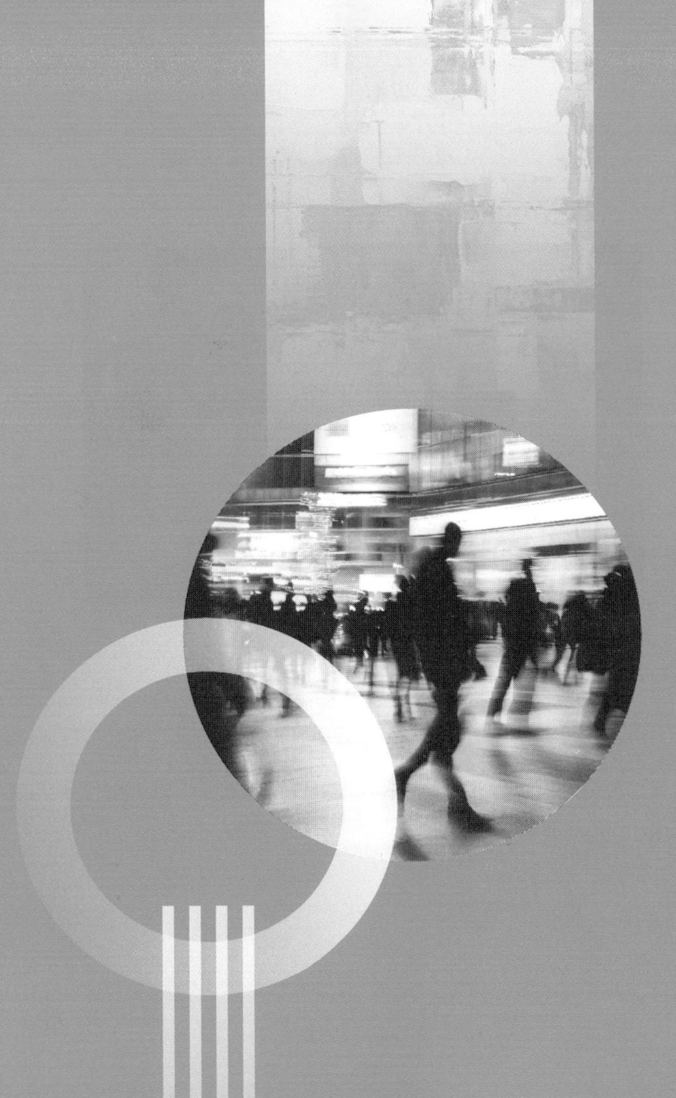

# 마치며

Outro

지난 2012년에 미국 위스콘신 대학교의 연구팀이 놀라운 연구 한 편을 발표했다. 미국인 3만 명을 대상으로, 지난 1년 동안 경험한 스트레스가 어느 정도였는지, 스트레스가 건강에 해롭다고 믿는지를 질문했다. 그리고 8년이 지난 후, 응답자들 가운데 그 동안 사망한 사람이 얼마나 되는지 조사했다. 조사 결과, 스트레스를 많이 받았다고 응답했던 사람들은 그렇지 않은 사람들보다 사망률이 43%나 높은 것으로 나타났다(Keller et al., 2012). 그런데 이 연구에서 밝혀진 놀라운 사실은 단지 스트레스가 사망률을 크게 증가시켰다는 것만이 아니었다.

스트레스와 높은 사망률의 관계는, 스트레스가 건강에 해롭다고 믿었던 사람들에서만 나타난 결과였다. 스트레스가 해롭다고 믿지 않았던 사람들은 사망률이 증가하지 않았는데, 이들은 스트레스를 거의 받지 않는다고 답했던 사람들보다도 사망률이 낮았다. 스트레스가 해롭다는 믿음이 피부암, 에이즈, 살인보다도 많은 사람을 사망하게 한다는 보고도 있다.

이상의 사실은 우리에게 다시금 많은 것을 깨닫게 한다. 첫째는 스트레스가 분명히 우리에게 해로울 수 있다는 것이다. 둘째는 스트레스를 겪더라도 스트레스의 피해를 입지 않을 수 있다는 것이다. 셋째는 스트레스가 해롭다는 생각이야말로 스트레스라는 것이다. 미국질병통제예방센터(Centers for Disease Control and Prevention: CDC)의 문서에서도, 만성 스트레스가 심혈관질환, 우울증, 불안, 비만 등의 위험요인이라는 사실과 함께, 스트레스 자체가 항상 해로운 것은 아니며, 대처 방법에 따라 건강에 미치는 영향은 달라진다는 점을 명시하고 있다.

어떤 사건이 스트레스가 될 것인지 되지 않을 것인지, 스트레스가 되더라도 유스트레스가 될 것인지 디스트레스가 될 것인지, 디스트레스가 되더라도 해로운 결과를 가져올 것인지 가지오지 않을 것인지, 얼마나 해로운 결과를 가져올 것인지는 우리 스스로가 선택하는 것이다.

2025년 영국의 보험사 윌리엄 러셀(William Russell)이 발표한 국가별 스트레스 순위에서, 한국은 OECD 37개국 중 스트레스 수준 1위를 기록했다. 경쟁적 사회구조, 높은 물가와 부동산 가격, 과중한 학업 및 업무 강도, 환경오염, 낮은 사회적 포용성 등 여러 사회·경제적 요인들이 만들어 낸 결과였다. OECD 최고의 스트레스에 더해, 부동의 OECD 최고 자살률까지 지속되고 있는 한국은 정말로 불행한 나라인가? 그런데 이 조사 결과에는 반드시 짚고 넘어가야 할 두 가지 사실이 들어있다.

첫째는, 이 책에서 이미 설명한 바와 같이, 스트레스가 더 높은 사람이 반드시 더 불행한 것은 아니며, 이것은 국가 수준에서도 마찬가지라는 점이다. 세계 121개국 국민들을 대상으로 했던 연구에서는, 국가의 스트레스 지수가 높을수록 행복지수도 높고, 스트레스가 많다고 답한 사람이 많은 나라일수록 기대수명과 GNP가 높았다(Deaton, 2008). 이러한 결과는 다음과 같이 해석된다. 첫째, 경제적으로 발전하고 사회적으로 활발한 국가일수록 더 많은 기회와 도전이 주어지며, 이는 스트레스를 유발하지만 동시에 삶의 만족과 성취감도 높여준다. 둘째, 스트레스를 느끼는 것은 다양한 활동에 적극적으로 참여하고 있다는 신호일 수 있다. 셋째, 변화와 도전이 많은 것은 단조롭고 변화가 적은 것보다 스트레스를 더 많이 유발하지만, 그만큼 삶의 역동성과 만족도가 높을 수 있다.

IMPOSSIBLE IS NOTHING
NEVER GIVE UP
중요한 것은 꺾이지 않는 마음

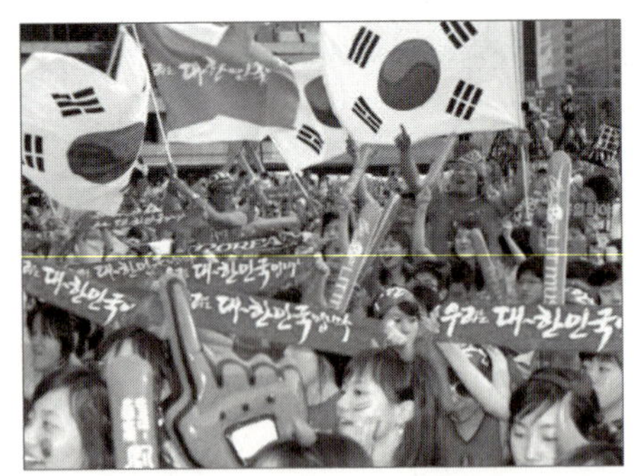

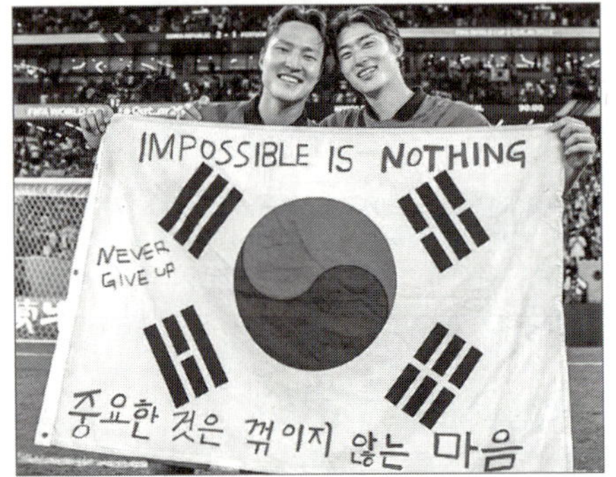

스트레스가 괴로움, 고통, 불행과 연결되어 있다는 것은 분명한 사실이다. 그러나 이것은 진실의 절반일 뿐이다. 고도의 스트레스는 고통뿐 아니라 행복과도 연결되어 있다. 스트레스가 반드시 부정적 결과만 초래하는 것이 아니라, 오히려 성장과 행복, 삶의 만족과도 깊이 연관되는 현상을 스트레스의 역설(stress paradox)이라 한다.

둘째는, OECD 국가 중 한국이 1위라는 것이, OECD 국가 국민 13억 명 중 스트레스가 가장 높은 1위부터 5,000만 번째 순위의 사람이 모두 한국인이라는 의미가 아니라는 것이다. 가장 스트레스가 낮은 국가로 조사된 포르투갈에는 한국의 그 누구보다도 많은 스트레스에 시달리는 사람이 있고, 한국인 중에는 포르투갈의 그 누구보다도 스트레스가 적은 사람도 있다.

그렇다면 똑같이 한국에 살고 있는데, 왜 어떤 사람은 스트레스에 많이 시달리고 다른 사람은 그렇지 않은 것인가? 우리는 이미 그 답을 알고 있다. 스트레스라는 것은 이 세상에 객관적으로 존재하지 않으며, 단지 어떤 사건이나 상황을 스트레스로 만들고 경험하는 사람만이 있을 뿐이라는 것을 말이다. 독일의 한 주부가 주차위반 벌금을 내지 못해 감옥에 가게 되자, 드디어 가사노동에서 벗어나 쉴 수 있게 되었다며 너무도 행복해했다는 기사가 보도된 적이 있다. 감옥에 간다는 것은 명백히, 그리고 누구에게나 스트레스라고 생각되지만, 그것을 오히려 스트레스에서 벗어나는 기회로 여기고 반기는 사람도 있다. 결국 스트레스는 우리가 그 사건에 부여하는 의미에 의해 발생하는 것이다.

1986년에 정신신경면역학 분야의 용어를 정의하고 연구 방법을 논의하기 위한 학술대회가 열렸을 때, 학회에 모인 여러 분야의 학자들을 당혹하게 했던 첫 번째 난관은 스트레스의 정의에 관한 것이었다. 이후 수십 년 동안 스트레스 연구는 여러 면에서 괄목할 진보를 이루었지만, 여전히 우리는 스트레스라는 것을 어떤 객관적인 사건이나 상태로 정의할 수도, 심지어는 그러한 것들의 원인이나 결과로 규정할 수도 없다. 물론 우리를 분노하게 하고, 혈압이 치솟게 하고, 때로는 심장이 멎게도 하는 일들이 분명히 있다. 그러나 어떤 것이 그런 일이라고 단정할 수는 없다. 그래서 스트레스란 영원히 과학의 그물로 낚아 올릴 수 없는 신화일지도 모른다.

어떤 아메리카 인디언 부족에는 거짓말이라는 단어가 없다. 그래서 그들의 사고방식이나 행동에도 거짓말이 존재하지 않는다. 과거 인류가 살았던 아프리카의 사바나로 돌아가 보자. 그 당시 사람들도 심신의 평안을 깨고 때로는 생명까지도 위협하는 숱한 사건들을 맞닥뜨리며 살았겠지만, 그들에게는 스트레스라는 말이 없었다. 그렇다면 그들은 그 경험을 어떤 말로 표현했는가? 어쩌면 '갑자기 힘이 강해지는 것' '정신이 번쩍 드는 것' '맛난 고기를 먹을 기회'라고 말했을지도 모른다.

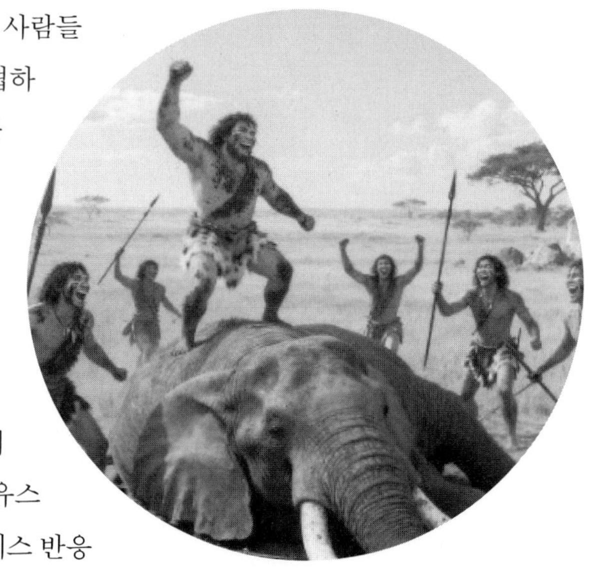

모든 생명체는 살아있는 동안 스트레스를 피할 수 없다. 그러나 그것이 디스트레스가 될지 유스트레스가 될지는 우리가 선택할 수 있다. 스트레스 반응에서 솟아오르는 에너지를 투쟁이나 도피에 이용할지, 도전과 성취에 이용할지도 우리의 선택이다. 스트레스를 피할 수는 없더라도 그 피해자가 되지 않을 수는 있다. 스트레스가 우리 삶의 현실이라도 그것이 우리 삶의 방식이 될 필요는 없다.

알파벳 A에서 Z까지, 1부터 26의 숫자를 부여하고, 자신의 삶에서 가장 소중하다고 여겨지는 것의 영어 단어를 찾아, 단어의 알파벳에 부여된 숫자를 모두 더해 보라. 어떤 단어가 삶을 100점으로 만들 수 있는가? '일(work)'은 67점, '돈(money)'은 72점, '사랑(love)'은 54점에 불과하다. 답은 '태도(attitude)'다. 그런데 태도에는 대상이 필요하다. 무엇에 대한 태도가 삶을 100점으로 만드는가? 일에 대한 태도인가, 돈에 대한 태도인가, 사랑에 대한 태도인가? '스트레스(stress)'가 바로 그 태도의 대상인 또 하나의 100점짜리 단어다. 그래서 스트레스에 대한 태도는 삶을 '100점×100점', 만점으로 만들 수 있다.

# 참고문헌

고경봉(1988). 내과계 입원환자들에서 정신신체장애의 유병률과 스트레스 지각. 신경정신의학, 27, 525-524.

고경봉, 박중규, 김찬형(2000). 스트레스반응척도의 개발. 신경정신의학, 39(4), 707-719.

고경봉, 이현철(1992). 인슐린비의존형당뇨병환자들의 스트레스 지각. 신경정신의학, 31(6), 1084-1091.

국립정신건강센터(2023). 국가 정신건강현황 보고서 2022. 보건복지부 국립정신건강센터.

국립정신건강센터(2024). 한국인 정신건강 척도: 우울 · 불안 · 스트레스. 보건복지부 국립정신건강센터.

김명소, 한영석(2006). 한국인의 행복지수 공식 개발. 조사연구, 7(2), 1-38.

김재진, 신철진, 정인원(1998). 한국어판 일상적 스트레스 평가서의 신뢰도 및 타당도. 정신신경학회, 37(2), 295-305.

김정호(2006). 동기상태이론: 스트레스와 웰빙의 통합적 이해. 한국심리학회지: 건강, 11(2), 453-484.

김종우, 정인철, 강형원, 이승기, 정선용(2013). 화병임상진료지침. 대한한방신경정신학회.

대한당뇨병학회(2024). DIABETES FACT SHEET IN KOREA 2024.

배종면, 정은경, 유태우, 허봉렬, 김철환(1992). 외래용 스트레스량 측정도구 개발 연구. 대한가정의학회지, 13(10), 809-820.

보건복지부, 한국건강증진개발원(2023). 한국인을 위한 신체활동 지침서. 보건복지부 · 한국건강증진개발원

신경희(2013). 통합의학을 위한 통합생리학으로서의 심리신경면역학: 한의학과 스트레스학의 주요 개념과 원리 비교를 중심으로. 한국정신과학학회, 추계학회 논문집.

신경희(2018). 정신신경면역학 개론. 학지사.

신경희(2022). 라이프스타의학: 미래 의학이 돌아온다. 군자출판사.

이계영, 구교만(2024). 학교 체육활동이 중고등학교 학생들의 스트레스에 미치는 영향. 스포츠사이언스, 42(2), 51-56.

장세진, 고상백, 강동묵, 김성아, 강명근, 이철갑 외(2005). 한국인 직무 스트레스 측정도구의 개발 및 표준화. 대한산업의학회지, 17(4), 297-317.

한국청소년상담복지개발원(2025). 2025년 청소년 마음기록. 청소년상담 이슈페이퍼 1.

홍강의, 정도언(1982). 사회재적응 평가척도 제작. 신경정신의학, 20, 62-77.

Abramson, L. Y., Seligman, M. E., & Teasdale, J. D. (1978). Learned helplessness in humans: critique and reformulation. *Journal of Abnormal Psychology, 87*(1), 49.

Ader, R., & Cohen, N. (1975). Behaviorally conditioned immunosuppression. *Psychosomatic Medicine 4,* 333-340.

Ader, R., & Cohen, N. (1982). Behaviorally conditioned immunosuppression and murine systemic lupus erythematosus. *Science, 215*(4539), 1534-1536.

Ahmadi, S., Salari, N., Rezaei, J., & Rahmati, M. (2023). The effect of stress inoculation training on existential anxiety and resilience of cancer patients. *Current Psychology, 42*(5), 3643-3649.

Alderfer, C. P. (1972). *Existence, Relatedness, and Growth: Human Needs in Organizational Settings*. The Free Press.

Aldwin, C. M., Jeong, Y. J., Igarashi, H., Choun, S., & Spiro III, A. (2014). Do hassles mediate between life events and mortality in older men?: Longitudinal findings from the VA Normative Aging Study. *Experimental Gerontology, 59*, 74-80.

Allen, K. M., Blascovich, J., Tomaka, J., & Kelsey, R. M. (1991). Presence of human friends and pet dogs as moderators of autonomic responses to stress in women. *Journal of Personality and Social Psychology, 61*(4), 582-589.

Amanzio, M., Pollo, A., Maggi, G., & Benedetti, F. (2001). Response variability to analgesics: a role for non-specific activation of endogenous opioids. *Pain, 90*, 205-215.

Anderson, B. O., Berdzuli, N., Ilbawi, A., Kestel, D., Kluge, H. P., Krech, R., ... & Ferreira-Borges, C. (2023). Health and cancer risks associated with low levels of alcohol consumption. *The Lancet Public Health, 8*(1), e6-e7.

Antoni, M. H., Baggett, L., Ironson, G., LaPerriere, A., August, S., Klimas, N., Schneiderman, N., & Fletcher, M. A. (1991). Cognitive-Behavioral Stress Management Intervention Buffers Distress Responses and Immunologic Changes Following Notification of HIV-1 Seropositivity. *Journal of Consulting and Clinical Psychology, 59*, 906-915.

Antonovsky, A. (1979). *Health, Stress, and Coping*. Jossey-Bass.

Antonovsky, A. (1987). *Unraveling the mystery of health: How people manage stress and stay well*. Jossey-Bass.

Antonovsky, A. (1996). The Salutogenic model as a theory to guide health promotion. *Health Promotion International, 11*(1), 11-18.

Arem, H., Moore, S. C., Patel, A., Hartge, P., De Gonzalez, AB., Visvanathan, K., ... & Matthews, C. E. (2015). Leisure time physical activity and mortality: a detailed pooled analysis of the dose-response relationship. *JAMA Internal Medicine, 175*(6), 959-967.

Arenas, G. A., & Lorca, R. A. (2024). Effects of hypoxia on uteroplacental and fetoplacental vascular function during pregnancy. *Frontiers in Physiology, 15*, 1490154.

Astin, J. A. (2004). Mind-body therapies for the management of pain. *Clin J Pain, 20*, 27-32.

Bandura, A. (1977). Self-efficacy: Toward a unifying theory of behavioral change. *Psychological Review, 84*, 191-215.

Barefoot, J. C., Dahlstrom, W. G., & Williams, R. B. (1983). Hostility, CHD incidence, and total mortality: A 25-year follow-up study of 255 physicians. *Psychosomatic Medicine, 45*, 59-63.

Bargh, J. A., Chen, M., & Burrows, L. (1996). Automaticity of social behavior: Direct effects of trait construct and stereotype activation on action. *Journal of Personality and Social Psychology, 71*, 230-244.

Barker, D. J. (1990). The fetal and infant origins of adult disease. *British Medical Journal, 301*, 1111.

Barker, D. J. P. (2004). The developmental origins of adult disease. *Journal of the American College of Nutrition, 23*(Suppl 6), 588S-595S.

Beauregard, M., Courtemanche, J., Paquette, V., & St-Pierre, E. L. (2009). The neural basis of unconditional love. *Psychiarty Res: Neuroimaging, 172*(2), 93-98.

Beiner, E., Lucas, V., Reichert, J., Buhai, D. V., Jesinghaus, M., Vock, S., ... & Tesarz, J. (2023). Stress biomarkers in individuals with fibromyalgia syndrome: a systematic review with meta-analysis. *Pain, 164*(7), 1416-1427.

Benedetti, F., Pollo, A., Lopiano, L., Lanotte, M., Vighetti, S., & Rainero, I. (2003). Conscious expectation and unconscious conditioning in analgesic, motor, and hormonal placebo/nocebo responses. *Journal of Neuroscience, 23*(10), 4315-4323.

Benedict, C., Blennow. K., Zetterberg, H., & Cedernaes, J. (2020). Effects of acute sleep loss on diurnal plasma dynamics of CNS health biomarkers in young men. *Neurology, 94*(11), e1181-e1189.

Benros, M. E., Nielsen, P. R., Nordentoft, M., Eaton, W. W., Dalton, S. O., & Mortensen, P. B. (2011). Autoimmune diseases and severe infections as risk factors for schizophrenia: a 30-year population-based register study. *American Journal of Psychiatry, 168*(12), 1303-1310.

Benson, H., & Klipper, M. (1976). *The Relaxation Response*. Avon.

Benson, H., & McCallie, D. P. (1979). Angina pectoris and the placebo effect. *New England Journal of Medicine, 300*, 1424-1429.

Benson, H., & Proctor, W. (2003). *The breakout principle*. Scribner.

Benson, H., Beary, J., & Carol, M. P. (1974). The Relaxation Response. *Psychiatry, 37*, 37-46.

Berk, M., Williams, L. J., Jacka, F. N., O'Neil, A., Pasco, J. A., Moylan, S., ... & Maes, M. (2013). So depression is an inflammatory disease, but where does the inflammation come from? *BMC Medicine, 11*(1), 200.

Berkman, L. F., & Syme, S. L. (1979). Social networks, host resistance, and mortality: a nine-year follow-up study of Alameda County residents. *American Journal of Epidemiology, 109*(2), 186-204.

Bhatt, S., Devadoss, T., Jha, N. K., Baidya, M., Gupta, G., Chellappan, D. K., ... & Dua, K. (2023).

Targeting inflammation: a potential approach for the treatment of depression. *Metabolic Brain Disease, 38*(1), 45-59.

Biegler, K. A., Anderson, A. K., Wenzel, L. B., Osann, K., & Nelson, E. L. (2012). Longitudinal change in telomere length and the chronic stress response in a randomized pilot biobehavioral clinical study: implications for cancer prevention. *Cancer Prevention Research, 5*(10), 1173-1182.

Blalock, J. E. (2005). The immune system as the sixth sense. *Journal of Internal Medicine, 257*, 126-138.

Bortner, R. W. (1969). A short rating scale as a potential measure of pattern A behavior. *Journal of Chronic Diseases, 22*(2), 87-91.

Bostock, S., & Steptoe, A. (2012). Association between low functional health literacy and mortality in older adults: longitudinal cohort study. *BMJ, 344*: e1602.

Boudarene, M., Legros, J. J., & Timsit-Berthier, M. (2002). Study of the stress response: role of anxiety, cortisol and DHEAs. *L'encephale, 28*(2), 139-146.

Bourassa, K. J., Allen, J. J., Mehl, M. R., & Sbarra, D. A. (2017). Impact of narrative expressive writing on heart rate, heart rate variability, and blood pressure after marital separation. *Psychosomatic Medicine, 79*(6), 697-705.

Brantley, P. J., & Jones, G. N. (1989). The Daily Stress Inventory: Professional Manual. Psychological Assessment Resources.

Briner, R. (1994). Stress as a trivial concept and a modern myth: Some alternative approaches to the stress phenomenon. (Paper presented to the Annual Conference of British Psychological Society.)

Britta, K. H., Carmony, J., Evans, K. C., Hege, E. A., Dusek, J. A., Morgan, L., Pitman, R. K., & Lazar, S. (2009). Stress reduction correlates with structural changes in the amygdala. *Social Cognitive & Affective Neurosci, 5*(1), 11-17.

Buchanan, T. W., & Preston, S. D. (2014). Stress leads to prosocial action in immediate need situations. *Frontiers in Behavioral Neuroscience, 8*, 5.

Buss, K. A., Schumacher, J. R., Dolski, I., Kalin, N. H., Goldsmith, H. H., & Davidson, R. J. (2003). Right frontal brain activity, cortisol, and withdrawal behavior in 6-month-old infants. *Behavioral Neuroscience, 117*, 11-20.

Bygren, L. O., Kaati, G., & Edvinsson, S. (2001). Longevity determined by paternal ancestors nutrition during their slow growth period. *Acta Biotheoretica, 49*(1), 53-59.

Cacioppo, J. T., & Berntson, G. G. (1994). Relationship between attitudes and evaluative space: A critical review, with emphasis on the separability of positive and negative substrates. *Psychological Bulletin, 115*, 401-423.

Cacioppo, J. T., Cacioppo, S., Capitanio, J. P., & Cole, S. W. (2015). The neuroendocrinology of social isolation. *Annual Review of Psychology, 66*, 733-767.

Cacioppo, J. T., Malarkey, W. B., Kiecolt-Glaser, J. K., Uchino, B. N., Sgoutas-Emch, S. A., Sheridan, J. F., et al. (1995). Heterogeneity in neuroendocrine and immune responses to brief psychological stressors as a function of autonomic cardiac activation. *Psychosomatic Medicine, 57*, 154-164.

Caldwell, H. K. (2017). Oxytocin and vasopressin: powerful regulators of social behavior. *The Neuroscientist, 23*(5), 517-528.

Cannon, W. B. (1915). *Bodily changes in pain, hunger, fear, and rage*. Appleton.

Cannon, W. B. (1932). *The Wisdom of the Body*. Norton.

Cannon, W. B. (1936). The Role of Emotions in Disease. *Annals of Internal Medicine, 9*(11), 1453-1465.

Carlson, L., Speca, M., Faris, P., & Patel, K. (2007). One year pre-post intervention follow-up of psychological, immune, endocrine and blood pressure outcomes of mindfulness-based stress reduction (MBSR) in breast and prostate cancer outpatients. *Brain, Behavior and Immunity, 21*(8), 1038-1049.

Carpenter, L. L., Gawuga, C. E., Tyrka, A. R., Lee, J. K., Anderson, G. M., & Price, L. H. (2010). Association between plasma IL-6 response to acute stress and early-life adversity in healthy adults. *Neuropsychopharmacology, 35*(13), 2617-2623.

Chen, S. K., Tvrdik, P., Peden, E., Cho, S., Wu, S., Spangrude, G., & Capecchi, M. R. (2010). Hematopoietic origin of pathological grooming in Hoxb8 mutant mice. *Cell, 141*(5), 775-785.

Chevalier, G., Sinatra, S. T., Oschman, J. L., Sokal, K., & Sokal, P. (2012). Earthing: health implications of reconnecting the human body to the Earth′ s surface electrons. *Journal of Environmental and Public Health, 2012*(1), 291541.

Chevalier, G., Siopi, E., Guenin-Macé, L., Pascal, M., Laval, T., Rifflet, A., ... & Lledo, P. M. (2020). Effect of gut microbiota on depressive-like behaviors in mice is mediated by the endocannabinoid system. *Nature Communications, 11*(1), 6363.

Christopoulos, K. (2023). Religion and survival among European older adults. *European Journal of Ageing, 20*(1), 42.

Choi, G. E., Park, J. Y., Park, M. R., Yoon, J. H., & Han, H. J. (2023). Glucocorticoid enhances presenilin1-dependent A$\beta$ production at ER's mitochondrial-associated membrane by downregulating Rer1 in neuronal cells. *Redox Biology, 65*, 102821.

Choi, J., Fauce, S. R., & Effros, R. B. (2008). Reduced telomerase activity in human T lymphocytes exposed to cortisol. *Brain Behav Immun, 22*(4), 600-605.

Chrousos, G. P. (2000). The role of stress and the hypothalamic-pituitary-adrenal axis in the pathogenesis of the metabolic syndrome: Neuro-endocrine and target-tissue related causes. *Int J Obesity Rel Metabol Disord, 24*(S2), S50-55.

Chung, J., Kim, J. H., Lee, J. Y., Kang, H. S., Lee, D. W., Hong, Y. C., & Kang, M. Y. (2022). The association between occupational stress level and health-related productivity loss among Korean employees. *Epidemiology and Health, 45*, e2023009.

Clow, A., Hucklebridge, F., Stalder, T., Evans, P., & Thorn, L. (2010). The cortisol awakening response: more than a measure of HPA axis function. *Neuroscience & Biobehavioral Reviews, 35*(1), 97-103.

Cohen, F. (1984). Coping. In Matarazzo, J. D., Weiss, S. M., Herd, J. A., Miller, N. E., & Weiss, S. M. (Eds.), *Behavioral Health: A Handbook of Health Enhancement and Disease Prevention*. Wiley.

Cohen, S., Janicki-Deverts, D., & Miller, G. E. (2007). Psychological stress and disease. *JAMA, 298*(14), 1685-1687.

Cohen, S., Tyrrell, D. A. J., & Smith, A. P. (1991). Psychological Stress and Susceptibility to the Common Cold. *New England Journal of Medicine, 325*, 606-612.

Cole, S. W., & Sood, A. K. (2012). Molecular pathways: Beta-adrenergic signaling in cancer. *Clin Cancer Res, 18*, 1201-1206.

Conger, J. (1956). Reinforcement theory and the dynamics of alcoholism. *Quarterly Journal of Studies on Alcohol, 17*, 296-305.

Crane, J. D., Palanivel, R., Mottillo, E. P., Bujak, A. L., Wang, H., Ford, R. J., ... & Steinberg, G. R. (2015). Inhibiting peripheral serotonin synthesis reduces obesity and metabolic dysfunction by promoting brown adipose tissue thermogenesis. *Nature Medicine, 21*(2), 166-172.

Critchley, H. D. (2009). Psychophysiology of neural, cognitive and affective integration: fMRI and autonomic indicants. *Int J Psychophysiol, 73*(2), 88-94.

Crum, A. J., Akinola, M., Martin, A., & Fath, S. (2017). The role of stress mindset in shaping cognitive, emotional, and physiological responses to challenging and threatening stress. *Anxiety, Stress, & Coping, 30*(4), 379-395.

Crum, A. J., Salovey, P., & Achor, S. (2013). Rethinking stress: the role of mindsets in determining the stress response. *Journal of Personality and Social Psychology, 104*(4), 716.

Csikszentmihalyi, M. (1998). *Finding flow: The psychology of engagement with everyday life*. Basic Books.

Czopek, A., Moorhouse, R., Guyonnet, L., Farrah, T., Lenoir, O., Owen, E., ... & Dhaun, N. (2019). A novel role for myeloid endothelin-B receptors in hypertension. *European Heart Journal, 40*(9), 768-784.

Daghlas, I., Lane, J. M., Saxena, R., & Vetter, C. (2021). Genetically proxied diurnal preference, sleep timing, and risk of major depressive disorder. *JAMA psychiatry, 78*(8), 903-910.

Damasio, H., Grabowski, T., Frank, R., Galaburda, A. M., & Damasio, A. R. (1994). The return of Phineas Gage: Clues about the brain from the skull of a famous patient. *Science, 264*, 1102-1105.

Daruna, J. H. (2012). *Introduction to PNI* (2nd ed.). Elsevier.

Davidson, R. J., Coe, C. C., Dolski, I., & Donzella, B. (1999). Individual differences in prefrontal activation asymmetry predict natural killer cell activity at rest and in response to challenge. *Brain, Behavior, and Immunity, 13*(2), 93-108.

Davidson, R. J., Kabat-Zinn, J., Schumacher, J., Rosenkranz, M., Muller, D., & Santorelli, S. F.

(2003). Alterations in brain and immune response function produced by mindfulness meditation. *Psychosomatic Medicine, 65*, 564-570.

de la Fuente-Fernández, R., Ruth, T. J., Sossi, V., Schulzer, M., Calne, D. B., & Stoessl, A. J. (2001). Expectation and dopamine release: mechanism of the placebo effect in Parkinson's disease. *Science, 293*(5532), 1164-1166.

Deaton, A. (2008). Income, health, and well-being around the world: Evidence from the Gallup World Poll. *Journal of Economic Perspectives, 22*(2), 53-72.

Decety, J., Skelly, L. R., & Kiehl, K. A. (2013). Brain response to empathy-eliciting scenarios involving pain in incarcerated individuals with psychopathy. *JAMA Psychiatry, 70*(6), 638-645.

DeLongis, A., Coyne, J. C., Dakof, G., Folkman, S., & Lazarus, R. S. (1982). Relationship of daily hassles, uplifts, and major life events to health status. *Health Psychology, 1*, 119-136.

DeLongis, A., Folkman, S., & Lazarus, R. (1988). The impact of daily stress on health and mood: Psychological social resources as mediators. *Journal of Personality and Social Psychology, 54*, 486-495.

Demirtas, T., Utkan, T., Karson, A., Yazir, Y., Bayramgurler, D., & Gacar, N. (2014). The link between unpredictable chronic mild stress model for depression and vascular inflammation? *Inflammation, 37*, 1432-1438.

Denollet, J. (2005). DS14: Standard Assessment of Negative Affectivity, Social Inhibition, and Type D Personality. *Psychosomatic Medicine, 67*, 89-97.

Denollet, J., Sys, S. U., Stroobant, N., Rombouts, H., Gillebert, T. C., & Brutsaert, D. L. (1996). Personality as independent predictor of long-term mortality in patients with coronary heart disease. *Lancet, 347*, 417-421.

Diener, E., & Seligman, M. E. P. (2002). Very Happy People. *Psychological Science, 13*(1), 81-84.

Dimitrov, D. H., Lee, S., Yantis, J., Valdez, C., Paredes, R. M., Braida, N., ... & Walss-Bass, C. (2013). Differential correlations between inflammatory cytokines and psychopathology in veterans with schizophrenia: potential role for IL-17 pathway. *Schizophrenia Research, 151*(1), 29-35.

Dunlop, D. D., Song, J., Hootman, J. M., Nevitt, M. C., Semanik, P. A., Lee, J., ... & Chang, R. W. (2019). One hour a week: moving to prevent disability in adults with lower extremity joint symptoms. *American Journal of Preventive Medicine, 56*(5), 664-672.

Dunn, T. J., & Dimolareva, M. (2022). The effect of mindfulness-based interventions on immunity-related biomarkers: a comprehensive meta-analysis of randomised controlled trials. *Clinical Psychology Review, 92*, 102124.

Dworkin, S. F., Chen, A. C., LeResche, L., & Clark, D. W. (1983). Cognitive reversal of expected nitrous oxide analgesic for acute pain. *Anesthesia and Analgesia, 62*, 1073-1077.

Eckenrode, J. (1984). Impact of chronic and acute stressors on daily reports of mood. *J Person and Soc Psychology, 46*, 907-918.

Eckerling, A., Ricon-Becker, I., Sorski, L., Sandbank, E., & Ben-Eliyahu, S. (2021). Stress and cancer: mechanisms, significance and future directions. *Nature Reviews Cancer, 21*(12), 767-785.

Eisenberger, N. I. (2012). The neural bases of social pain: evidence for shared representations with physical pain. *Psychosomatic Medicine, 74*(2), 126-135.

Endler, N. S., & Parker, J. D. A. (1990). Coping Inventory for Stressful Situations(CISS) : Manual. Multi-Health Systems.

Engel, G. L. (1977). Need for a new medical model: A challenge for biomedicine. *Science, 196*, 129-136.

Epel, E. S., Blackburn, E. H., Lin, J., Dhabhar, F. S., Adler, N. E., Morrow, J. D., & Cawthon, R. M. (2004). Accelerated telomere shortening in response to life stress. *Proc Natl Acad Sci USA, 101*(49), 17312-17315.

Erickson, K. I., Voss, M. W., Prakash, R. S., Basak, C., Szabo, A., Chaddock, L., ... & Kramer, A. F. (2011). Exercise training increases size of hippocampus and improves memory. *Proceedings of the National Academy of Sciences, 108*(7), 3017-3022.

Espay, A. J., Norris, M. M., Eliassen, J. C., Dwivedi, A., Smith, M. S., Banks, C., et al. (2015). Placebo effect of medication cost in Parkinson disease: A randomized double-blind study. *Neurology, 84*(8), 794-802.

Everson-Rose, S. A., Roetker, N. S., Lutsey, P. L., Kershaw, K. N., Longstreth, W. T., Sacco, R. L., et al. (2014). Chronic stress, depressive symptoms, anger, hostility, and risk of stroke and transient ischemic attack in the multi-ethnic study of atherosclerosis. *Stroke, 45*(8), 2318-2323.

Fang, C. Y., Reibel, D. K., Longacre, M. L., Rosenzweig, S., Campbell, D. E., & Douglas, S. D. (2010). Enhanced Psychosocial Well-Being Following Participation in a Mindfulness-Based Stress Reduction Program Is Associated with Increased Natural Killer Cell Activity. *Journal of Alternative and Complementary Medicine, 16*(5), 531-538.

Fava, M. (1998). Depression with anger attacks. *J Clin Psychiatry, 59*(Suppl 18), 18-22.

Fawzy, F. I., Fawzy, N. W., Hyun, C. S., Elashoff, R., Guthrie, D., Fahey, J. L., et al. (1993). Malignant melanoma: Effects of an early structured psychiatric intervention, coping, and affective state on recurrence and survival 6 years later. *Archives of General Psychiatry, 50*(9), 681-689.

Fenz, W. D., & Epstein, S. (1967). Gradients of physiological arousal in parachutists as a function of an approaching jump. *Psychosomatic Medicine, 29*, 33-51.

Ferguson, M. A., Nielsen, J. A., King, J. B., Dai, L., Giangrasso, D. M., Holman, R., ... & Anderson, J. S. (2018). Reward, salience, and attentional networks are activated by religious experience in devout Mormons. *Social Neuroscience, 13*(1), 104-116.

Filges, T., Siren, A., Fridberg, T., & Nielsen, B. C. (2020). Voluntary work for the physical and mental health of older volunteers: A systematic review. *Campbell Systematic Reviews, 16*(4), e1124.

Flaten, M. A., Simonsen, T., & Olsen, H. (1999). Drug-related information generates placebo and nocebo responses that modify the drug response. *Biopsychosocial Science and Medicine, 61*(2), 250-255.

Foster, J. A., Rinaman, L., & Cryan, J. F. (2017). Stress & the gut-brain axis: regulation by the microbiome. *Neurobiology of Stress, 7*, 124-136.

Fowler, J. H., & Christakis, N. A. (2008). Dynamic spread of happiness in a large social network: longitudinal analysis over 20 years in the Framingham Heart Study. *BMJ*, 337.

Fox, K. C., Nijeboer, S., Dixon, M. L., Floman, J. L., Ellamil, M., Rumak, S. P., ... & Christoff, K. (2014). Is meditation associated with altered brain structure? A systematic review and meta-analysis of morphometric neuroimaging in meditation practitioners. *Neuroscience & Biobehavioral Reviews, 43*, 48-73.

Frank, S. H., & Zyzanski, S. J. (1988). Stress in the clinical setting: The Brief Encounter Psychosocial Instrument. *J Fam Pract, 26*, 533-539.

Freeman, L. (2009). *Mosby's complementary & alternative medicine: A research-based approach* (3rd ed.). Mosby.

Friedman, H. S. (1992). *The self-healing personality: Why some people achieve health and others succumb to illness*. Academic Press.

Friedman, M., & Rosenman, R. (1959). Association of specific overt behaviour pattern with blood and cardiovascular findings. *Journal of the American Medical Association, 169*, 1286-1296.

Friedman, M., & Rosenman, R. (1974). *Type A Behavior and Your Heart*. Knopf.

Friedmann, E., Katcher, A. H., Lynch, J. J., & Thomas, S. A. (1980). Animal Companions and One-Year Survival of Patients After Discharge From a Coronary Care Unit. *Public Health Rep, 95*(4), 307-312.

Fries, E., Dettenborn, L., & Kirschbaum, C. (2009). The cortisol awakening response(CAR): Facts and future directions. *International Journal of Psychophysiology, 72*(1), 67-73.

Garmezy, N. (1987). Stress, competence, and development: Continuities in the study of schizophrenic adults, children vulnerable to psychopathology, and the search for stress-resistant children. *American Journal of Orthopsychiatry, 57*(2), 159-174.

Gerger, H., Werner, C. P., Gaab, J., & Cuijpers, P. (2022). Comparative efficacy and acceptability of expressive writing treatments compared with psychotherapy, other writing treatments, and waiting list control for adult trauma survivors: A systematic review and network meta-analysis. *Psychological Medicine, 52*(15), 3484-3496.

Gesch, C. B., Hammond, S. M., Hampson, S. E., Eves, A., & Crowder, M. J. (2002). Influence of supplementary vitamins, minerals and essential fatty acids on the antisocial behaviour of young adult prisoners: Randomised, placebo-controlled trial. *The British Journal of Psychiatry, 181*(1), 22-28..

Ghanta, V. K., Hiramoto, R. N., Solvason, H. B., & Spector, N. H. (1985). Neural and environmental influences on neoplasia and conditioning of NK activity. *Journal of Immunology, 135*(2), 848-852.

Glaser, R., Kiecolt-Glaser, J. K., Speicher, C. E., & Holliday, J. E. (1985). Stress, loneliness, and changes in herpesvirus latency. *Journal of Behavioral Medicine, 8*, 249–260.

Glaser, R., Lafuse, W. P., Bonneau, R. H., Atkinson, C., & Kiecolt-Glaser, J. K. (1993). Stress-associated modulation of proto-oncogene expression in human peripheral blood leukocytes. *Behavioral Neuroscience, 107*(3), 525.

Glaser, R., Rice, J., Sheridan, J., Fertel, R., Stout, J., Speicher, C., ... & Kiecolt-Glaser, J. (1987). Stress-related immune suppression: Health implications. *Brain, Behavior, and Immunity, 1*(1), 7–20.

Glasser, W. (1998). Choice theory: A new psychology for personal freedom. 김인자(역) (2004). **행복의 심리, 선택이론.** 심리상담연구소.

Golomb, B. A., & Bui, A. K. (2015). A fat to forget: Trans fat consumption and memory. *Plos One, 10*(6), e0128129.

Gonzales, E. L., Jeon, S. J., Han, K. M., Yang, S. J., Kim, Y., Remonde, C. G., ... & Shin, C. Y. (2023). Correlation between immune-related genes and depression-like features in an animal model and in humans. *Brain, Behavior, and Immunity, 113*, 29–43.

Goyal, N., & Prabhu, S. S. (2023). Stress and common dermatological disorders: the psychophysiological dermatoses. *Clinical Dermatology Review, 7*(4), 327–332.

Graubard, R., Perez-Sanchez, A., & Katta, R. (2021). Stress and skin: an overview of mind body therapies as a treatment strategy in dermatology. *Dermatology Practical & Conceptual, 11*(4), e2021091.

Green-McDonald, P., O'Connell, M., & Lutgendort, S. K. (2013). Psychoneuroimmunology and cancer: A decade of discovery, paradigm shifts, and methodological innovations. *Brain Behav Immun, 30*(Suppl), S1–9.

Gurillo, P., Jauhar, S., Murray, R. M., & MacCabe, J. H. (2015). Does tobacco use cause psychosis? Systematic review and meta-analysis. *The Lancet Psychiatry, 2*(8), 718–725.

Guzys D, Kenny A, Dickson-Swift V & Threlkeld G (2015). A critical review of population health literacy assessment. *BMC Public Health, 15*(1), 1–7.

Haendeler, J., Hoffmann, J., Diehl, J. F., Vasa, M., Spyridopoulos, I., Zeiher, A. M., & Dimmeler, S. (2004). Antioxidants inhibit nuclear export of telomerase reverse transcriptase and delay replicative senescence of endothelial cells. *Circulation Research, 94*(6), 768–775.

Hallowell, E. M. (2001). *Connect: 12 vital ties that open your heart, lengthen your life, and deepen your soul*. Simon and Schuster.

Haapala, E. A., Leppänen, M. H., Kosola, S., Appelqvist-Schmidlechner, K., Kraav, S. L., Jussila, J. J., ... & Lakka, T. A. (2025). Childhood Lifestyle Behaviors and Mental Health Symptoms in Adolescence. *JAMA Network Open, 8*(2), e2460012–e2460012.

Haroon, E., Raison, C. L., & Miller, A. H. (2012). Psychoneuroimmunology meets neuropsychopharmacology: translational implications of the impact of inflammation on behavior. *Neuropsychopharmacology, 37*(1), 137–162.

Harrington, A. (2008). *The Cure Within: A History of Mind-Body Medicine*. WW Norton & Company.

He, X. Y., Gao, Y., Ng, D., Michalopoulou, E., George, S., Adrover, J. M., ... & Egeblad, M. (2024). Chronic stress increases metastasis via neutrophil-mediated changes to the microenvironment. *Cancer Cell, 42*(3), 474-486.

Heijmans, B. T., Tobi, E. W., Stein, A. D., Putter, H., Blauw, G. J., Susser, E. S., ... & Lumey, L. H. (2008). Persistent epigenetic differences associated with prenatal exposure to famine in humans. *Proceedings of the National Academy of Sciences, 105*(44), 17046-17049.

Heinrich, C. (2012). Health literacy: The sixth vital sign. *Journal of the American Academy of Nurse Practitioners, 24*(4), 218-223.

Heinrichs, S. C., & Koob, G. F. (2004). Corticotropin-releasing factor in brain: A role in activiation, arousal, and affect regulation. *J Pharmacol Exp Ther, 311*, 427-440.

Heisler, L. K., Pronchuk, N., Nonogaki, K., Zhou, L., Raber, J., Tung, L., ... & Tecott, L. H. (2007). Serotonin activates the hypothalamic-pituitary-adrenal axis via serotonin 2C receptor stimulation. *Journal of Neuroscience, 27*(26), 6956-6964.

Herbert, C., Meixner, F., Wiebking, C., & Gilg, V. (2020). Regular physical activity, short-term exercise, mental health, and well-being among university students: the results of an online and a laboratory study. *Frontiers in Psychology, 11*, 509.

Hess, W. R. (1957). *The Functional Organization of the Diencephalon*. Grune & Stratton.

Hines, E. A. Jr., & Brown, G. E. (1932). Standard stimulus for measuring vasomotor reactions: Its application in the study of hypertension. *Proceedings of the Staff Meetings of the Mayo Clinic, 7*, 332-335.

Hinkle, L. E. Jr. (1973). The concept of "stress" in the biological and social sciences. *Sci Med Man, 1*, 31-48.

Ho, F. K., Celis-Morales, C., Petermann-Rocha, F., Parra-Soto, S. L., Lewsey, J., Mackay, D., & Pell, J. P. (2021). Changes over 15 years in the contribution of adiposity and smoking to deaths in England and Scotland. *BMC Public Health, 21*, 1-8.

Hoel, H., Sparks, K., & Cooper, C. L. (2001). The cost of violence/stress at work and the benefits of a violence/stress-free working environment. International Labour Organization.

Hoffman, J. W., Benson, H., Arns, P. A., Stainbrook, G. L., Landsberg, G. L., Young, J. B., & Gill, A. (1982). Reduced Sympathetic Nervous System Responsivity Associated with the Relaxation Response. *Science, 215*, 190-192.

Holden-Lund, C. (1988). Effects of Relaxation with Guided Imagery on Surgical Stress and Wound Healing. *Research in Nursing and Helath, 11*, 235-244.

Holmes, T. H., & Rahe, R. H. (1967). The Social Readjustment Rating Scale. *J Psychosom Res, 11*, 213-218.

Holt-Lunstad, J., Smith, T. B., & Layton, J. B. (2010). Social relationships and mortality risk: a meta-analytic review. *PLoS Medicine, 7*(7), e1000316.

Hölzel, B. K., Lazar, S. W., Gard, T., Schuman-Olivier, Z., Vago, D. R., & Ott, U. (2011). How does mindfulness meditation work? Proposing mechanisms of action from a conceptual and neural perspective. *Perspectives on Psychological Science, 6*(6), 537-559.

House, J. S., Landis, K. R., & Umberson, D. (1988). Social Relationships and Health. *Science, 241*, 540-545.

Howden, J. W. (1992). Development and psychometric characteristics of the Spirituality Assessment Scale (Doctoral dissertation, Texas Woman's University).

Huber, M., Knottnerus, J. A., Green, L., Van Der Horst, H., Jadad, A. R., Kromhout, D., ... & Smid, H. (2011). How should we define health? *BMJ, 343*.

Huot, R. L., Thrivikraman, K. V., Meaney, M. J., & Plotsky, P. M. (2001). Development of adult ethanol preference and anxiety as a consequence of neonatal maternal separation in Long Evans rats and reversal with antidepressant treatment. *Psychopharmacology(Berlin), 158*, 366-373.

Irwin, M. R., & Miller, A. H. (2007). Depressive disorders and immunity: 20 years of progress and discovery. *Brain Behavior and Immunity, 21*, 374-383.

Jacobs, J. R., & Bovasso, G. B. (2000). Early and chronic stress and their relation to breast cancer. *Psychology Medicine, 30*, 669-678.

Jamieson, J. P., Mendes, W. B., Blackstock, E., & Schmader, T. (2010). Turning the knots in your stomach into bows: Reappraising arousal improves performance on the GRE. *Journal of Experimental Social Psychology, 46*(1), 208-212.

Jiang, W., Babyak, M., Krantz, D. S., Waugh, R. A., Coleman, R. E., Hanson, M. M., et al. (1996). Mental stress-induced myocardial ischemia and cardiac events. *Journal of the American Medical Association, 275*, 1651-1656.

Jim, H. S., Pustejovsky, J. E., Park, C. L., Danhauer, S. C., Sherman, A. C., Fitchett, G., ... & Salsman, J. M. (2015). Religion, spirituality, and physical health in cancer patients: A meta-analysis. *Cancer, 121*(21), 3760-3768.

Justo, A. F. O., Paradela, R., Gomes Goncalves, N., Ribeiro Paes, V., Leite, R. E. P., Nitrini, R., ... & Suemoto, C. K. (2025). Association Between Alcohol Consumption, Cognitive Abilities, and Neuropathologic Changes: A Population-Based Autopsy Study. *Neurology, 104*(9), e213555.

Kabat-Zinn, J., Massion, A., Kristeller, J., Peterson, L. G., Fletcher, K. E., Pbert, L., Lenderking, W. R., et al. (1992). Effectiveness of a Meditation-Based Stress Reduction Program in the Treatment of Anxiety Disorders. *Am J Psychiatry, 149*, 936-943.

Kaewboonchoo, O., Sembajwe, G., & Li, J. (2018). Associations between job strain and arterial stiffness: a large survey among enterprise employees from Thailand. *International Journal of Environmental Research and Public Health, 15*(4), 659.

Kanner, A. D., Coyne, J. C., Schaefer, C., & Lazarus, R. S. (1981). Comparison of Two Modes of Stress

Measurement: Daily Hassles and Uplifts Versus Major Life Events. *Journal of Behavioral Medicine, 4*(1), 1-39.

Kaplan, J., Manuck, S. B., Clarkson, T. B., Lusso, F. M., & Taub, D. M. (1982). Social status, environment, and atherosclerosis in cynomolgus monkeys. *Arteriosclerosis, Thrombosis and Vascular Biology, 2*(5), 359-368.

Karasek, R., & Theorell, T. (1990). *Healthy Work: Stress, Productivity, and the Reconstruction of Working Life*. Basic Books.

Karelius, S., Vahtera, J., Heinonen, O. J., Niiranen, T. J., & Stenholm, S. (2021). Association between Life Stressors and Arterial Stiffness: The Finnish Retirement and Aging Study. *Artery Research, 27*(3), 129-134.

Keller, A., Litzelman, K., Wisk, L. E., Maddox, T., Cheng, E. R., Creswell, P. D., & Witt, W. P. (2012). Does the perception that stress affects health matter? The association with health and mortality. *Health Psychology, 31*(5), 677-684.

Kiecolt-Glaser, J. K., Dura, J. R., Speicher, C. E., Trask, O. J., & Glaser, R. (1991). Spousal Caregivers of Dementia Victims: Longitudinal Changes in Immunity and Health. *Psychosomatic Medicine, 53*, 345-362.

Kiecolt-Glaser, J. K., Heffner, K. L., Glaser, R., Malarkey, W. B., Porter, K., Atkinson, C., ... & Marshall, G. D. (2009). How stress and anxiety can alter immediate and late phase skin test responses in allergic rhinitis. *Psychoneuroendocrinology, 34*(5), 670-680.

Killingsworth, M. A., & Gilbert, D. T. (2010). A wandering mind is an unhappy mind. *Science, 330*(6006), 932-932.

Kim, H., Park, Y. S., Kim, S. H., Hurh, K., Kim, J., Park, E. C., & Jang, S. I. (2023). Association between stress-related disorders and the risk of dementia using the Korean National Sample Cohort: a matched cohort study. *Scientific Reports, 13*(1), 16487.

Kim, Y., Kim, J. H., & Cho, D. S. (2015). Gender difference in osteoporosis prevalence, awareness and treatment: based on the Korea national health and nutrition examination survey 2008~ 2011. *Journal of Korean Academy of Nursing, 45*(2), 293-305.

Kirsch, I., & Sapirstein, G. (1999). Listening to Prozac but hearing placebo: A meta-analysis of antidepressant medications. In I. Kirsch (Ed.), *How expectancies shape experience*. American Psychological Association. https://doi.org/10.1037/10332-012

Klopfer, B. (1957). Psychological variables in human cancer. *Journal of Projective Techniques, 21*(4), 331-340.

Kobasa, S. C. (1979). Stressful life events, personality and health: An inquiry into hardiness. *Journal of Abnormal and Social Psychology, 37*, 1-11.

Kodama, A., Horikawa, T., Suzuki, T., Ajiki, W., Takashima, T., Harada, S., & Ichihashi, M. (1999). Effect of stress on atopic dermatitis: investigation in patients after the great hanshin earthquake. *Journal of Allergy and Clinical Immunology, 104*(1), 173-176.

Koenig, H. G. (2012). Religion, spirituality, and health: The research and clinical implications. *International Scholarly Research Notices, 2012*(1), 278730.

Koo, J. W., & Wohleb, E. S. (2021). How stress shapes neuroimmune function: Implications for the neurobiology of psychiatric disorders. *Biological Psychiatry, 90*(2), 74-84.

Kupeli, N., Chatzitheodorou, G., Troop, N. A., McInnerney, D., Stone, P., & Candy, B. (2019). Expressive writing as a therapeutic intervention for people with advanced disease: a systematic review. *BMC Palliative Care, 18*(1), 65.

Lalonde, M. (1974). A New Perspective on the Health of Canadians. Ottawa: Minister of National Health and Welfare.

Lane, M., Robker, R. L., & Robertson, S. A. (2014). Parenting from before conception. *Science, 345*(6198), 756-760.

Lang, P. J. (1979). A bio-informational theory of emotional imagery. *Psychophysiology, 16(6)*, 495-512.

Langer, E. J. (2009). *Counterclockwise: mindful health and the power of possibility*. Ballantine Books.

Lazar, S. W., Kerr, C. E., Wasserman, R. H., Gray, J. R., Greve, D. N., Treadway, M. T., ... & Fischl, B. (2005). Meditation experience is associated with increased cortical thickness. *Neuroreport, 16*(17), 1893-1897.

Lazarus, R. S., & Cohen, J. B. (1977). Environmental Stress. In Altman, I., & Wohlwill, J. F. (Eds.), *Human Behavior and Environment*, Vol 2. Plenum.

Lazarus, R. S., & Folkman, S. (1984a). Transactional theory and research on emotion and coping. *European Journal of Personality, 1*, 141-170.

Lazarus, R. S., & Folkman, S. (1984b). *Stress, appraisal and coping*. Springer.

Lazarus, R. S., DeLongis, A., Folkman, S., & Gruen, R. (1985). Stress and adaptational outcomes: The problems of confounded measures. *Am Psychologist, 40*, 770-779.

LeDoux, J. E. (2000). Emotion circuits in the brain. *Ann Rev Neurosci, 23*, 155-184.

Lee, Y., Donahue, G. Z., Buthmann, J. L., Uy, J. P., & Gotlib, I. H. (2024). The cortisol/DHEA ratio mediates the association between early life stress and externalizing problems in adolescent boys. *Psychoneuroendocrinology, 165*, 107034.

Lemos, J. C., Wanat, M. J., Smith, J. S., Reyes, B. A., Hollon, N. G., Van Bockstaele, E. J., et al. (2012). Severe stress switches CRF action in the nucleus accumbens from appetitive to aversive. *Nature, 490*(7420), 402-406.

LeShan, L. (1966). An emotional life-history pattern associated with neoplastic disease. *Annals of the New York Academy of Sciences, 125*(3), 780-793.

Levi, L. (1987). Definition and conceptual aspects of health in relation to work. In Kalimo, R., El-Batawi,

M. A., & Cooper, C. L. (Eds.), *Psychosocial factors at work and their relation to health*. World Health Organization.

Levin, J. S., & Chatters, L. M. (1998). Religion, health, and psychological well-being in older adults: Findings from three national surveys. *Journal of Aging and Health, 10*(4), 504-531.

Levine, J. D., Gordon, N. C., Smith, R., & Fields, H. L. (1981). Analgesic responses to morphine and placebo in individuals with postoperative pain. *Pain, 10*(3), 379-389.

Levine, S. (1957). Infantile experience and resistance to physiological stress. *Science, 126*, 405-406.

Levine, S. (2002). Regulation of the hypothalamic-pituitary-adrenal axis in the neonatal rat: The role of maternal behavior. *Neurotoxicity Research, 4*, 557-564.

Levy, B. R., Slade, M. D., & Kasl, S. V. (2002a). Longitudinal benefit of positive self-perceptions of aging on functional health. *The Journals of Gerontology Series B: Psychological Sciences and Social Sciences, 57*(5), P409-P417.

Levy, B. R., Slade, M. D., Kunkel, S. R., & Kasl, S. V. (2002b) Longevity increased by positive self-perceptions of aging. *Journal of Personality and Social Psychology, 83*(2), 261.

Lewitus, G. M., Cohen, H., & Schwartz, M. (2008). Reducing post-traumatic anxiety by immunization. *Brain Behavior and Immunity, 22*(7), 1108-1114.

Lieberman, M. D., Eisenberger, N. I., Crockett, M. J., Tom, S. M., Pfeifer, J. H., & Way, B. M. (2007). Putting feelings into words: Affect labeling disrupts amygdala activity in response to affective stimuli. *Psychological Science, 18*(5), 421-428.

Linn, B. S., Linn, M. W., & Klimas, N. G. (1988). Effects of Psychophysical Stress on Surgical Outcome. *Psychosomatic Medicine, 50*, 230-244.

Linn, M. W. (1985). A global assessment of recent stress(GARS) scale. *Int J Psychiarty Med, 15*, 47-59.

Litt, J., & West, C. (2017). Understanding addictions: Tacking smoking and hazardous drinking. In Egger, G., Binns, A., Rossner, S., & Sagner, M. (Eds.). *Lifestyle medicine: Lifestyle, the environment and preventive medicine in health and disease* (3rd ed.), pp. 355-370. Academic Press.

Little, S. (2004). Mind-body medicine. In Kligler, B., & Lee, R. *Integrative Medicine*. McGraw-Hill.

Louv, R. (2009). Do our kids have nature-deficit disorder. *Educational Leadership, 67*(4), 24-30.

Lovallo, W. R. (2015). Stress and health (3rd ed.). 안희영, 신경희(역) (2018). **스트레스, 건강, 행동의학**. 학지사.

Luks, A., & Payne, P. (2001). *The healing power of doing good: The health and spiritual benefits of helping others*. Universe.

Lumsden, D. P. (1981). Is the concept of "stress" of any use, anymore? In Randall, D. (Ed.), Contributions to Primary Prevention in Mental Health: Working Papers. Toronto Natl. Off. Can. Mental Health Assoc.

Lund, I. O., Hannigan, L. J., Ask, H., Askelund, A. D., Hegemann, L., Corfield, E. C., ... & Havdahl, A. (2025). Prenatal maternal stress: triangulating evidence for intrauterine exposure effects on birth and early childhood outcomes across multiple approaches. *BMC medicine, 23*(1), 18.

Lutgendorf, S. K., & Sood, A. K. (2011). Biobehavioral factors and cancer progression: Physiological pathways and mechanisms. *Psychosom Med, 73*, 724-730.

Lv, J., Qian, M., Deng, M., & Yu, M. (2023). The association between sense of coherence and health outcomes among community-dwelling older adults: a systematic review. *Interdisciplinary Nursing Research, 2*(1), 46-57.

Machado, A. V., Pereira, M. G., Souza, G. G., Xavier, M., Aguiar, C., de Oliveira, L., & Mocaiber, I. (2021). Association between distinct coping styles and heart rate variability changes to an acute psychosocial stress task. *Scientific Reports, 11*(1), 24025.

MacLean, P. (1990). *The Triune Brain in Evolution: Role in Paleocerebral Functions*. Springer.

Mahmoud, N. S. A., El Samanoudy, G., & Jung, C. (2023). Simulating the natural lighting for a physical and mental Well-being in residential building in Dubai, UAE. *Ain Shams Engineering Journal, 14*(1), 101810.

Marselle, M. R., Bowler, D. E., Watzema, J., Eichenberg, D., Kirsten, T., & Bonn, A. (2020). Urban street tree biodiversity and antidepressant prescriptions. *Scientific Reports, 10*(1), 22445.

McCain, N. L., Gray, D. P., Walter, J. M., & Robins, J. (2005). Implementing a comprehensive approach to the study of health dynamics using the psychoneuroimmunology paradigm. *Advances in Nursing Science, 28*(4), 320-332.

McEwen, B. S. (1993). Protective and damaging effects of stress mediators. *NEJM 338*(3), 171-179.

McEwen, B. S. (2000). Allostasis and allostatic load: Implications for neuropsychopharmacology. *Neuropsychopharmacology, 22*(2), 108-124.

McEwen, B. S., & Sapolsky, R. M. (1995). Stress and cognitive function. *Current Opinion in Neurobiology, 5*, 205-216.

McEwen, B. S., & Stellar, E. (1993). Stress and the individual: Mechanisms leading to disease. *Arch Intern Med, 153*(18), 2093-2101.

McInnis, C. M., Thoma, M. V., Gianferante, D., Hanlin, L., Chen, X., Breines, J. G., ... & Rohleder, N. (2014). Measures of adiposity predict interleukin-6 responses to repeated psychosocial stress. *Brain, Behavior, and Immunity, 42*, 33-40.

McKee, M. J. (1993). Stresses of living. In Matzen, R. N., & Lang, R. S. (Eds.), *Clinical preventive medicine*. Mosby.

Mckeown, T. (1988). *The Origin of Human Disease*. Blackwell Publisher.

Meaney, M. J. (2001). Maternal care, gene expression, and the transmission of individual differences in stress reactivity across generations. *Annual Review of Neuroscience, 24*, 1161-1192.

Meichenbaum, D. H., & Deffenbacher, J. L. (1988). Stress inoculation training. *The Counseling Psychologist, 16*(1), 69-90.

Melzack, R., & Wall, P. D. (1965). Pain Mechanisms: A New Theory. *Science, 150*, 971-979.

Mitchell, C., Hobcraft, J., McLanahan, S. S., Siegel, S. R., Berg, A., Brooks-Gunn, J., et al. (2014). Social disadvantage, genetic sensitivity, and children's telomere length. *Proceedings of the National Academy of Sciences, 111*(16), 5944-5949.

Moieni, M., Irwin, M. R., Jevtic, I., Breen, E. C., & Eisenberger, N. I. (2015). Inflammation impairs social cognitive processing: A randomized controlled trial of endotoxin. *Brain Behavior and Immunity, 48*, 132-138.

Molenberghs, P., Ogilvie, C., Louis, W. R., Decety, J., Bagnall, J., & Bain, P. G. (2015). The neural correlates of justified and unjustified killing: an fMRI study. *Social Cognitive and Affective Neuroscience, 10*(10), 1397-1404.

Müller, N., Weidinger, E., Leitner, B., & Schwarz, M. J. (2015). The role of inflammatjon in schizophrenia. *Frontiers in Neuroscience, 9*, 372.

Mulligan, C. J., Quinn, E. B., Hamadmad, D., Dutton, C. L., Nevell, L., Binder, A. M., ... & Dajani, R. (2025). Epigenetic signatures of intergenerational exposure to violence in three generations of Syrian refugees. *Scientific Reports, 15*(1), 5945.

Nersesian, P. V., Han, H. R., Yenokyan, G., Blumenthal, R. S., Nolan, M. T., Hladek, M. D., & Szanton, S. L. (2018). Loneliness in middle age and biomarkers of systemic inflammation: Findings from Midlife in the United States. *Social Science & Medicine, 209*, 174-181.

Ng, W., Diener, E., Aurora, R., & Harter, J. (2009). Affluence, feelings of stress, and well-being. *Social Indicators Research, 94*, 257-271.

O'Connor, T. G., Heron, J., Golding, J., Beveridge, M., & Glover, V. (2002). Maternal antenatal anxiety and children's behavioural/emotional problems at 4 years: Report from the Avon Longitudinal Study of Parents and Children. *The British Journal of Psychiatry, 180*(6), 502-508.

Ohl, F., Michaelis, T., Vollmann-Honsdorf, G. K., Kirschbaum, C., & Fuchs, E. (2000). Effect of chronic psychosocial stress and long-term cortisol treatment on hippocampus-mediated memory and hippocampal volume: A pilot study in tree shrews. *Psychoneuroendocrinology, 25*(4), 357-363.

Olness, K., & Ader, R. (1992). Conditioning as an adjunct in the pharmacotherapy of lupus erythematosus. *Journal of Developmental and Behavioral Pediatrics, 13*, 124-125.

Orians, G. H., & Heerwagen, J. H. (1992). Evolved responses to landscapes. In Barkow, J. H., Cosmides, L., & Tooby, J. (Eds.), *The adapted mind: Evolutionary psychology and the generation of culture*. Oxford University Press.

Ornish, D., Lin, J., Chan, J. M., Epel, E., Kemp, C., Weidner, G., ... & Blackburn, E. H. (2013). Effect of comprehensive lifestyle changes on telomerase activity and telomere length in men with biopsy-proven low-risk prostate cancer: 5-year follow-up of a descriptive pilot study. *The Lancet Oncology, 14*(11), 1112-1120.

Oschman, J. L. (2023). Illnesses in technologically advanced societies due to lack of grounding (earthing). *Biomedical Journal, 46*(1), 17-29.

Oyler, D. L., Hulett, J. M., Pratscher, S. D., Price-Blackshear, M. A., Murphy, E. A., & Bettencourt, B. A. (2023). The influence of meditative interventions on immune functioning: A meta-analysis. *Mindfulness, 14*(8), 1815-1851.

Ozbay, F., Johnson, D. C., Dimoulas, E., Morgan III, C. A., Charney, D., & Southwick, S. (2007). Social support and resilience to stress: From neurobiology to clinical practice. *Psychiatry (Edgmont), 4*(5), 35-40.

Pagnini, F., Cavalera, C., Volpato, E., Comazzi, B., Riboni, F. V., Valota, C., ... & Langer, E. (2019). Ageing as a mindset: a study protocol to rejuvenate older adults with a counterclockwise psychological intervention. *BMJ Open, 9*(7), e030411.

Palma-Gudiel, H., Córdova-Palomera, A., Leza, J. C., & Fañanás, L. (2015). Glucocorticoid receptor gene (NR3C1) methylation processes as mediators of early adversity in stress-related disorders causality: a critical review. *Neuroscience & Biobehavioral Reviews, 55*, 520-535.

Park, K. H., Kim, J. M., & Cho, K. H. (2014). Elaidic acid (EA) generates dysfunctional high-density lipoproteins and consumption of EA exacerbates hyperlipidemia and fatty liver change in zebrafish. *Molecular Nutrition & Food Research, 58*(7), 1537-1545.

Pedersen, A. F., Zachariae, R., & Bovbjerg, D. H. (2009). Psychological stress and antibody response to influenza vaccination: a meta-analysis. *Brain, Behavior, and Immunity, 23*(4), 427-433.

Pennebaker, J. (1993). Putting stress into words: Health, linguistic, and therapeutic implications. *Behavioral Research Therapy, 31*, 539-548.

Pennebaker, J. W., Kiecolt-Glaser, J., & Glaser, R. (1988). Disclosure of traumas and immune function: Health implications for psychotherapy. *Journal of Consulting and Clinical Psychology, 56*, 239-245.

Pennebaker, J. W., Mayne, T. & Francis, M. (1997). Linguistic predictors of adaptive bereavement. *Journal of Personality and Social Psychology, 72*, 863-871.

Pert, C. B. (1997). *Molecules of emotion: Why you feel the way you feel*. Simon and Schuster.

Pert, C. B., Dreher, H. E., & Ruff, M. R. (1998). The psychosomatic network: Foundations of mind-body medicine. *Altern Ther Health Med, 4*(4), 30-41.

Pew Research Center (2025). Religious Landscape Study of U.S. adults condected July 17. 2023 - March 4. 2024.

Plosky, P. M., & Meaney, M. J. (1993). Early, postnatal experience alters hypothalamic corticotropin-releasing factor(CRF) mRNA, median eminence CRF contents and stress-induced release in adult rats. *Brain Research: Molecular Brain Research, 18*, 195-200.

Potier, F., Degryse, J. M., Henrard, S., Aubouy, G., & de Saint-Hubert, M. (2018). A high sense of coherence protects from the burden of caregiving in older spousal caregivers. *Archives of Gerontology and Geriatrics, 75*, 76-82.

Poulin, M. J., Brown, S. L., Dillard, A. J., & Smith, D. M. (2013). Giving to others and the association between stress and mortality. *American Journal of Public Health, 103*(9), 1649-1655.

Powell, N. D., Tarr, A. J., & Sheridan, J. F. (2013). Psychosocial stress and inflammation in cancer. *Brain Behav Immun, 30*(Suppl), S41-S47.

Prall, S. P., & Muehlenbein, M. P. (2018). DHEA modulates immune function: a review of evidence. *Vitamins and Hormones, 108*, 125-144.

Pryce, C. R., Rüedi-Bettschen, D., Dettling, A. C., & Feldon, J. (2002). Early Life Stress: Long-Term Physiological Impact. *News Physiol Sci, 17*, 150-155.

Qin, S., Hermans, E. J., Van Marle, H. J., Luo, J., & Fernández, G. (2009). Acute psychological stress reduces working memory-related activity in the dorsolateral prefrontal cortex. *Biological Psychiatry, 66*(1), 25-32.

Quick, J. C., & Quick, J. D. (1984). *Organizational stress and preventive management*. McGraw-Hill.

Rabin, B. S. (2002). Understanding how stress affects the physical body. In Koenig, H. G., & Cohen, H. J. (Eds.), *The link between religion and health: psychoneuroimmunology and the faith factor*. Oxford Univ Press.

Raine, A., Buchsbaum, M. S., Stanley, J., Lottenberg, S., Abel, L., & Stoddard, J. (1994). Selective reductions in prefrontal glucose metabolism in murderers. *Biological Psychiatry, 36*(6), 365-373.

Ramírez-Barrantes, R., Arancibia, M., Stojanova, J., Aspé-Sánchez, M., Córdova, C., & Henríquez-Ch, R. A. (2019). Default Mode Network, Meditation, and Age-Associated Brain Changes: What Can We Learn from the Impact of Mental Training on Well-Being as a Psychotherapeutic Approach? *Neural Plasticity, 2019*(1), 7067592.

Rice, C. J., Sandman, C. A., Lenjavi, M. R., & Baram, T. Z. (2008). A Novel Mouse Model for Acute and Long-Lasting Consequences of Early Life Stress. *Endocrinology, 149*(10), 4892-4900.

Rosch, P. J. (2001). The quandary of job stress compensation. *Health and Stress, 3*, 1-4.

Roseboom, T. J., van der Meulen, J. H., Raelli, A. C., Osmond, C., Barker, D. J., & Bleker, O. P. (2001). Effects of prenatal exposure to the Dutch famine on adult disease in later life: An Overview. *Twin Research, 4*, 293-298.

Rosengren, A., Hawken, S., Ounpuu, S., Sliwa, K., Zubaid, M., Almahmeed, W. A., et al. (2004). Association of psychosocial risk factors with risk of acute myocardial infarction in 11119 cases and 13648 controls from 52 countries (the INTERHEART study): Case-control study. *Lancet, 364*(9438), 953-962.

Rotan, L. W., & Ospina-Kammerer, V. (2007). *MindBody Medicine*. Routledge.

Roth, S., & Cohen, L. J. (1986). Approach, avoidance, and coping with stress. *American psychologist, 41*(7), 813.

Rotter, J. B. (1966). Generalized expectancies for internal versus external control of reinforcement. *Psychological Monographs: General and Applied, 80*(1), 1-28.

Rubik, B. (2002). The biofield hypothesis: Its biophysical basis and role in medicine. *J Altern Complement Med, 8*(6), 703-717.

Saenger, P., Levine, L., Wiedemann, E., Schwartz, E., Korth-Schutz, S., Pareira. J., et al. (1977). Somatomedin and growth hormone in psychosocial dwarfism. *Pädiatrie und Pädologie*, Supple 5, 1-12.

Sahlgren, G. H. (2013). Work longer, live healthier. Age Endeavour Fellowship. *IEA Discussion Paper, 46*.

Sánchez-Rodríguez, M. A., Santiago, E., Arronte-Rosales, A., Vargas-Guadarrama, L. A., & Mendoza-Núñez, V. M. (2006). Relationship between oxidative stress and cognitive impairment in the elderly of rural vs. urban communities. *Life Sciences, 78*(15), 1682-1687.

Santaguida, E., & Bergamasco, M. (2024). A perspective-based analysis of attachment from prenatal period to second year postnatal life. *Frontiers in Psychology, 15*, 1296242.

Sapolsky, R. M. (1996). Why stress is bad for your brain. *Science, 273*, 749-750.

Schmale, A. H., & Iker, H. (1971). Hopelessness as a predictor of cervical cancer. *Social Science & Medicine (1967), 5*(2), 95-100.

Schwartz, G. (1989). Disregulation theory and psychosomatic disease: A system approach. In Sherer, S. (Ed.), *Psychosomatic medicine: Theory, research and practice*. International Univ. Press.

Segerstrom, S. C., & Miller, G. B. (2004). Psychological Stress and the Human Immune System: A Meta-Analytic Study of 30 Years of Inquiry. *Psychol Bull, 130*(4), 601-630.

Segerstrom, S. C., & Sephton, S. E. (2010). Optimistic expectancies and cell-mediated immunity: the role of positive affect. *Psychological Science, 21*(3), 448-455.

Seifert, T., Brassard, P., Wissenberg, M., Rasmussen, P., Nordby, P., Stallknecht, B., ... & Secher, N. H. (2010). Endurance training enhances BDNF release from the human brain. *American Journal of Physiology-Regulatory, Integrative and Comparative Physiology, 298*(2), R372-R377.

Selye, H. (1936). A syndrome produced by diverse nocuous agents. *Nature, 138*(3479), 32.

Selye, H. (1973). Homeostasis and heterostasis. *Perspectives in Biology and Medicine, 16*(3), 441-445.

Selye, H. (1978). *The Stress of Life* (2nd ed.). McGraw-Hill.

Sgoutas-Emch, S. A., Cacioppo, J. T., Uchino, B. N., Malarkey, W., Pearl, D., Kiecolt-Glaser, J. K., et al. (1994). The effects of an acute psychological stressor on cardiovascular, endocrine, and cellular immune response: A prospective study of individuals high and low in heart rate reactivity. *Psychophysiology, 31*, 264-271.

Shi, Y., Zhang, Y., Wei, Q., Ma, X., Zhang, Y., & Shi, H. (2022). Longitudinal association between maternal psychological stress during pregnancy and infant neurodevelopment: the moderating effects of responsive caregiving. *Frontiers in Pediatrics, 10*, 1007507.

Siegel, J. M. (1990). Stressful life events and use of physician services among the elderly: The moderating role of pet ownership. *Journal of Personality and Social Psychology, 58*(6), 1081-1086.

Silberfarb, P. M., Anderson, K. M., Rundle, A. C., Holland, J. C., Cooper, M. R., & McIntyre, O. R. (1991). Mood and clinical status in patients with multiple myeloma. *Journal of Clinical Oncology, 9*, 2219-2224.

Sim, H. R., Choi, T. Y., Lee, H. J., Kang, E. Y., Yoon, S., Han, P. L., ... & Baik, J. H. (2013). Role of dopamine D2 receptors in plasticity of stress-induced addictive behaviours. *Nature Communications, 4*(1), 1579.

Sloan, E. K., Priceman, S. J., Cox, B. F., Yu, S., Pimentel, M. A., Tangkanangnukul, V., ... & Cole, S. W. (2010). The sympathetic nervous system induces a metastatic switch in primary breast cancer. *Cancer Research, 70*(18), 7042-7052.

Smith, J. C., Nielson, K. A., Woodard, J. L., Seidenberg, M., Durgerian, K. E., Kazlett, K. E., et al. (2014). Physical activity reduces hippocampal atrophy in elders at genetic risk for Alzheimer's disease. *Front Aging Neurosci, 6*, 61.

Solomon, G. F., & Moos, R. H. (1964). Emotions, immunity, and disease: A speculative theoretical integration. *Archiv. General Psychiatry, 11*, 657-674.

Song, H., Fang, F., Tomasson, G., Arnberg, F. K., Mataix-Cols, D., De La Cruz, L. F., ... & Valdimarsdóttir, U. A. (2018). Association of stress-related disorders with subsequent autoimmune disease. *JAMA, 319*(23), 2388-2400.

Soltanzadeh, A., Eyvazlou, M., Mohammad-Ghasemi, M., Sadeghi-Yarandi, M., Rahimkhani, M., Ghasemi, N., ... & Sadeghi-Yarandi, M. (2024). Investigating the relationship between shift work schedule and blood and metabolic parameters: a 10-years retrospective cohort study. *Scientific Reports, 14*(1), 17297.

Spiegel, D., Bloom, J. R., Kraemer, H. C., & Gottheil, E. (1989). Effect of psychosocial treatment on survival of patients with metastatic breast cancer. *Lancet, 2*(8668), 888-889.

Stein, M. B., Simmons, A. N., Feinstein, J. S., & Paulus, M. P. (2007). Increased Amygdala and Insula Activation During Emotion Processing in Anxiety-Prone Subjects. *The American Journal of Psychiatry, 164*(2), 318-327.

Sterling, P., & Eyer, J. (1988). Allostasis: A new paradigm to explain arousal pathology. In Fisher, S., & Reason, J. (Eds.), *Handbook of Life Stress, Cognition and Health*. Wiley & Sons.

Stojanovich, L., & Marisavljevich, D. (2008). Stress as a trigger of autoimmune disease. *Autoimmunity Reviews, 7*(3), 209-213.

Strain, J. J. (1993). Psychotherapy and medical conditions. In Goleman, D., & Gurin, J. (Eds.). Mind Body Medicine. 전진수 외(역) (2008). 건강을 위한 마음 다스리기. 학지사.

Suh, E., Cho, A. R., Haam, J. H., Gil, M., Lee, Y. K., & Kim, Y. S. (2023). Relationship between serum cortisol, dehydroepiandrosterone sulfate (DHEAS) levels, and natural killer cell activity: A cross-sectional study. *Journal of Clinical Medicine, 12*(12), 4027.

Tang, Y., Ma, Y., Wang, J., Fan, Y., Feng, S., Lu, Q., Sui, D., Rothbart, M. K., & Posner, M. I. (2007). Short-term meditation training improves attention and self-regulation. *Proc Natl Acad Sci USA, 104*, 17152-17156.

Taylor, S. E., Klein, L. C., Lewis, B. P., Gruenewald, T. L., Gurung, R. A., & Updegraff, J. A. (2000). Biobehavioral responses to stress in females: Tend-and-befriend, not fight-or-flight. *Psycholog Rev, 107*(3), 411-429.

Teasdale, J. D., Segal, Z. V., Williams, J. M. G., Ridgeway, V. A., Soulsby, J. M., & Lau, M. A. (2000). Prevention of Relapse/Recurrence in Major Depression by Mindfulness-Based Cognitive Therapy. *J Consult Clin Psychol, 68*, 615-623.

Temoshok, L. (1987). Personality, coping style, emotion, and cancer: Towards an integrative model. *Cancer Surv, 6*, 545-567.

Temoshok, L. (1993). *The Type C connection: The mind-body link to cancer and your health*. Plume Books.

Tennen, H., & Affleck, G. (1999). Finding benefits in adversity. In Snyder, C. (Ed.), *Coping: The Psychology of What Works*. Oxford Univ. Press.

Tice, D. M., Bratslavsky, E., & Baumeister, R. F. (2001). Emotional Distress Regulation Takes Precedence Over Impulse Control: If You Feel Bad, Do It! *Journal of Personality and Social Psychology, 80*(1), 53-67.

Tobi, E. W., Slieker, R. C., Stein, A. D., Suchiman, H. E. D., Slagboom, P. E., Van Zwet, E. W., ... & Lumey, L. H. (2015). Early gestation as the critical time-window for changes in the prenatal environment to affect the adult human blood methylome. *International Journal of Epidemiology, 44*(4), 1211-1223.

Tomarken, A. J., Davidson, R. J., Wheeler, R. E., & Doss, R. C. (1992). Individual differences in anterior brain asymmetry and fundamental dimensions of emotion. *Journal of Personality and Social Psychology, 62*, 676-687.

Tripathi, A., Bartosh, A., Mata, J., Jacks, C., Madeshiya, A. K., Hussein, U., ... & Pillai, A. (2025). Microglial type I interferon signaling mediates chronic stress-induced synapse loss and social behavior deficits. *Molecular Psychiatry, 30*(2), 423-434.

Turner-Cobb, J. M., Sephton, S. E., Koopman, C., Blake-Mortimer, J., & Spiegel, D. (2000). Social support and salivary cortisol in women with metastatic breast cancer. *Psychosomat Med, 62*(3), 337-345.

Ulrich, R. S. (1984). View through a window may influence recovery from surgery. *Science, 224*(4647), 420-421.

Urakami, H., Yoshikawa, S., Nagao, K., Miyake, K., Fujita, Y., Komura, A., ... & Miyake, S. (2025). Stress-experienced monocytes/macrophages lose anti-inflammatory function via β2-adrenergic receptor in skin allergic inflammation. *Journal of Allergy and Clinical Immunology, 155*(3), 865-879.

Van den Bergh, B. R., Mennes, M., Oosterlaan, J., Stevens, V., Stiers, P., Marcoen, A., & Lagae, L. (2005). High antenatal maternal anxiety is related to impulsivity during performance on cognitive tasks in 14- and 15-year-olds. *Neuroscience & Biobehavioral Reviews, 29*(2), 259-269.

van den Heuvel, M. I. (2022). From the womb into the world: protecting the fetal brain from maternal stress during pregnancy. *Policy Insights from the Behavioral and Brain Sciences, 9*(1), 96-103.

Van der Weel, F. R., & Van der Meer, A. L. (2024). Handwriting but not typewriting leads to widespread brain connectivity: a high-density EEG study with implications for the classroom. *Frontiers in Psychology, 14*, 1219945.

van Doornen, L. J., & Orlebeke, K. F. (1982). Stress, personality and serum-cholesterol level. *Journal of Human Stress, 8*(4), 24-29.

van Praag, H. M. (1998). Anxiety and increased aggression as pacemakers of depression. *Acta Psychiatr Scan, 98*(Suppl 393), 81-88.

van Praag, H. M., de Kloet, E. R., & van Os, J. (2004). *Stress, the Brain and Depression*. Cambridge Univ. Press.

Vaynman, S., Ying, Z., & Gomez-Pinilla, F. (2004). Hippocampal BDNF mediates the efficacy of exercise on synaptic plasticity and cognition. *European Journal of Neuroscience, 20*(10), 2580-2590.

Vedhara, K., Bennett, P. D., Clark, S., Lightman, S. L., Shaw, S., Perks, P., ... & Shanks, N. M. (2003). Enhancement of antibody responses to influenza vaccination in the elderly following a cognitive-behavioural stress management intervention. *Psychotherapy and Psychosomatics, 72*(5), 245-252.

Vgontzas, A., & Chrousos, G. (2002). Sleep, the hypothalamic-pituitary-adrenal axis, and cytokines: Multiple interactions and disturbances in sleep disorders. *Endocrionology and Metabolism Clinics of North America, 31*(1), 15-36.

Vlachopoulos, C., Kosmopoulou, F., Alexopoulos, N., Ioakeimidis, N., Siasos, G., & Stefanadis, C. (2006). Acute mental stress has a prolonged unfavorable effect on arterial stiffness and wave reflections. *Biopsychosocial Science and Medicine, 68*(2), 231-237.

Vogt, T., Kluge, F., & Lee, R. (2020). Intergenerational resource sharing and mortality in a global perspective. *Proceedings of the National Academy of Sciences, 117*(37), 22793-22799.

Volden, P. A., & Conzen, S. D. (2013). The influence of glucocorticoid signaling on tumor progression. *Brain behav Immun, 30*, Suppl, S26-S31.

von Wernsdorff, M., Loef, M., Tuschen-Caffier, B., & Schmidt, S. (2021). Effects of open-label placebos in clinical trials: a systematic review and meta-analysis. *Scientific Reports, 11*(1), 3855.

Vyas, A., Mitra, R., Shankaranarayana, R. B. S., & Chattarji, S. (2002). Chronic stress induces contrasting patterns of dendritic remodeling in hippocampal and amygdaloid neurons. *J. Neurosci, 22*, 6810-6818.

Wacks, Y., & Weinstein, A. M. (2021). Excessive smartphone use is associated with health problems in adolescents and young adults. *Frontiers in Psychiatry, 12*, 669042.

Walsh, R. (1983). Meditation practice and research. *Journal of Humanistic Psychology, 23*(1), 18-50.

Wang, J., Chen, H. S., Li, H. H., Wang, H. J., Zou, R. S., Lu, X. J., ... & Wang, F. (2023). Microglia-dependent excessive synaptic pruning leads to cortical underconnectivity and behavioral abnormality following chronic social defeat stress in mice. *Brain, Behavior, and Immunity, 109*, 23-36.

Wang, X., Jie, W., Huang, X., Yang, F., Qian, Y., Yang, T., & Dai, M. (2024). Association of psychological resilience with all-cause and cause-specific mortality in older adults: a cohort study. *BMC Public Health, 24*(1), 1989.

Warr, P. (1987). *Work, unemployment, and mental health*. Oxford University Press.

Wasserman, A. H., Huang, A. R., Lewis-Israeli, Y. R., Dooley, M. D., Mitchell, A. L., Venkatesan, M., & Aguirre, A. (2022). Oxytocin promotes epicardial cell activation and heart regeneration after cardiac injury. *Frontiers in Cell and Developmental Biology, 10*, 985298.

Waters, S. F., West, T. V., & Mendes, W. B. (2014). Stress Contagion Physiological Covariation Between Mothers and Infants. *Psychological Science, 25*(4), 934-942.

Weaver, I. C., Cervoni, N., Champagne, F. A., D'Alessio, A. C., Sharma, S., Seckl, J. R., et al. (2004). Epigenetic programming by maternal behavior. *Nature Neuroscience, 7*(8), 847-854.

Weiner, B. (1986). *An attributional theory of motivation and emotion*. Springer-Verlag.

Weitzer, J., Castaño-Vinyals, G., Aragonés, N., Gómez-Acebo, I., Guevara, M., Amiano, P., ... & Kogevinas, M. (2021). Effect of time of day of recreational and household physical activity on prostate and breast cancer risk (MCC-Spain Study). *International Journal of Cancer, 148*(6), 1360-1371.

Wellman, C. L. (2001). Dendritic reorganization in pyramidal neurons in medial preforntal cortex after chronic corticosterone administration. *J Neurobiol, 49*, 245-253.

Werner, E. E. (1990). Protective factors and individual resilience. In Meisel, S., & Shonkoff, K. (Eds.), *Handbook of early intervention*. Cambridge Univ. Press.

Whitehead, D. L., Perkins-Porras, L., Strike, P. C., Magid, K., & Steptoe, A. (2007). Cortisol awakening response is elevated in acute coronary syndrome patients with type-D personality. *Journal of Psychosomatic Research, 62*(4), 419-425.

Wilkowski, B. M., & Robinson, M. D. (2010). The anatomy of anger: An integrative cognitive model of trait anger and reactive aggression. *Journal of Personality, 78*(1), 9-38.

Willems, J. I., van Twist, D. J., Peeters, R. P., Mostard, G. J., & van Wijngaarden, R. F. T. D. L. (2024). Stress-induced graves disease: spontaneous recovery after stress relief. *Journal of the Endocrine Society, 8*(1), bvad157.

Williams Jr, R. B., Haney, T. L., Lee, K. L., Blumenthal, J. A., & Whalen, R. E. (1980). Type A Behavior, Hostility, and Coronary Atherosclerosis. *Psychomomatic Medicine, 42*, 539-549.

Wilson, E. O. (1984). *Biophilia*. Harvard University Press.

Wisneski, L. (2017). *The scientific basis of integrative health*. CRC Press.

Witek-Janusek, L., Albuquerque, K., Chroniak, K. R., Chroniak, C., Durazo-Arvizu, R., & Mathews, H. L. (2008). Effect of mindfulness based stress reduction on immune function, quality of life and coping in women newly diagnosed with early stage breast cancer. *Brain, Behavior and Immunity, 22*, 969-981.

Wong, M. L., Kling, M. A., Munson, P. J., Listwak, S., Licinio, J., Prolo, P., et al. (2000). Pronounced and sustained central hypernoradrenergic function in major depression with melancholic features: Relation to hypercortisolism and corticotropin-releasing hormone. *Proc Natl Acad Sci USA, 97*(1), 325-330.

Woo, E., Sansing, L. H., Arnsten, A. F., & Datta, D. (2021). Chronic stress weakens connectivity in the prefrontal cortex: architectural and molecular changes. *Chronic Stress, 5*, 24705470211029254.

Yang, E. V., & Glaser, R. (2002). Stress-associated immunomodulation and its implications for responses to vaccination. *Expert Reviews: Vaccines, 1*, 453-459.

Yates, F. E. (2008). Homeokinetics/homeodynamics: A physical heuristic for life and complexity. *Ecolog Psychol, 20*(2), 148-179.

Yehuda, R. (2002). Post-traumatic stress disorder. *New England Journal of Medicine, 346*, 108-114.

Yerkes, R. M., & Dodson, J. D. (1908). The relation of strength of stimulus to rapidity of habit-formation. *Journal of Comparative Neurology and Psychology, 18*(5), 459-482.

Yousef, A. A., Alanazi, S. R. A., Alanazi, F. M. M., Abdullah, A. M. R., & Alharbi, M. G. T. (2021). Overview on Thyroid Disorders and Stress. *Journal of Pharmaceutical Research International, 33*(46A), 575-581.

Yuchi W, Sbihi H, Davies H, Tamburic L & Brauer M (2020). Road proximity, air pollution, noise, green space and neurologic disease incidence: a population-based cohort study. *Environmental Health, 19*(1), 8.

Zannas, A. S., Arloth, J., Carrillo-Roa, T., Iurato, S., Röh, S., Ressler, K. J., ... & Mehta, D. (2015). Lifetime stress accelerates epigenetic aging in an urban, African American cohort: relevance of glucocorticoid signaling. *Genome Biology, 16*, 1-12.

Zeidan, F., Martucci, K. T., Kraft, R. A., Gordon, N. S., McHaffie, J. G., & Cohgill, R. C. (2011). Brain mechanisms supporting the modulation of pain by mindfulness meditation. *Journal of Neuroscience, 31*(14), 5540-5548.

Zhang, L. X., Levine, S., Dent, G., Zhan, Y., Xing, G., Okimoto, D., et al. (2002). Maternal deprivation increases cell death in the infant rat brain. *Brain Research: Developmental Brain Research, 133*, 1-11.

Zubin, J., & Spring, B. (1977). Vulnerability: A New View on Schizophrenia. *Journal of Abnormal Psychology, 86*, 103-126.

Zulfiqar, U., Jurivich, D. A., Gao, W., & Singer, D. H. (2010). Relation of hight heart rate variability to healthy longevity. *Am J Cardiol, 105*, 1181-1185.

# 찾아보기

## 인명

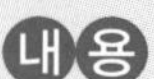

## 저자 소개

**신경희**(Shin, Kyung Hee)

동국대학교, 선문대학교 통합의학대학원, 서울불교대학원대학교 등에서 스트레스의학, 정신신경면역학, 통합의학, 심신의학, 라이프스타일의학, 약리학 및 기초의학 분야의 강의와 연구를 했다. 생명공학 및 제약 관련 기업에서 오랫동안 연구와 학술 업무를 한 경험을 기초로, 자연과학과 인문과학을 깊이 있게 아우르는 전일적 치유 과학의 원리와 실제를 강의와 집필 활동을 통해 전하고 있다.

〈저서 및 역서〉

『라이프스타일의학: 미래 의학이 돌아온다』(군자출판사, 2022)

『정신신경면역학 개론』(학지사, 2018)

『스트레스, 건강, 행동의학』(공역, 학지사, 2018)

『스트레스 핸드북』(씨아이알, 2017)

『삶을 만점으로 만드는 스트레스 관리』(영림미디어, 2015)

『스트레스의 통합치유』(영림미디어, 2013)

# 통합스트레스의학(2판)

Integrative Stress Medicine (2nd ed.)

2016년 3월 15일 1판 1쇄 발행
2024년 9월 25일 1판 7쇄 발행
2026년 2월 25일 2판 1쇄 발행

지은이 • 신경희
펴낸이 • 김진환
펴낸곳 • ㈜학지사
04031 서울특별시 마포구 양화로 15길 20 마인드월드빌딩
대표전화 • 02-330-5114　팩스 • 02-324-2345
등록번호 • 제313-2006-000265호

홈페이지 • http://www.hakjisa.co.kr
인스타그램 • https://www.instagram.com/hakjisabook

ISBN 978-89-997-3632-2 93510

정가 23,000원

저자와의 협약으로 인지는 생략합니다.
파본은 구입처에서 교환해 드립니다.



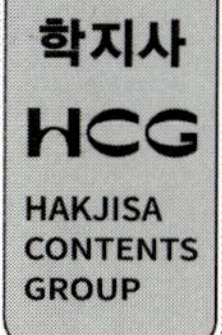